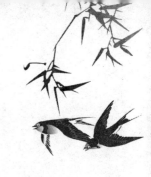

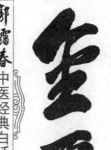

金匮要略

郭霭春中医经典白话解系列

校注白话解 上

郭霭春
王玉兴 编著

中国中医药出版社
·北京·

图书在版编目（CIP）数据

金匮要略校注白话解：全2册/郭霭春，王玉兴编著.
—北京：中国中医药出版社，2012.11（2020.4重印）
（郭霭春中医经典白话解系列）
ISBN 978-7-5132-1152-9

Ⅰ.①金… Ⅱ.①郭… ②王… Ⅲ.①《金匮要略方
论》—注释 ②《金匮要略方论》—译文 Ⅳ.①R222.32

中国版本图书馆CIP数据核字（2012）第216977号

中 国 中 医 药 出 版 社 出 版
北京经济技术开发区科创十三街31号院二区8号楼
邮政编码 100176
传真 010 64405750
廊坊市晶艺印务有限公司印刷
各地新华书店经销
*
开本880×1230 1/32 印张18.25 字数485千字
2012年11月第1版 2020年4月第8次印刷
书 号 ISBN 978-7-5132-1152-9
*
定价（上下册）：68.00元
网址：www.cptcm.com

如有印装质量问题请与本社出版部调换（010 64405510）
版权专有 侵权必究
社长热线 010 64405720
购书热线 010 64065415 010 64065413
书店网址 csln.net/qksd/
官方微博 http://e.weibo.com/cptcm

出版说明

郭霭春（1912－2001），本名郭瑞生，天津人，我国著名医史文献学家、中医学家、史学家、诗人，天津中医学院（现天津中医药大学）终身教授。

郭先生早年曾师从朴学大师章钰（式之）、史学大师卢弼（慎之），1933 年毕业于天津崇化学会历史专修科，20 世纪 30 年代开始研究中医典籍，并师从天津宝坻名医赵镕轩习岐黄之术。曾任天津市私立崇化中学校长，历任天津中医学院医学史、医古文、各家学说三教研室主任及医史文献研究室主任、医史文献情报中心主任等职。长期从事教学、临床、医史研究及文献整理工作，享受国务院政府特殊津贴。

郭先生博学多识，治儒通医，文理医理融会贯通，精通史学、国学，于目录、版本、校勘、训诂、音韵等专门之学，造诣精深，并善诗词。他深研中医基础理论，精医史、善临证，尤以文献研究和中医内科见长。郭先生治学精勤，著作颇丰，著有《黄帝内经素问校注语译》、《伤寒论校注语译》、《中国医史年表》、《中国分省医籍考》等近 20 部中医学专著，为中医文献整理和阐述作出了突出贡献。

这套"郭霭春中医经典白话解系列"丛书含《黄帝内经素问白话解》、《黄帝内经灵枢白话解》、《难经集注白话解》、《伤寒论校注白话解》、《金匮要略校注白话解》5 种。其中，《黄帝内经素问白话解》据 1992 年人民卫生出版社出版的《黄帝内经素问语译》整理；《黄帝内经灵枢白话解》据 1989 年天津科学技术出版社出版的《黄帝内经灵枢校注语译》整理；《难经集注白话解》据 1984 年天津科学技术出版社出版的《八十一难经集解》整理；《伤寒论校注白话解》据 1996 年天津科学技术出版社出版的《伤寒论校注语译》整理；《金匮要略校注白话解》据 1999 年中国中医药出版社出版的《金匮要略校注语译》整理。在遵照作者原意基础上，本系列对底本存在的一些印刷错误予以了修正。

　　时值郭先生百年诞辰之际，出版这套"郭霭春中医经典白话解系列"丛书意义非凡。在这套丛书的整理出版过程中，得到了郭先生长子郭洪耀教授及学生王玉兴教授的大力支持，特此表示感谢。由于整理者水平有限，不足之处在所难免，恳请各位读者提出宝贵意见，以便我们今后修订提高。

整理者

2012 年 7 月

序　言

　　《汉书·艺文志·方伎略》著录方论《泰始黄帝扁鹊俞跗方》等十一种，都二百三十九卷，皆佚亡不传，其后名医如陈延之、姚僧垣、张文仲等之方论，及《千金》、《外台》等之方书，或佚或传，不乏名著。而清·汪昂何云"方之祖始于仲景"？盖仲师前后诸作，所列仅方药，而仲景则有理法。《金匮》为《伤寒杂病论》十六卷所遗，就现在所存之不完整的《金匮》而言，其中凭脉论证，依证立方，理法方药，灿然俱备，大匠诲人必以规矩，仲景示人准则，这种特色，古今罕有。《四库总目提要》说的好："《金匮》一书，自宋以来，医家奉为典型，与《素问》、《难经》并重，得其一知半解，皆可以起死回生。"其百世之师也。自仲景立法，后人触类而充之，立言已逾十万，但核其实，皆不能越仲景之范围。故学杂病，首当精研《金匮》，果能玩索有得，则终身用之，有不能尽者矣。

　　"《金匮》之书乃晚出，佚文衍脱不能无"。章太炎先生说："《金匮》尚有缺文。据林亿序'翰林学士王洙在馆阁日，于蠹简中得仲景《金匮要略方》三卷。'称《要略》则不详，言蠹简则不备可知也。"

　　兹依太炎先生之见，略举佚脱数条，以广其说。

　　关于佚文者：

　　《惊悸吐衄篇》"师曰：尺脉浮。"按："师曰"上，缺"问曰：衄连日不止，其脉何类？"十一字；"师曰"下，缺"脉来轻轻在肌内，尺中自溢"十一字。应据《脉经》卷八第十三补。

　　《疮痈肠痈篇》按：本篇列肠痈仅两条，脉证均略。检《脉经》卷八第十六有"问曰：官羽林妇病，医脉之，何以知妇人肠中有脓，为下之则愈。师曰：寸口脉滑而数，滑则为实，数则为热，滑则为荣，数则为卫，卫数下降，荣滑上升，荣卫相干，血为浊败，少腹痞坚，小便或涩，或时汗出，或复恶寒，脓为已成。设脉迟紧，聚为瘀血，血下则愈"九十六字。《千金》卷二十三第二引此文与《脉经》相合（字句微有不同之处），两书皆取材《金匮》而今《金匮》却无其文。

至如《五脏风寒篇》脾无"中寒"，肾无"中风"、"中寒"，《水气篇》"正水"、"石水"无方。所诧异者，经元、明、清各代五百余年，迄未有人对此加以考索补苴，坠结茫茫，不胜怅惘！

关于脱文者：

百合散：今《金匮·百合病篇》无此方。检《千金》卷十第三治百合病引《金匮》七条，其中"治百合病变，腹中满痛"一条，今《金匮》无，《外台》卷二与《千金》同。清·莫文泉《经方例释》谓今《金匮》脱是也。《本草纲目》卷二十七百合附方以百合散为《小品》之方。明时《小品》早亡，时珍何由见之，彼乃从《外台》附注得见，殊不知《小品》之方，乃取材《金匮》，时珍殆未细审耳。

红蓝子丸：今《金匮·妇人杂病篇》无。按：《证类本草》卷九红蓝花条《图经》引张仲景"红蓝花酒"后，又一方"红蓝子丸"。《本草纲目》卷十五红花条附方有"红蓝花酒"及"红蓝子丸"方，并云张仲景方。林校既漏"红蓝子丸"，又疑"红蓝花酒"非仲景方，不知有何理据？

所令人遗憾的，以上仅仅四条，很难概括佚脱全貌。本应继续以赴，旁搜博采，期再弋获。无如病后衰惫，有心无力，神疲智恭，逡巡缩手，此则耿耿于中不能自已者也。

自明以来，注《金匮》者五十余家，尤在泾认为"性高明者，泛骛远引，以曲逞其说，而其失则为浮；守矩矱者，寻行数墨，畏尽其词，而其失则为隘。"其言韪矣。愚不自量度，妄有兹作，其失之浮耶？隘耶？抑或失在浮隘之外耶？不能自知，伏望大雅宏达，指而出之，绳愆纠谬，敬而待之。序后附有小诗，实呓语耳，请付一哂。

郭霭春识于天津中医学院

1993 年 3 月

四绝句

戊寅初冬,《金匮》校注初稿粗成,正核定间,卒发心疾,念兹在兹,形诸梦寐,恍惚迷离,得四绝句,醒后录出,以存纪念。

《金匮》之书乃晚出,佚文衍脱不能无;
宋贤校理多疏略,如果失真剧可虞。
陆渊雷新曹颖甫旧各千秋,都是南阳一脉流;
究竟二贤何所是,寻津分别识源头。
注书未必宗毛郑,纵意成编亦不宜;
学习仲师应守约,弃经从我总支离。
杏林千载传佳话,董奉端能起死生;
借问如何学到此,勿求收获但耘耕。

是草成于梦中,工拙弗顾,病后敲定,气衰神疲,已难为力。所冀医林君子,学苑达人,悯其不及,而削正之,永感无既。

郭霭春学
1998 年 12 月

本书征引各书简目

善本书目

本书以人民卫生出版社 1965 年根据商务印书馆 1955 年版排印本为底本，主校本有：

元刊本　元后至元六年庚辰（1340）邓珍序刻本（有杨守敬题记）

赵刊本　人民卫生出版社 1956 据明赵开美本影印本

医统本　明万历二十九年辛丑（1601）吴勉学校刻古今医统正脉全书本

宽保本　日本宽保二年壬戌（1742）平安书肆林权兵卫刻本

宽政本　日本宽政元年己酉（1789）芳兰榭刻本

享和本　日本享和元年辛酉（1801）京都谐仙堂刻本

俞桥本　日本仿明俞桥本刻本

清初本　现藏中国科学院图书馆

新刻本　现藏中国医学科学院图书馆

旁征书目

《黄帝内经素问》　商务印书馆 1919 年四部丛刊影印明顾从德翻刻宋本　简称《素问》

《灵枢经》　人民卫生出版社 1963 年排印本　简称《灵枢》

《金匮玉函经》　人民卫生出版社 1955 年据何义门鉴定影印本　简称《玉函》

《脉经》　商务印书馆 1935 年四部丛刊影印元广勤堂刊本

《针灸甲乙经》　人民卫生出版社刘衡如校本　简称《甲乙》

《诸病源候论》 人民卫生出版社 1955 年影印本
简称《病源》

《备急千金要方》 人民卫生出版社 1955 年影印本
简称《千金》

《千金翼方》 人民卫生出版社 1955 年影印本 简称《翼方》

《外台秘要》 人民卫生出版社 1955 年影印本 简称《外台》

《伤寒总病论》 商务印书馆 1937 年刊印本

《太平圣惠方》 人民卫生出版社 1958 年排印本

《圣济总录》 人民卫生出版社 1962 年排印本 简称《总录》

《三因极一病证方论》 商务印书馆排印本 简称《三因方》

《伤寒明理论》 清刻本

《注解伤寒论》 元初刻本 现藏北京大学图书馆

《医心方》 人民卫生出版社 1955 年影印本

各家注释书目

《金匮方论衍义》 赵以德 简称《衍义》

《金匮玉函经二注》 赵以德衍义 周扬俊补注 简称《二注》

《金匮要略论注》 徐彬 简称徐注本或《论注》

《金匮要略直解》 程林 简称程注本或《直解》

《伤寒论辨证广注》 汪琥

《金匮要略广注》 李彣 简称李注本

《金匮要略注》 张志聪 简称《金匮注》

《金匮要略编注》 沈明宗 简称沈注本或《编注》

《金匮要略方论本义》 魏荔彤 简称魏注本或《本义》

《金匮要略心典》 尤怡 简称尤注本或《心典》

《医宗金鉴·订正金匮要略注》 吴谦等 简称《金鉴》

《金匮悬解》 黄元御 简称黄注本或《悬解》

《金匮要略浅注》 陈念祖 简称陈注本或《浅注》

《金匮要略浅注补正》 唐宗海 简称唐注本

《金匮要略正义》　朱光被　简称《正义》

《金匮玉函要略辑义》　丹波元简　简称《辑义》

《金匮玉函要略述义》　丹波元坚　简称《述义》

新编《金匮要略集注》　山田业广　简称《集注》

《九折堂金匮要略读书记》　山田业广

《金匮要略疏义》　喜多村直宽

《高注金匮要略》　高学山

《金匮要略阙疑》　叶霖

《退思庐金匮广义》　严鸿志

《金匮要略方论集注》　黄竹斋

《读过金匮卷十九》　陈伯坛

《金匮要略五十家注》　吴考槃

《金匮发微》　曹家达

《金匮要略今释》　陆渊雷

《金匮要略方论正本》　张骥

《金匮要略改正并注》　陈逊斋

《金匮要略新义》　余无言

《金匮要略释义》　黄树曾

《金匮要略字诂》　孙世扬

《金匮要略校注》　何任主编

《金匮要略语译》　何任主编

《医门法律》　喻昌

《张氏医通》　张璐

《伤寒来苏集》　柯琴

《医门棒喝》　章虚谷

《研经言》　莫文泉

金匮要略方论序

　　张仲景为《伤寒杂病论》，合十六卷，今世但传《伤寒论》十卷，杂病未见其书，或于诸家方中载其一二矣。翰林学士王诛在馆阁日，于蠹简中得仲景《金匮玉函要略方》三卷，上则辨伤寒，中则论杂病，下则载其方，并疗妇人，乃录而传之士流，才数家耳。尝以对方证对者，施之于人，其效若神。然而或有证而无方，或有方而无证，救疾治病，其有未备。国家诏儒臣校正医书，臣奇先校定《伤寒论》，次校定《金匮玉函经》。今又校成此书，仍以逐方次于证候之下，使仓卒之际，便于检用也。又采散在诸家之方，附于逐篇之末，以广其法。以其伤寒文多节略，故断自杂病以下，终于饮食禁忌，凡二十五篇，除重复，合二百六十二方，勒成上、中、下三卷，依旧名曰《金匮方论》。臣奇尝读《魏志·华佗传》，云："出书一卷，曰：此书可以活人。"每观华佗凡所疗病，多尚奇怪，不合圣人之经。臣奇谓活人者必仲景之书也。大哉！炎农圣法，属我盛旦，恭惟主上丕承大统，抚育元元，颁行方书，拯济疾苦，使和气盈溢，而万物莫不尽和矣。

太子右赞善大夫臣高保衡

尚书都官员外郎臣孙奇

尚书司封郎中充秘阁校理臣林亿等传上

目　　录

上　册

5

6

注：加※号的条目为编著者依据内容提取。

脏腑经络先后病脉证第一

（论十三条 脉证二条）

（一）问曰：上工治未病[1]，何也？师曰：夫治未病者，见肝之病，知肝传脾，当先实脾[2]，四季脾王不受邪，即勿补之[3]。中工[4]不晓相传，见肝之病，不解实脾，惟治肝也。夫肝之病，补用酸，助用焦苦[5]，益用甘味之药调之。

酸入肝[6]，焦苦入心，甘入脾。脾能伤肾[7]，肾气微弱，则水不行；水不行，则心火气盛[8]则伤肺；肺被伤，则金气不行；金气不行，则肝气盛[9]，则肝自愈。此治肝补脾之要妙也。

肝虚则用此法，实则不在用之[10]。经曰：虚虚实实[11]，补不足，损有余。是其义也。余脏准此。

【衍义】

经谓五脏相传者，必是脏气因邪并之。邪正相合，发动则有余，故得传于不胜也。今乃云肝虚之证，知其传脾。然肝虚必弱，弱则必为所胜者克，奚能传于不胜也？《脏气法时论》曰：肝欲补，急食辛以补之；欲泻，以酸泻之。今云肝虚之病，补用酸，又奚为与《内经》相反也？试尝思之，《金匮》首篇之所叙者，由人禀五行、气味以成形，形成则声色渐著。于是，四者日行变化于身形之中，未尝斯须离也。故列于篇首，以为治病之规范。此条特明于味者耳。夫阴阳者，在天为风、寒、湿、热、燥、火之气，在地成水、火、金、土、木之形，在物化辛、酸、咸、苦、甘之味。是故人之五脏从五行生数，配其奇偶，互成体用。天一生水，在体为精，在气为寒；地二生火，在体为神，

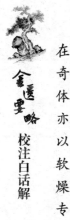

在气为热。精与神配，寒与热配，二者形之始著，自合一奇偶也。天三生木，在体为魂，在气为风；地四生金，在体为魄，在气为燥。魂与魄合，风与燥配，居形生成之中，亦合奇偶。然生物者气也，成之者味也。以奇生则成而偶，以偶生则成而奇。寒之气坚，故其味可用咸以软；热之气软，故其味可用苦以坚；风之气散，故其味可用酸以收；燥之气收，故其味可用辛以散。土兼四时，行无定位，无专性，阴阳卫气之所生，故其味甘以缓。《洪范》亦曰：稼穑作甘。味之成者，为体；气之成者，为用，有诸体而形诸用。故肝木者，必收之而后可散，非收则体不立，非散则用不行，遂致体用之偏之气皆足以传于不胜也。偏于体不足者，必补酸以收之；偏于用不足者，必补辛以散之。故补体者，必泻其用；补用者，即泻其体。因知《内经》云辛补，为其用也；仲景云酸补，为其体也。然仲景之言，亦出《内经》。《内经》谓：风生木，木生酸，酸生肝。岂非酸乃肝之本味？以本味补本体，不待言而可知。故正言时论补泻其用之行变化者，亦不可以为仲景相反也。又云弱水壮火，使金气不行，则肝气自愈者；水乃木之母，火乃木之子，此即母能令子虚，子能令母实之义，由子克退鬼贼故也。然不止一法，又有所谓虚则补其母，实则泻其子。二者之法，常对待而立，为五行逆顺而设。逆行则相胜，顺行则相生。治相胜者，则当弱水旺火；治相生者，则当益水泻火。水能生木，于木虚者便当补水，水盛则木得受其所生矣；于木实者便当泻火，火退则金气来制而木平矣。仲景谓肝虚用此，实则不用者，意则在是。观夫《内经》治胜复之气于既复之后，两气皆虚，必补养安全而平定之；使余之气自归其所属，少之气自安其所居；初胜之际，其气为实，则泻其有余。由是以言，仲景此条之意，又未必不似于斯也。

【校注】

〔1〕上工治未病　语出《灵枢·逆顺》。吴谦曰："上工，良医也。"按：此"治未病"是指治法，非谓治无病之人，如程林曰："治未病者，谓治未病之脏腑？非治未病之人也。"或泛言预防工作，防止病情发展而影响其他脏腑。《难经·七十一难》："见肝之病，知肝当传于脾，故先实其脾气，无令得受肝之邪。"

〔2〕当先实脾　尤怡曰："实脾者，助令气旺，使不受邪，所谓治未病也。"徐彬曰："假如见肝之气病，肝木胜脾土，故知必传脾，而先务实脾，脾未病而先实之。"

〔3〕四季脾王不受邪，即勿补之　"王"读如"旺"，《广韵·四十一漾》："王，盛也。"脾旺在四季末期，即立春、立夏、立秋、立冬以前各十八天，土旺用事。吴谦曰："良医知肝病传脾，见人病肝，先审天时衰旺，次审脾土虚实，时旺脾实，则知土不受肝邪，不须补脾，直治已病之肝。若时衰脾虚，则知肝必传脾，先补未病之脾，兼治已病之肝。"

〔4〕中工　吴谦曰："中工，常医也。"

〔5〕助用焦苦　"焦苦"偏义复词，仅指"苦"言。"焦"是气，"苦"是味。《礼记·月令·孟夏》："其味苦，其臭焦。"《孟春》孔疏云："通于鼻者，谓之气；在口者，谓之味。'臭'则气也。"

〔6〕酸入肝　尤怡曰："酸入肝以下十五句，疑非仲景原文，类后人谬添注脚。"丹波元简曰："今据尤注、以十句为注脚，则文义相接，旨趣明晰，不必作虚肝也。"

〔7〕伤肾　《三因方》卷八"伤肾"作"制肾"。程林曰："'伤'字当作'制'字看，制之则五脏和平，而诸病不作矣。"考之《说文·人部》段注，曰："《山海经》谓：'木束为伤'。"可见，伤有制约、管束、抑制等含义，下皆仿此。

〔8〕心火气盛　明刊本、宽政本"气盛"下重出"心火气盛"四字。

〔9〕则肝气盛　赵刊本、明刊本、俞桥本、宽政本、宽保

本、享和本、新刻本此下并有"故实脾"三字。《衍义》《二注》《金鉴》此下复有"肝气盛"三字。

〔10〕实则不在用之 "在"字难解，"在"似为"再"之误字，"在"、"再"声同，传抄易误。肝虚用补脾治法，肝实则不再用，语意明白。曹家达改"在"为"任"，未知何据？吴谦曰："上工不但知肝实必传脾虚之实病，而且知肝虚不传脾虚反受肺邪之病……然肝虚则用此法，若肝实则不用此法也。"

〔11〕虚虚实实 《衍义》作"毋虚虚，毋实实"。《灵枢·九针十二原》守山阁校本作"无虚虚，无实实"。《素问·五常政大论》云"勿盛盛，勿虚虚"，亦可证"虚虚实实"之有脱也。

【白话解】

问道：上工治未病，这句话是什么意思呢？仲师回答说：所谓治未病就是指技术高超的良医，在治疗疾病时所采取的常用手段，以防止疾病的进一步传变漫延。以肝脏病变为例，临床上见到肝病患者，应当知道它将会影响到已经虚弱了的脾脏，因此，就要在治疗肝病的同时，采取补脾的方法来治疗尚未出现症状的脾脏，防患于未然。但如果时值各季后十八日，病人脾脏旺盛就不会受到病气的牵累，也就不必采取补脾的方法了。一般的医生不熟悉疾病传变蔓延的规律，在遇到肝病的时候，不懂得补脾的道理，只是一味地治肝，而常常不会收到满意的治疗效果。对于肝虚的患者，应当用酸味药物给予补益，辅助苦味的药物，再用甘味药物来调理脾脏。酸味药物入于肝脏，苦味药物入心，甘味药物入于脾脏。脾土能够抑制肾水，肾气微弱则水气运行迟缓，水气不运则心火气盛，心火气盛，则抑制肺金，肺金受到心火的抑制，则会减弱对肝木的克制，肺金减弱则必然会使肝脏得到恢复，肝气逐渐旺盛而肝病自然痊愈。以上所讲的就是治肝补脾的奥妙所在。对于肝虚的患者可以采用这种方法，但是，对于肝实的病证则不适宜再用上述方法。医经上说：不要损伤正气虚弱的脏腑，更不要补益邪气盛实的脏腑。而应当用补法治疗正气不足的虚证，用泻法治疗邪气充盛的实证。这就是经文的含义。至于其他脏腑在确定治则时也应以此作为标准。

（二）夫人禀五常[1]，因风气而生长[2]，风气虽能生万物，亦能害万物。如水能浮舟，亦能覆舟。若五脏元贞[3]通畅，人即安和；客气[4]邪风，中人多死。千般疢难[5]，不越三条：一者，经络受邪，入脏腑为内所因也[6]；二者，四肢九窍，血脉相传[7]，壅塞不通，为外皮肤所中也[8]；三者，房室金刃，虫兽所伤，以凡详之，病由都尽[9]。若人能养慎[10]，不令邪风干忤[11]经络，适中[12]经络，未流传腑脏，即医治之。四肢才觉重滞，即导引[13]吐纳[14]，针灸膏摩[15]，勿令九窍闭塞。更能无犯王法，禽兽灾伤[16]，房室勿令竭之[17]，服食节其冷、热、苦、酸、辛、甘[18]，不遗形体有衰[19]，病则无由入其腠理。腠者，是三焦通会元贞之处，为血气所注；理者，是皮肤脏腑之文理也[20]。

【衍义】

此条举生身之气而言。所谓五常者，五行经常之气也，上应列宿。在地成象，名曰刚柔，金、木、水、火、土也；在天无质，名曰阴阳，风、寒、湿、热、燥、火也。人在气交中，秉地之刚柔以成五脏百骸之形；秉天之阴阳以成六经之气。形气合一，神机发用，驾行谷气，出入内外，同乎天度，升降浮沉，应夫四时，主宰于身形之中者，谓之元真。其外感者，皆客气也。主客之气，各有正、不正，主气正则不受邪，不正则邪乘之；客气正则助其生长，不正则害之。主气不正者，由七情动中，服食不节，房欲过度，金刃虫兽，伤其气血，尽足以虚；客气之不正者，由气运兴衰，八风不常，尽足以虚之。客气伤人，或谓风、寒、湿、热、燥、火，俱有德、化、政、令行于时，和则化，乖则变，变则眚，岂独风能生、能害于物哉？今仲景止言风而不及五气，何也？曰：阴阳在天地间，有是气，

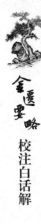

则有是理；人秉是气，即以为命；受是理，即以为性。若仁者，乃风木之理，风木乃仁之气。先儒且言：仁者，天地生物之心，兼统五常之性。其风木者，亦天地生物号令之首，必兼统五常之气，五气莫不待其鼓动以行变化。故《内经》曰：之化之变，风之来也。大抵医之独言风，犹儒之专言仁也。《内经》又曰：八风发邪，以为经风，触五脏。《灵枢》曰：虚邪不能独伤人，必因身形之虚，而后客之。又云：风寒伤人，自孙络传入经脉、肌肉、筋骨，内伤五脏。仲景所谓人能慎养，不令邪中，为内外所因者，盖取诸此，以分表里者也，非后世分三因之内外也。语同而理异。三因之内因，由七情房室，虚其元真，以致经络脏腑之气，自相克伐者也。

【校注】

〔1〕夫人禀五常　慧琳《音义》卷六引孔注《尚书》云："禀，受也。"《礼记》郑注："五常，五行也。"古以仁、义、礼、知、信为五常，此不可泥。《伤寒论·序》云："天布五行，以运万类，人禀五常，以有五脏。"上云"五行"与下云"五常"，上下异文同义。《论注》、《编注》、《金鉴》皆改作"秉"，误也。"禀"与"秉"义不相通。

〔2〕因风气而生长　尤怡曰："人禀阴阳五行之常，而其生其长，则实由风与气，非八风则无以荡而协和；非六气则无以变易而长养。"陆渊雷曰："风气，包括自然界之气候变化而言。"

〔3〕元贞　"贞"似"真"之讹字，《说文·耳部》："𡕹，古文真。"涉形致误。《注解伤寒论》卷二第三成注引作"元真"。元刊本、赵刊本、明刊本、俞桥本、宽政本、享和本并作"元真"，下同。

〔4〕客气　谓一年各季异常变化之六气。《素问·六元正纪大论》"客气胜也"王注："客气，谓六气更临之气。"尤怡曰："得其和则为正气，失其和即为客气。"

〔5〕疢难　"疢"（chèn 趁），《广韵·二十一震》："疢，

病也。"《汉书·景十三王传》颜注:"疢,病也。"

〔6〕入脏腑为内所因也　"因"有承袭之意。《论语·为政》:"殷因于夏礼。"

〔7〕血脉相传　传,系抟之误字。《管子·内业》房注:"抟,谓结聚也。"血脉相结,与《素问·至真要大论》"血脉凝泣"、《灵枢·刺节真邪》"血脉凝结"语意相似,由于血脉相结,始致"壅塞不通",上下文义是一贯的。

〔8〕为外皮肤所中也　"皮肤"二字,是"外"的旁记字,传抄误入正文。"为外所中"与上"为内所因"是上下对文。

〔9〕以凡洋之,病由都尽　《三因方》卷二引作"以此详之,病源都尽"。元刊本、赵刊本、宽政本、享和本"凡"并作"此"。按:《说文·二部》:"凡,最括也。"此"凡"字,乃总括以上所云之三条,无烦改字。"详",细察。《说文·言部》:"详,审议也。"

〔10〕养慎　"养慎"二字误倒,当乙作"慎养"。

〔11〕干忤　即干扰。《广韵·十一暮》:"忤,逆也。""逆"与"扰"、"乱"相互通训。《广韵·二十陌》:"逆,乱也。"《广韵·三十小》:"扰,乱也。"

〔12〕适中　"适",才也,刚刚。慧琳《音义》卷二十六:"适,始也。"

〔13〕导引　《素问·异法方宜论》王注:"谓摇筋骨,动支节。"慧琳《音义》卷十八云:"凡人自摩自捏,申(伸)缩手足,除劳去烦,名为导引;若使别人握搦身体,或摩或捏,即名按摩也。"

〔14〕吐纳　谓从口吐出浊气,从鼻吸入清气。稽康《养生论》:"呼吸吐纳。"

〔15〕膏摩　即将药膏涂于病处,并用手揉摩的疗法。本书《中风历节病篇》载"头风摩散",治阳虚头痛,就是以散摩于疾上,令药力行。《外台》卷十九《杂疗脚气方》载有治脚气膏摩方,由此可见,"膏摩"是古代治病的一种方法。

〔16〕灾伤　享和本作"疢伤"。

〔17〕竭之　元刊本、赵刊本、宽政本、享和本并作"竭乏"。

〔18〕服食节其冷、热、苦、酸、辛、甘　《广韵·十六屑》："节，制也。"衣服节其冷热，即《灵枢·师传》所谓"衣服，亦欲适寒温"之意；至于苦酸辛甘，不宜滥食，则是根据《素问·宣明五气》而来，经云："骨病无多食苦，筋病无多食酸，气病无多食辛，肝病无多食甘。"假如忘其形体之衰，对于衣食冷热，苦酸辛甘，不加调节，就会生病。

〔19〕不遗形体有衰　按："遗"，有忘意。《礼记·乡饮酒义》郑注："遗，犹忘也。""有"有"之"义。"不忘形体之衰"就会衣食节制冷热苦酸辛甘，减少致病之由。

〔20〕腠者……文理也　陆渊雷曰："'腠者'以下二十七字，似后人注语，误入正文。"其说可信。

【白话解】

人体禀受五行之气，随着风气而得到生长发育，风气虽然能够生养自然的万事万物，同时，也会在某种情况下损害万事万物。这就如同江河湖泊既能够漂浮舟船，又会在波涛汹涌的时候掀翻舟船的道理一样。如果人体的五脏元真之气充盛流畅，人体就能安康平和。外来的一切不正致病邪气，侵犯人体后会引起疾病，甚至危及生命。一切致病邪气归纳起来，大致不会超出以下三个方面：一是体表经络首先感受邪气，邪气循经入里，深入脏腑，这是外邪向内侵入之类的原因；二是邪气停滞于四肢九窍，使血脉气血搏结凝聚，经脉壅塞运行失畅，这是属于外邪侵犯皮肤之类的原因；三是由于男女房事过度，失于调适，以及刀斧金刃、动物咬伤之类的原因。用上述病因分类方法来审察研究各种疾病，则复杂纷繁的病因就会概括无余了。

如果能够谨慎地养护正气，不让邪气外犯人体经络，就能保持身体健康。如果邪气已经伤及人体，那么就应该在邪气刚刚侵犯经络，而尚未传入脏腑的时候，抓紧治疗。平时当在刚刚出现有四肢沉重不适，举动迟缓的时候，就采用导引、吐纳、针灸、膏摩等方法医治，以通畅气血，不要让邪气深入而导致九窍闭塞。更要遵守并不触犯国家的各项法规，以免受行刑之苦。还要提防禽畜猛兽及各种自然灾害的意外损伤。生活方面，房事必须有所节制，不要过于疲倦劳乏；衣着要随季节冷暖而增减，饮食要注意五味的协调，不可偏嗜。如能这样去做而时刻不忘形体正气的衰弱，那么，病邪就没有办法侵犯腠理。腠是指人体三焦运行和交会元真之气的地方，为血气所灌注；理是指人体外部皮肤以及内部脏腑上的纹理。

（三）问曰：病人有气色见[1]于面部，愿闻其说。师曰：鼻头色青，腹中痛，苦冷者死[2]一云：腹中冷苦痛者死；鼻头色微黑者，有水气[3]；色黄者[4]，胸上有寒[5]；色白者[4]，亡血[6]也。设微赤非时者死[7]。其目正圆者痉[8]，不治。又色青为痛[9]，色黑为劳[10]，色赤为风，色黄者便难[11]，色鲜明者有留饮[12]。

【衍义】

青者，肝之色。肝苦急，急则痛，苦冷者，是厥阴挟其肾水为寒，寒极则阳亡，阳亡则死；微黑者，肾之色也。肾属水，水停则色微黑而不臭，若臭者，是水胜火而血死；黄者，脾之色。脾主土，输谷气于上焦，以化荣卫。今胸中有寒，谷气不化，郁为胃热，显出其黄色，黄为中焦蓄热。今不谓中焦热而为胸中有寒者，乃指其致病之本而言也；白者，肺之色。肺主上焦，以行荣卫，荣之色充则面华，不充则面白，知其亡血也。赤为火色，若非火令之时加于白色之上，是火重来克金也，故死。目通于肝，眼皮属之脾，其肺金不能制木，风木得以自盛，反胜脾肺，是故风急则眼皮敛涩，目为之正圆；甚则筋强肉重而成痉。痉由木贼土败，故亦不治。虽然，色不可一例取，则又云青为痛者，与上文义同；黑为劳者，房劳也，入房太甚，竭精无度，情火炽而肾水乏，则又与水气之黑异矣。此属

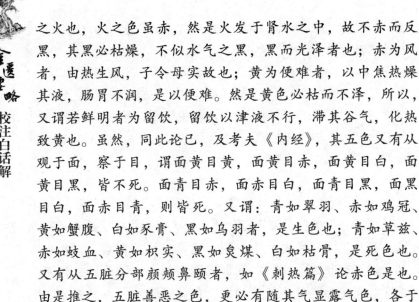

之火也，火之色虽赤，然是火发于肾水之中，故不赤而反黑，其黑必枯燥，不似水气之黑，黑而光泽者也；赤为风者，由热生风，子令母实故也；黄为便难者，以中焦热燥其液，肠胃不润，是以便难。然是黄色必枯而不泽，所以，又谓若鲜明者为留饮，留饮以津液不行，滞其谷气，化热致黄也。虽然，同此论已，及考夫《内经》，其五色又有从观于面，察于目，谓面黄目黄，面黄目赤，面黄目白，面黄目黑，皆不死。面青目赤，面赤目白，面青目黑，面黑目白，面赤目青，则皆死。又谓：青如翠羽、赤如鸡冠、黄如蟹腹、白如豕膏、黑如乌羽者，是生色也；青如草兹、赤如衃血、黄如枳实、黑如炱煤、白如枯骨，是死色也。又有从五脏分部颜颊鼻颐者，如《刺热篇》论赤色是也。由是推之，五脏善恶之色，更必有随其气显露气色，各于其所司目唇鼻窍之内外者。盖仲景欲明望色知病之道，故举此略耳。

【校注】

〔1〕见　读如"现"，即显现于外的意思。

〔2〕腹中痛，苦冷者死　享和本"苦"作"若"字；又本句《翼方》卷二十五作"腹中冷苦痛者死"。与细注同。

〔3〕有水气　本书《水气病篇》云："夫不病人，目下有卧蚕，面目鲜泽。"

〔4〕色黄者、色白者　按：此黄白乃指全面色而言，其"鼻头"与"目"既已单举，则此黄白自不再属鼻目，始与"气色见于面部"相合。孙思邈云："上医察色，人有盛衰，其色先见于面部。"（见《翼方》卷二十五《诊气色法》）陆渊雷谓望色当包括颜面部唇舌，不可专主鼻也，其说得之。

〔5〕胸上有寒　胸上，《翼方》作"胸中"。尤怡曰："寒，寒饮。"魏荔彤谓"寒"为寒气，非。"寒"当作"邪"字解。日·惟忠子文："谓邪而为寒，盖古义也。故寒也者，邪之名也。"（《伤寒之研究》卷一）

〔6〕亡血 《衍义》作"血亡"。

〔7〕设微赤非时者死 尤怡曰："（承上'色白者，亡血也'连说）设微赤而非火令之时，其为虚阳上泛无疑。"

〔8〕痓 元刊本、赵刊本、宽政本、享和本并作"痓"，《注解》、《辑义》同。明刊本、俞桥本、吉野本、清初本并作"痉"。吉野本曰："世本作'痓'，今从吴本。"医统本亦作"痉"字。

〔9〕又色青为痛 "又"字以下之色青、黑、赤、黄、鲜明，乃指常见病在面部出现的色泽。加"又"字示与上文区别。"色青"是有瘀血。尤怡曰："痛则血凝泣而不流，故色青。"曹家达以"色青"属目色言，可商。"色青"下脱"者"字，当据《翼方》卷二十五《诊气色法》补，下"色黑"、"色赤"同。

〔10〕色黑为劳 "劳"谓劳以伤肾。尤怡曰："劳则伤肾，故色黑。经云：'肾虚者，面如漆柴也。'"旧注有以"劳"为"女劳"者，非是。

〔11〕色黄者便难 徐彬曰："黄则脾郁，故便结，然前既云'色黄者，胸上有寒'，此又云'便难'，要知寒遏于上，则脾郁于下也。"曹家达曰："色黄便难，是谓谷疸，宜茵陈汤。"罗天益曰："谷疸，宜茯苓栀子茵陈汤。"（见《卫生宝鉴》卷十四）

〔12〕色鲜明者有留饮 鲜明，指面色油亮，非谓鲜艳光泽。按：本书《痰饮咳嗽病篇》举留饮之症四条，如："背寒，冷如掌大"，又"胁下痛引缺盆，咳嗽则辄已"，又"短气而渴，四肢历节痛，脉沉"，又"脉伏，欲自利，利反快，虽利，心下续坚满"，而不及面色。尤怡曰："经云：'水病人目下有卧蚕，面目鲜泽。'"尤氏所引乃本书《水气病篇》之文，而"留饮"与"水病"异，不能混而作解。魏荔彤谓："色鲜明者，湿邪盛而水气浮，知有留饮。"亦不切。陆渊雷曰："留饮与水气之别，一则在躯壳内脏腑间，一则在躯壳外肌肉中。"然则"留饮"似为"水气"之误耶？书以存疑。

【白话解】

问道：病人有某些气色显现于面部，我想听听其中的缘由？仲师回答说：鼻头部位出现青色，说明是腹中寒冷，如果腹痛相当严重，则病情凶险。鼻头部位出现微黑色，说明体内有水气停滞。面部出现黄色，说明胸中有寒饮。面色苍白，说明血液有所亡失。假如面色微赤如妆，与时证不符，则是虚阳浮越的危重征象。病人两目圆睁直视，是严重的痉病，为难治之症。一般来说，面色青的多为痛症；面色黑的多属虚劳；面色红赤多为风证；面色黄的多为排便困难；面部浮肿而油亮的，属内有留饮。

（四）师曰：病人语声[1]寂然[2]，喜惊呼者，骨节间病[3]，语声喑喑然不彻[4]者，心膈间病[5]；语声啾啾然[6]细而长者，头中病[7]一作痛。

【衍义】

此条举听五行之病声而言。所谓寂然者，欲语而默默处也。夫阴静而阳躁，此病在厥阴，故好寂然也。厥阴在志为惊，在声为呼，在体为筋，筋束关节，所以，厥阴之病善惊，在声为呼，则知其病在骨节也；喑喑然不彻者，声出不扬也。盖肺主气，膈乃肺之部，宗气行呼吸，入出升降于是焉，语声之不彻，则知其气不得升，是心膈之有病也；啾啾者，声小啾唧也；细而长者，其气起自下焦，从阴则细，道远则长。盖是巨阳主气，少阴与之为表里，巨阳有邪，则少阴上从而逆于巅，肾在声为呻，阳主躁，故呻吟之声从阳变而为啾唧细长也。巨阳脉在头，是头中病。亦仲景特发听声察病之一法耳。若更推而广之，则五音之宫、商、角、徵、羽，五声之歌、哭、笑、呻、吟之变，皆可求五脏表里虚实之病、五气之邪，尤医者之当要也。

【校注】

〔1〕语声 《翼方》卷二十六作"言声"，下同。

〔2〕寂然　慧琳《音义》卷十二引《汉书音义》："寂，无声也。"同卷引《玉篇》："无人声曰寂。"以上释文，核之本句，均不吻合。"寂然"是说其语声细微，而不是无声。《广韵·二十三锡》："寂，静也。"

〔3〕喜惊呼者，骨节间病　尤怡曰："语声寂寂然，喜惊呼者，病在肝肾，为筋髓寒而痛时作也。"曹家达曰："寒湿在骨节间，发为酸痛，故怠于语言，而声寂寂，转侧则剧痛，故喜惊呼。"

〔4〕喑喑然不彻　"喑"（yīn 音）乃"瘖"之借字。《说文》段注："喑之言瘖也。""瘖"即"哑"之本字。"瘖"、"哑"双声，故得借"哑"为"瘖"。病人语声似哑，故承以"不彻"者，谓听不清楚。

〔5〕心膈间病　曹家达曰："心膈间为肺，湿痰阻于肺窍，故语声喑喑然不彻。"

〔6〕啾啾然　"啾啾然"，谓语声细尖。《广韵·十八尤》："啾唧，小声。"慧琳《音义》卷五十六引《通俗文》："鼠声曰唧唧。"曰"鼠声"者状细尖也。

〔7〕头中病　吴谦曰："'头'当是'腹'字。"按：本书言"头痛"者五，言"头微痛"者一，此"头中痛"似"头痛"之误。陆渊雷谓"依或本作'头中痛'。"陆说亦未尽。"中"字是衍文，本书多言"头痛"，何以仅此一处言"头中痛"？吴改字亦嫌无据。曹家达曰："头痛者，出言大则脑痛欲裂，故语声啾啾然细而长，不敢高声语也。"

【白话解】

仲师说道：病人说话时很寂静轻微，但有时突然之间发出惊叫，这多属于骨关节病变。病人说话时声音很低沉，而且不清晰的，这多属于心膈之间所发生的痰湿阻遏之类的病变。病人说话时声音很微小，而且尖细绵长的，这多由于头痛所引起的。

（五）师曰：息摇肩[1]者，心中坚[2]；息引胸中上气者，咳[3]；息张口短气者，肺痿唾沫[4]。

【衍义】

息者，呼气出粗，类微喘而有声也。呼出心与肺，今火乘肺，故呼气奔促而为息也。摇肩者，肩随息气摇动，以火主动故也。其心之经脉过于肩，因心中有坚实之邪，不得和于经脉，故经脉抽掣摇动；息引胸中上气、咳者，胸中，脉所主也，宗气之所在，火炎于肺，则肺收降之令不行，反就燥而为固涩坚劲，气道不利，所以，上气出于胸中者则咳也；息张口短气，肺痿唾沫，此又火炎于肺之甚者，收降清肃之气亡，惟从火出，故张口不合也，宗气亦衰而息短矣。津液不布，从火而为沫唾矣。此仲景因呼息以为察病之法，与后条吸对言以举端耳。然息病属于内外者，岂止此而已？动摇与息相应者，又宁独在肩而已？岂无阴虚以火动者焉？如《内经》谓乳子中风热，喘鸣息肩者，脉实大也，缓则生，急则死，是又在脉别者也。

【校注】

〔1〕息摇肩　《说文·手部》："摇，动也。"吴谦曰："摇肩，抬肩也。"喘息而动摇肩头，乃由心下部满闷所致。

〔2〕心中坚　曹家达曰："'心中坚'当为'心下坚'之误。痰饮留于膈间，则心下坚满。心下为膈与胃相隔处，痰湿流于膈间，则气为之阻而气不顺。"

〔3〕息引胸中上气者，咳　尤怡曰："咳者气逆而肺失降，则息引胸中上气。"

〔4〕肺痿唾沫　"唾"下疑脱"涎"字。以本书《肺痿肺痈咳嗽上气篇》"肺痿吐涎沫"律之可证。再检《外台》卷十《肺痿》引《肘后》云："疗肺痿吐涎沫。"又引《集验》云："疗肺痿，咳，唾涎沫。"亦可证。

【白话解】

仲师说道：病人呼吸时双肩随之摇摆耸动的，是由于胸中痰浊壅塞，阻滞气道所致。病人呼吸时引动肺气而致气上冲逆，常会引起咳嗽。病人张口呼吸，气短的，如果是肺痿病，则常兼有口吐涎沫的症状。

（六）师曰：吸而微数[1]，其病在中焦，实也，当下之即愈，虚者不治。在上焦者，其吸促；在下焦者，其吸远，此皆难治。呼吸动摇振振[2]者，不治。

【衍义】

谷之精气，乃分为三隧：清者化荣，浊者化卫，其一为宗气，留胸中以行呼吸焉。呼吸固资于宗气，然必自阴阳合辟而为之机，于是呼出者心肺主之，吸入者肾肝主之。心肺阳也。若中焦有邪实，则阻其升降，宗气因之不盛于上，吸气因之不达于下，中道即还；宗气不盛则吸微，中道即还则往来速，速则数，故吸而微数。泻中焦实，则升降行而吸即平矣。不因中焦实，即是肾肝之阴虚，根本不固，其气轻浮上走，脱阴之阳，宗气亦衰。若此者，死日有期，尚可治乎？然则上焦固是主乎呼，下焦固是主乎吸，若阴阳之配合，则又未始有相离者，故上焦亦得而候其吸焉。而心肺之道近，其真阴之虚者，则从阳火而升，不入乎下，故吸促；肝肾之道远，其元阳之衰者，则因于阴邪所伏，卒难升上，故其吸远。此属真阴元阳之病，皆难以治。若夫人身之筋骨、血肉、脉络，皆藉阴气之所成。生气无所克，然后得以镇静而为化生之宇。今阴气愈矣，生气索矣，器宇亦空矣，惟呼吸之气往来于其中，故振振动摇不自禁也。若此者，即《内经》所谓出入废则神机化灭是也，故针药无及矣。

【校注】

〔1〕吸而微数　吸，宽保本校曰："'吸'一作'息'。"吴谦曰："'吸'不言呼，略辞也；'数'即短也。""吸而微数"犹言呼吸略觉气短。尤怡曰："'数'犹'促'也。"按：如尤说，

则与下"其吸促"似有重复之嫌。

〔2〕动摇振振 "振振"为"动摇"之状词，非另有其义。《广雅·释诂一》："振，动也。"或以为振颤者，乖矣。

【白话解】

仲师说道：病人呼吸时略微感觉气短的，其病变主要在中焦，如果属于邪气壅塞的实证，治疗上应采用攻下法，则使邪去正安而获痊愈；但如果是元气大伤，胃气已绝之虚证，在治疗时将会非常困难。病位在上焦时，病人在吸气时表现为短促；病位在下焦时，病人在吸气时表现为深长，这两种情况也都比较难治。如果伴随呼吸而身体动摇的，为元气已脱，属于不易治愈之证。

（七）师曰：寸口^{〔1〕}脉动者，因其王时而动^{〔2〕}，假令肝王色青，四时各随其色^{〔3〕}。肝色青而反色白，非其时色脉^{〔4〕}，皆当病。

【衍义】

《内经》有谓五脏之脉：春弦，夏钩，秋毛，冬石。强则为太过，弱则为不足。四时皆以胃气为本，有胃曰平，胃少曰病，无胃曰死；有胃而反见所胜之脏脉，甚者今病，微者至其所胜之时病。又谓五脏之色在王时见者：春苍，夏赤，长夏黄，秋白，冬黑。所主外荣之常者：白当肺、当皮，赤当心、当脉，黄当脾、当肉，青当肝、当筋，黑当肾、当骨。五色微诊，可以目察，能合脉色，可以万全。其《内经》之言如此，斯论殆将本于是之节文也。

【校注】

〔1〕寸口 指左右手三部脉而言，非独寸脉。

〔2〕王时而动 "王"（wàng 望）同"旺"。尤怡曰："王时，时至而气王，脉乘之而动，而色亦应之，如肝王于春，脉弦而色青，此其常也，推之四时，无不皆然。"吴谦曰："假令肝旺于春，随其时，色当青、脉当弦。"

〔3〕其色　宽保本"色"下有"脉"字。

〔4〕非其时色脉　按：合于其时之色脉，为春色青、脉弦；夏色赤、脉洪；秋色白、脉毛；冬色黑、脉石。如色脉不随四时，即为"非其时"。

【白话解】

仲师说道：寸口脉搏的跳动情况常按照各脏所主季节的不同而有所变化。再如肝气当令的春季，面色微现青色，也是人体随季节主色而产生的相应变化。如果在肝所主的春季不呈现出微青之色，而是表现为肺金所主的白色，这属于在当令的季节中出现了其他时令的主色，都是将要发生疾病的征象。

（八）问曰：有未至而至，有至而不至[1]，有至而不去，有至而太过，何谓也[2]？师曰：冬至之后，甲子夜半少阳起[3]，少阳之时阳始生，天得温和。以未得甲子，天因温和，此为未至而至也[4]；以得甲子而天未温和，为[5]至而不至也；以得甲子而天大寒不解，此为至而不去也[6]；以得甲子而天温如盛夏五六月时，此为至而太过也。

【衍义】

夫斗建子月中辰，即冬至节也。节阳至，一之气即至，故律管飞灰，候于是日。今仲景乃云冬至后甲子夜半候以至未至者，何欤？殆以天干地支所合节至之日，便名甲子，非直待其真甲子日至以候气也。不然，假如乙丑丙寅日冬至，两月后方是甲子，其时始候之乎？考之《内经》候气至不至，有谓四时者，有谓五运者，有谓六气者，发明详矣。在四时，则曰：天以六六为节，地以九九制会，六甲终岁，三百六十日，法也。五日为一候，三候为一气，六气为一时，四时为一岁，而各从其主治焉。求其气之至也，皆从春始，未至而至，此为太过，则薄所不胜，乘所胜也，命曰气淫；至而不至，此为不及，则所胜妄行，而所生受病，所不胜薄之也，命曰气迫。然在脉，应春弦、夏钩、

脏腑经络先后病脉证第一

17

秋毛、冬石，太过者病在外，不及者病在内。在五运相袭，而皆治之，终期之日。阳年先天而至，当岁之运，则气太过；阴年后天而至，当岁之运，则气不及；与其年和，则非太过不及而平；与司天、地气不和，则胜而报复，复则郁发，待时而作，作则风、湿、燥、热、火、寒之气非常而暴。在六气则曰：六气之胜，清气大来，燥之胜也，风木受邪，肝病生焉；热气大来，火之胜也，燥金受邪，肺病生焉之类。在脉应则曰：厥阴之至，弦；少阴之至，钩；少阳之至，大而浮；太阴之至，沉；阳明之至，短而涩；太阳之至，大而长。至而和则平，至而甚则病，至而反者病，至而不至者病，未至而至者病，阴阳易者危。然候六气之应，常以正月朔旦平明视之，观其位而知其所在；而其至则从运之先天、后天也。由是观之，仲景言四时之定法者，若遇气运加临主位，则必将奉天政之寒温，虽与四时气有反者，难为逆时也，候同也。且经曰：主胜逆，客胜从。又曰：必先藏气，毋伐天和。此又不在独守四时之气，而参之以运气者矣。

【校注】

〔1〕有未至而至，有至而不至　前"未至"之"至"是指时令，后"而至"之"至"是指气候，下同。《素问·六微旨大论》云："至而不至，未至而至，何如？岐伯曰：应则顺，否则逆，逆则变生，变生则病。"

〔2〕何谓也　《注解伤寒论》卷二第三成注引作"何故也"。

〔3〕冬至之后，甲子夜半少阳起　时令、气候之始，是以冬至后之甲子夜半算起（指农历十一月向冬至节以后六十日至雨水节），时属少阳，阳气始生未盛。《难经·七难》云："冬至之后，初得甲子少阳王，复得甲子阳明王，复得甲子太阳王，复得甲子少阴王，复得甲子厥阴王，王各六十日，六六三百六十日，以成

一岁。此三阳三阴之王时日大要也。"

〔4〕以未得甲子……而至也　"以"，如也。如未得甲子（即未到雨水节），天气已转温和，是为未至而至，亦即时令未至而气候已至。

〔5〕为　元刊本、俞桥本、享和本、吉野本"为"上并有"此"字，与上下文合，《注解伤寒论》成注引亦有"此"字。

〔6〕以得甲子……而不去也　尤怡曰："未得甲子而天已温，或已得甲子而天反未温，及已得甲子而天大寒不解，或为盛夏五六月时，则气之有盈有缩，为候之或后或先，而人在气交之中者，往往因之而病。"

【白话解】

问道：有的年份时令还没来到而气候却已经来到，有的年份则时令已到而气候尚未到来；有的年份气候虽与时令同至，但不与时令同去，有的年份时令与气候虽然同至同去，但是气候超出一般正常范围而出现太过的情况。这应如何解释呢？仲师答道：冬至这个节气过后六十天的夜半时开始，是少阳当令的阶段，天气逐渐温暖和煦，属于少阳所主之时。假如冬至后不到六十天，气候就变得异常温暖，这就是所谓未至而至；再假如冬至以后已经超过了六十天，仍然十分寒冷，气候毫无转暖的迹象，这就是所谓至而不至。换句话说，如果冬至以后超过六十天，寒冷的气候迟迟不能退去，就是所谓至而不去；再若冬至以后刚刚进入六十天，气候就骤然变热，如同盛夏五六月份那样炎热，这就是所谓至而太过。

（九）师曰：病人脉浮者在前，其病在表；浮者在后[1]，其病在里。腰痛[2]背强不能行，必短气而极也[3]。

【衍义】

脉浮为虚。关前属阳，主表；关后属阴，主里。所谓表者，以足太阳言也；里者，以足少阴言也。一腑一脏，是故表里所合。其太阳经自足循背至头。腰者，肾府也。

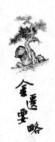

是故表病则背强不能行，里病则腰痛短气而极少。虽然，寸、尺脉浮，非一经一病之可尽，今独出此病，何也？大抵用表里而言病，必举太阳、肾为例，盖太阳是诸阳之属，凡受邪必自此始；肾是治内之主事。书独言此例以推之。

【校注】

〔1〕脉浮者在前……浮者在后　此"前"、"后"是以关脉为界而分的。"前"即关前之寸脉；"后"即关后之尺脉。

〔2〕腰痛　按："腰痛"以下十三字，与上文义不属，疑系错简。吴谦以"腰痛"属虚风在表，"短气"属虚风在里，似太牵强。

〔3〕必短气而极也　丹波元简曰："杨雄《方言》：'极，疲也。'"《汉书·王褒传·圣主得贤臣颂》："匈喘肤汗，人极为倦。"

【白话解】

仲师说道：病人出现浮脉，如果是在关前的寸脉，说明病变在表；如果出现在关后的尺脉，说明病变在里，可见到腰背僵硬疼痛，行走困难，还可出现气短、疲倦乏力等症状。

（十）**问曰：经云：厥阳独行**[1]，**何谓也？师曰：此为有阳无阴，故称厥阳。**

【衍义】

厥者，犹极也；独行，无阴与配也。王冰注《内经》一水不胜五火，谓五脏厥阳也。经又谓：六阳并至，谓之至阳。又云：至阳盛，地气不足。由是观之，火即阳也；至阳即厥阳也；独行，犹并至也。皆是阴不足而阳盛之极者也。

【校注】

〔1〕厥阳独行　此古医经语，但所谓"厥"，与《素问·病能论》"怒狂为阳厥"之义不同；与《厥论》之"寒厥""热厥"，《大奇论》之"大厥"亦异。此"厥"字自有其义，《尔

雅·释言》："厥，其也。"或问：何谓其阳独行？仲师答以有阳无阴，即名其阳独行，语意简明。徐彬以"厥阳"为孤阳，意近是，但"厥"无"孤"义。陆渊雷曰："血为阴，大失血后，卒然昏倒，产妇去血过多而晕闷，殆所谓'有阳无阴'欤？"

【白话解】

问道：医经上说：厥阳独行，是什么意思呢？仲师回答道：这是由于阳气过度亢盛，阴精极度亏虚，致使阳气逆乱，其阳独自妄行，这种现象就称为厥阳独行。

（十一）问曰：寸脉沉大而滑，沉则为实，滑则为气。实气相搏[1]，血气入脏即死，入腑即愈[2]，此为卒厥[3]，何谓也？师曰：唇口青，身冷，为入脏即死；如身和，汗自出，为入腑即愈。

【衍义】

沉，阴象也；滑，阳象也。阴主血，阳主气。邪在于血，则血实；邪在于气，则气实。故血实者脉沉，气实者脉滑，邪盛者脉大。五脏治内，属阴，主藏精宅神，今血气并其邪而入，堵塞于脏，身之精气不行，神机化灭，升降出入之道皆绝。荣绝则唇口青，《灵枢》曰：足厥阴气绝则唇青。夫六腑治外，属阳，主传运水谷之气，充乎内外者也。今血气并邪入于腑，腑之阳动不比脏之阴静。静者，得其邪则因而堵塞不行；动者，邪虽入，终不能久闭其气道。何则？为在内之神机应乎外，主养荣卫之气，则散行于表而身和，和则腠理开，邪散而汗自出，荣卫之气行，故愈矣。此仲景举阴阳脏腑之大端如此。至若厥病多由，难以概论。《内经》曰：血气并走于上，则为大厥。暴死者，其上非膻中、三焦之府者乎？而乃以气反则愈，不反则死。又如邪客五络，状若尸厥者，以通脉络为治，非头面诸脉证？为难概论也。

【校注】

〔1〕寸脉沉大而滑……实气相搏　吴谦曰："此十八字，文理不顺，衍文也。"陆渊雷疑此为王叔和沾入，说较可信。

〔2〕血气入脏即死，入腑即愈　按："血气"两句难解，人之脏腑赖血气以传化生生，而入脏即死，尤为无理。尤怡曰："五脏藏而不泻，六腑传而不藏。"检《素问·五脏别论》云："脑、髓、骨、脉、胆、女子胞，此六者藏而不泻；胃、大肠、小肠、三焦、膀胱，此五者泻而不藏。"尤氏强引附此，实为不合。此似后所增改，试以《病源》文次核正，可以明辨。"实气相抟，此为入腑，虽卒厥，不知人，气复则自愈也；若唇正青，身冷，此为入脏，亦卒厥，不知人即死。"

〔3〕卒厥　卒同猝，指突然昏仆、不省人事之类的病证。《素问·调经论》云："血之与气，并走于上，则为大厥，厥则暴死，气复反则生，不反则死。"吴谦曰："气逆则乱于胸中，故忽然眩仆，名曰卒厥。"

【白话解】

问道：寸口部脉搏沉大而滑，沉大主血实，滑主气实。实与气相互搏结，实气交并于五脏则病情危险，预后不良；影响六腑则病势尚浅，较易治愈，这就是卒厥。但是如何区别入脏入腑呢？仲师答道：卒厥发病时，如果见到唇口青紫、身体冰凉，就是实气入脏之证，预后不良；如果身体温暖、微微自汗，则属实气入腑之证，预后尚佳。

（十二）问曰：脉脱入脏即死，入腑即愈[1]，何谓也？师曰：非为一病，百病皆然。譬如浸淫疮[2]，从口起[3]流向四肢者，可治[4]；从四肢流来入口者，不可治[5]；病[6]在外者，可治；入里者，即死。

【衍义】

脱者，去也。经脉乃脏腑之隧道，为邪气所逼，故经气脱去其脉而入于内。五脏，阴也；六腑，阳也。阴主死而阳主生，所以入脏即死，入腑即愈而可治。非惟脏腑之阴阳然也，凡内外阴阳之邪毒出入表里者皆然也。

【校注】

〔1〕脉脱入脏即死，入腑即愈 "脉脱"乃病危脉象，而此"脉脱"呈现在"卒厥"时，尤为不合。检《病源》卷二十三《尸厥候》"尸厥者脉动。"《外台》卷二十九《尸厥方》引张仲景云："尸厥，脉动而无气。"又引《千金》云："尸厥如死，脉动如故。"《医心方》卷十四引《葛氏方》云："尸厥之病，卒死而脉犹动。"何以本书独云"脉脱"？至"入脏"八字，上条已分别作答，而此何以复问？且与下文不相连属，据此，则"脉脱"十字似为后所妄增，不能强解。

〔2〕譬如浸淫疮 《素问·玉机真脏论》："夏脉……太过则令人身热而肤痛，为浸淫。"孙思邈曰："浅搔之，蔓延长不止，瘙痒者，初如疥，搔之转生汁相连是也。"（见《千金》卷二十二）

〔3〕口起 "起"字衍，应据本书《疮痈肠痈浸淫病篇》删。

〔4〕可治 《病源》卷三十五《浸淫疮候》、《太平圣惠方》卷六十并作"则轻"。

〔5〕不可治 《病源》、《太平圣惠方》并作"则重"。按：本病仲景未出方治，兹据《外台》引《古今录验》两方，以备研讨。苦瓠散方：苦瓠一两，蛇皮半两，烧，露蜂房半两，烧，大豆半升，梁上尘一合，以上五味为散，以粉粥和，涂纸贴赤处，日三。戎盐散方：戎盐二分，大黄四分，芦茹（即茜草）一分，以上三味捣散，以酒和，敷疮上，日三。

〔6〕病 《注解伤寒论》卷一第一成注引"病"上有"诸"字。

【白话解】

问道：病见脉脱，入侵五脏则危重，犯及六腑则易愈，这是什么道理呢？仲师回答说：并不是仅此一种病是这样，许多疾病都是如此。譬如说浸淫疮这种皮肤病，其疮面由心口开始而逐渐

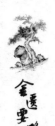

蔓延到四肢的，病势外出，容易治愈；相反，疮面由四肢开始而逐渐累及至心口的，病势趋内，较为难治，深入内脏的，甚至可危及生命。

（十三）问曰：阳病十八[1]，何谓也？师曰：头痛，项、腰、脊、臂、脚掣痛。阴病十八[2]，何谓也？师曰：咳，上气，喘，哕，咽[3]，肠鸣胀满，心痛拘急。五脏病各有十八，合为九十病；人又有六微[9]，微有十八病，合为一百八病，五劳[5]、七伤[6]、六极[7]、妇人三十六病[8]，不在其中。清邪居上，浊邪居下[9]，大邪中表，小邪中里[10]，中䊵饪之邪[11]，从口入者，宿食也。五邪中人，各有法度[12]，风中于前，寒中于暮[13]，湿伤于下，雾伤于上，风令脉浮，寒令脉急[14]，雾伤皮腠，湿流关节，食伤脾胃，极寒伤经，极热伤络。

【校注】

〔1〕阳病十八　尤怡曰："头、项、腰、脊、臂、脚，六者病兼上下，而通谓三阳者，以其在躯壳之外也。"

〔2〕阴病十八　尤怡曰："咳，上气，喘，哕，咽，肠鸣胀满，心痛，拘急，九者病兼脏腑，而通谓三阴者，以其在躯壳之里也。"

〔3〕咽　陆渊雷曰："'咽'读如'噎'。"按："咽"无"噎"义。《说文·口部》："咽，嗌也。"段注："嗌者扼也，扼要之处也。"《口部》："噎，饭窒也。"其义自别。

〔4〕六微　"六微"何意？包括何病？难以言清。或谓"六微"即"六腑"，亦无确证，乃臆度之词。魏荔彤谓"微者，较脏气有巨微之分也。"其说较有分寸。《论注》引《千金》只叙"六极"而略"六微"，盖有不知为不知之意也。

〔5〕五劳　《千金》卷十九第八："五劳者，一曰志劳；二曰思劳；三曰忧劳；四曰心劳；五曰疲劳。"

〔6〕七伤　《武威汉代医简》："何谓七伤？一曰阴寒；二曰阴痿；三曰阴衰；四曰囊下湿而痒，黄汁出，辛痛；五曰小便

有余；六曰茎中痛如淋状；七曰精自出，空居独怒，临事不起。"
《千金》："高阳负曰：一曰阴衰；二曰精极；三曰精少；四曰阴消；五曰囊下湿；六曰腰—作胸胁苦痛；七曰膝厥痛冷，不欲行，骨热远视泪出，口干，腹中鸣，时有热，小便淋漓，茎中痛，或精自出，有病如此，所谓七伤。"喻昌曰："七伤，《金匮》明谓食伤、忧伤、饮食伤、房室伤、饥伤、劳伤、经络营卫气伤。"

〔7〕六极　即气、血、筋、骨、肌、精之虚证。莫文泉曰："风寒暑湿及一切病之久而不去，甚虚其气者，皆极也。'极'有气、血、筋、骨、肌、精六证，病于气，其极也，不欲言；病于血，其极也，无颜色，眉发堕落，喜忘，余'极'仿此。"

〔8〕妇人三十六病　此三十六病，陆渊雷谓"详《妇人杂病篇》"。而《病源》卷三十八《带下三十六疾候》谓是"十二痃、九痛、七害、五伤、三固。"并云："张仲景三十六种疾，皆由子脏冷热劳损而挟带下，起于阴内，条目混漫，与诸方不同。"说亦可参。

〔9〕清邪居上，浊邪居下　尤怡曰："清邪，雾露之邪，故居于上。浊邪，水土之邪，故居于下。"

〔10〕大邪中表，小邪中里　魏荔彤曰："大邪者，风气之猛暴者也，本乎阳，故为病于人必中表。"丹波元坚曰："大邪言风。"魏荔彤曰："小邪者，风气之贼险者也，本乎阴，故为病于人必中里。"丹波元坚曰："小邪言寒。"

〔11〕䅽饪之邪　"䅽"，《心典》作"谷"。《本义》作"糪"。吴谦曰："'䅽'当是'糪'字。"按："糪"字疑为"穈"之误字。慧琳《音义》卷五十九："'庥'字作'穈'。"引《吕氏春秋》曰："饭之美者有阳山之穄。""穄"乃黍麦之属。饪，饼也。"穈饪"者，饭饼之类。过食饭饼，积而成病，故下承以"宿食"。至谓"饪"作"饦"者，存参可矣。

〔12〕五邪中人，各有法度　"五邪"指清邪、浊邪、大邪、小邪、之邪。"法度"犹言规律。魏荔彤曰："邪有衰旺之时，邪有经行之路，俱不外本天本地，从阴从阳之理，所以谓之法度。"

〔13〕风中于前，寒中于暮　孙世扬曰："'前'当作'俞'，'暮'当作'募'，皆传写之误。中俞者，所谓伤卫也；中募者，所谓伤荣也。"

〔14〕脉急　《脉经》无急脉，"急"脉即"紧"脉。紧脉主表有寒。

【白话解】

问道：阳病十八种，都包括哪些病证呢？仲师答道：头痛，项、腰、脊、臂、脚抽掣疼痛，而这六种躯体症状，就其病理而言，通常又可分为营病、卫病、营卫合病等三种类型，由于体表属阳，故合称阳病十八。又问道：阴病十八种，都包括哪些病证呢？仲师答道：咳嗽、上气、喘息、干哕、咽痛、肠鸣胀满、心胸疼痛、拘挛紧急，这九种胸腹间症状，从病理上分析，则可分为虚证和实证两大类，由于胸腹属阴，故合称阴病十八。五脏各有十八种病证，合计九十种。人还有六微，各又有十八种病证，合计一百零八种。而五劳、七伤、六极、妇女三十六种病证等则在上述病证之中。

雾露等清邪，多侵袭上部，水湿等浊邪，多流注下部；风邪多侵犯肌表，寒邪多直中内脏。饮食邪气，从口而入，多为宿食不化。上述五邪伤及人体，各有规律，风邪多犯背部俞穴，寒邪多袭腹部募穴，湿邪多伤下部，雾露多伤上部。风邪伤人可使脉呈浮象，寒邪伤人可使脉呈紧象，雾露多伤皮肤腠理，水湿多流注于关节，饮食多损伤脾胃，过寒则伤及脾之经脉，过热则伤及胃之络脉。

（十四）问曰：病有急当救里、救表者，何谓也？师曰：病，医下之，续[1]得下利清谷不止，身体疼痛者，急当救里；后身体疼痛，清便自调者，急当救表也。

【校注】

〔1〕续　旋也。"续"有"继"义。《说文·系部》："继，续也。"《词诠》卷四："继，旋也。"

【白话解】

问道：治病有时首先要救治里证，有时则先要治疗表证，应当如何区别对待呢？仲师回答说：譬如对患有表证的病人，医生却误用下法治疗，继而就会导致下利清谷不止的病证，此时即使有身体疼痛等表证症状，也不应妄用解表之剂，而应当急救其里证；等到大便恢复正常后，身体疼痛等症仍在时，才可以采用解表法治之。

（十五）夫病痼疾[1]，加以卒病[2]，当先治其卒病，后乃治其痼疾也[3]。

【校注】

〔1〕夫病痼疾　痼（gù固），久不易治之病。慧琳《音义》卷十八引《说文》曰："久病曰痼。"《汉书·贾谊传》颜注："锢疾，坚久之疾。"吴谦谓"痼疾"为"旧病"，于意亦可，但于训则无据。

〔2〕卒病　"卒"同"猝"。猝病，犹云突然生病。吴谦谓"卒病"为"新病"，但"卒"无"新"义。《广韵·十一没》："卒，遽也。""猝，仓猝暴疾也。"

〔3〕当先治其卒病，后乃治其痼疾也　尤怡曰："卒病易除，故当先治；痼疾难拔，故宜缓图，且易使新邪得助旧疾也。"曹家达曰："病之暴起者易变，而痼疾则无变，变则加剧，不变则固无害也。"沈明宗曰："痼者，邪气坚固难拔，卒者邪气骤至易去也。若病者素有痼疾而忽加卒病，务当先治卒病，不使邪气相并，转增旧病。但久病乃非朝夕可除，须当缓图，所以，后乃治其痼疾也。"

【白话解】

病人平素患有慢性顽固难治的久病，新近又突然添上某些外感之类的卒病，在这种难证未愈复加卒病的情况下，应当考虑先治疗卒病，以图速退邪气，待卒病解除之后，再对不易治愈的久病从容治之。

脏腑经络先后病脉证第一

（十六）师曰：五脏病各有[1]得者愈；五脏病各有所恶，各随其所不喜者为病。病者素不应食[2]，而反暴思之[3]，必发热也。

【校注】

〔1〕各有　按："各有"下脱"所"字，以下"所恶"律之可证，徐注本、尤注本、唐注本补"所"字，是也。

〔2〕病者素不应食　"素"，向来之意；"应"，《广韵·十六蒸》："应，当也。"本句是谓病人向来不当吃之物。吴谦、尤怡以"不应"为"不爱"、"不喜"，于训无据。徐彬曰："五脏喜恶，虽有定体，又有因病变易之理。假如骨病不应食咸，而忽暴思咸之类。"

〔3〕思之　"思"与下"发热"不贯。享和本曰："'思'一作'食'。"吉野本改作"食"；旧注谓"思"当作"食"，是。

【白话解】

仲师说道：五脏发病后如得到所适合的饮食居处等，就能促进病情的康复；相反，如果饮食居处等都是患者所厌恶的，就会加重病情。病人素常不应当食用的食品，却反而大量吃起来，这样就会出现发热症状。

（十七）夫诸病在脏欲攻之[1]，当随其所得而攻之[2]。如渴者[3]，与猪苓汤[4]，余皆仿此。

【衍义】

此概言诸病在脏之属里者，治法有下之、泄之、夺之、消之、温之、寒之、和以平之，各量轻重，从宜施治，务去其邪，以要其正，故引渴病以比类之。而是证之用猪苓汤，见后消渴证中。

【校注】

〔1〕攻之　《周礼·考工记》"攻木之工"郑注："攻犹治也。"

〔2〕当随其所得而攻之　尤怡曰："无形之邪，入结于脏，

必有所据，水血痰食，皆邪薮也。”

〔3〕如渴者　尤怡曰：“如渴者，水与热得，而热结在水，故与猪苓汤利其水，而热亦除；若有食者，食与热得，而热结在食，则宜承气汤下其食，而热亦去。”

〔4〕与猪苓汤　唐宗海曰：“《内经》五脏各有所合，病在脏者，当随其所合之腑而治之，渴系肾脏之病，而猪苓汤利膀胱，肾合膀胱故也。”尤怡曰：“无形之邪，入结于脏，必有所结，水血痰食，皆为邪薮。如水与热得，而热结在水，故与猪苓汤利其水，而热亦除，若有食者，食与热得，而热结在食，则宜承气汤下其食，而热亦去。”

【白话解】

凡是病属里证，内在于脏的，在治疗的时候应当针对疾病的相应证候，而选用适当的治法，如对口渴欲饮属于阴虚水结的病人，就要采用猪苓汤以滋阴利水。至于其他病证，也可以参考此法则加以调治。

痉湿暍病脉证治第二

（论一首　脉证十二条　方十一首）

（一）太阳病，发热无汗，反恶寒者[1]，名曰刚痉[2]一作痓，余同。

【校注】

〔1〕反恶寒者　《玉函》《脉经》卷八第二、《病源》卷七《伤寒痉候》"反"上并有"而"字。《甲乙经》卷七第四无"反"字。吴谦曰："'反恶寒'之'反'字，衍文也。玩痉病之条自知当恶寒也。"《太平圣惠方》卷十《治伤寒阴阳刚柔痉病诸方》此四字作"而不恶寒"；《伤寒总病论》卷三作"反不恶寒"。按："反"字衍，以下"病者足热"条核之，当删。

〔2〕刚痉　《二注》、《编注》、《本义》、《心典》、《浅注》等皆作"痉"字。成无己曰："'痓'当作'痉'，传写之误也。"按：痉而名之曰刚，以表实有寒。"痓"应作"痉"，"痉"即"痓"之隶变，汉人作隶，从"圣"多变为"至"。《广韵·四十静》："痉，风强病也。"《说文》无"痓"字。《扩部》："痉，强急也。"如以下"病者"之条证之，则痉病不仅强急，尚有身热足寒、头热面目赤、头摇、口噤、背反等症，但颈项强急为主症耳。曹家达曰："风寒外薄，血热内作，正与邪争，故名刚痉。"

【白话解】

太阳病，出现发热、无汗、恶寒的，称作刚痉。

（二）太阳病，发热[1]汗出，而不恶寒[2]，名曰柔痉[3]。

【衍义】

是证亦出《伤寒论》中。注谓：太阳病，发热汗出为表虚，则当恶寒；其不恶寒者，为阳明病。今发热汗出而不恶寒者，非阳明证，则是太阳中风，重感于湿，为柔痉也。表虚感湿，故曰柔痉，即上条所引《内经》为表热兼湿内攻，大筋软短，小筋弛长之痉也。所谓柔痉者，非不强也，但刚痉强而有力，柔痉强而无力为异尔。

【校注】

〔1〕发热　《伤寒总病论》卷三作"微热"。

〔2〕而不恶寒　《甲乙经》卷七第四无"而"字。《病源》卷七、《太平圣惠方》卷十《治伤寒阴阳刚柔痉病方》"而"下无"不"字。《脉经》卷八第二"而不恶寒"细注曰："一云恶寒。"按："而"字是衍文，上刚痉恶寒，此柔痉不恶寒，上下对文。

〔3〕柔痉　成无己曰："《内经》曰：'肺移热于肾，传为柔痉，'柔为筋柔无力，痉谓骨痉而不随。"按："痉"而名之"柔"，以表虚无寒也。曹家达曰："汗出表疏，正气柔弱，不与邪争，故名柔痉。"

【白话解】

太阳病，出现发热、汗出，不恶寒的，称作柔痉。

（三）太阳病[1]，发热，脉沉而细者，名曰痉[2]，为难治[3]。

【衍义】

此条尝出《伤寒论》痉病篇。彼不言难治，于是成无己注其重感于湿，意殆以沉而细系寒湿之本脉，故不言其难治。设不因寒湿之邪，而沉细见于太阳发热之表病，则是阳病见阴脉，诚为难矣。若朱奉议以痉病脉尽沉迟弦细者，非也。如《脉经》云：脉沉细，名曰阳中之阴，少气，阴气不通为痉病发热者，殆与此无少异尔。

【校注】

〔1〕太阳病　《甲乙》卷七第四无"太阳"二字。

〔2〕脉沉而细者，名曰痓 按：此条"脉沉而细者，名曰痓"与后"脉沉而细，此名湿痹"，湿与痹异，而脉相同，此何以说？《注解伤寒论·辨痓湿暍脉证第四》成注："太阳中风，重感于湿而名痓。"竟将"痓"、"湿"混而同之。魏荔彤、徐彬亦均以寒湿释之，但本条文无湿证，凭脉增证，未免附会。

〔3〕为难治 喻昌曰："以发热为太阳病，沉细为少阴脉，故难治也。难治初非不治，仲景治发热脉沉，原有麻黄附子细辛之法，正当比例用之。"

【白话解】

太阳病出现发热，脉象沉细的，是痓病，治疗上比较困难。

（四）太阳病，发汗太多[1]，因致痓。

【衍义】

成无己注《伤寒论》，谓发汗太多则亡阳。阳气者，精则养神，柔则养筋。阳微不能养，则筋脉紧急而成痓。虽然，发汗亡阳，阳亡寒起，致紧急而为痓固也，然发汗后为痓者，难以紧急概言。发汗必用辛热之剂，汗虽出，热不为汗解，反得辛热之剂以助之，热愈盛而拘挛其筋脉亦有之；又如《伤寒论》中有云：伤寒头痛，翕翕发热，形象中风，常微汗出，自呕者，不可发汗，发汗则成痓，身强难以屈伸。注云：伤寒当无汗恶寒；今头痛发热，微汗自呕，则伤寒之邪传而为热，欲行于里，若发汗则虚其表，热归经络，热甚风生，故身强直为痓。

【校注】

〔1〕发汗太多 汗出太多，则易伤津伤液，因肌肉失于濡养，以致项背强直。徐彬曰："太阳病，果寒多，本宜发汗，太多则血伤不能荣筋而痓。"

【白话解】

太阳病，如果发汗太过，可导致痓病。

（五）夫风病下之则痉，复发汗必拘急[1]。

【校注】

〔1〕夫风病下之则痉，复发汗必拘急　此谓误治亡阴，风邪所中，误下则津液下，本为痉，如再误汗伤阴加重其病，则上自目系，下至四肢，必感拘急。徐彬曰："病属风，不宜下，下之则重伤其阴而痉；又发汗则阴阳两伤而拘急。"

【白话解】

风邪为患，误用下法就会导致痉病，若再复发其汗，必定会导致筋脉拘急。

（六）疮家虽身疼痛，不可发汗[1]，汗出则痉[2]。

【衍义】

此条亦见《伤寒论》注，谓表虚聚热则生疮，疮家自疼如伤寒，不可发汗，发汗则表愈虚、热愈盛，虚热生风，故变痉也。虽然，疮已，以其热从腠理开，汗出而散之可也。

【校注】

〔1〕虽身疼痛，不可发汗　此所谓禁汗，须审证辨因而定，不可泥守。罗天益曰："经曰：汗已则疮已（见《素问·五常政大论》）。仲景言不可发汗，其理何也？予曰：此说乃营气不从，逆于肉理，而患疮肿作身疼痛，非外感寒邪而作疼痛，故戒以不可发汗。"（《卫生宝鉴》卷十三）吴谦曰："疮家初起，毒热未成，法当汗解。已经溃后，血气被伤，虽有身痛表证，亦不可汗，恐汗出血液愈竭，筋失所养，因而成痉。"

〔2〕汗出则痉　吴鞠通曰："盖以疮者血脉间病，心主血脉，血脉必虚而热，然后成疮；既成疮以后，疮脓又系血液所化，汗为心液，由血脉而达毛窍，再发汗以伤心液，不痉何待！"（《温病条辨》）

【白话解】

素患疮肿的病人，虽然出现表证身痛，也不可使用汗法，误汗后将会导致痉病。

（七）病者，身热足寒，颈项强急[1]，恶寒，时头热，面赤目赤[2]，独头动摇[3]，卒口噤，背反张[4]者，痉病也。若发其汗者[5]，寒湿相得[6]，其表益虚，即恶寒甚，发[7]其汗已，其脉如蛇[8]一云：其脉浛浛[9]。

【衍义】

《伤寒》注曰：太阳中风，重感寒湿，乃变为痉也。身热足寒者，寒湿伤下；时头热、面赤目赤，风伤于上也；头摇者，风主动也。独头摇者，头为诸阳之会，风伤阳也。若纯伤风者，则一身尽动摇，手足亦搐搦。此者内挟寒湿，故头摇也；口噤者，寒主急也；卒口噤者，不常噤也，有时而缓。若风寒相搏，则口噤而不时开。此者加之风湿，故卒口噤也；风寒客于足太阳，故筋脉拘急、头项强、背反张也。此证出《伤寒论》中，其衍文者，无发其汗以后二十五字。

【校注】

〔1〕颈项强急　《伤寒总病论》卷三作"头项强急"。《太平圣惠方》卷十《治伤寒阴阳刚柔痉病诸方》羚羊角方、牛黄散方引并作"头项强直"。

〔2〕目赤　《脉经》卷八第二、《注解伤寒论》卷二第四、《三因方》卷七、《伤寒总病论》并作"目脉赤"三字。

〔3〕独头动摇　《注解伤寒论》作"独头面摇"，细注："一本无'面'字。"据成注则当作"独头摇"。《病源》此四字作"摇头"二字。《脉经》"摇"下有"者，为痉"三字，细注曰："论云：'独头面摇，卒口噤，背反张者，痉病也'十六字。"

〔4〕身热足寒……背反张　曹家达以"身热足寒，颈项强急，恶寒"为一节，为葛根汤证；"时头热，面赤目赤，独头动摇，卒口噤，背反张"为一节，为大承气汤证，分析较各注明确。

〔5〕若发其汗者　《玉函》卷二无"若发其汗者"以下六句。按："若发"六句，与上文义不属，应分于下之"为欲解，

脉如故"条。细核吴以"寒湿相得"意不甚明，而改"得"为"搏"，以"其脉如蛇"为邪退，均不甚合。丹波氏以"若发"以下十七字为湿病文错此。此可商。曹家达谓"发其汗"下当有衍文，似较窜移之说为是。

〔6〕相得　享和本作"相抟"。《直解》作"相搏"；宽保本曰："'得'一作'搏'。"

〔7〕发　《脉经》此上有"痉病"二字。

〔8〕发其汗已，其脉如蛇　按：本篇言痉病之脉，一曰"沉细"，一曰"沉迟"，沉极则"伏"，"如蛇"者，伏曲之象也。曹家达曰："'若发其汗，其脉如蛇'，承上'时发其汗，面赤'以下言之，'发其汗，其脉如蛇'，乃肝之真脏脉见，痉病脉本弦急，重以汗，则经脉益躁，一身之拘急可知矣。"成无己曰："误汗逼令真阳脱入湿中，所以形容其脉如蛇也。言脱出之阳，本疾急亲上，轻矫若龙，为湿气所扭，则迟滞如蛇之象，尽力奔过，究竟不能奋发矣。此脉之至变。"

〔9〕浛浛　俞桥本、宽政本、吉野本、享和本、新刻本并作"沧沧"。

【白话解】

病人身体发热下肢寒冷，头项部强硬紧急，恶寒，时常头部发热，面红目脉赤，只是头部摇摆不定，卒然口噤不语，背部角弓反张的，这是痉病。

（八）暴腹胀大者，为欲解[1]，脉[2]如故；反伏[3]弦者痉[4]。

【衍义】

肝在五行为木，在六气为风；所胜之者，燥金；不胜之者，湿土。若金旺，则木受制而郁矣。木郁必发，发则从火，过其所不胜之中土，故脾土得木火而腹为暴胀大。如《内经》所谓厥阴在泉者，腹胀，与诸腹胀大，皆属于热者同类也。是故以腹之暴胀，因知木之郁于肝者也，已

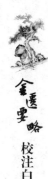

出之脾，而木气行矣，火与俱，而燥金之气退矣。金退木行，故曰欲解。解则其脉行，应脉大，今不浮大而如故、反伏弦者，则是风犹郁在肝而自病其所合之筋脉，已成痉矣。此条暴胀之先，不见叙证，遽曰欲解，必有所解之病在也。

【校注】

〔1〕暴腹胀大者，为欲解　按："暴腹"两句难解，诸注多歧，如程林以为于理不合。吴谦以"暴腹"五字为衍文。余无言《金匮要略新义》则删去此条。此不当轻加是否，当从阙疑。魏荔彤曰："痉病，表证也；腹胀，里证也。'腹胀大'则痉竟为传里之痉病矣，传里岂可言解哉？是必别有故。而不可以为传太阴，暴腹胀，谬撰太阴痉病之说也。"

〔2〕脉　宽保本、新刻本"脉"上并有"其"字，《编注》、《正义》同。享和本曰："'解'字下一有'其'字。"

〔3〕伏　《玉函》、《脉经》卷八第二并作"复"字。

〔4〕痉　《脉经》此上有"必"字。又，何炫曰："'脉如故'八字，应另作一段。"

【白话解】

从略。

（九）夫痉脉，按之紧如[1]弦，直[2]上下行一作：筑筑而弦[3]。《脉经》云：痉家，其脉伏坚，直上下。

【衍义】

痉病由风寒互为之。重感于邪，寒脉则紧，风脉则弦，是本脉也。《脉经》谓：直上下行者，督脉也。见之则大人癫、小儿痫，两者尽为背反张，由督脉与太阳合行于脊里，相引而急，故显出督脉之象也。今痉强无异于癫、痫之背反张者，是亦相干于督脉，而见其上下行之象矣。

【校注】

〔1〕如　《玉函》、《脉经》卷八第二、《甲乙》卷七第四并

作"而"字。享和本曰:"'如'一作'而'。"按:"如"古与"而"多通用。《诗经·大雅·常武》:"王奋厥武,如震如怒。"陆德明《释文》:"一本此两'如'字皆作'而'。"

〔2〕直 按:"直"非言脉象,乃动词,有"当"义。经已言"紧"而复加言"直",何用?

〔3〕一作 筑筑而弦。《脉经》云:痉家,其脉伏坚,直上下:此细注,《玉函》、《脉经》、《甲乙》并作"夫痉脉来,按之筑筑而弦,直上下行。"

【白话解】

痉病的脉象,按之紧而弦,当上下移行切之。

(十) 痉病有灸疮[1],难治[2]。

【衍义】

痉病有风热,燥急其筋骨,不当复灸以火,且助火能深入助阳,风热得之,愈固而不散,所以难治。《脉经》云:痉家其脉伏坚,直上下。《内经》谓脉沉而坚,病在中。今所伏非沉者欤?坚非如肾之弹石者欤?此两条出脉不出证,殆为前条明其表,此见其病在内外,如《内经》之柔痉骨强之类也。

【校注】

〔1〕灸疮 日·阪田鼎曰:"'灸'疑'久'误,'疮'下疑脱'者'字。"又曰:"久疮,指疮口难收者,及疮面干收者等。"

〔2〕难治 元刊本、赵刊本、俞桥本、清初本、宽政本此下并有"《脉经》云:痉家,其脉伏坚,直上下"十二字,《衍义》、《二注》同。又《脉经》卷八第二"治"作"疗"。徐彬曰:"治痉,终以清表为主。有灸疮者,经穴洞达,火热气素亏,即后瓜蒌桂枝汤、葛根汤嫌不远热,大承气汤更虑伤阴,故曰难治。"陈念祖曰:"余用风引汤减去桂枝、干姜一半,研末煮服,往往获效。"

金匮要略 校注白话解

【白话解】

痉病同时有疮的，难治。

（十一）太阳病，其证备^[1]，身体强^[2]，几几然^[3]，脉反沉迟^[4]，此为痉^[5]。瓜蒌桂枝汤^[6]主之。

[瓜蒌桂枝汤] 方

瓜蒌根二两　桂枝三两　芍药三两　甘草二两　生姜三两　大枣十二枚

右六味，以水九升，煮取三升，分温三服，取微汗。汗不出，食顷啜热粥发。

【衍义】

所谓太阳病，其症备，是何症之备也？大抵太阳经脉自足上行，循背至头项，此是其所过之部。而为之状者，皆是其症也。考之《伤寒论》有谓：太阳病，项背强，几几然，反汗出恶风者，桂枝加葛根汤主之，亦是其一也。正与此同，而少异者，彼以汗出恶风，其脉必浮，此言脉沉迟，必汗不出，不出则亦不恶风，故不加葛根而加瓜蒌根。俱是益津、和血、养筋之剂。彼之苾苾然，项背强，虽未至于痉，然经脉已拘急，不利于运动，故用葛根之甘行阳，从表分卫中以生津液，和其经脉。沉迟，汗必不出，不出则亦不恶风，则是病在表之荣血分。荣血，阴也；其体沉，其行迟，所以脉应其象，外息于寸口，内不养于筋经，故痉强之病作焉。所以瓜蒌根味苦入阴，用以生荣血，益阴分津液，养其筋经者为君；桂枝之辛以散，芍药之酸以收，一阴一阳，理其表者为臣；甘草、姜、枣，合辛甘之味，行脾之津液而和荣卫者为使。立方之旨，其在斯欤？

【校注】

〔1〕太阳病，其证备　指有颈项强急、发热、自汗、恶风寒等症。吴谦曰："谓头痛、项强、发热、恶风寒俱见也。"

38

〔2〕强 紧绷不舒。慧琳《音义》卷二十七"弦，坚也。"坚、紧同义。

〔3〕几几然 俯仰不能自如之谓。陆渊雷曰："几几，强直貌。"曹家达曰："身体强几几，背强急而不能舒展，邪陷太阳经腧也，自非将成痉证。"

〔4〕脉反沉迟 《玉函》、《脉经》卷八第二并无"反"字。喻昌曰："虽亦阳证阴脉，而迟与微细，大有不同。迟乃太阳荣血之阴受病，故脉之朝于寸口者，其来迟迟，是荣血不能充养筋脉而成痉。"

〔5〕此为痉 按："此为"下脱"柔"字，以下"欲作刚痉"核之，应补。

〔6〕瓜蒌桂枝汤 此即桂枝汤加瓜蒌根，所以加者，则以瓜蒌根之滋液、生阴、润燥，协桂枝汤能和阴通阳，濡筋脉，缓拘急。换言之，此方对柔痉兼有散之、温之、滋之、濡之等效。或谓本方应有葛根，其实加瓜蒌根是治柔痉，下方加葛根是治刚痉，其用有别。

【白话解】

太阳病，其证候齐备，身体紧绷不舒，俯仰不能自如，脉象沉迟，这是痉病。可用瓜蒌桂枝汤主治。

（十二）太阳病，无汗，而小便反少[1]，气上冲胸，口噤不得语，欲作[2]刚痉，葛根汤[3]主之。

[葛根汤] 方

葛根四两 麻黄三两，去节 桂二两，去皮 芍药二两 甘草二两，炙 生姜三两 大枣十二枚

右七味，咀㕮[4]，以水一斗[5]，先煮麻黄葛根[6]减二升，去沫，内[7]诸药，煮取三升，去滓，温服一升，覆取微似汗，不须啜粥。余如桂枝汤法将息及禁忌。

【衍义】

按《伤寒论》中有太阳病，项背强莐莐，无汗，恶风，

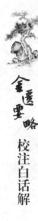

葛根汤主之。注云：轻可去实，以中风表实，故加麻黄、葛根以祛风，桂枝汤以和表也。今以小便反少，气上冲胸，口噤不能语，欲作刚痉者，亦用之，何也？盖太阳欲入传阳明，然阳明不受邪，故气逆上冲胸；而阳明筋脉内结胃口，外行胸中，过人迎，环唇口，以其经多气多血。胸中，肺部也；上焦主分布津液，行水道。今太阳与阳明热并胸中，故水道不行，则小便少；津液不布，则无汗；人迎在结喉两旁，近会厌，发声机关之处，由阳明所过筋脉，遇所并之热，遂挛急牵引，以口噤不能语，欲作刚痉。胸中近表，论其在上，则属太阳；论其居前，则属阳明。宜乎是方治其两经之病也，何以言之？盖葛根本阳明经药，能生津液出汗，行小便，解肌。易老云：太阳初病，未入阳明，不可便服葛根，是引贼破家也。又云：用此以断太阳之路，即是开发阳明经气，以却太阳传入之邪也。故仲景治太阳阳明合病，桂枝加麻黄葛根也。

【校注】

〔1〕小便反少　一般说，无汗则小便多，有汗则小便少，今则失常，故曰"反"。

〔2〕欲作　按：此二字似为"此为"之误。上曰"此为柔痉"，此曰"此为刚痉"，相对成文。

〔3〕葛根汤　尤怡曰："葛根汤即桂枝汤加麻黄葛根，加麻黄以发太阳之邪，加葛根兼疏阳明之经，通遂谷而逐风湿"。按：刚痉挟燥而非挟湿者。尤氏所云葛根逐风湿，乖矣。本篇论痉病所发，一曰：太阳病，发汗太多，因致痉；一曰：风病，下之则痉，复发汗，必拘急；一曰：疮家，虽身疼痛，不可发汗，汗出则痉。而迄未及湿，盖言痉病挟湿者，始于孙思邈，然不能强以唐人之说以解汉人之书。核之《神农本草经》，葛根并无治湿之能，而有启阴气之功，故能驱阳邪，治刚痉有效。

〔4〕咀㕮　元刊本、赵刊本、明刊本、宽政本、吉野本、享和本、新刻本及《注解伤寒论》并作"㕮咀"。当据乙正。陶弘景

曰："旧方皆云㕮咀者，谓称毕，捣之如大豆。"（《本草经集注·序例》）孙思邈曰："凡汤酒膏药，旧方皆云㕮咀者，谓秤毕，捣之如大豆，又使吹去细末，此于事殊不允当。药有易碎难碎，多末少末，秤两则不复均平。今皆细切之，较略令如㕮咀者乃得，无末而片粒调和也。"（见《千金》卷一）李东垣曰："㕮咀，古制也。古无刀，以口咬细，令如麻豆煎之。"王好古曰："今人以刀器剉细如麻豆大，比㕮咀之易成也。"（见《汤液本草》）

〔5〕一斗　赵刊本、宽政本并作"七升"。

〔6〕先煮麻黄葛根　章虚谷曰："先煎麻葛者，杀其轻浮升散之性，使与诸药融和，以入肌肉营卫而疏通之，则邪自可外解矣。"

〔7〕内　放进。《广韵·十八队》："内，入也。"

【白话解】

太阳病出现无汗，小便少，气向上冲于胸，口噤不能言语，这是刚痉，可用葛根汤主治。

（十三）痉为病[1]—本痉字上有刚字，胸满口噤，卧不着席[2]，脚挛急，龂齿[3]，可与大承气汤[4]。

[大承气汤] 方

大黄四两，酒洗[5]　厚朴半斤，炙，去皮　枳实五枚，炙　芒硝二合[6]

右四味，以水一斗，先煮二物，取五升，去滓；内大黄，煮取二升，去滓；内芒硝，更上火微[7]一二沸，分温再服，得下止服[8]。

【衍义】

此传阳明风热之深者也。成无己谓：伤寒证，以阳明入腑，腹满者下之；而胸满者未深入，犹带表邪，所郁阳气不宣故尔，非汗即吐。然而未论及此痉病之胸满也。胸满岂可一概而言带表乎？有表则属表，有里则属里。若此背不着席、龂齿，与项背强、口噤之属表者不同，由热甚入

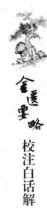

深所致。故此言胸满，亦热之极也。况风热燥烁津液，阴血消亡，至于下焦，属阴之筋皆挛急矣。然其热入深者，非苦寒咸下之不足以除其热、救其阴。夫伤寒病瘈疭者，以热生风而搐，尚为难治，况此甚于搐者？非下之不能疗也。然亦有不治者，若《灵枢》热而痉者死。腰折、瘈疭、齿龄也。

【校注】

〔1〕痉为病　《玉函》、《脉经》卷八第二、《甲乙》卷七第四"痉"上并有"刚"字。

〔2〕卧不着席　"着"（zhuó 斫），即"挨上"。《广韵·十八药》："着，附也。""卧不着席"是由患者之反张太甚所致。

〔3〕龄齿　"龄"（xiè 械），《说文·齿部》："龄，齿相切也。"段注："谓上下齿紧相摩切也，相切则有声。""龄齿"即咬牙。魏荔彤曰："龄齿，即俗言牙关紧急。"

〔4〕可与大承气汤　曹家达曰："与大承气汤，亦急下存阴之义，盖不泄其燥热，然后膈上之风痰，得以下行，周身筋脉，亦以不受熏灼而舒矣。"其说甚允。张璐《医通》于"卧不着席"下增"大便硬者"四字，失之固泥。陈念祖曰："大旨在泻阳明之燥气，而救其津液，清少阴之热气，而复其元阴，大有起死回生之神妙。"

〔5〕酒洗　钱一桂曰："本草酒洗入阳明经，酒浸入太阳经，浸久于洗，洗则引于至高之分，浸则升其走下之性，以治其中。"（见《医略》卷一）

〔6〕二合　元刊本、赵刊本、俞桥本、清初本、宽保本、宽政本、享和本及《注解伤寒论》卷五第八并作"三合"。

〔7〕火微　此二字误倒，检宋本《伤寒论》作"微火"，当据乙。

〔8〕止服　《注解伤寒论》作"余勿服"。

【白话解】

刚痉所出现的症状，是胸部满闷，口噤不语，由于反张太

42

甚，故卧床时背部不能挨到床席，腿脚痉挛拘急，还会出现咬牙相切有声，可以用大承气汤治疗。

（十四）太阳病，关节疼痛而烦[1]**，脉沉而细**[2]一作缓[3]**者，此名湿痹**[4]《玉函》云：中湿。**湿痹之候，小便不利，大便反快**[5]**，但当利其小便**[6]**。**

【衍义】

此证出《伤寒论》。注云：雾伤皮腠，湿流关节。疼痛而烦者，湿气内流也。湿同水也。脉沉而细者，水性趋下也。痹，痛也。因其关节烦疼而名湿痹，非脚气之痹也。《内经》曰：湿胜则濡泻。小便不利，大便反快者，湿气内郁胜也。但当利其小便，以宣泄腹中湿气。古云：治湿不利小便，非其治也。虽然，大抵此为小便通阳气，行水道。今为湿气内胜，阳气被郁，故小便下利。利之则阳气行，虽在关节之湿，亦得宣泄矣。设小便利已，而关节之痹不去，必又自表治之。

【校注】

〔1〕疼痛而烦　 "烦"，痛甚。《周礼·司隶》郑注："烦，犹剧也。"

〔2〕脉沉而细　 钱潢曰："其脉沉而细者，寒湿流于皮肉筋脉之间，血凝气滞，营卫不快于流行也。"

〔3〕一作缓　 《玉函》、《脉经》卷八第二、《翼方》卷九并作 "缓" 字。

〔4〕此名湿痹　 喻昌曰："湿流关节之痛，脉沉而细者，则非有外风与之相搏，只名湿痹。湿痹者，湿邪痹其身中之阳气也，利其小便，则阳气通行无碍，而关节之痹并解矣。"

〔5〕大便反快　 "快"，适可。"快""可"双声。《玉篇》谓："快，可也。""大便反快"者，谓无干燥或濡泄之苦，反而适可（即正常），曰 "反" 者，对小便不利而言也。丹波元坚曰："愚意快者，快调和平之谓。言小便不利者，津液偏渗大肠，法当

濡泻，而今湿邪壅闭，水气内郁，不敢漏泄，故使大便反如平也。"

〔6〕当利其小便　尤怡曰："治之者必先逐内湿，而后可以除外湿，故曰：当利其小便。东垣亦云：治湿不利小便，非其治也。"喻昌曰："利其小便，则阳气通行无碍，而关节之痹并解矣。设小便利已而关节之痹不解，必其人阳气为湿所持，而不得外泄，或但头间有汗，或身中无汗，反欲得被覆向火者，又当微汗以通阳也。"

【白话解】

太阳病，关节疼痛得很厉害，脉象沉而细的，这称作湿痹。湿痹的症候是小便不利，大便正常，对此应利其小便。

（十五）湿家之为病，一身尽疼[1]一云：疼烦，**发热**[2]**身色如熏黄**[3]**也。**

【衍义】

此证见《伤寒》。注曰：身黄如橘子色者，阳明瘀热也。此身色似熏黄，即非阳明瘀热。身黄发热者，栀子柏皮主之，为表里有热，则身不疼痛。此一身尽痛，非伤寒客热也，知湿邪在经而使之。脾恶湿，湿伤，则脾病而色见，是以身发黄者，为色黄如烟熏，非正黄色也。

【校注】

〔1〕一身尽疼　按：此与上"关节疼痛"有所区别。若湿夹风者，风走空窍，故痛只在关节；今单湿为病，则浸淫遍体，一身尽痛，不止关节。

〔2〕发热　"热"下《玉函》、《脉经》卷八第二、《翼方》卷九并有"而"字。

〔3〕如熏黄　尤怡曰："熏黄者，如烟之熏，色黄而晦。"按："熏黄"似阴黄。倪冲之曰："此湿家为病之总纲也。前条湿在关节而疼，故曰痹。此则一身尽疼而表有热，故成氏谓之在经。熏黄与橘子黄同是湿热，彼以热胜者，黄而明；此以湿胜者，黄而晦，宜茵陈五苓散。王海藏以熏黄为阴黄，盖既湿胜，

金匮要略
校注白话解

44

则次传寒中,小便自利者有之,宜术附汤。"

【白话解】

湿邪侵犯人体的患者,全身到处都疼痛,发热,身上皮肤色黄晦暗就好像烟熏似的。

(十六)湿家[1],其人但头汗出,背强,欲得被覆[2]向火,若下之早[3]则哕,或胸满[4],小便不利[5]一云利,舌上如胎[6]者,以丹田[7]有热,胸上有寒[8],渴欲得饮而不能饮[9],则口燥烦[10]也。

【衍义】

按《伤寒论》成无己注曰:湿家,有风湿,有寒湿,此寒湿相搏者也。湿胜则多汗,伤寒则无汗,寒湿相搏,虽有汗而不能周身,故但头汗出也。背,阳也;腹,阴也。太阳之脉,挟脊抵腰,太阳客寒湿,表气不利而背强也。里有邪者,外不恶寒;表有邪者,则恶寒;欲得被覆向火者,寒湿在表而恶寒也。若下之瘥,则伤动胃气,损其津液,故致哕而胸满,小便不利。下后里虚,上焦阳气因虚而陷于下焦,为丹田有热;表中寒,乘而入于胸中,胸中有寒,故使舌上生白苔滑。脏燥则欲饮水,以胸中客寒湿,故不能饮而但口燥烦也。

【校注】

〔1〕湿家 《脉经》卷八第二作"湿家之为病"五字。

〔2〕被覆 以被遮盖。《说文·西部》:"覆,盖也。"

〔3〕若下之早 按:此示人治湿证,应慎用下法,误用之则变生诸证。

〔4〕或胸满 《注解伤寒论》卷二第四"胸"上无"或"字。

〔5〕小便不利 《玉函》、《脉经》、《翼方》卷九并作"小便利"。

〔6〕舌上如胎 "胎"指舌上呈现的黄、黑、红、干燥等

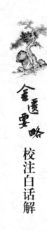

象。"如胎"则无以上诸象，舌反湿滑色白，故曰"如胎"。所以然者，则以"胸上有寒"之故。钱潢曰："此云如胎，乃湿润而色白，似胎非胎也。"

〔7〕丹田 此似指小腹。按：《素问·气府论》"任脉气所发"王注"鸠尾"下有"丹田"。"丹田"乃三焦募穴，针灸书常及之。但东汉以前医书，论病证无举"丹田"者，本书仅此一见，可疑。

〔8〕胸上有寒 "胸上"《注解伤寒论》作"胸中"。王孟英曰："'胸中有寒'之'寒'字，当作'痰'解。胸中有痰，故舌上如胎；其津液为痰所阻，故口燥烦；而痰饮乃水之凝结，故虽渴而不能饮也。"（见《温热经纬》卷二）

〔9〕渴欲得饮而不能饮 《脉经》、《翼方》"欲"下并无"得"字。《注解伤寒论》"饮"作"水"字。程林曰："惟其丹田有热，则渴欲饮水，胸上有寒，不能散水，虽得水而不能饮。"

〔10〕口燥烦 "烦"有"热"义。"燥烦"同义复词。口燥渴而不欲饮，则以下焦有热，湿邪内阻之故。张锡驹曰："口燥渴者，饮水而解，今燥不能饮，口中难过之状，故加一'烦'字，非心烦也。"

【白话解】

患有湿病的人，惟有头部汗出，背部紧急不舒，希望得到以被覆盖、向火取暖，如果使用下法过早则会出现哕逆，或者胸部满闷，小便不利。舌面色白湿润好像有一层舌苔似的，这是由于小腹部有邪热，胸中有痰，口渴想要喝水，但又不能多喝，结果口中燥热难当。

（十七）湿家，下之[1]，额上汗出，微喘，小便利_{一云不利}者死[2]；若下利不止者亦死[3]。

【衍义】

《伤寒论》注曰：本是后条湿家身烦疼，可与麻黄加术四两发其汗。妄下之，因致此逆。盖逆则真阳自上越，阴自下脱。其额上汗出，微喘者，阳之越；小便利与下利不

46

止者，阴之脱也。阴阳离决，必死之兆也。自此而推之，下之虽额上汗出微喘，若大小便不利者，是阴气不脱而阴之根犹在也；下之虽大小便利，若额上无汗出与喘，是阳气不越而阳之根犹在也，则非离决，可以随其虚而救之。

【校注】

〔1〕湿家，下之　尤怡曰："湿家在表者宜汗，在里者宜利小便，苟非湿热蕴积成实，未可遽用下法。"唐宗海曰："上节言误下，变证为寒热郁结，此节言误下伤肾，则小便自利气喘而死；误下伤脾则大便下利不止而死。"成无己曰："湿家发汗则愈……若妄下则大逆。"

〔2〕额上汗出……者死　曹家达曰："下后阳气上脱，至于额上汗出如珠，微喘而气若不续，而小便反利，疾乃不可为。"

〔3〕若下利不止者亦死　唐宗海曰："此总言湿证无下法也。……误下伤肾，则小便自利，气喘而死；误下伤脾，则大便下利不止而死。观仲景方皆是补土以治湿，则知湿家断无下法也。"

【白话解】

对湿病患者使用下法，导致其额上汗出，微微作喘，小便不利的，病情危险；如果是下利不止的，病情也较危重。

（十八）风湿相搏[1]，一身尽疼痛[2]，法当汗出而解，值[3]天阴雨不止，医云：此可发汗。汗之病不愈[4]者，何也？盖发其汗，汗大出者，但风气去，湿气在[5]，是故不愈也。若治风湿者，发其汗，但微微[6]似欲出汗[7]者，风湿俱去也[8]。

【衍义】

按《伤寒论》注是条曰：值天阴雨不止，明其湿胜也。《内经》曰：阳受风气，阴受湿气。又云：伤于风者，上先受之；伤于湿者，下先受之。风湿相搏，则风在外而湿在内。汗大出者，其气暴，暴则外邪出，而里邪不能出，故风去而湿在。汗微微而出者，其气缓，缓则内外之邪皆出，故风湿俱去也。

【校注】

〔1〕相搏　李彣曰："搏者，凝结不解之义。"

〔2〕一身尽疼痛　程林曰："风，阳邪也；湿，阴邪也。风善行，相搏则一身尽疼。"

〔3〕值　正当。《广韵·七志》："值，当也。"

〔4〕汗之病不愈　李彣曰："风属阳邪，其性轻浮；湿属阴邪，其性凝滞，汗大出，发之大骤，则轻浮者易去，而凝滞者难驱，故不愈矣。"

〔5〕湿气在　《玉函》作"湿气仍在"；《脉经》、《翼方》并作"湿气续在"。

〔6〕微微　略微，少微。《广韵·八微》："微、少也。"按：前仅说湿，本条则说风湿，并指出风湿治法，上所云"值天阴雨不止"者，更告人在治风湿中犹应注意气候。

〔7〕出汗　《注解伤寒论》作"汗出"。

〔8〕风湿俱去也　程林曰："但微微似欲汗，则风散湿除，此治风湿相搏之法，兹条为治湿大汗之严律。"

【白话解】

问道：风邪与湿邪相互搏结，全身都感到疼痛，应当通过汗法而得以解除，正赶上天气阴雨连绵，医生说：这种病可以发汗。给患者用过汗法后病情不愈的，这是怎么回事？仲师说道：给病人发汗，如果汗出过多，则只有风气散去，湿气仍然停留在体内，这就是不能治愈风湿病的原因。如果给风湿病人发汗，只是稍微好像汗出似的，风湿之邪可同时散去。

（十九）湿家病[1]，身疼发热，面黄而喘[2]，头痛鼻塞[2]而烦，其脉大[3]，自能[4]饮食，腹中和无病，病在头中寒湿，故鼻塞，内药鼻中[5]则愈　《脉经》云：病人喘。而无"湿家病"以下至"而喘"十三字[6]。

【衍义】

按《伤寒论》是条注曰：病有浅深，证有中外，此则湿气浅者也。何以言之？湿家不言关节烦疼，而云身上疼痛，是湿气不流关节而外客肌表也；不云发热身似熏黄，复云发热面黄而喘，是湿不干于脾而薄于上焦也；阴受湿气，则湿邪为深，今头痛、鼻塞而烦，是湿客于阳而不客于阴也；湿家之脉沉细，为湿内流，今脉大者，是湿不内流而在表也。又以自能饮食，胸腹别无满痞，为腹中和无病，知其湿气微浅，但内药鼻中，以宣通头中寒湿。是注其理明且尽矣。若夫《脉经》之无身上疼痛十三字，岂无其说乎？头痛鼻塞，其病在头；身上疼痛、发热，其病在经脉；内药鼻中者，为去头中寒湿，故减十三字尔。然则三阳经皆上于头，太阳与阳明俱到鼻额，今头中寒湿而鼻为之塞也，则二经脉皆不通，郁而发热，身无疼痛。内药鼻中，头上之湿散，则二阳之经脉行，而病可尽愈矣。

【校注】

〔1〕湿家病　此与前"湿家之为病"句例同，文详于前，字略于后，古书本有此例。注家有以"病"字属下读者，似可商。

〔2〕喘、鼻塞　李彣曰："喘与鼻塞，湿壅滞不宣而气为之不利也。"

〔3〕其脉大　魏荔彤曰："湿病无头痛、鼻塞而烦之理，挟热则有上冲之势。诊之'其脉大'，湿脉应细，今大则热盛可知。头中为诸阳之首，非寒湿能犯之地。今头中有寒湿，则热气挟之上炎。"

〔4〕自能　即"因能"。《词诠》卷六："自，因也。"

〔5〕内药鼻中　"内"无须改读"纳"。《广韵·十八队》："内，入也。"尤怡曰："内药鼻中如瓜蒂散之属。"按：头中寒湿，鼻塞，仲师未出方治，用瓜蒂散乃注家揣拟《本草经》云："瓜蒂，味苦寒，主大水。"本论以一味瓜蒂汤治夏月伤冷水，与《本经》合。但用治寒湿鼻塞，义则乖矣。章楠谓当用辛香苦泄之药，纳鼻中，如近世之痧药，则为温病家言，亦不合拍，于所不知，阙疑也。高学山曰："附录鼻渊一方，凡头痛鼻塞，而稠

痓湿暍病脉证治第二

黄浊涕：不止者，用鹅不食草一味，干为细末，纳鼻中少许，令嚏出秽物，数次则愈。"

〔6〕十三字　赵刊本、宽政本、吉野本、新刻本"十三字"并作"十一字"。

【白话解】

久患湿病的人，身体疼痛发热，面色黄而气喘，头痛，鼻孔阻塞得很严重，患者脉大，是因为能够饮食，腹中正常无病，病在头中寒湿，所以出现鼻塞，把药物放入鼻孔之中就能治愈，不必内服他药。

（二十）湿家，身烦疼[1]，可与麻黄加术汤[2]发其汗为宜[3]，慎不可以火攻[4]之。

[麻黄加术汤] 方

麻黄三两，去节　桂枝二两，去皮[5]　甘草一两[6]，炙　杏仁七十个，去皮尖　白术[7]四两

右五味，以水九升，先煮麻黄，减二升，去上沫，内诸药，煮取二升半，去滓，温服八合，覆取微似汗[8]。

【衍义】

此为寒湿之邪。盖邪者，湿与寒合，故令人身疼。大法：表实成热，则可发汗；无热，是阳气尚微，汗之恐虚其表。今是证虽不云发热，而烦已生，烦由热也，所以服药不敢大发其汗；且湿亦非暴汗可散，故用麻黄汤治寒，加术去湿，使其微汗尔。然湿邪在表者，惟可汗之，不可火攻，火攻则增其热，必有发痉之变，所以戒人慎之。

【校注】

〔1〕湿家，身烦疼　"烦疼"犹言乏累而疼。《广韵·二十二元》："烦，劳也。"尤怡曰："身烦疼者，湿兼寒而在表也。"

〔2〕可与麻黄加术汤　按：治湿用麻黄，是从表分消；加白术则能行表里之湿，如本汤方是。至防己黄芪汤、白术附子汤、甘草附子汤数方，皆有白术配伍其中，或实表行湿，或补阳行

湿，或温经散寒，各有其用，而皆不脱白术，则白术擅有治寒湿之能，可细玩也。再痛者仅身烦疼，可否即用麻黄汤？否，用其方即应有其症，此除"身烦疼"外，似尚有腰痛，骨节疼痛等症象，而未及者，乃从略耳。标以加术者，明此乃侧重除湿。吴考槃谓"加白术于麻黄汤中，则不致有大汗亡阳之虑。"其说亦可参。

〔3〕发其汗为宜　魏荔彤曰："其内有湿，不必论其何因，惟以先治其表之寒湿为急也，仲景所以云可用麻黄加术汤，发其汗为宜也。"

〔4〕火攻　陆渊雷曰："火攻乃汉末俗医常用之法，故仲景屡以为戒。"《伤寒论·太阳中篇》曾曰："火气虽微，内攻有力，焦骨伤筋，血难复也。"

〔5〕去皮　吴谦曰："桂枝气味辛甘，全在于皮。若'去皮'，是枯木矣，如何有解肌发汗之功？宜删此二字，后仿此。"

〔6〕一两　赵刊本、明刊本、俞桥本、清初本、宽政本、享和本、新刻本并作"二两"。丹波元简曰："据麻黄汤本方当一两。"

〔7〕白术　林亿等曰："古书惟言术，近代医家咸以术为苍术，今则加以'白'字，庶乎临用无惑矣。"（见《新校备急千金要方例》）方有执曰："古方及本经止言术，未见分苍白二种也……然则经文'术'上其曰'白'者，无乃后之好事者之所加欤。"丹波元简曰："术分苍白始于《名医别录》，此'白'字后人所加，宜删。"朱肱《活人书》卷十八于本方用苍术，其祛湿之力较胜，可参。考之《居延汉简甲编》中之"伤寒四物方"、《武威汉代医简》中之"伤寒遂风方"皆言"术"，可见，汉代术无苍白之分。喻昌曰："麻黄得术则虽发汗不致多汗，术得麻黄并可行表里之湿，下趋水道。"

〔8〕覆取微似汗　魏荔彤曰："故治湿病之里，以利小水为第一义；而治湿病之表，以取微汗为第一义也。"

【白话解】

久患湿病的人，身体疼痛，可以用麻黄加术汤，使患者发汗较为适宜，切忌不可用火攻方法治疗。

（二十一）病者一身尽疼[1]，发热[2]，日晡所剧[3]者，名风湿[4]。此病伤于汗出当风，或久伤取冷所致也。可与麻黄杏仁薏苡甘草汤[5]。

[麻黄杏仁薏苡甘草汤] 方

麻黄去节，半两，汤泡　甘草一两，炙　薏苡仁半两　杏仁十个，去皮尖，炒

右剉麻豆大，每服四钱[6]，水一盏半，煮八分，去滓温服，有微汗避风。

【衍义】

按《伤寒论》注曰：身尽疼痛，湿也；发热日晡而剧者，风也。若汗出当风而得之者，则先客热而后感风；若久伤取冷得之者，则先伤风而后中湿。注文若是。其谓日晡而剧为风者，则义未了。予按：《素问·太阴阳明论》曰：太阴、阳明为表里，脾胃脉也，外合肌肉，故阳受风气，阴受湿气。所以风湿客之，则一身肌肉尽痛。夫阳气者，一日而主外，平旦人气生，属少阳；日中阳气隆，属太阳；日西气门内闭，属阳明。是故阳明之气主乎申酉，所以日晡而剧也。方用麻黄治寒湿，取汗，为主；杏仁利气，薏苡仁除风热湿痹，为臣；甘草和脾胃，解肌肉，为使。

【校注】

〔1〕一身尽疼　风湿在表。吴谦曰："湿家一身尽痛，然湿家痛则重着不能转侧，风湿痛则轻掣不可屈伸。"曹家达曰："一身尽痛，为寒湿凝冱肌理，血络阻滞作痛。"

〔2〕发热　吴谦曰："湿家发热，早暮不分微甚，风湿之热，日晡必剧。"

〔3〕日晡所剧　"晡"为申时。慧琳《音义》卷十三："晡时，申时也。""所"，时间副词，与"即"、"则"义同。"日晡所剧"即日当申时则身疼益感疼痛。

〔4〕风湿　吴谦曰："湿家一身尽痛，风湿亦一身尽痛。然湿家痛则重著不能转侧，风湿痛则掣痛时轻而不可屈伸，此痛之有别者也。"

〔5〕麻黄杏仁薏苡甘草汤　按：本方与麻黄加术汤比较，二者之异不在桂枝之有无，而在白术、薏苡之变易，麻黄加术，治疗寒湿表实证，主要在温化；麻黄加薏苡，治疗风湿表实证，主要在清化。本草经云：薏苡主久风湿痹。邹澍曰："益气除湿和中健脾，薏苡与术略相似，而迥不相侔。以云乎气，则术温而薏苡微寒；以云乎味，则术甘辛而薏苡甘淡。"其说可启人之思。

〔6〕四钱　元刊本、赵刊本、明刊本、俞桥本、清初本、宽政本、吉野本、享和本、新刻本"钱"下并有"匕"字。

【白话解】

病人全身都疼痛，发热，每当到下午申时身疼症状就加重的，此为风湿病。这种病是由于汗出以后受风所致，或是由于长期受冷所导致的。可以用麻黄杏仁薏苡甘草汤治疗。

（二十二）风湿，脉浮身重[1]，汗出恶风[2]者，防己黄芪汤[3]主之。

[防己黄芪汤]方

防己一两[4]　甘草半两[5]，炒[6]　白术七钱半[7]　黄芪一两一分[8]，去芦[9]

右剉麻豆大，每抄[10]五钱七[11]，生姜四片，大枣一枚，水盏半，煎八分，去滓温服，良久再服。喘者加麻黄半两，胃中不和者加芍药三分，气上冲者加桂枝三分，下有陈寒者加细辛三分[12]。服后当如虫行皮中，从腰下如冰，后坐被上，又以一被绕腰下，温令微汗，瘥。

【衍义】

此证风湿，皆从表受之，其病在外，故脉浮汗出。凡身重，有肌肉痿而重者，有骨痿而重者。此之身重，乃风湿在表，故不作疼，虚其卫气而湿着为身重。由是，以黄芪实卫，甘草佐之；防己去湿，白术佐之。然则风湿二邪，独无散风之药何耶？盖汗多，知其风已不留。以表虚而风出入乎其间，因之恶风尔。惟实其卫，正气壮则风自退，此不治而治者也。若其有喘者，湿中兼寒也，则加麻黄以散之；若风内应肝木，伤其胃，中不和者，则加芍药以泻之，芍药味酸，能自土中泻木；若气上冲者，则加桂枝以散其逆；若下有陈寒者，谓下焦肝肾之分，则加细辛以温之，细辛散里之表药也。服后云云者，方中另作一段，然考之当在下有陈寒加细辛之后，连为一段。何则？细辛佐防己去寒湿，黄芪实表，表尚全实，则湿不退，所以皮中如虫行；表实未全，则阳气未周，于是从腰以下其陈寒者，犹得如冰。必以被令温，助接其阳，使之微汗。

【校注】

〔1〕脉浮身重　李彣曰："脉浮者，风也；身重者，湿也。"

〔2〕汗出恶风　吴谦曰："浮而汗不出恶风者为实邪，可与麻黄杏仁薏苡甘草汤汗之；浮而汗出恶风者为虚邪，故以防己、白术以去湿，黄芪、甘草以固表，生姜、大枣以和营卫也。"尤怡曰："风湿在表，法当以汗而解。乃汗不待发而自出，表尚未解而已虚，汗解之法？不可守矣。故不用麻黄出之皮毛之表，而用防己驱之肌肤之里。"

〔3〕防己黄芪汤　《玉函》、《脉经》卷八第二并作"防己汤"；《活人书》作"汉防己汤"。按：《本草经》："防己主风寒，疗风肿水肿。""身重"为脾病，防己治水侵于脾。本论《水气病篇》治风水用防己黄芪汤，其与治风湿之同用一方者，水与湿性相近也。

〔4〕防己一两　《千金》卷八第八、《外台》卷十九并作

54

"汉防己四两"，《三因方》卷五"防己"亦作"四两"。汪昂曰："防己大辛苦寒，通行十二经，开窍泻湿，故以为君。"魏荔彤曰："防己，宣风除湿之品……而防己大不同于麻黄之用，除湿驱风，而无解散之性。"

〔5〕半两　《千金》、《外台》、《三因方》并作"二两"。

〔6〕炒　《外台》"炒"并作"炙"字，《医方类聚》卷一百二十七引同。

〔7〕七钱半　《千金》、《外台》、《三因方》并作"三两"。

〔8〕黄芪一两一分　《千金》、《三因方》并作"黄芪五两"；《外台》作"蜀黄芪五分"，《论注》、《正义》、《悬解》并无"一分"二字；《本草纲目》卷十八"防己"条引作"黄芪二两二钱半"。

〔9〕去芦　《金匮注》、《论注》、《心典》、《正义》、《悬解》并无此二字。

〔10〕每抄　《本草纲目》引作"每服"。

〔11〕钱匕　元刊本、明刊本、吉野本并作"钱匕"，"七"、"匕"仍形近致误，当作"匕"为是。

〔12〕喘者加麻黄半两……加细辛三分　《千金》无此三十六字。黄元御曰："以上二方，分二煎法加减，俱非仲景法。小青龙喘者，去麻黄加杏仁，此云加麻黄，大抵后人所补也。"

【白话解】

风湿病脉象浮，身体沉重，汗出怕风的，可用防己黄芪汤主治。

（二十三）伤寒八九日；风湿相搏[1]，身体疼烦[2]，不能自转侧[3]，不呕不渴，脉浮虚而涩[4]者，桂枝附子汤主之；若大便坚[5]，小便自利者，去桂加白术汤主之。

［桂枝附子汤］方

桂枝 四两，去皮　**生姜** 三两，切　**附子** 三枚，炮去皮，破八片　**甘草** 二两，炙　**大枣** 十二枚，擘

痉湿暍病脉证治第二

右五味，以水六升，煮取二升，去滓，分温三服。

［白术附子汤］方[6]

白术二两　　附子一枚半[7]，炮去皮[8]　　甘草一两，炙　　生姜一两半，切　　大枣六枚

右五味，以水三升，煮取一升，去滓，分温三服。一服觉身痹[9]，半日许再服，三服都尽，其人如冒状[10]，勿怪，即是术附并走皮中，逐水气未得除故耳。

【衍义】

按是证亦出《伤寒论》，其注曰：伤寒与中风，至八九日，邪气多在里，必不苦疼痛，今日数多，复身体疼烦不能自转侧者，风湿相搏也。烦者，风也；身疼不能自转侧者，湿也。脉浮虚为风，涩为寒湿也；不渴不呕，里无邪也；风湿俱在经也。与桂枝附子汤，以桂枝散表之风，附子逐经中之湿。小便利，大便坚，为津液之不足，桂枝发汗，走津液，故去之而加白术。虽然，自病而察药，自药而察病，因知身之不能自转侧者，非惟湿邪所致也，亦为阳气不充，筋脉无养，故动之不能也。欲去阳气不充之湿者，必以辛热气味之药，则可补其阳而逐其湿，与治伤寒同法。是证之用附子者，殆此欤。于是虽大便坚而不为热结者亦用之。如后条身疼不能屈伸，用附子甘草汤治者，亦此意。不然，身疼脉浮，为病在经，又不言其有汗，何不取汗而解？乃云其服药如冒也？冒者，得非阳虚不胜夫邪药之相逐而然欤？

【校注】

〔1〕相搏　明刊本、享和本并作"相抟"。

〔2〕疼烦　明刊本、吉野本及《脉经》卷八第二并作"疼痛"，《外台》卷一作"痛而烦"。

〔3〕不能自转侧　谓卧而身体不能自行翻动。按："转侧"即"辗转反侧"之省语。《诗经·关雎》孔疏："辗转犹婉转，

反侧犹反复，俱是徊动，大同小异。"若"转侧"本训，只有"去来"一解，见《后汉书·王允传》李贤注，于此无义。

〔4〕脉浮虚而涩　徐彬曰："大便坚，小便自利，是表里无病，病在躯壳，无取治表，即去桂加术，以壮肠胃之气，使燥湿之力从内而出，则风之挟湿而在躯壳者，不从表解而从热化也。"

〔5〕坚　《注解伤寒论》卷四第七、《脉经》、《外台》作"硬"字。

〔6〕白术附子汤方　陆渊雷曰："《金匮》经文及《伤寒论》俱名'去桂加白术汤'，此标题又称'白术附子汤'，《千金翼》名'术附子汤'，《外台》名'附子白术汤'，实皆一方也。《伤寒论》药量及水皆多一倍，仍分三服，《千金翼》、《外台》并同，《金匮》盖后人所改。"

〔7〕一枚半　《外台》作"三枚"。

〔8〕炮去皮　陆渊雷曰："仲景于阳虚重证，须专意强心者，必用生附子配干姜若人参，量小不过一枚。若用大量炮附子，则取其镇痛，不取其强心。"

〔9〕一服觉身痹　章楠曰："身痹者，以风湿阴凝之邪，初服通阳之药，其气痹结难开也。"

〔10〕如冒状　似有物蒙之。慧琳《音义》卷十六："冒，蒙也。"《广韵·三十七号》："冒，覆也。"陈念祖曰："凡方中有如虫行状、如醉状、如冒状，皆药势将行使然也。"

【白话解】

患伤寒病八九天，风邪与湿邪相互搏结，身体疼痛，不能自行辗转反侧，不呕不渴，脉象浮虚而涩的，用桂枝附子汤主治；如果大便坚硬，小便正常的，要去掉桂枝加白术汤主治。

（二十四）风湿相搏[1]，骨节疼烦[2]，掣痛[3]不得屈伸，近之则痛剧，汗出[4]短气，小便不利，恶风不欲去衣，或身微肿[5]者，甘草附子汤[6]主之。

[甘草附子汤] 方

甘草二两，炙　附子一枚[7]，炮去皮　白术二两　桂枝四两，去皮

右四味，以水六升，煮取三升，去滓，温服一升，日三服，初服得微汗则解。能食汗出复烦者，服[8]五合。恐一升多者，服六七合为妙[9]。

【衍义】

此亦出《伤寒论》。其注曰：风则伤卫，湿流关节，风湿相搏，两邪乱经，故骨节疼烦掣痛，不得屈伸，近之则痛剧也。风胜则卫气不固，汗出短气，恶风不欲去衣，为在表；湿胜则水气不行，小便不利，或身微肿，为湿外薄也。与此汤散湿、温经、固精。观夫此方，与前意同，但此不用姜枣，为汗出，更不发之；白术以去湿收汗，益短气也。

【校注】

〔1〕风湿相搏　谓在表之风，与皮肤之湿相搏。"搏"有本作"抟"，抟，结聚，亦通。

〔2〕疼烦　《注解伤寒论》卷四第七、《总录》卷八并作"烦疼"，《医门法律》卷四引同。按：据校当作"烦疼"。烦疼者，犹云热乎乎疼也。

〔3〕掣痛　"掣"（chè 撤），牵、拽。慧琳《音义》卷十四引顾野王云："掣，犹牵也。"

〔4〕汗出　《注解伤寒论》、《玉函》、《翼方》卷九并作"汗止"。

〔5〕身微肿　李彣曰："湿外薄也。"

〔6〕甘草附子汤　曹家达曰："甘草附子汤用甘草、白术、桂枝。惟一身微肿，似当用麻黄以发汗，仲师弃而不用者，正以湿邪陷入关节，利用缓攻也。否则，发其汗而大汗出，风去而湿不去，庸有济乎。"

〔7〕一枚　元刊本、赵刊本、明刊本、俞桥本、清初本、宽保本、宽政本、吉野本、享和本、新刊本并作"二枚"，《三因

方》卷五、《注解伤寒论》同。

〔8〕服 《注解伤寒论》"服"上有"宜"字。

〔9〕为妙 宽保本作"为佳"。

【白话解】

风邪与湿邪相互搏结，骨节热乎乎地疼痛，牵拽得关节屈伸困难，当向内侧弯曲时则疼痛加剧，出汗较多，气短，小便不利，虽然怕风但不愿离开衣被，或者身体出现微肿的，可用甘草附子汤主治。

（二十五）太阳中暍[1]，发热恶寒，身重而疼痛，其脉弦细芤迟[2]，小便已，洒洒[3]然毛耸，手足逆冷，小[4]有劳，身即热，口开前板齿[5]燥，若发其汗[6]，则其恶寒甚[7]；加温针则发热甚；数下之则淋甚[8]。

【衍义】

按是证亦出《伤寒论》。其注曰：病有在表，有在里，有表里俱病者。发热恶寒、身重疼痛者，表中暍也；脉弦细芤迟者，中暑脉虚也；小便已，洒洒然毛耸，手足逆冷者，太阳经气不足也；小有劳，身即热者，谓劳其阳而暍即热也；口开前板齿燥者，里有湿。口开为喘喝也，以喘喝不止，故前板齿干燥。若发汗以去表邪，则外虚阳气，故恶寒甚；若以温针助阳，则火热内攻，故发热甚；若下之，以除里热，则内虚而膀胱燥，故淋甚。注虽已解过治之失，于当救之道未明。予尝思之：此证属阴阳俱虚。脉弦细者，阳虚也；芤迟者，阴虚也。所以温针复损其阴，下之重伤其阳。此证惟宜甘药补正，以解其热尔。即《灵枢》所谓：阴阳俱不足，补阳则阴竭，补阴则阳脱，可将以甘药，不可饮以刚剂。

【校注】

〔1〕中暍 "暍"（yè 夜），《说文·日部》："暍，伤暑也。"慧琳《音义》卷四十四引《说文》"伤"下有"热"字；卷七十七

引《字林》："喝，伤热也，谓伤热烦闷欲绝也。"

〔2〕发热恶寒，身重而疼痛，其脉弦细芤迟　李彣曰："此为湿热交蒸之病，盖发热恶寒，身重疼痛，暑病有之，湿病亦有之，暑脉弦细芤迟，湿脉亦沉而细也。"曹家达曰："是证营卫两虚，卫虚，故脉见弦细，营虚，故脉见芤迟。"

〔3〕洒洒　洒（xiǎn 显），寒栗貌。《灵枢·经脉》："洒洒振寒。"

〔4〕小　稍微。《广韵·三十小》："小，微也。"

〔5〕前板齿　即门牙。

〔6〕发其汗　《注解伤寒论》"发"下无"其"字。

〔7〕则其恶寒甚　《注解伤寒论》、《总录》、《温病条辨》卷一引"则"下并无"其"字。此五字《脉经》作"恶寒则甚"。

〔8〕发热甚　《玉函》、《脉经》、《翼方》卷九"发热"下并有"益"字。

〔9〕数下之则淋甚　按：治暑之法，清热利湿。治不准此，误发汗则在表之阳气因发汗而越，故恶寒甚；误加温针则火逆合于暑邪，故发热甚；误数下之则暑邪因下而内陷，故淋甚也。仲师于此未出方治，李杲以清暑益气汤主之，章楠谓宜五苓散，或藿香正气散，两说均可参。

【白话解】

太阳肌表伤暑，可出现发热恶寒，身体沉重并且疼痛，脉象或弦细或芤迟。小便后有寒栗感而毫毛竖起，手足发冷，稍有劳作即觉身热。张口喘息，门牙干燥。若对此误用汗法就会使恶寒加重；如加用温针则会使发热加重；如屡次误施攻下则会使小便短涩疼痛的症状加重。

（二十六）太阳中热者[1]，喝是也，汗出恶寒，身热而渴[2]，白虎加人参汤[3]主之。

［白虎人参汤］方

知母六两　石膏一斤，碎　甘草二两　粳米六合　人参三两

右五味，以水一斗，煮米熟汤成，去滓，温服一升，日三服。

【衍义】

此证亦出《伤寒论》。其注云：汗出恶寒，身热而不渴者，中风也；汗出恶寒而渴者，中暍也。然而未有明其至理者。盖此但言中风初得表证，与自汗出，身热恶寒相似，独以渴不渴为辨尔。吁！岂谓中风终无渴者耶？若伤寒中风，则皆有背微寒与时时恶风而渴者矣。亦以白虎人参汤治之乎？夫此证汗出恶寒，身热而渴，岂不与彼证所同者哉？盖此证为令火之气酷其金，肺主气者也，肺伤则卫气虚。然太阳膀胱属水主表，肺金之子也，母虚而子亦不足，卫虚表不足，由是汗出、身热、恶寒。《内经》曰：心移热于肺，传为膈消。膈消则渴也，皆相火伤脉之所致。此可知其要在救肺也。石膏虽能除三焦火热，然仲景名曰白虎者，为石膏功独多于清肺，退肺中之火，是用为君；知母亦就肺中泻心火，滋水之源，人参生津，益所伤之气，而用为臣；粳米、甘草补土以资金，为佐也。

【校注】

〔1〕中热者　《脉经》卷八第二"热"下无"者"字。"中热"与中暑、中暍，名虽不同，实为一病。尤怡曰："中热亦即中暑。暍，即暑之气也。"

〔2〕汗出恶寒，身热而渴　李彣曰："热伤气，气泄则汗出，气虚则恶寒，热蒸肌腠则身热，热消津液则作渴。此恶寒身热，与伤寒相类，所异者，伤寒初起，无汗不渴，中暍初起，即汗出而渴也。"徐大椿曰："凡汗出多之病，无不恶寒者，以其恶寒、汗出而误认为寒，妄用热剂则立危矣。"

〔3〕白虎加人参汤　李彣曰："石膏能止渴去火。知母下则

61

润肾燥以滋阴，上则清肺金而泻火。人参益气生津。甘草、粳米资脾，且甘温除大热也。"按：时当暑令，所谓"加人参"者何意？盖以人之阳气，全浮于外，阳气内虚，再汗出外泄，故加人参以益气也。

【白话解】

太阳中热，这是伤暑病，病人汗出恶寒，全身发热而且口渴，可用白虎加人参汤主治。

（二十七）太阳中暍，身热疼重[1]，而脉微弱[2]，此以夏月伤冷水[3]，水行皮中所致也，一物瓜蒂汤[4]主之。

［一物瓜蒂汤］方

瓜蒂二七个[5]

剉，以水一升，煮取五合，去滓顿服。

【衍义】

此证尝见《伤寒》。注云：脉虚身热，得之伤暑；身热脉微弱者，暍也；身体疼痛者，水也，夏时暑热，以水灌洗而得之。一物瓜蒂散服之。尝观仲景暍病惟出三证，岂偶然哉？举其端将为后世准绳。一者，明其表里俱虚；一者，言其暍中表之热；而此言外邪郁令火，而成中暍也。若是邪郁令火，比类而推其因，殆有不可胜言者焉。如取风凉者，感雾湿者，食生冷者，素有积热者，阴血素虚，不胜夫热者，宿邪感动者，处阴地者，凡是之因，皆足以郁其令火，为中暍之病。或轻或重，或表或里，或虚或实，随证发现。若论其治邪退热，较量权衡，又可一言尽哉？诸家集类方论，徒多其证，聚其方，未有明言其脉证属于何因，害于何经，用何药为君以治之。苟不潜心于仲景书者。吾未信其泛然从方论者，果切于病情乎？瓜蒂，本草谓其主胸腹邪气，皆吐下之。此以夏月伤冷水，水行皮中，而皮中者，岂非属表？何乃用是药去胸中之水乎？盖《内经》有：形寒饮冷则伤肺。况皮乃肺之所合，内外相应；且瓜蒂又治四肢浮肿，下水。而冷水之在皮中者，不惟灌洗得散；而饮冷停水者，亦得散于皮中，故两者皆得而用之。

【校注】

〔1〕身热疼重 李彣曰："邪在表，故身热；伤冷水，故身疼重。"

〔2〕脉微弱 李彣曰："暑伤气，气虚故脉微弱也。"

〔3〕夏月伤冷水 按："夏月伤冷水"有两说：一谓过饮冷水；一谓浴于冷水中，似以浴冷水为可。盖夏月汗出浴于冷水，水入汗孔而行皮中，皮毛冷闭，郁遏阳火，不得外泄，故生内热也（此黄元御说）。陈念祖曰："此言暑合湿邪为患，推之夏月畏热贪凉，皆可以伤冷水例之。"

〔4〕一物瓜蒂汤 尤怡曰："瓜蒂苦寒，去身面四肢水气，水去而暑无依，将不治而自解矣。"按：尤说允矣。本草经云：瓜蒂主大水，身面四肢浮肿。此以夏伤冷水而致身热疼重，治以瓜蒂与《本经》合。盖瓜蒂功用于催吐外，兼有抽吮热气湿气之能（邹澍说）。故治中暑兼湿，仅一物能尽功也。后人用五苓散、大顺散、小半夏加茯苓汤、十味香薷饮、白虎加苍术汤皆推广其法（陈念祖说）。

〔5〕二七个 赵刊本、宽政本作"二十个"。

【白话解】

太阳经受暑热的，身体发热疼痛沉重，而脉象微弱，这是由于夏季过浴冷水，水湿流行于皮肤之中所导致的，可用一物瓜蒂汤主治。

百合狐惑阴阳毒病脉证治第三

（论一首　证三条　方十二首）

（一）论曰：百合病[1]者，百脉一宗，悉致其病[2]也。意欲食复不能食，常默然，欲卧[3]不能卧[4]，欲行不能行[5]，饮食[6]或有美时[7]，或有不用闻食臭[8]时，如寒无寒，如热无热[9]，口苦小便赤[10]，诸药不能治[11]，得药则剧吐利，如有神灵者[12]，身形如和[13]，其脉微数，每溺时头痛者[14]，六十日乃愈；若溺时头不痛，淅然[15]者，四十日愈；若溺快然，但头眩者，二十日愈[16]。其证或未病而预见，或病四五日而出，或病二十日或一月微见[17]者，各随证治之。

【校注】

〔1〕百合病　"百合病"一词，注家异说，其实"百合病"即如桂枝证、麻黄证之类，无须牵扯"百脉一宗"为说，转致迷离。《病源》卷八《伤寒百合候》、《千金》卷十第三、《外台》卷二并说是"伤寒虚劳大病已后，不平复，变成斯病"。按：百合病如百合知母汤等三方似为伤寒的后遗症，至百合地黄汤则为百合病本证。

〔2〕百脉一宗，悉致其病　李彣曰："由百脉一宗观之，当是心肺二经之病。盖心合血脉，肺朝百脉，脉者血之府。凡病在气分者显而易见，病在血分者隐而难名，如行卧饮食寒热等证，皆有莫不形容之状。"邹澍曰："百脉备者何？《平人气象论》曰：'胃之大络，名曰虚里，出于左乳下，其动应衣，脉宗气也。'是最近于心，乃著邪焉。是以意欲食复不能食，欲卧不得卧，欲行不得行，饮食或有美时，或有不欲闻食臭时，有如寒无寒，如热无热，皆心中辗转不适之状。"按：以下文"口苦，小便赤，脉微数"核之，本病似属心肺燥热。

〔3〕欲卧　《太平圣惠方》"欲"下有"得"字。《脉经》、《千金》、《伤寒总病论》"卧"下并有"复"字。

〔4〕不能卧　《千金》"卧"作"眠"字。《脉经》"不能卧"下有"或如强健人"五字。

〔5〕欲行不能行　《脉经》作"欲得出行而复不能行";《伤寒总病论》作"欲出行复不能行",《太平圣惠方》引同。

〔6〕饮食　清初本作"欲饮",宽政本作"欲饮食"。《脉经》无"饮食"二字。

〔7〕美时　《伤寒总病论》"美"下有"食"字。

〔8〕有不用闻食臭　享和本"用"作"欲"字。"有不用闻"《伤寒总病论》作"恶闻";《太平圣惠方》作"有不能"。"食臭"《脉经》作"饮食臭";《太平圣惠方》无"臭"字。

〔9〕如寒无寒,如热无热　《千金》作"如有寒,其实无寒;如有热,其实无热。"《总录》卷二十九《伤寒百合》作"如有寒复如无寒,如有热复如无热。"

〔10〕小便赤　"赤"下《千金》有"涩"字,《总录》有"黄"字。

〔11〕诸药不能治　《太平圣惠方》"诸药"上有"其病"二字;《总录》无"诸药不能治"五字。

〔12〕者　《千金》作"所为也"三字。

〔13〕如和　《外台》卷二引"身形"句两见,一作"如和",一作"仍和",以作"仍和"为是。张璐曰:"病不在皮肉筋骨,则身形如和。"

〔14〕每溺时头痛者　溺读曰尿,见《汉书·万石卫直周(仁)张传》颜注。张璐曰:"脉数血热,心火上炎,不下交于肾,而膀胱之经亦不得分精于上,上虚则溺时淅然头眩,甚则头痛。"邹澍曰:"邪阻于上而不下行,肺已无主肃降之能,凡溺时必肺气下导,小便乃出,今气拄于头,即欲下行,上先有故,故气上拄而为痛。"莫文泉曰:"百合病重在小便,故于头痛,头淅淅,头眩,诸足以卜愈期者,皆于小便时诊之。"

〔15〕淅然　《千金》、《外台》并作"淅淅然"，《太平圣惠方》引同。淅（xī 析）然，寒貌。"淅"同"洒"，一作"洒淅"。《素问·刺疟》："洒淅寒甚"，《调经论》"洒淅起于毫毛"王注："洒淅，寒貌也。"按："洒淅"双声。

〔16〕每溺时头痛……二十日愈　程林曰："头者，诸阳之会，溺者，阳气下施。……溺出头之痛与不痛，可以观邪之浅与深矣。故百合病溺时头痛者，言邪舍深而阳气衰矣，故六十日愈；溺时头不痛，淅然者，邪尚未入脏腑之内，但阳气不足，故四十日愈；若溺快然，言邪犹浅矣，故二十日愈。"

〔17〕微见　《病源》作"复见"，《千金》作"后见"。

【白话解】

所谓百合病，百脉合之而为一宗，是百脉都会发生病理变化的一种病证。患者想要进食却又吃不下去，常常情绪低落沉默，想要睡觉却又睡不着，想要外出行走却又无力行走，饮食方面有的食物吃着很香，而有的食物则不想闻到食物的气味。似乎感到寒冷却又没有明显的寒象，似乎感到有热却又没有明显的热象，口苦、小便色赤。曾用多种药物而不能使其好转，服药以后则出现剧烈的呕吐腹泻，好像有神灵作祟似的，从外表身体形态上看仍然正常，只有脉象微数，每次排尿时感到头痛的，一般六十天左右痊愈；如果排尿时头不痛，但有畏寒或寒慄的，一般四十天左右痊愈；如果排尿很痛快，只是出现头目眩晕的，一般二十天痊愈。百合病的症候，有的在未发病时可以预先知道，有的在患其他病四五天后出现，有的在患其他病二十天乃至一个月后显现的，要各根据其出现的具体症候而治疗。

（二）百合病发汗后者[1]，百合知母汤[2]主之。

[百合知母汤] 方

百合[3]七枚，擘　知母[4]三两，切

右先以水洗百合，渍一宿[5]，当白沫出，去其水[6]，更以泉水二升，煎取一升，去滓[7]；别以泉水二升煎知母，取一升，去滓；后合和，煎取一升五合，分温再服。

【校注】

〔1〕百合病发汗后者 《千金》卷十第三作"治百合病已经发汗之后更发者"，《外台》卷二作"发汗已更发者"。魏荔彤曰："百合病用百合，盖古有百合病之名，即因百合一味而瘳此疾，因得名也。"吴谦曰："百合病不应汗而汗，不解者，则致燥。"

〔2〕百合知母汤 尤怡曰："人之有百脉，犹地之有众水也。众水潮宗于海，百脉朝宗于肺，故百脉不可治，而可治其肺。百合入肺，治邪气补虚清热，故诸方悉主之为主。而随证加药治之。用知母者，以发汗伤津液故也。"邹澍曰："玩百合知母汤，可以见汗则伤气，邪搏于气分，为消渴热中也。"

〔3〕百合 尤怡曰："百合味甘平微苦，色白入肺，治邪气，补虚清热，故诸方悉以之为主，而随证加药治之。"

〔4〕知母 王子接曰："若误汗伤太阳者，溺时头痛，以知母救肺之阴，使膀胱水脏知有母气，救肺即所以救膀胱，是阳病救阴之法也。"（《绛雪园古方选注》）

〔5〕右先以水洗百合，渍一宿 《千金》作"右二味，以泉水先洗渍百合一宿"。

〔6〕去其水 《千金》作"明旦去水取百合"

〔7〕去滓 《外台》卷二"去滓"下有"置之一处"四字。

【白话解】

百合病误用发汗法治疗以后，应该用百合知母汤治疗。

（三）百合病下之后者，滑石[1]代赭汤主之。

[滑石代赭汤[2]] 方

百合[3] 七枚，擘　滑石[4] 三两，碎，绵裹　代赭石[5] 如弹丸大一枚，碎，绵裹[6]

右先以水洗百合，渍一宿，当白沫出，去其水，更以泉水[7]二升，煎取一升，去滓[8]；别以泉水二升煎滑石代赭，取一升，去滓，后合和，重煎取一升五合，分温服。

【校注】

〔1〕滑石 《千金》卷十第三、《外台》卷二"滑"上并有"百合"二字。按：以上下百合知母、百合鸡子、百合地黄各汤例之，"百合"二字应补。

〔2〕滑石代赭汤 邹澍曰："玩百合代赭汤，可以见下则伤血，邪搏于血分，为血脉中热也。"

〔3〕百合 陈元犀曰："以百合清补肺金引动水源。"

〔4〕滑石 陈元犀曰："以滑石导热气而能通水府，则所陷之邪从小便而出。"

〔5〕代赭石 陈元犀曰："以代赭石镇离火而不使其上腾。"

〔6〕如弹丸大一枚，碎，绵裹 明刊本作"弹大一枚，绵裹"六字，享和本、吉野本并作"弹丸大一枚，绵裹"七字。《千金》卷十第三代赭用"一两"，无"如弹丸"以下等九字。

〔7〕泉水 徐彬曰："加之泉水以泻阴火，则阴气自调也。"

〔8〕去滓 《外台》卷二此下有"置一厢"三字。

【白话解】

百合病误用下法治疗以后，应该用百合滑石代赭汤治疗。

（四）百合病吐之后者[1]，用后方[2]主之。

［百合鸡子汤］方

百合[3]七枚，擘　鸡子黄[4]一枚

右先以水洗百合，渍一宿，当白沫出，去其水，更以泉水二升，煎取一升，去滓，内鸡子黄，搅匀，煎五分，温服[5]。

【校注】

〔1〕百合病吐之后者 《千金》卷十第三作"治百合病已经吐之后，更发者"。吴谦曰："百合病不应吐而吐之，不解者则虚中。"

〔2〕用后方 元刊本及《外台》并作"百合鸡子汤"。吴谦曰："以百合鸡子汤清而补之也。"邹澍曰："玩百合鸡子汤，可以见吐则伤上，邪扰于心，为烦懊不寐也。"

〔3〕百合　陈元犀曰："百合滋肺气，下润其燥，胃为肺母，胃安则肺气和而令行。"

〔4〕鸡子黄　《太平圣惠方》卷十三《治伤寒百合病诸方》"黄"作"白"字。尤怡曰："本草鸡子安五脏，治热疾，吐后脏气伤而病不去，用之不特安内，亦且攘外也。"陈元犀曰："吐后伤中者，病在阴也，阴伤，故用鸡子黄养心胃之阴。"

〔5〕温服　《千金》作"分再服"。

【白话解】

百合病误用吐法治疗以后，应该用百合鸡子汤治疗。

（五）**百合病不经吐下发汗**[1]，**病形如初者**[2]，**百合地黄汤主之**[3]。

［百合地黄汤］方

百合七枚，擘　**生地黄汁**一升

右以水洗百合，渍一宿，当白沫出，去其水，更以泉水二升，煎取一升，去滓，内地黄汁，煎取一升五合，分温再服，中病勿更服，大便常如漆[4]。

【校注】

〔1〕百合病不经吐下发汗　谓百合病未经治疗，无吐下发汗等过程。

〔2〕病形如初者　《千金》卷十第三、《太平圣惠方》卷十三"病形"并作"其病"。按："初"谓其状如第一条所云"精神恍惚，卧行不安，食物不香，寒温失调，以及口苦，小便赤，脉微数等。"

〔3〕百合地黄汤主之　尤怡曰："此则百合病正治之法也。盖肺主行身之阳，肾主行身之阴，百合色白入肺，而清气中之热；地黄色黑入肾，而除血中之热，气血既治，百脉俱清，虽有邪气，亦必自下，服后大便如漆，则热除之验也。"

〔4〕常如漆　元刊本、赵刊本、宽政本、享和本"常"并作"当"。《千金》、《外台》并作"当出恶沫"。《心典》引《外台》

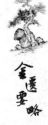

"恶"作"黑",未知所据何本。《本草经》谓"百合"有"主邪气腹胀心痛,利大小便"之功效。又,程林曰:"如漆,生地黄汁也。"尤怡曰:"服后大便如漆,则热除之验也。"

【白话解】

百合病没有经过吐法、下法和汗法等治疗过程,疾病的形状和发病初期一样的,可用百合地黄汤治疗。

（六）百合病一月不解,变成渴者[1],百合洗方主之[2]。

[百合洗方]

右[3]以百合[4]一升,以水一斗,渍之一宿,以洗身,洗已[5],食煮饼[6],勿以盐豉[7]也。

【校注】

〔1〕百合病一月不解,变成渴者 "一月"《千金》卷十第三作"经月"。"变成渴者"《太平圣惠方》卷十三《治伤寒百合病诸方》作"变如渴疾"。百合病日久不愈,邪热留聚于肺,水津不布,故渴。李彣曰:"百合病成渴者,心火上炎,肺金消烁也,肺合皮毛而主气,故洗皮毛而气通。"

〔2〕百合洗方主之 尤怡曰:"单用百合渍水外洗者,以皮毛为肺之合,其气相通故也。"徐彬曰:"阴虚而邪气蔓延,阳不随之而病乎？故以百合洗其皮毛,使皮毛阳分得其平,而通气于阴,即是肺朝百脉,输精于皮毛,使毛脉合精,行气于府之理。"张璐曰:"用百合洗之,则一身之脉皆得通畅,而津液行,渴自止也。"

〔3〕右 《衍义》、《正义》无此字。

〔4〕百合 《千金》"合"下有"根"字。

〔5〕以洗身,洗已 《千金》作"以汁先洗病人身也,洗身后"十一字。

〔6〕煮饼 即切面条。《千金》卷十第三谓是白汤饼。李彣曰:"心合血脉,食面饼者,以麦入心经,心血既充,则脉病自解矣。"曹家达曰:"此其意与服桂枝汤后三啜热粥略同。"陈念

祖曰："食煮饼者，假谷气以输津。"

〔7〕勿以盐豉　陈元犀曰："恐咸味耗水以增渴也。"张璐曰："以味咸而凝血也。"徐彬曰："恐伤阴血也。"

【白话解】

患百合病经过一个月仍不见解除，并变发成为以口渴为主的，可用百合洗方治疗。

（七）百合病渴不瘥者[1]，瓜蒌牡蛎散主之[2]。

[瓜蒌牡蛎散] 方

瓜蒌根　牡蛎熬, 等分[3]

右为细末[4]，饮服方寸匕[5]，日三服。

【校注】

〔1〕渴不瘥者　"不瘥"《太平圣惠方》卷十三《治伤寒百合病诸方》作"不止"。李彣曰："渴不瘥者，血虚内热也。"吴谦曰："与百合洗身而渴不瘥者，内热盛而津液竭也。"曹家达曰："不瘥者，必浮阳上升，肺脏之受灼特甚也。"

〔2〕瓜蒌牡蛎散主之　此"瓜蒌"指根言，瓜蒌根即天花粉。邹澍曰："瓜蒌根专治渴，凡阴虚火炽，肺肾津液不相交济者咸用之。"曹家达曰："瓜蒌根清润生津，能除肺胃燥热而濡筋脉，观柔痉用瓜蒌桂枝汤可知；牡蛎降上出之浮阳，观伤寒柴胡龙牡救逆汤可知，合二味以为方治，既降浮阳，又增肺液，渴有不瘥者乎？"张璐曰："若洗后渴不瘥，是中无津液，则以瓜蒌牡蛎主之。"

〔3〕等分　《本草纲目》卷四十六"牡蛎"条此两味皆作"二两"，可参。

〔4〕右为细末　曹家达曰："杵以为散者，则以病久，正气不支，药渐进也。试观久饥之人，骤然饱食则死，徐饮米汤则生，可以知用药之缓矣。"

〔5〕饮服方寸匕　《本草纲目》作"每服方寸匕，用米饮调下"。陶弘景曰："方寸匕者，作匕正方一寸，抄散，取不落为度。"（《本草经集注·序例》）

【白话解】

百合病口渴，用百合洗方洗浴之后仍不见好转的，可用瓜蒌牡蛎散治疗。

（八）百合病变发热[1]者—作：发寒热，百合滑石散主之[2]。

[百合滑石散] 方

百合[3]一两，炙[4]　滑石[5]三两

右为散[6]，饮服方寸匕，日三服，当微利者，止服[7]，热则除。

【衍义】

所谓百脉一宗，悉致其病者，然则经脉十二，络脉十五，此云百脉，果何脉欤？盖脉者血之府，即是血行于脉，灌溉表里，联络俞会，遍布形体。言其百者，举夫数之众多也，犹言百骸尔。且又脉之循行，与天地合度，应水漏百刻，是故脉之流行者，各有定位，因之而为百脉亦宜矣。又何其一宗而悉致病耶？盖尽归于手心主也，手心主血主脉，而心又为火之主；心，君也，君不用事，而手心主代之，由是手心主得端行一身阴血之生化，因号之为母气，百脉皆宗之。若火淫则热，热蓄不散则积，积则毒生而伤其血，热毒之血流于脉，本因母气之淫邪，是故百脉一宗，悉致其病也。考之《内经》有解㑊伐证，与此百合证无少异，解亦既属之热中无血，百合岂非亦是热中无血中者乎？请试逐病论之。血属阴，阴者，肾水之所主。《内经》曰：肾虚则饥不欲食。故欲食复不能食也；阴虚者恶烦，所以常默默也；卫气者，夜行阴则寐，今卫气因阴虚不得降，故欲卧而不得卧也；足得血则能步，血既病，于是欲行不能行也；饮食者，由血气运化而后安，脾属血而喜香，血时和则食美，时不和则不用闻食臭也；气阳而血阴，若气盛则热，气衰则寒，今病在血，不干于气，所以虽如寒而

无寒，虽如热而无热也；血气和合则流通，不和则塞，塞则热，上热为口苦，下热为便赤也；药虽治病，然必藉胃气以行之，若毒血在脾胃经络而闭塞之，药虽入，亦莫行也，胃弱不安于药者，得药则反剧吐利，有如鬼神之为祟也；病不在皮肉筋骨，则身如和，惟热在于血而血虚，故脉微数也；脉之微数，阴之虚也，阴虚则肾虚，肾与膀胱为表里，肾虚则膀胱不得引精于肾而亦虚，膀胱之脉下入会阴，上至巅为诸阳主气，今溺而膀胱之脉为气下泄，轻则不能举之于上而上虚，上虚则渐然头眩，重则虚气逆上于巅，而为头痛。以此之轻重，则可知愈日之远近也。夫病有定所，则可言定期，今以百脉之病流传无定处，故其证之发现亦无定期。或未病而见，或数日一月而见，用是以察其病之表里浅深，初见形状，如下文之阴阳见者，随证而救之。故以所列方观之，《日华子》谓百合安心、定胆、益智、养五脏，为能补阴也。治产后血眩晕，为能去血中热也；除痞满，利大小便，为能导涤血之瘀塞也。而是证用之为主，盖可见瘀积者矣。若汗之而失者，是涸其上焦津液，而上焦阳也，阳宜体轻之药，故用知母佐以救之；知母泻火，生津液，润心肺。若下之而失者，则损其阴，瘀血下积，而下焦阴也，阴宜镇重之剂，故用滑石代赭佐以救之。滑石开结利窍；代赭除脉中风痹瘀血。若吐而失者，则损上中二焦之血，用鸡子黄补血，佐以救之。若不以吐下发汗，未有所治之失，病形得如初者，但佐之生地黄汁，补血凉血，凉则热毒消，补则新血生，蕴积者，行而自大便出，如黑漆矣。其一月不解，百脉壅塞，津液不化，而成渴者，故用百合洗，则一身之脉皆得通畅，而津液行，其渴自止。勿食盐豉，以味咸而凝血，且走之也。若渴不瘥，是中无津液，则以瓜蒌牡蛎主之。若变发热者，乃因脉塞郁而成热，以滑石通利佐之，滑石性凉，又可治

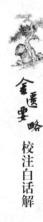

热血之积塞者，自微利而出，故热除矣。夫百合病，自见《金匮要略》后，诸方书皆不收，独朱奉议收之，谓伤寒变成斯疾。此乃病由之一端尔。窃尝思之，是病多从心主，或因情欲不遂，或因离绝菀结，或忧惶煎迫，致二火郁之所成。百脉既病，故百体皆不安，所以见不一之病状。自今观之，诸方书不收百合病，乃有劳瘵之名，殆将以百合病与劳瘵同形状，或瘀血积于脉亦同，因而不收，但并其方而弃之，深为可惜。于脉、病救之之法，遂不明于世矣。

【校注】

〔1〕变发热　李彣曰："由内热以致表热。"曹家达曰："百合病内脏虽燥，其初固无寒热，变热者，久郁发热也。"按："病发热"下似脱"小便涩"三字，以服法中"当微利"核之可证。

〔2〕百合滑石散主之　吴谦曰："使其微利，热从小便而除矣。"

〔3〕百合　《千金》卷十第三、《外台》卷二"百合"下有"根"字。

〔4〕炙　《千金》作"干之"。

〔5〕滑石　《本草经》云："滑石主身热、利小便。"陈元犀曰："滑石退表里之热利小便。"

〔6〕右为散　陈元犀曰："二味合为散者，取'散以散之'之义，散调络脉于周身，引内外之热气。"

〔7〕当微利者止服　按："当"有如"必"，与"傥"音近义通。"者"有"则"义，此犹云"如微利则止服"。

【白话解】

患百合病而转变为发热明显，小便涩的，应该用百合滑石散治疗。

（九）百合病见于阴[1]者，以阳法救之[2]；见于阳[3]者，以阴法救之[4]。见阳攻阴，复发其汗，此为逆[5]；见阴攻阳，乃复下之，此亦为逆[6]。

【衍义】

《伤寒》治法，有谓阳盛阴虚，汗之则死，下之则愈；阴盛阳虚，汗之则愈，下之则死。今百合病所云，见于阴者，以阳法救之；见于阳者，以阴法救之，与《伤寒》之语义大同而小异。何则？在彼直言其盛，所以行汗下之法。此但言其见以救之，则是无汗、下之宜施。何以知其然？所叙百合病，皆持两端，欲卧不卧，欲食不食，如寒无寒，如热无热，为其脉行表里之病，但当救之，非如伤寒阳气之变，见于内外，必行汗下者也。设用《伤寒》法，见病在表辄汗，入里辄下，虽表里不逆，然亦伤之。是以前条用方救之是也。其后所结汗下之逆者，为反表里汗下之逆者也。

【校注】

〔1〕见于阴　唐宗海曰："仲景论脉，所谓阴阳，多指尺寸而言；仲景论证，所谓阴阳，多指表里而言。……见于阴，如上文变成渴而在里也。"

〔2〕以阳法救之　救之：《千金》卷十第三"救"作"解"字。唐宗海曰："如洗方从表治之是。"

〔3〕见于阳　唐宗海曰："见于阳，如上文变发热而在表也。"

〔4〕以阴法救之　唐宗海曰："如滑石散从里治之是。"

〔5〕此为逆　唐宗海曰："见阳之表证，而攻治其阴，乃正治法也。若发其汗则为逆。"

〔6〕此亦为逆　唐宗海曰："见阴而攻治其阳，亦正治也，乃复下之，此亦为逆。"另，《外台》卷二引《小品》作"凡百合病见于阴而以阳法攻之，其阴不得解也，复发其汗，此为逆，其病难治；见于阳而以阴法攻之，其阳不解也，复下之，其病不愈。"

【白话解】

百合病见到阴盛证候的，应该用以助阳法救治；见到阳盛证候的，应该用滋阴法救治。见到阳盛证候而反攻伐阴液，复用汗法，这是错误的；见到阴盛证候反而复损阳气，再用下法，这同样也是错误的。

（十）狐惑[1]之为病，状如伤寒[2]，默默[3]欲眠，目不得闭[4]，卧起[5]不安。蚀[6]于喉为惑，蚀于阴[7]为狐[8]，不欲饮食，恶[9]闻食臭，其面目乍赤、乍黑、乍白[10]，蚀于上部[11]则声喝[12]一作：嗄，甘草泻心汤主之[13]。

［甘草泻心汤］方

甘草四两[14]　黄芩　人参　干姜各三两　黄连一两　大枣十二枚[15]　半夏半升[16]

右七味，水[17]一斗，煮取六升，去滓再煎[18]，温服一升，日三服。

【衍义】

狐惑病，笃虫蚀上下也。世谓风中有虫，凡虫自风生固矣。然风，阳也，独阳不生，必有所凭而后化；盖因湿热久停，蒸腐气血而成瘀浊，于是风化所腐为虫矣。设风不由湿热，而从寒凉者，肃杀之气，纵然腐物，虫亦不化也，由是知此病也。虫生于湿热、败气、瘀血之中，其来渐矣，遇极乃发，非若伤寒一日而暴病者也。病发默默欲眠，目不得闭，卧起欠安者，皆五脏久受湿热，伤其阴精，卫不内入，神不内宁故也；更不欲食，恶闻食臭者，仓廪之府伤也；其面乍赤、乍黑、乍白者，由五脏不足，更为衰旺，叠见其色也。其出者从湿热之极所发之处而蚀之，蚀上部者，内损心肺，外伤咽喉。肺者，气之主；咽喉，声音之户，由是其声嗄矣。故用甘草泻心汤主之，治其湿热，分利其阴阳。而黄连非惟治心脾热也，而亦治虫。后世方论谓是证或初得状似伤寒，或因伤寒所变也，然皆虫证也。又谓：伤寒病，腹内热，饮食少，肠胃空虚，而虫不安，故随所食上下部而病，名狐惑也。以此二或字观之，则非独伤寒变是证，凡热病皆得生虫也。

【校注】

〔1〕狐惑　唐宗海曰："'惑'是'蜃'字之误。'蜃'字篆文似'惑'，传写滋误。虫生暗中，故以'狐蜃'为名。"按：《说文》有"蚘"无"蜃"，唐氏移植"蚘"字左旁于下，以成其说，似亦可备一解，但检《脉经》卷八第二、《病源》卷八、《千金》卷十第四、《外台》卷二并作"狐惑"，岂自晋以来，即相沿而误软？又按："狐惑"是为何病？说亦多殊。如《千金》以为温毒，旧注以为虫病，近人曹家达以为杨梅病，陆渊雷以为毒害物质不得发泄所致。丹波元坚曰："狐惑，注家谓在后世为某病，其说竟属牵强，实不能知其为何证。"其言合于"不知阙如"之意。吴谦曰："狐惑，牙疳、下疳等疮之古名也。近时惟以疳呼之。下疳即狐也，蚀烂肛阴；牙疳即惑也，蚀咽腐龈。"可参。

〔2〕状如伤寒　《脉经》卷八第三、《千金》卷十第三"状"作"其气"二字。"状如伤寒"，谓有发热恶寒之症状，曰"状如"则非伤寒也。

〔3〕默默　《千金》作"嘿嘿"。

〔4〕目不得闭　《病源》、《千金》并作"目挛不得卧"。

〔5〕卧起　《千金》作"起卧"。

〔6〕蚀　《太平圣惠方》卷十三《治伤寒狐惑诸方》"蚀"上有"虫"字。蚀（shí 食），侵蚀。《广韵·二十四职》引《释名》云："稍小侵亏，如虫食草木之叶也。"

〔7〕阴　指前后二阴。

〔8〕为狐　《脉经》"狐"下有"狐惑之病，并"五字。

〔9〕恶　《脉经》无"恶"字。

〔10〕乍赤、乍黑、乍白　《伤寒总病论》卷三无"乍赤"二字。又自"蚀于喉为惑"至"乍白"《千金》作"其毒在喉咽为惑病，在阴肛者为狐病。狐惑之病，并恶食饮，不欲食，闻食

臭其面目翕赤、翕白、翕黑。"

〔11〕上部　此应上文"蚀于喉"，"上部"即喉部。

〔12〕则声喝　原注本"喝"作"嗄"。按："喝""嗄"同义。《论衡·气寿》云："嘶喝湿下。""嗄"所嫁切，即"嘶"之声转。慧琳《音义》卷八："嘶喝，谓声之幽细。"似即嗓音沙哑也。

〔13〕甘草泻心汤主之　吴谦曰："解毒杀虫，内用甘草泻心汤，必传写之误也。"按：甘草泻心汤在《伤寒论》中为治误下，心下痞满之方。核以狐惑之证，如卧起不安，则烦躁也；声嘶则热冲也。而本方干姜、半夏之温燥，似非所宜。但探仲景之义，本方主要问题是在甘草一味。检《外台》引本方"甘草"用"炙"，本论"甘草"未注用生用炙，吾以为本泻心汤之甘草应是用"生"。生甘草有除邪气、解毒之效，《本经》、《别录》均有记载。重用四两，则发挥生甘草清热解毒之功用，有合于治疗狐惑之病，已异于《伤寒论》原文之义。至《外台》所引亦相沿致误，不可为据。唐宗海曰："别家注有言泻心汤不能杀虫，疑是误写，不知乌梅丸用姜连，亦是治虫妙药，则知泻心汤必能杀虫……此方原治痞满，余亲见狐惑证胸腹痞满者，投此立效，可知张仲景之方无不贯通，真神方也。"

〔14〕四两　享和本"两"下有"炙"字。

〔15〕十二枚　《注解伤寒论》卷十第二十二"枚"下有"擘"字。

〔16〕半升　明刊本、俞桥本、清初本、吉野本、宽保本、宽政本、享和本、新刻本并作"半斤"；《注解伤寒论》"升"下有"洗"字。

〔17〕水　《注解伤寒论》此上有"以"字。

〔18〕再煎　《注解伤寒论》"再煎"下有"取三升"三字。

【白话解】

狐惑病的症状与伤寒病相似，神情默默，想睡觉又睡不着，卧下又起，起后复卧，不得安稳。这种病的虫毒侵蚀于咽喉的则为惑病，侵蚀于前后二阴的则为狐病。患者不想吃东西，讨厌闻到食物的气味，面部和眼睛一会儿变红、一会儿变黑、一会儿变白。虫毒侵蚀于上部，即咽喉部位，就会出现声音嘶哑的症状，应当用甘草泻心汤主治。

（十一）蚀[1]于下部[2]则咽干[3]，苦参[4]汤洗[5]之。

［苦参汤］方

苦参—升

以水一斗，煎取七升，去滓，熏洗，日三。

【衍义】

虫蚀下部则咽干者，下部，肾之所在，任脉附焉；肾，水也，湿热甚于下，则虫蚀于上，而肾水受伤，经脉乏水以资之，挟湿热逆而燥其咽嗌，故用苦参汤洗。苦参能除热毒，疗下部䘌，因以洗之。虽然，此治之外者尔，若究其源，病则自内而外出，岂独治其标而已哉？试用上部服泻心汤者观之，则下部亦必有可服之药；自下部用洗法者观之，则上部咽喉亦必有外治之理。此仲景特互发之尔。不然，何后世方论有服下部药者，与内食五脏者乎？

【校注】

〔1〕蚀 《脉经》卷八第三"蚀"上有"其毒"二字。

〔2〕下部 此应上文"蚀于阴"，此下部当指前后二阴。李彣以下部仅指前阴，如其说则与下"蚀于肛"不合。

〔3〕咽干 巢元方曰："此皆由湿毒气所为也。"（《病源》卷八）黄元御曰："蚀于下部，其病在肾，肾脉上循喉咙，是以咽干。"

〔4〕苦参 黄元御曰："苦参清热而去湿，疗疮而杀虫也。"（《长沙药解》）陈元犀曰："苦参苦寒，气清属阳，洗之以通阳道。"

〔5〕洗 《脉经》、《千金》卷十第四、《外台》卷二并作"淹洗"。

【白话解】

虫毒侵蚀于下部，即前后二阴部位，就会出现咽干的症状，应当用苦参汤熏洗外阴部位。

（十二）蚀于肛者[1]，雄黄熏之。

雄黄[2]

右一味为末，筒瓦[3]二枚合之，烧，向肛熏之。

《脉经》云：病人或从呼吸上蚀其咽，或从下焦蚀其肛阴。蚀上为惑，蚀下为狐，狐惑病者，猪苓散[4]主之。

【衍义】

蚀于肛，湿热在下。二阴虽皆主于肾，然肝脉循于肛，肛又为大肠之门户，大肠金也，湿热伤之，则木来侮，是以虫蚀于此焉。雄黄本主蛊疮，杀虫，又有治风之义，故用熏之。注引《脉经》猪苓散主之者，亦分别湿热尔。

【校注】

〔1〕肛者　《千金》卷十第四、《外台》卷二"肛"下并有"外"字，《伤寒总病论》卷三有"门"字。

〔2〕雄黄　"雄"上《伤寒总病论》有"烧"字。高学山曰："雄黄气重，能排邪而引正，加之火烧烟性，又能驱秽燥湿故也。"陈元犀曰："雄黄苦寒，气浊属阴，熏之以通浊道。但雄黄禀纯阳之色，取其阳能胜阴之义也。"按"雄黄"下无分两，《太平圣惠方》卷十三《治伤寒狐惑诸方》作"半两"，应据补。又用法，与本书亦明晰易行，"先用瓶子一个，口稍大者，内入灰上，如装香火，将雄黄烧之，候烟出，以瓶口当病处熏之。"

〔3〕筒瓦　即半圆形瓦。如《外台》谓"以两筒瓦合之烧"，其意豁然。可将竹筒破开，形如瓦状，称作"筒瓦"。使用时，两片筒瓦交错合拢，令雄黄烟气从筒瓦的缝隙中冒出，熏向患部。

〔4〕猪苓散　据《证类本草》卷十三"猪苓"条记载，《图经》引张仲景曰："黄疸病，狐惑病，并猪苓散主之。猪苓、茯

苓、术等分，杵末，每服方寸匕，与水调下。”

【白话解】

虫毒侵蚀肛门的，可用雄黄外熏肛门。

（十三）病者脉数[1]，无热[2]微烦，默默[3]但欲卧，汗出[4]。初得之三四日，目赤如鸠眼[5]，七八日，目四眦—本此有"黄"字黑[6]；若能食者，脓已成也[7]。赤小豆当归散[8]主之。

［赤小豆当归散］方

赤小豆三升，浸令芽出，曝干[9]　　当归[10]

右二味，杵为散，浆水服方寸匕，日三服。

【衍义】

凡脉数则发热而烦，此热在血，不在荣卫，故不发热，但微烦尔。汗出者，以血病不与卫和。血病则恶烦，故欲默。卫不和则阳陷，故欲卧；腠理因开而津液泄也。三四日目赤如鸠眼者，热血循脉炎上，注见于目也；七八日四眦黑者，其血凝畜，则色变成黑也。若能食，脓已成者，湿热之邪散漫，则毒血流，伤其中和之气不清，故不能食；若能食，可知其毒血已结成脓，胃气无扰，故能食也。用赤豆当归治者，其赤小豆能消热毒，散恶血，除烦排脓，补血脉，用之为君；当归补血生新去陈，为佐；浆水味酸，解热疗烦，入血为辅使也。

【校注】

〔1〕病者脉数　吴谦曰："谓狐惑之人脉数也。"

〔2〕无热　"无热"犹云"无寒热"，乃说病无表证，否则，如果无热岂不与上文"脉数"相抵触。

〔3〕默默　静默不言。《说文·犬部》："默，犬暂逐人也。"（据清·沈涛说，"暂"乃"潜"之误字。）盖悍犬逐人，多寂静无声，因引申为人之静默。《楚辞·卜居》"吁嗟默默兮"注："默一作嘿。"五臣云："嘿嘿，不言貌。""嘿嘿"与"默默"同，《千金》卷十第四"默默"即作"嘿嘿"。

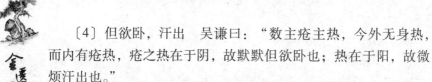

〔4〕但欲卧，汗出　吴谦曰："数主疮主热，今外无身热，而内有疮热，疮之热在于阴，故默默但欲卧也；热在于阳，故微烦汗出也。"

〔5〕目赤如鸠眼　"鸠"（jiū 究），鸟名，斑鸠，形似鸽，目赤。曹家达曰："此初得之三四日，内热蕴蒸之象。"尤怡曰："肝脏血中之热，随经上注于目也。经热如此，脏热而知，其为蓄热不去，将成痈肿无疑。"按：斑鸠双目，赤在黑睛。故狐惑病目赤与通常白眼充血不同，而是表现为黑睛变红。

〔6〕目四眦黑　《千金》卷十第四作"其四眦黄黑"；《伤寒总病论》作"则两目四眦周皆黑"；《本草纲目》卷二十四"赤小豆"条引作"目四眦黄黑"。"眦"（zì 自），与"眥"同。《素问·气交变大论》王注："眥，谓四际睑睫之本。"《汉书·杜钦传》："眦，谓眶也。"曹家达曰："目四眦黑，为内痈已腐，而败血之色外见。"

〔7〕若能食者，脓已成也　李彣曰："脓成在何处，大率在阴与肛之间。"曹家达曰："此当是《疮痈篇》诸痈肿节后脱文，传写者误录于此。赤豆当归散治肠中所下之近血，则此条当为肠痈正治。"按：此条注家有认为狐惑病者，有认为阴阳毒者。但以本论之文前后印证，究不甚合。《脉经》、《千金》虽亦归此于狐惑病中，择善而从，似以曹说为是。

〔8〕赤小豆当归散　尤怡曰："赤豆当归乃排脓血，除湿热之良剂也。"

〔9〕浸令芽出，曝干　《千金》卷十第四作"渍之，令生牙足，乃复干之"，卷十二第六作"熬令拆"。

〔10〕当归　俞桥本、宽政本、新刻本"当归"用量为"十两"。《千金》、《外台》卷二、《本草纲目》卷二十四"赤小豆"条引并作"三两"。《伤寒总病论》卷三作"一两"。

〔11〕浆水　《本草纲目》称浆水又名酸浆，引嘉谟云："炊粟米熟，投冷水中，浸五六日，味酸，生白花，色类浆，故名。"吴谦曰："米浆，和胃气也。"

【白话解】

病人脉象偏数，没有明显恶寒发热等表证，但微有烦躁，静默不言，只想睡卧，汗出。刚刚发病三四天，双目黑睛发红如斑鸠眼似的，得病七八天后双眼内外目眦均变为黑黄色；如果能够吃东西，说明痈脓已经形成。应该用赤小豆当归散主治。

（十四）阳毒[1]之为病[2]，面赤斑斑[3]如绵文[4]，咽喉痛，唾脓血[5]。五日可治，七日不可治[6]，升麻鳖甲汤"主之。

【校注】

〔1〕阳毒　尤怡曰："毒者，邪气蕴结不解之谓。"赵献可曰："是感天地疫疠非常之气。"

〔2〕之为病　《脉经》卷八第三无"之"字。又"为病"下《脉经》、《千金》卷十第四并有"身重腰背痛，烦闷不安，狂言，或走或见鬼，或吐血下痢，其脉浮大数"二十六字。

〔3〕斑斑　杂色，"斑"与"班"同。慧琳《音义》卷六十七引《字林》："班驳色不纯也。"《广韵·二十七删》："斑，驳也。"

〔4〕绵文　即绵纹，喻病人面部赤色的条纹如绵纹。《病源》"文"作"纹"。

〔5〕唾脓血　《伤寒总病论》卷三作"吐下脓血"。《太平圣惠方》卷十一《治阳毒伤寒诸方》作"下脓血"。

〔6〕七日不可治　《脉经》"七日"上有"至"字。又《脉经》、《千金》"可治"下并有"也。有伤寒一二日，便成阳毒，或服药，吐下后变成阳毒"二十一字。

〔7〕升麻鳖甲汤　《脉经》、《伤寒总病论》并作"升麻汤"，而无"鳖甲"二字。

【白话解】

阳毒的病变，患者面赤斑驳，犹如丝织物上的条纹一样，咽喉疼痛，咳唾及下利脓血。五天之内，病情轻浅，治疗容易；七天以上，病情转重，治疗困难，可用升麻鳖甲汤主治。

（十五）阴毒[1]之为病，面目青，身痛如被杖，咽喉痛。五日可治，七日不可治，升麻鳖甲汤去雄黄蜀椒主之[2]。

［升麻鳖甲汤］方

升麻[3]二两　　当归一两　　蜀椒[4]炒去汗[5]，一两　　甘草二两　　鳖甲手指大一片，炙　雄黄半两，研

右六味，以水四升，煮取一升，顿服之，老小再服。取汗。

《肘后》、《千金方》：阳毒用升麻汤，无鳖甲有桂；阴毒用甘草汤，无雄黄。

【衍义】

按古方书谓阳毒者，阳气独盛，阴气暴衰，内外皆阳，故成阳毒；谓阴毒者，阴气独盛，阳气暴衰，内外皆阴，故成阴毒。二者或伤寒初得，便为是证，或服药后变而成之。阳毒尽治以寒凉，阴毒尽治以温热，药剂如冰炭之异。何乃仲景用一方治之乎？虽曰阴毒去雄黄、蜀椒，则是反去其温热者矣。且注曰：《肘后》、《千金方》阳毒用升麻汤，无鳖甲，有桂；阴毒用甘草汤，无雄黄。岂非皆是热毒伤于阴阳二经络耶？在阳经络，则面赤斑斑如锦文，吐脓血；在阴经络，则面青，身如被杖。此皆阴阳水火动静之本象如此，岂是寒热之邪乎？尝以升麻、鳖甲之药考之，本草谓升麻能解时气毒厉，诸毒攻咽喉痛，与热毒成脓，开壅闭，疗发斑；当归能破恶血，养新血，补五脏肌肤；甘草和中，利血脉，缓急止痛，调药奏功；鳖甲去恶血；雄黄破骨节积聚，辟鬼邪恶气，骨蒸热极；蜀椒通血脉，调关节，逐肌骨皮肤死肌，去留结，破血，治天行时气。诸药所能者如此。即此观之，仲景于阴阳二毒之证，总用一方，盖可见矣。病形虽由阴阳发证，论邪则一属热毒与血病也。所以不分表里，俱以升麻解热毒为君，当归和血为臣，余者佐之而已。但雄黄、蜀椒

理阳气药也，故病在阴者去之，如《肘后》、《千金》阳毒去鳖甲有桂枝者，鳖、水族，乃阴中之阳，不如桂枝能调阳络之血；阴毒不去蜀椒者，蜀椒亦阴中之阳，非若雄黄阳中之阳，故留之以治阴也。方旨如此而已。所谓五日可治，七日不可治者，五日乃土之生数，热未极也，尚可以治；七日为火之成数，热之极，阴阳消灭，不可治矣。其邪比之伤寒，加之以毒，故伤寒至七日犹得再经，而此至七日，不惟灭其阴，且火极亦自灭矣。

【校注】

〔1〕阴毒　从两则条文上看，阳毒与阴毒的区别极为简略，只以面赤、面青、身痛与不痛，唾脓血与不唾血分，实际很难理解。兹将《脉经》卷八第三、《病源》卷八所叙阴阳毒症状对比，以资学习研考。

《脉经》："阳毒为病，身重，腰背痛，烦闷不安，狂言，或走，或见鬼，或吐血，下痢，其脉浮大数。面赤斑斑如绵文，喉咽痛，唾脓血，五日可治，至七日不可治也；有伤寒一二日，便成阳毒，或服药，吐下后变成阳毒，升麻汤主之。""阴毒为病，身重背强，腹中绞痛，咽喉不利，毒气攻心，心下坚强，短气不得息，呕逆，唇青面黑，四肢厥冷，其脉沉细紧数。身如被打，五六日可治，至七日不可治也。或伤寒初病一二日，便结成阴毒。或服药六七日以上至十日，变成阴毒，甘草汤主之。"

《病源》："夫欲辨阴阳毒病者，始得病时，可看手足趾，冷者是阴，不冷者是阳。若冷至一二三寸者病微；若至肘膝为病极，过此难治。阴阳毒病无常也。或初得病便有毒，或服汤药，经五六日以上，或十余日后不瘥，变成毒者。其候身重背强，喉咽痛，糜粥不下，毒气攻心，心腹烦痛，短气，四肢厥逆，呕吐，体如被打发斑，此皆其候，重过三日则难治。阳毒者面赤，或便脓血；阴毒者，面目青而体冷，若发赤斑，十生一死；若发黑斑：十死一生。阳毒为病，面目斑斑如绵纹，喉咽痛，清便脓血，七日不治，五日可治。九日死，十一日亦死。"

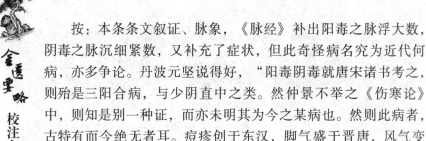

按：本条条文叙证、脉象，《脉经》补出阳毒之脉浮大数，阴毒之脉沉细紧数，又补充了症状，但此奇怪病名究为近代何病，亦多争论。丹波元坚说得好，"阳毒阴毒就唐宋诸书考之，则殆是三阳合病，与少阴直中之类。然仲景不举之《伤寒论》中，则知是别一种证，而亦未明其为今之某病也。然则此病者，古特有而今绝无者耳。痘疹创于东汉，脚气盛于晋唐，风气变迁，理之所然，庸讵于古今之有变矣"。

〔2〕升麻鳖甲汤去雄黄、蜀椒主之　徐大椿曰："蜀椒辛热之品，阳毒用而阴毒反去之，疑误。"《董氏医级》："此汤兼治阳毒、阴毒二证，阳毒用此方治疗，阴毒亦以此方去雄黄、川椒为治，以阴毒不吐脓血，故去雄黄，阴盛则阳衰，故倍川椒也。……但每遇此证，按法施治，曾无一验，凡遇此证，多以不治之证视之。"

〔3〕升麻　王子接曰："升麻入阳明、太阳二经，升清逐秽，辟百邪，解百毒，统治温厉阴阳之病。"

〔4〕蜀椒　本书卷二十五云："蜀椒闭口者，有毒，误食人，戟人咽喉，气病欲绝，或吐下白沫，身体痹冷。"王孟英曰："余谓雄黄尚属解毒之品，用之治毒，理或有之，至蜀椒岂面赤发斑、咽痛、唾血所可试乎？必有错简，未可曲为之说也。"

〔5〕炒去汗　《千金》卷二十六第三"蜀椒"条云："仲景云：熬用之。"

【白话解】

阴毒的病变，患者面部和眼睛色青，身体疼痛如同受到棍棒抽打一般难忍，咽喉疼痛。五日之内，病情轻浅，治疗容易；七天以上，病情转重，治疗困难，可用升麻鳖甲汤去雄黄蜀椒主治。

疟病脉证并治第四

（证二条　方六首）

（一）师曰：疟脉自弦[1]，弦数者多热[2]，弦迟者多寒。弦小紧者[3]下之瘥[4]，弦迟者可温之[5]，弦紧者可发汗、针灸也[6]，浮大者[7]可吐之[8]，弦数者风发[9]也，以饮食消息止之[10]。

【衍义】

今观此篇，虽未尽《内经》诸篇论疟之详，然亦取其一二，立方以明其治。此条叙脉，固亦未尽疟脉之变，然举其自弦，则自之一字，已该其脉之要。何则？弦者，少阳甲木之象也，疟邪客于荣气之间，与卫合而病作寒热者，正隶少阳半表半里之分，所以少阳为疟之舍，故弦乃疟之自家脉也。于是少阳引邪，退而就阴，阴则寒，寒则迟；进而就阳，阳则热，热则数。寒用温，而热用凉可知矣，此明表里进退，乘其虚实而调之者也。复言小紧与弦紧、汗下之者，此又明表里之有实邪而攻之者也。浮大者，以明病不在表里而在上者也，非若《内经》之谓疟脉大虚者，斯因其浮而用吐也。弦数风发者，非前多热之所云，此更论其热之变，而木从火则风生，风得火则旺，旺则克土。火发木淫，必先实脾，实脾莫如资以饮食消息寒凉之味以止之，此乃明其病在中者也。仲景凡一言一字，皆立准绳，学者详之。

【校注】

〔1〕疟脉自弦　"自"，自然。疟疾必有寒热往来，证属少阳，其脉自然有少阳之弦象，故谓疟脉自弦。李彣曰："伤寒少阳病见弦脉，疟疾寒热往来，口渴作呕，多似少阳证，故其脉亦

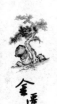

弦。"陈念祖曰:"疟虽有三阴三阳之异,而其舍总不外乎半表半里之间,少阳主乎半表半里,故其脉必弦。"

〔2〕弦数者多热 丹波元坚曰:"即白虎加桂枝汤、柴胡去半夏加瓜蒌汤证也。"

〔3〕弦小紧者 吴谦曰:"'弦小紧者'之'小'字,当是'沉'字,则有可下之理。"

〔4〕下之瘥 《脉经》卷八第九、《千金》卷十第六、《病源》卷十一《疟病候》、《太平圣惠方》卷五十二《治疟诸方》并作"可下之"。丹波元坚曰:"鳖甲煎丸是也。"

〔5〕可温之 丹波元坚曰:"柴胡桂枝干姜汤是也。"

〔6〕弦紧者可发汗、针灸也 《脉经》、《千金》作"若脉紧数者,可发汗、针灸之。"《太平圣惠方》作"若脉数而紧者,可发汗。"吴谦曰:"'弦紧者'当是'弦浮紧',则有可发汗之理。""针灸"上《病源》有"宜"字。丹波元坚曰:"牡蛎汤是也。"

〔7〕浮大者 《太平圣惠方》作"凡脉浮大者"。吴谦曰:"'弦浮大者'当是'弦滑大',则有可吐之理。"按:弦数、弦迟、弦小紧、浮大,仅言脉不言证,虽云可随脉施治,但与仲景辨证施治之法有异。

〔8〕可吐之 《脉经》、《千金》并无"可"字。"可吐之"《太平圣惠方》作"不可针灸也"五字。丹波元坚曰:"蜀漆散是也。"

〔9〕弦数者风发 喻昌曰:"仲景既云'弦数者,多热矣'。而复申一义云'弦数者风发'见多热不已,必至于极热,热极则生风,风生则肝木侮土,而传其热于胃,坐耗津液,阳愈偏而不返,此未可徒求之于药也。"

〔10〕以饮食消息止之 "消息"犹斟酌也,见《玉篇》零卷《水部》"消"字。此谓病者于饮食之寒温、精粗、多寡,应斟酌其情而用之。喻昌仅以梨汁、蔗浆止热言之,则其义似稍狭也。李彣曰:"脉弦而数,风则伤卫;受邪尚浅,故但宜以饮食消息止之。"另,自"弦数者"至"止之",《太平圣惠方》作

"凡疗疟，于发前先如食顷，乃可以治之，过则失时也。"与《病源》同。

【白话解】

仲师说：疟病的脉自然表现出弦象，弦数的多热，弦迟的多寒。弦沉紧的可以用下法治疗，弦迟的可以用温热药治疗，弦紧的可用发汗、针灸等治疗，浮大的可用吐法治疗，弦数的是由风所导致的疾病，可以通过斟酌饮食来控制病情。

（二）病疟，以月一日[1]发，当以十五日愈[2]；设不瘥[3]，当月尽解；如其不瘥[4]，当云何？师曰：此结为癥瘕[5]，名曰疟母[6]，急治之[7]，宜鳖甲煎圆[8]。

[鳖甲煎圆] 方

鳖甲十二分，炙[9] 乌扇[10]三分，烧 黄芩三分 柴胡六分 鼠妇[11]三分，熬 干姜三分 大黄三分 芍药五分 桂枝三分 葶苈一分，熬 石韦三分，去毛 厚朴三分 牡丹五分，去心 瞿麦二分 紫葳[12]三分 半夏一分 人参一分 䗪虫五分，熬 阿胶三分，炙 蜂窠四分，炙 赤消十二分 蜣螂六分，熬 桃仁二分

右二十三味，为末，取煅灶下灰[13]一斗，清酒一斛五斗，浸灰[14]，候酒尽一半，着鳖甲于中，煮令泛烂如胶漆[15]，绞取汁，内诸药，煎为丸如梧子大，空心服七丸，日三服。

《千金方》用鳖甲十二片，又有海藻三分，大戟一分，䗪虫五分，无鼠妇、赤消二味，以鳖甲煎和诸药为丸。

【衍义】

《内经》云：天度者，所以制日月之行也；气数者，所以纪化生之用也。五日为一候，三候为一气。然人之三阴三阳，上奉之而为之应焉。是疟有发于月一日者，至十五日则一气终，人气亦更，故疟气随变而散；设有未愈，则至月尽又历第二气，终其天之月，以应人之血，月再生魄，血亦更新，邪当从其更新而解矣。若又不愈，则是荣气内著，不得流行与日月度数相应，而肝藏血，血并其邪，归

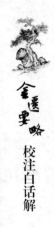

之于肝，是以疟母多结左胁下。由是用柴胡行气，鳖甲破血为君，余二十一味，佐之行血补血，散结导滞而已。虽然，天人气候之相应者，大法如是。然人之禀质有强弱，邪中有重轻，质弱邪重，虽不内结疟母，亦至连月者有之；质强邪轻，不待一候即瘥者亦有之。然仲景此论，补《内经》未言耳。

【校注】

〔1〕月一日　谓本月内，疟初发之第一日也。

〔2〕当以十五日愈　李彣曰："传经七日为一周，十五日再传经尽，故疟当愈。"尤怡曰："天气十五日一更，人之气亦十五日一更，气更则邪当解也。"吴瑭曰："盖人身之气血与天地相应，故疟邪之著于人身也，其盈缩进退，亦必与天地相应。如月一日发者，发于黑昼月廓空时，气之虚也，当俟十五日愈。五者，生数之终；十者，成数之极；生成之盈数相会，五日一元，十五日三元一周；一气来复，白昼月廓满之时，天气实而人气复，邪气退而病当愈。"（《温病条辨》卷三）

〔3〕设不瘥，当月尽解　尤怡曰："三十日天人之气再更，而邪自不能留。"吴瑭曰："设不瘥，必俟天气再转，当于月尽解。"

〔4〕如其不瘥　《外台》卷五"其"作"期"字，似是。《千金》卷十第六则作"今不愈"三字。

〔5〕癥瘕（zhēng jiǎ　争甲）　腹中结块。《病源》卷十九云："癥瘕者，皆由寒温不调，饮食不化，与脏气相抟结所生，其病不动者，直名为癥；若病虽有结瘕而可推移者，名为癥瘕，瘕者，假也，谓虚假可动也。"

〔6〕疟母　张璐曰："疟母丸，治疟痞结于左胁硬痛。"（《医通》卷十三）其说较明·龚廷贤所云"腹中有块者，疟母也"（见《万病回春》卷三）为合。盖"疟母"即脾脏肿大，云左胁确切也。

〔7〕急治之　吴瑭曰："如其不瘥，又当云何？然月自亏而

90

满，阴已盈而阳已缩；自满而亏，阳已长而阴已消；天地阴阳之盈缩消长已周，病尚不愈，是本身之气血，不能与天地之化机相为流转，日久根深，牢不可破，故宜急治也。"

〔8〕鳖甲煎圆 "圆"原作"丸"，避宋钦宗讳桓改为"圆"。绍定《礼部韵略》载有应避宋诸帝嫌名"桓"下有"丸"字，"丸"与"桓"声近，故避。《脉经》即作"丸"字。吴瑭曰："此辛苦通降，咸走络法。鳖甲煎丸者，君鳖甲而以煎成丸也，与他丸法迥异，故曰煎丸。方以鳖甲为君者，以鳖甲守神入里，专入肝经血分，能消癥瘕，领带四虫，深入脏络，飞者升，走者降，飞者兼走络中气分，走者纯走络中血分。助以桃仁、丹皮、紫葳之破满行血，辅以葶苈、石韦、瞿麦之行气渗湿，臣以小紫胡、桂枝二汤，总去三阳经未结之邪；大承气急驱入腑已结之渣滓；佐以人参、干姜、阿胶，护养鼓荡气血之正，俾邪无容留之地，而深入脏络之病根拔矣。按小紫胡汤中有甘草，大承气汤中有枳实，仲景之所以去甘草，畏其太缓，凡走络药不须守法；去枳实，畏其太急而直走肠胃，亦非络药所宜也。"

〔9〕鳖甲十二分，炙 《千金》作"成死鳖十二斤"，细注引《要略》作"鳖甲三两。"丹波元坚曰："按古方所言分者，系裁分之分，非六铢为分之分。此方鳖甲，《千金》注作三两，而煅灶下灰，与清酒俱有定量，则他药以分称者，盖后人所妄改。其三分者，宜作十八铢；六分，宜作一两十二铢；五分，宜作一两六铢；一分，宜作六铢；二分，宜作十二铢；四分，宜作一两，始合古义。"

〔10〕乌扇 即射干。《本草经》："射干，疗老血在心脾间。一名乌扇。"《史记索隐·司马相如列传》注："《广雅》云：'乌蓬，射干，本草名乌扇也。'"《易通卦验》："射，音夜，即今之乌扇也。"

〔11〕鼠妇 此药今罕用。《千金》易作"虻虫"。《本草经》："蜚虻，主逐瘀血、破下血积，坚痞癥瘕。"

〔12〕紫葳 邹澍曰："凌霄花也"。

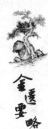

〔13〕煅灶下灰　　"煅灶"是煅铁灶。《本草经》："锻灶灰，主癥瘕坚积，去邪恶气。"邹澍《本经疏证》卷十引陶隐居云："锻铁灶中灰亦兼得铁气，疗暴癥大有功。"又曰："铁灶畜火，古人用木炭，木炭之灰，今人谓之炉灰。"

〔14〕浸灰，候酒尽一半　　《千金》作"以酒渍灰，去灰取酒"。

〔15〕煮令泛烂如胶漆　　《千金》作"煮鳖尽烂，泯泯如漆"。

【白话解】

患有疟病，从疟病初发的第一天计算，应当到发作后第十五天痊愈；假设不能痊愈，也当在三十天之内完全解除。到了期限仍不能痊愈，应当如何解释？仲师说道：这说明已结成腹中积块，名叫疟母，应当及时治疗，宜用鳖甲煎丸。

（三）师曰[1]：阴气孤绝，阳气独发[2]，则热而[3]少气[4]烦冤[5]，手足热[6]而欲呕，名曰瘅疟[7]。若但热不寒者，邪气内藏于心，外舍分肉之间[8]，令人消铄肌肉[9]。

【衍义】

《内经》云：但热而不寒者，阴气先绝，阳气独发，则热而少气烦冤，手足热而欲呕，名曰瘅疟。又云：肺素有热，气盛于身，因有用力，风寒舍于分肉之间而发，发则阳气盛，盛而不衰，其气不及于阴，故但热而不寒，气内藏于心，而外舍于分肉之间，令人消铄肌肉，故命曰瘅疟。此二者，一为先伤于风，一为肺素有热，所感之邪虽不一，然并是阳盛。又《内经》云：阳盛逢风，两阳相得而阴气虚少，少水不能制盛火，而阳独治，如炙如火，当烁肉也。由是观之，疟之寒热更作，因阴阳之气互为争并。若阴衰少，则离绝其阳，先自退处，不与之并，而阳亦不并于阴，故阳独发，但热而已。此总论二者之瘅疟。其少气烦冤，肺主气，肺受火抑故也；手足热者，阳主四肢，阳盛则四肢热也；欲呕者，火邪上冲，胃气逆也；内藏于心者，心乃五脏阳火之主，故阳盛则直隶而藏之，外舍分肉之间也；消烁肌肉者，消万物者，莫甚于火，火盛则肌肉烁矣。然此条固无治法，自后条治温疟者观之，亦可治此瘅疟也。何则？白虎汤，退热药也，分肉四肢，内属脾胃，非功于其所舍者乎？又泻肺火，非救其少气烦冤者乎？设其别有兼证，岂不可推加桂之例，以加别药乎？仲景于此，虽不言方治，盖可知矣。凡立一法，则是以比类用之。虽然，自其阴气孤绝一语观之，又足有可论者。夫阴阳之在身者，血与气也，水与火者，内属乎心与肾也。而寒本于阴，热本于阳，以寒治热，固可退阳而回阴也。然治病有轻重，岂一法而尽哉。小热之气，凉以取之；大热之气，泻之于内，或反佐以取之。取之不衰，求其属以衰之，谓壮水之主，以消阳光也。

【校注】

〔1〕师曰　《千金》卷十第六作"有瘅疟者"四字。

〔2〕阴气孤绝，阳气独发　《素问·疟论》"孤绝"作"先绝"，是。"先"与"独"正相对《太平圣惠方》卷五十二《治瘅疟诸方》"阴气"下无"孤"字，《病源》卷十一《瘅疟候》"孤"作"先"字，近是。"阴气孤绝，阳气独发"，即谓阴津先亏竭，阳邪独亢盛。余无言曰："此指热疟，人当盛夏，皮毛疏泄，感受暑湿，因以致病，而其阳独盛。"唐宗海曰："阴气，指少阴心肾也。心肾之阴虚，故热而少气，心中烦冤，邪气能入于心而内藏心中，皆少阴阴气孤绝之证也。阳气，指太阳膀胱也。水中之阳化气为热，以卫周身，今独有阳气，则为纯热。"

〔3〕则热而　《千金》作"其候必"；《太平圣惠方》"则"下无"热而"二字。

〔4〕少气　气息短少。

〔5〕烦冤　即烦闷不舒。《说文·兔部》："冤，屈也。"段注："屈，不伸也。"

〔6〕手足热　四肢为诸阳之本，阳邪盛故手足热。

〔7〕瘅疟　瘅（dān 单）疟，即热疟。《素问·脉要精微论》王注："瘅，谓湿热也。"《奇病论》王注："瘅，谓热也。"按：本条仲景未出方治，张璐谓"可以白虎汤治之，白虎专于退热，其分肉四肢，内属脾胃，非切于所舍者乎；又泻肺火，非救其少气烦冤者乎。"其说可取。至有谓宜小柴胡加香薷、黄连、竹叶者；有谓宜竹叶石膏汤者；有谓宜清瘟败毒散者，兹并存之，以备参究。

〔8〕邪气内藏于心，外舍分肉之间　《太平圣惠方》无"邪"字；《病源》"邪气"作"寒气"。尤怡曰："邪气内藏于心者，瘅为阳邪，心为阳脏，以阳从阳，故邪外舍分肉，而其气通于心脏也。"曹家达曰："不过形容表里俱热，非谓心脏有热。"何任曰："分肉指肌肉，肌肉外层为白肉，肌肉内层为赤肉，赤白分明，故名分肉。"

〔9〕消铄肌肉　"消"一作"销"。"销"、"铄"同义叠韵。"铄"（shuò 朔），《说文·金部》："铄，销金也。"同部："销，铄金也。"销之言烧也，谓投之火烧化之，邪热炽于内外，犹熔化金属，故曰"消铄肌肉"也。

【白话解】

仲师说：阴津先亏竭，阳邪独亢盛，则热而气息短少，烦闷不舒，手足发热而欲呕，名叫瘅疟。如果只有发热而无寒象的，是由于热邪内藏于心，外留于分肉之间，使人销铄肌肉。

（四）温疟者[1]，其脉如平[2]，身无寒但热[3]，骨节疼烦[4]，时呕[5]，白虎加桂枝汤[6]主之。

［白虎加桂枝汤］方

知母六两　甘草二两，炙　石膏一斤[7]　粳米二合[8]　桂枝去皮，三两

右剉，每五钱，水一盏半，煎至八分，去滓，温服，汗出愈[9]。

【衍义】

《内经》名温疟，亦有二。一者，谓先伤风，后伤寒。风，阳也，故先热后寒；一者，为冬感风寒，藏于骨髓之中，至春夏，邪与汗出，故病藏于肾，先从内出之外，衰则气复反入，是亦先热后寒。二者之温疟，皆有阴阳往来寒热之证，而此之无寒但热，亦谓之温疟，以与《内经》不侔，然绎其义，一皆以邪热为重而名之。夫阴不与阳争，故无寒，阴阳不相争，寒热不往复，比痹于骨节，不与阳通，则骨节痛烦；火气上逆，则时呕。用白虎治其阳盛也，加桂疗骨节痹痛，通血脉，散疟邪，和阴阳以取汗也。

【校注】

〔1〕温疟者　《脉经》卷八第九作"疟，但见热者，温疟也"八字。黄元御曰："温疟先热后寒……即瘅疟之轻者，其热未极，则阳衰阴复，能作伤寒，是谓温疟。热极阴亡，后寒不作，是谓瘅疟。"

〔2〕其脉如平　邹澍曰："邪依于阴既久，故相浃洽，故'其脉如平'。若使脉不平，原为汗出辄复发之阴阳交，非温疟矣。"徐彬曰："曰'脉如平'，以比'疟脉自弦'者有别。"

〔3〕身无寒但热　《千金》卷十第六作"无寒时，病六七日，但无热也"。余无言曰："本条应为先热后寒。如果属'无寒'，则与前条瘅疟之'但热不寒'何所异乎，而主治之白虎汤中，又何以必加桂枝乎？"

〔4〕骨节疼烦　此犹有表邪所致，观主方加桂枝，乃取达表之用。魏荔彤曰："惟其外感之风寒郁于表分，故内生热而发外，所以骨节疼烦。"

〔5〕时呕　《脉经》"呕"下有"朝发暮解，暮发朝解，名曰温疟"十二字，《千金》、《外台》卷五与之同，但《千金》无"曰"字，《外台》无"名曰温疟"四字。李彣曰："时呕者，胃气热而上逆也。"丹波元坚曰："疟邪本在少阳，故时呕。"

〔6〕白虎加桂枝汤　喻昌曰："惟用白虎汤以治阳邪，而加

桂枝以通营卫，斯阴阳和，血脉通，得汗而愈矣。此疟邪偏着于阳，桂枝阳药，即不可用，但用白虎汤大清气分之热，少加桂枝合阴阳而两和之，乃知仲景之法，丝丝入扣也。"吴瑭曰："单以桂枝一味，领邪外出，作向导之官，得热因热用之妙。"

〔7〕一斤　《千金》、《外台》"斤"下并有"碎"字。

〔8〕二合　《千金》、《外台》、《注解伤寒论》卷四第七作"六合"。

〔9〕右判……汗出愈　《千金》作"右四味，咬咀，以水一斗二升煮米烂，去滓，加桂心三两，煎取三升，分三服，覆令汗，先寒，发热汗出者愈。"《心典》作"右五味，以水一斗，煮米熟汤成，去滓，温服一升，日三。"按：剂量曰钱，用水曰盏，本汤方外，尚有麻黄杏仁薏苡甘草汤二方，何以与书中曰斗、曰升者异？丹波元简曰："云钱云盏，系由宋人改定。"

【白话解】

患有温疟，而其脉象不弦如同平常，身体没有明显恶寒只是发热，骨节疼烦，时有呕吐，可用白虎加桂枝汤治疗。

（五）疟多寒者[1]，名曰牡疟[2]，蜀漆散[3]主之。

［蜀漆散］方

蜀漆洗去腥　云母[4]烧二日夜[5]　龙骨[6]等分

右三味，杵为散，未发前[7]以浆水[8]服半钱[9]。温疟加蜀漆[10]半分，临发时服一钱匕。一方云母作云实。

【衍义】

心者，牡脏也，邪在心而成疟，故曰牡疟。何以言之？心肺居上，阳也，而心乃阳中之阳，今邪气结伏心下，则心虚。《内经》曰：心虚者，热收于内。则阳气不行于外，故外寒；积聚津液以成痰，是以牡疟反多寒也。用蜀漆和浆水，以吐所结痰邪；龙骨以疗气伏在心下者；云母安脏补虚，以除内收之热。若夫温疟，亦用是少加蜀漆治者，亦为邪气结伏在心下，致阳气不入于阴，反独盛在外，以

96

成热而不寒，故亦以此去其所结也。

【校注】

〔1〕疟多寒者　尤怡曰："疟多寒者，非真寒也，阳气为痰饮所遏，不得外出肌表，而但内伏心间。"喻昌曰："疟多寒者，寒多于热，如三七、二八之分，非纯寒无热也。"

〔2〕牡疟　《外台》卷五引《伤寒论》、《本草纲目》卷十七"蜀漆"条引"牡疟"并作"牝疟"。李彣曰："凡人身以热为阳，寒为阴；物以阳为牡，阴为牝。此因寒多阴胜，故名牝疟。"张璐曰："此条本以邪在髓海，谓之牝疟。赵以德不辨亥豕，注为邪在心而为牡。喻嘉言仍其误而述之。"

〔3〕蜀漆散　张璐曰："方用蜀漆和浆水吐之，以发越阳气，龙骨以固敛阴津，云母从至下而举其阳，取山川云雾开霁之意。"李彣曰："蜀漆乃常山之苗，功能治疟，不用根而用苗者，取其性多升发，能透阳气于上之义也。"尤怡曰："蜀漆能吐疟痰，痰去则阳伸而寒愈。"

〔4〕云母　张璐曰："云母，即阳起石之根，性温而升，最能祛湿运痰。"

〔5〕烧二日夜　宽政本作"烧一日夜"，《千金》卷十第六作"取火烧之三日三夜"，《本草纲目》"蜀漆"条引作"煅三日夜"。

〔6〕龙骨　张璐曰："龙骨以固敛阴津。"尤怡曰："取云母龙骨者，以蜀漆上越之猛，恐并动心中之神与气也。"

〔7〕未发前　《千金》作"先未发一炊顷"，《外台》作"先未发前一炊"，《证类本草》引《图经》作"患者至发前"。陆渊雷曰："此方用以截疟。惟截疟须于疟发三五次以后行之，截之若早，常有后遗病。又须于疟发前一小时乃至两小时服药，服早仅不效而已，服迟则疟发，更增躁扰，此皆经验之事实。"

〔8〕浆水　《千金》作"酢浆"，《外台》作"清酢浆水"。

〔9〕服半钱　《证类本草》引《图经》作"和半钱服之"。张注本、徐注本、《二注》本"钱"下并有"匕"字，是也。

〔10〕温疟加蜀漆　按：温疟"无寒但热"，何可再用蜀漆？

张璐以"温"乃"湿"之误字，其说可从。

【白话解】

疟疾多寒的，称作牝疟，用蜀漆散主治。

附《外台秘要》方

[牡蛎汤] 治牝疟[1]。

牡蛎四两，熬　麻黄去节，四两　甘草二两[2]　蜀漆三两[3]

右四味[4]，以水八升，先煮蜀漆麻黄[5]，去上沫，得六升，内诸药，煮取二升，温服一升，若吐，则勿更服[7]。

【衍义】

此与前牝疟名同，故治亦同，略以有初感寒邪为异。牡蛎者，能软坚消结，除滞血，今更佐之蜀漆，以理心下所结之邪，而甘草佐麻黄，非独散寒，且可发越阳气而通于外，阳通结去，其病即瘥。

【校注】

〔1〕牡蛎汤治牝疟　《千金》卷九第六作"牝疟者多寒，牡蛎汤主之方。"《外台》卷五作"仲景《伤寒论》牝疟多寒者，名牝疟，牡蛎汤主之。"

〔2〕二两　《外台》作"三两，炙"。

〔3〕蜀漆三两　《外台》"三两"下有"若无，用常山代之"七字，《千金》细注云："无，以恒山代之。"

〔4〕右四味　《千金》"味"下有"先洗蜀漆三过去腥"八字，《外台》有"切，以水洗蜀漆三遍去腥"十字。

〔5〕先煮蜀漆、麻黄　《外台》作"煮蜀漆及麻黄"。

〔6〕内诸药煮取二升　《外台》作"内二味，更煎取二升，去滓"十字。

〔7〕若吐，则勿更服　《千金》作"即吐出，勿复饮之。"

[柴胡去半夏加瓜蒌汤[1]] 治疟病发渴者[2]，亦治劳疟[3]。

　　柴胡八两　人参　黄芩　甘草各三两　瓜蒌根四两　生姜二两[4]　大枣十二枚[5]

　　右七味[6]，以水一斗二升，煮取六升，去滓，再煎取三升，温服一升，日二服[7]。

【衍义】

　　《内经》谓渴者，刺足少阳。此证胃土被木火之伤，则津液涸而燥渴，故用柴胡、黄芩治木火，人参、甘草补胃，瓜蒌生津益燥，姜、枣发越荣卫。若劳疟由木火盛，荣卫衰，津液竭者，亦治以此。

【校注】

　　〔1〕柴胡去半夏加瓜蒌汤　喻昌曰："此方乃少阳经半表半里之药，原用半夏之辛温，半兼乎表，今改用瓜蒌之凉苦，半兼乎里，退而从阴则可，进而从阳不胜其伍矣。"

　　〔2〕发渴者　张璐曰："渴者，阳明津竭，而所以致阳明津竭者，本少阳木火之势，劫夺胃津而然。"

　　〔3〕亦治劳疟　张璐曰："至于劳疟之由，亦木火盛津衰致渴，故亦不外是方也。"

　　〔4〕二两　《千金》卷十第六、《外台》卷五并作"三两"。

　　〔5〕十二枚　《外台》"枚"下有"擘"字。

　　〔6〕右七味　"味"下《千金》有"㕮咀"，《外台》有"切"字。

　　〔7〕日二服　《千金》、《外台》并作"日三"二字；宽政本作"日三服"。

　　[柴胡桂姜汤[1]] 治疟寒多微有热，或但寒不热。服一剂如神。

　　柴胡半斤　桂枝三两，去皮[2]　干姜二两　瓜蒌根四两　黄芩三两[3]　牡蛎三两，熬[4]　甘草二两，炙右七味，以水一斗二升，煮取六升，去滓，再煎取三升，温服一升，日三服。初服微烦，复服汗出便愈。

【衍义】

是疟也，以寒多言之。若与牡疟相类，以药论之，则非也。牡疟邪客心下，此风寒湿痹于肌表，肌表，行阳以温分肉，痹则阳气不得通于外，遂郁伏于荣血之间，半表半里之分也。阳化气热，血滞成瘀，著于其处，遇卫气行度，及之则病作。其肌表之邪，并之于里，故多寒；里气由表之痹胜，不出与阳争，故少热。是用柴胡为君，发其郁伏之阳；佐以桂枝、干姜，散其肌表之痹；瓜蒌根、牡蛎为臣，除留热，消瘀血；佐以黄芩助柴胡，治半表半里；甘草以和诸药，调阴阳也。得汗则痹邪散，血热行而病瘥耳。

【校注】

〔1〕柴胡桂姜汤　《注解伤寒论》卷四第七作"柴胡桂枝干姜汤"。

〔2〕去皮　《心典》无此二字。

〔3〕三两　《本义》、《心典》、《正义》、《辑义》并作"二两"。

〔4〕三两　《注解伤寒论》作"二两"。

中风历节病脉证并治第五

（论一首 脉证三条 方十二首）

（一）夫风之为病，当[1]半身不遂[2]，或但臂不遂者，此为痹[3]。脉微而数[4]，中风使然[5]。

【衍义】

此证半身不遂者，偏风所中也；但臂不遂者，风邪上受也。风之所客，凝涩荣卫，经脉不行，分肉筋骨俱不利，故曰此为痹。卫者，水谷之悍气，阳也，温分肉，肥腠理，循行脉外，佐其动也，滑利充溢；荣者，水谷之精气，阴也，循脉中，应刻而动，沉动翕徐。今因风著为痹，荣遂改微，卫遂变数，故脉微数也。此即《素问·风论》谓风各入其门户所中者之一证耳，其余散于各篇。不言风而病偏枯者，则不可胜数。或得之汗出偏沮，或得之阳盛阴不足，或胃脉内外大小不一，或心脉小坚急，或肾水虚者。《灵枢》亦叙于《热病》篇中，皆能致偏枯喑痱之病。观夫经旨，不言其邪，皆从阴阳脏气有余不足之故，岂无深旨？是六淫、七情、饮食、起居、房劳，凡能伤其阴阳脏气之虚，致荣卫、经脉痹而不能周流于身者，皆其邪也，不可一言而尽指之故耳。刘河间因不以此证列于风类，而乃入火类，曰：中风瘫痪者，非谓肝木之风实甚，亦非外中于风，良由将息失宜，而心火暴甚，肾水虚衰，不能制之，而热气怫郁，心神昏冒，筋骨不用，卒倒无知也；或即不死，发过而偏枯者，由经络左右双行，而热郁结，气血不能宣通。若一侧得通，则否者痹而瘫痪也。此论发前人所未发，观是书者尤宜兼通焉。

【校注】

〔1〕当 赵刊本作"常"字。

〔2〕半身不遂 "遂",如意。《说文·辵部》："遂,㒸声",检《说文·八部》:"㒸,从意也。""半身不遂"即半身不能如意转动。《外台》卷十四"不遂"多作"不随","不随"者,亦即手足不能随心所愿,无他义也。

〔3〕或但臂不遂者,此为痹 "或"犹有"若"义。"痹"乃风寒湿杂至,合而为病,与中风不同。旧注多纠缠一起,非是。徐彬曰:"此重在身与臂,辨其是风非风,庶不至误治。"曹家达曰:"'但臂不遂'者,此为寒湿痹于筋络,当用威灵仙、独活等合桂枝附子汤以治之,不当与中风同治。"

〔4〕脉微而数 丹波元简曰:"'脉微而数'可疑,今验风病,多脉浮大而滑,而或数,或不数。"按:中风脉象随病程发展可有所变化,脉微而数出现于中风后期实不少见,不可概以浮大而滑之脉论之。

〔5〕中风使然 本句与上"风之为病"前后相应,正说明风与痹异。尤怡必谓"痹病亦是风病",似不当。徐彬曰:"'中风使然',谓风从虚入,而后使之半身不遂也。"

【白话解】

风邪所导致的疾病,可出现半身不能如意转动,如果只是上肢不能如意的,这是痹证。脉象微数的,是中风使其这样的。

（二）寸口脉浮而紧,紧则为寒,浮则为虚;寒虚相搏[1],邪在皮肤[2];浮者血虚[3],络脉空虚[4];贼邪不泄,或左或右[5];邪气反缓,正气即急[6],正气引邪,喎僻不遂[9]。邪在于络,肌肤不仁[8];邪在于经,即重不胜[9];邪入于腑,即不识人;邪入于脏[10],舌即难言,口吐涎[11]。

【衍义】

《内经》有谓:十二经络脉者,皮之部也。百病之生,必先于皮毛,邪中之,腠理开,开则邪入,客于络脉,留而不去，传入于经；留而不去，传入于腑，廪于肠胃。仲景今言是病，即此之谓也。络脉，盖经脉行气皆在皮部，络脉浮近于皮肤，故善恶之色见于外；经脉伏行于隧道，故善恶之脉朝于寸口而后见。络脉不自动，随经脉而动。此由络脉之血空虚，所以脉见浮也；寒邪之气紧束，故浮紧之脉并见于寸口。络脉从经脉左右双行，当邪入之时不治，至于其邪随络脉流行，邪所在之侧则血虚，虚则经气缓；邪所不在之侧则血和，和则经气行如度而急，缓急牵引，故口眼㖞僻不遂。邪在于络，其卫气循于皮肤之中、分肉之间者，与之相遇，则不荣于肌肤，肌肤不仁；邪在于经，则荣气之行涩，内不养于骨，则骨重，外不滋于肉，则身重而不胜。仲景所谓入腑、入脏者，腑六、脏五，果何腑脏也？即《内经》之所谓廪于胃者也。夫胃者，土也，水谷之海，十二经皆受气于胃；胃者，六腑之总司，多气多血者也。心者，神明之宅，五脏之主。由是，诸腑经络受邪，变气则归于胃，胃得之则热甚，津液壅溢为痰涎，闭塞隧道，荣卫不行；胃之支、别脉上络于心者，并塞其神气出入之窍，故不识人也。诸脏受邪，极而变者，亦必归于心，于是心得邪则神散而枢机息；舌者心之窍，机息则舌纵廉泉开，舌纵则难以言，廉泉开则口流涎。此世俗所宗之说也。

【校注】

〔1〕浮则为虚，寒虚相搏　吴谦曰："二'虚'字当是'风'字，是传写之讹。"《脉经》卷八第五"寒虚"作"虚寒"。"相搏"吉野本、享和本并作"相抟"。

〔2〕寸口脉浮而紧……邪在皮肤　按：此五句二十二字，吴谦以为与本条文义不属，当在后条之首，后条"寸口脉迟而缓"至"邪气中经"六句，当在此条之首。其说可取。

〔3〕浮者血虚　按：此四字，吴谦谓是衍文。盖蒙上"浮则

为虚"而误。

〔4〕络脉空虚 唐宗海曰："'脉'是血管，络脉空虚，则血管缩小，气管空虚，风邪从外乘之，是以风邪得居于膜腠而不泻去也。"

〔5〕贼邪不泻，或左或右 贼邪，即虚邪。尤怡曰："贼邪不泻，由是或左或右，随其空处（指络脉）而留着矣。"

〔6〕邪气反缓，正气即急 唐宗海曰："风邪中人本速，然留伏有地，则反缓而不行；正气循行本缓，然机关失利，则反急而增剧。""即"《脉经》作"则"，下同。

〔7〕㖞僻不遂 "㖞"，正体作"咼"。"㖞僻"即口角偏斜。魏荔彤说是"口㖞眼斜"，但原文无"眼"字，何以知是眼斜？《说文·口部》"㖞"字段注引《通俗文》："斜戾曰㖞。"慧琳《音义》卷十五引《考声》云："㖞，口偏戾也。""僻"与"辟"同。《诗经·板》释文："辟，邪也。""邪"、"斜"同韵。《集韵·九麻》："邪通作斜。"此"不遂"与前"半身不遂"同义。李彣谓"口角偏向，欲正不能，不遂其意"，非是。

〔8〕不仁 搔抓肌肤而无感觉。《病源》卷一《风不仁候》："其状，搔之皮肤如隔衣是也。"李彣曰："仁者，万物所以生生之理，含于核中者，皆谓之仁。若肌肤不仁，则血气枯槁，痛痒不知，故名不仁。"唐宗海曰："络者，脉之散者也，在皮肤肌肉之间，邪客于此，正气不达，则此间之肌肉死，不知痛痒，为肌肤不仁也。"

〔9〕即重不胜 "不胜（shēng 升）"，不堪。本句谓身重似乎经受不住。盖经脉为邪气壅滞，故有此感觉。

〔10〕邪入于脏 此"脏"非五脏之谓，乃特指心脏而言。《素问·风论》中有"心风之状……甚则言不可快"的记载。

〔11〕口吐涎 《脉经》卷八第五"吐"下有"於"字，当据补。"於"有本作"淤"，是。"於"、"淤"声韵并同。《说文·水部》"淤，殿潭浊泥。"积浊谓之瘀，平人有时吐清涎，而患风病所吐者，则黏浊之涎耳。

【白话解】

寸口脉象浮而且紧，紧则为寒，浮则为虚，寒虚相抟，邪在皮肤。血脉空虚，虚邪留着不泻，或左或右，邪气反缓而不行，正气则急而增剧，正气引邪，口角偏斜不能随意活动。邪在于络，肌肤搔抓而无感觉；邪在于经，身重似乎经受不住；邪入于腑，则不识人；邪入于脏，舌就难言，口吐黏涎。

[**侯氏黑散**[1]] 治大风，四肢烦重[2]，心中恶寒不足者[3]。《外台》治风癫[4]。

菊花四十分　白术十分　细辛三分　茯苓三分　牡蛎[5]三分　桔梗八分　防风十分　人参三分　矾石三分[6]　黄芩五分　当归三分　干姜三分　川芎三分　桂枝三分

右十四味，杵为散，酒服方寸匕，日一服。初服二十日，温酒调服，禁一切鱼肉大蒜，常宜冷食，六十日止，即药积在腹中不下也，热食即下矣，冷食自能助药力。

【衍义】

心主血，阳脏也。荣卫不布，内无所养，则心中恶寒，不足生焉。是以菊花为君，治风兼治湿；治风以防风佐，治湿以白术佐；桔梗亦能治风痹，通膈气，舟楫诸药；细辛、桂枝助防风，矾石、茯苓助白术；黄芩、干姜、牡蛎开利内外寒热痹气；参归更与干姜、牡蛎治心中恶寒不足者。初治欲开其痹著，则用温酒以行药势；禁诸热物、宜冷食者，为矾石能固涩诸药，助其久效。而矾石性得冷即止，得热即下故也。

【校注】

〔1〕侯氏黑散　按：侯氏黑散，尤怡谓为宋人孙奇等所附，说似有见。虽《病源·寒食散发候》有仲景经侯氏黑散；《外台·风癫门》引《古今录验》载有本方，是只可谓有此一说，不能过分胶执，更无用据此争驳。盖本论谓此方治大风，而所引者，一则云治服散，一则云治风癫，其说相去不能相合，何可必名仲景方耶？再证之唐宋

以来方书，鲜见本方验案，则其方久已不为所用。至若改矾石为皂矾，以求符合黑散之名，更可不必矣。

〔2〕四肢烦重　手足觉累觉重。《广韵·二十二元》："烦，劳。"《六豪》："劳，倦。"《文选·东京赋》薛注："劳，罢（pī皮）劳。"张璐曰："土气内结，不能敷布于四末也。"

〔3〕心中恶寒不足者　"者"系衍文。《医通》卷十三引无"者"字，未引所据删之，自有所义也。张璐曰："心中恶寒不足者，胸中为浊气填塞，心火内蕴，不得发越，热极反兼寒化也。方中用菊花为君，以解心下之蕴热。"按：《本经》："菊花，除胸中烦热。"但究其实际，菊之津能上通下达，能利血气。本方用之，非仅除心下之热，实借其上行之力，以去脑中之病灶，故用之独多。

〔4〕《外台》治风癫　指《外台》卷十五引《古今录验》侯氏黑散疗风癫方。

〔5〕牡蛎　《外台》此下有"熬"字。

〔6〕矾石三分　此下疑脱"烧"字，本书卷二十五谓："矾石，生入腹，破人心肝，亦禁水。"此方即为内服，若不烧制，恐生遗患。检之《黄疸篇》之硝石矾石散方、《妇人杂病篇》之矾石丸方均有"烧"字。又《外台》"矾石"下有"如马齿者，烧令汁尽，研"九字，可证。

〔7〕日一服　《外台》作"日三服"。

（三）寸口脉迟而缓，迟则为寒，缓则为虚，荣缓则为亡血，卫缓则为中风。邪气中经[1]，则身痒而瘾疹[2]，心气不足，邪气入中，则胸满而短气[3]。

【衍义】

天道乾健而坤静顺，人道亦应之，气健而血顺也。血气和平，然后脉不缓不急，不迟不数，日行百刻，以周于身，而朝寸口，是以候寸口以求其虚实，迟则知阳气之不能健运；缓则知荣气之应刻不逮；荣气不逮，则亡血，卫气不运，因而中风；经虚邪入，荣卫不布于皮肤，血凝津滞，发为身痒瘾疹。然疹有赤白，赤原血凝，白属津滞，由是言之，身痒瘾疹不独属风也。必津凝血滞而复成之，其津凝与湿同耳。且荣卫不健，与邪混郁于胸中，则害其宗气之布息，故胸满而短气也。

【校注】

〔1〕寸口脉迟而缓……邪气中经　按：此六句三十字应移置上"寸口脉浮而紧"条首（见第二条注[2]）。

〔2〕瘾疹　谓皮肤外隐见红点。"瘾"（yǐn 引）《广韵·十九隐》："瘾胗，皮小起也。"《病源》卷二《风瘙隐轸生疮候》："人皮肤虚，为风邪所折，则起隐轸，甚者痒痛。""隐"与"瘾"同，"胗""轸"与"疹"亦同，同由于音，无他义也。

〔3〕胸满而短气　尤怡曰："心不足而风中之，阳用不布，则胸满而短气。"

【白话解】

身体瘙痒而皮肤隐现红色斑点，心气不足，风气侵入于内，则胸满而短气。

[风引汤] 除热瘫痫[1]。

大黄　干姜　龙骨各四两　**桂枝**三两　**甘草　牡蛎**各二两　**寒水石　滑石　赤石脂　白石脂　紫石英　石膏**各六两

右十二味，杵，粗筛，以韦囊[2]盛之。取[3]三指撮[4]，井花水[5]三升，煮三沸，温服一升。治大人风引，少小惊痫瘛疭，日数十发[6]，医所不疗除热方。巢氏云：脚气宜风引汤。

【衍义】

风者，外司厥阴，内属肝木，上隶手经，下隶足经，中见少阳相火，所以风自内发者，由火热而生也。风生必害中土，土主四肢，土病则四末不用，聚液成痰；瘫痪者，以风邪挟注于四肢故也；痫者，以风热急其筋脉，内应于心主故也。由是二者，尽可用此汤治之：首用大黄之寒，

中风历节病脉证并治第五

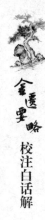

走而不止者泻之，俾火退风息，凝痰扫去矣；复用干姜之热，止而不走者，何哉？前哲有云：大黄之推陈致新，如将军之戡定祸乱，然使将无监军，兵无向导，能独成其功乎？夫一阴一阳之为道，故寒与热相济，行与止相须，然后寒者不惨，热者不酷，行者不疾，止者不停。所以大黄逐热行滞，以通荣卫而利关节，则必以干姜安之，桂枝导之，佐大黄之达四肢脏腑而不肆其峻快，不然，将从诸药石而下走矣。桂枝又散风木，干姜又能治血、祛风湿痹、去风毒，二者因得以相制相使。为是热瘫痫，犹虑干姜之热中，更以石膏、滑石制之，非惟中上免有寒热之患，其石膏、滑石又禀清肃之金性，以制木救土，泻阳明胃热，解肌肉风痹也。阴水不足，火因妄动而生风，满招损，反自制其心，精神不守，非镇重之剂，则不能安其神，益其水，故以寒水石补阴水，紫石英、白石脂、赤石脂、牡蛎、龙骨敛精神，定魂魄，固根本也。

【校注】

〔1〕瘫痫　"瘫"似"癫"之误字。"瘫痫"不词。《千金》卷十四《风癫》紫石散与本方同，"瘫"作"惊"。按："风引汤"方药与中风似不相干。陆渊雷曰："风痛掣引，即后世所谓搐搦，亦即痉挛。"故此方治惊痫可有验。而其中桂枝、赤石脂、白石脂三味，嫌不合拍，临证用之，仍须斟酌。

〔2〕韦囊　皮袋。《广韵·八微》："韦，柔皮也。"

〔3〕取　《千金》卷十四第五"取"上有"悬于高凉处，欲用"七字。

〔4〕撮　古代量名。《说文·手部》："撮，四圭也。"《汉书·律历志》颜注引应劭曰："四圭曰撮，三指撮之也。"（下"撮"字有"取"义，与上义异。慧琳《音义》卷八引《考声》云："撮，手撮取也。"）四圭之数，为量甚小（今谓一圭为一升的十万分之一），故以三指取之。

〔5〕井花水　清晨首次汲取之井水。

〔6〕发 赵刊本、明刊本、宽政本并作"后"字。

[防己地黄汤[1]] 治病如狂状妄行[2]，独语不休，无寒热[3]，其脉浮。

防己一分[4] 桂枝三分[4] 防风三分[4] 甘草一分[5]

右四味，以酒一杯，渍之[6]一宿，绞取汁；生地黄二斤[7]，叹咀，蒸之如斗米饭久；以铜器盛其汁，更绞地黄汁，和分再服。

【衍义】

狂走谵语，有热，脉长者，则阳明；若此无寒热，其脉浮者，非其证也。然脉浮者，血虚从邪并于阳而然也。《内经》曰：邪入于阳则狂。此狂者，谓五脏阴血虚乏，魂魄不清，昏乱而动，故狂妄而言走不休也。桂枝、防风、防己、甘草，酒浸其汁，用是轻清，归之于阳，以散其邪；用生地黄之凉血补阴，熟蒸以归五脏，益精养神也。盖药生则散表，熟则补衰，此煎煮法也，又降阴法也。阴之不降者，须少升以提其阳，然后降之方可下，不然，则气之相并，不得分解矣。

【校注】

〔1〕防己地黄汤 《千金》卷十四第四云："治语狂错，眼目霍霍，或言见鬼，精神昏乱。防己二两，生地黄五斤，别切，勿合药渍，疾小轻用二斤，甘草二两，桂心、防风各三两，右五味，叹咀，以水一升，渍之一宿，绞汁，著一面取其滓著竹簀上，以地黄著药滓上，于三斗米下蒸之，以铜器承取汁，饭熟以向前药汁合绞取之，分再服。"

〔2〕妄行 如《素问·阳明脉解》所云"弃衣而走，登高而歌，逾垣上屋"之类。

〔3〕无寒热 谓无表证。

〔4〕分 赵刊本、俞桥本、清初本、宽政本、宽保本、新刻本并作"钱"。

〔5〕一分　赵刊本、宽政本并作"二钱"。

〔6〕渍之　赵刊本、清初本、宽政本并作"浸之"：

〔7〕生地黄二斤　徐大椿曰："此方他药轻而生地独重，乃治血中之风；生渍取清汁归之于阳，以散邪热，蒸取浓汁归之于阴，以养血，此皆治风邪归附于心而为癫痫惊狂之病，与中风风痹，自当另看。"

［头风摩散[1]］方

大附子一枚，炮[2]　盐等分[3]

右二味，为散，沐了[4]，以方寸匕，已摩[5]疚上[6]，令药力行。

【衍义】

头者，诸阳之所会，太阳为之长。若风寒湿客之，诸阳不得流通，与邪壅塞于巅而作痛，故用附子性之走者，于疚处散其邪；以盐味之润下，从太阳膀胱水性者佐之，用以引诸阳下降，则壅通而病愈矣。

【校注】

〔1〕头风摩散　《本草纲目》卷十七"附子"条云："头风摩散：沐头中风，多汗恶风，当先风一日则病甚。"张璐曰："偏头风遇寒即痛者，属寒伏于脑，用《金匮》头风摩散。"又曰："头风摩散治中风，喎僻不遂，专取附子以散经络之引急，食盐以治上盛之浮热。"

〔2〕炮　《千金》卷十三作"中形者"三字。

〔3〕等分　《千金》作"如附子大"四字。

〔4〕沐了　《千金》作"沐头竟"三字。

〔5〕已摩　"已"蒙上"以"衍。《千金》无"已"字。

〔6〕疚上　"疚"有"病"义，《诗经·小弁》"疚如疾首"郑笺："疚犹病也。"《广韵·二十一震》义同。另，赵刊本、明刊本、俞桥本、清初本、吉野本、享和本、新刻本并"疚上"作"疾上"；《医通》卷十四作"痛处"。张氏似以释文改原文。

110

（四）寸口脉沉而弱[1]，沉即[2]主骨，弱即[2]主筋，沉即[2]为肾，弱即[2]为肝，汗出入水中[3]，如水伤心[4]，历节黄汗出[5]，故曰历节。

【衍义】

肾主水，骨与之合，水性下，故脉沉者，病在骨也；肝藏血，筋与之合，血性濡，血虚则脉弱，故脉弱者，病在筋也。心主汗，汗出入水，其汗为水所止，心气不得越，因而伤之。水汗相搏，聚以成湿，湿成则内应于脾，脾，土也，土克肾水，是以湿伤其骨。关节者，骨之所凑，筋之所束，故湿独善流关节以克其所胜，侮其不胜。然水汗所郁之湿，久变为热，湿热相蒸，湿属土，土色黄，是以历节发出黄汗也。

【校注】

〔1〕寸口脉沉而弱　吴谦曰："肝肾之气不足也。"尤怡曰："此证若非肝肾先虚，则虽得水气，未必便入筋骨；非水湿内侵，则肝肾虽虚，未必便成历节。"

〔2〕即　《脉经》卷八第五作"则"。

〔3〕汗出入水中　汗出则腠理开，入水则湿寒易侵。再，"入水"有谓为入浴者，乃援《水气篇》释为"入水中浴"。其实，汗出入浴，事属经常，未必致病。"入水"似以涉水之类为宜，不必为《水气篇》所泥。

〔4〕如水伤心　丹波元坚曰："汗出入水中，恐不遽伤及心。且历节是筋骨间病，固不干心脏，疑'心'字有讹。"按：元坚说是。"心"似为"之"之误字，"心"、"之"草书易混，传抄致误。因而附会之说多。

〔5〕历节黄汗出　历节与黄汗两者有别，历节而出黄汗，无案可凭。"黄"似"疼"之误字。《病源》卷二《历节风候》云："历节风之状，短气自汗出，历节疼痛不可忍。"《总录》卷十《历节风》云："历节风者，由血气衰弱，不得流通关节，诸筋无以滋养，真邪相搏，所历之节，悉皆疼痛，痛甚则使人短气、汗

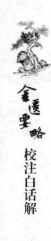

出。"根据以上记载，则历节主症，乃骨节痛、汗出。由此看来"黄"为"疼"之误字明矣。

【白话解】

寸口脉沉而弱，沉脉主骨病，弱脉主筋病，沉则候肾，弱则候肝，汗出，涉于水中。如水气伤于人体，所伤关节疼痛汗出，故称做历节。

（五）趺阳脉浮而滑[1]**，滑则谷气实，浮则汗自出。**

【衍义】

趺阳胃脉属土，土，湿所化也，《脉经》谓：浮滑为有宿食。此虽非宿食之谷，然滑乃阳盛也；《内经》曰：食入于胃，长气于阳。是乃饮食肥美所长之阳，成其湿热之气，宜乎亦得称以谷也。脉浮汗自出者，《内经》曰：汗者，谷之精气，今谷之盛阳，出之于表，浮为卫虚，不能固腠理，因自汗出也。

【校注】

〔1〕趺阳脉浮而滑　李彣曰："趺阳，胃脉也，诊在冲阳（脚面上动脉）。滑者，脉如流珠，乃胃气有余之象，故为谷气实。实则气蒸于外，卫气疏泄，不能固表，故脉浮，汗出而受风。又按：前节汗出则腠理开而受风，入水则寒气胜而透骨，湿流关节，历节而痛，是外因也。此节趺阳脉浮滑者，胃中水谷湿热之气蒸发于外，以致汗出受风，亦历节而痛，此内因也。"

【白话解】

脚面冲阳脉浮而滑，脉滑则谷气实，脉浮则汗自出。

（六）少阴脉浮而弱[1]**，弱则血不足，浮则为风，风血相搏**[2]**，即**[3]**疼痛如掣**[4]**。盛人脉涩**[5]**小，短气**[6]**自汗出，历节痛，不可屈伸，此皆饮酒汗出当风所致**[7]**。**

【衍义】

少阴脉者，太冲肾脉也。肾脉本沉，因饮食当风使之

112

浮,浮则肾伤,肾属阴,主血,伤必不足而脉弱也。肥人本多气多血,其脉充盛,今反涩,由其血不足也;小者,气衰也,由饮酒所致。盖因酒湿热有毒,饮之过则伤卫伤荣,迫津为汗,汗出当风,乘虚入客,与卫相干,则短气自汗出,入伤筋骨,则历节疼痛,不可屈伸。

【校注】

〔1〕少阴脉浮而弱　李彣曰:"此历节病之因血虚而致者也。少阴、肾脉也,诊在太溪(在足内踝后跟骨上动脉陷中)肾脉宜沉而微石,今反浮而弱,《经》云:尺脉浮为伤肾,故为血不足,为风也。"

〔2〕相搏　吉野本、享和本并作"相抟"。

〔3〕即　《脉经》卷八第五作"则"字。

〔4〕疼痛如掣　"掣"(chè 澈),拽。慧琳《音义》卷二引《韵类》云:"掣,曳也。"卷八引《考声》云:"掣,顿拽。"李彣曰:"风在血中,则慓悍劲切,无所不至,为风血相搏。盖血主荣,养筋骨者也。若风以燥之,则血愈旺而筋骨失其所养,故疼痛如掣。"

〔5〕脉涩　谓脉势涩滞,往来不能爽快,与至数之迟数不同。《素问·脉要精微论》王注:"涩者,往来时塞涩而不利也。"

〔6〕短气　盛人外丰厚而中易虚,因此肥人多气虚,气虚则气短。

〔7〕饮酒汗出当风所致　黄元御曰:"《素问》(《风论》)'饮酒中风,则为漏风',以酒行经络,血蒸汗出。盖以风邪疏泄,自汗常流,是为漏风,汗孔不合,水湿易入,此历节伤痛之根也。"尤怡曰:"缘酒客湿本内积,而汗出当风,则湿复外郁,内外相合,流入关节,故历节痛不可屈伸。"

【白话解】

少阴脉浮而弱,脉弱是血不足,脉浮是有风邪,邪风与血虚同见,则表现为疼痛犹如牵掣。肥胖的人脉象涩小,气短自汗出,关节疼痛,不能屈伸,这都是由饮酒后汗出受风所引起的。

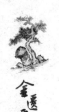

（七）诸肢节疼痛，身体尪羸[1]，脚肿如脱[2]，头眩短气，温温欲吐[3]，桂枝芍药知母汤主之[4]。

［桂枝芍药知母汤］方

桂枝四两　芍药三两　甘草二两　麻黄二两　生姜五两　白术五两　知母四两　防风四两　附子二两，炮[5]

右九味，以水七升，煮取二升，温服七合，日三服。

【衍义】

此风寒湿痹其荣卫、三焦之病。头眩短气，上焦痹也；温温欲吐，中焦痹也；脚肿如脱，下焦痹也；诸肢节疼痛，身体尪羸，筋骨痹也。韵书以尪为火，以羸为筋结也。然湿多则肿，寒多则痛，风多则动，故用桂枝治风，麻黄治寒，白术治湿；防风佐桂，附子佐麻黄、白术，其芍药、生姜、甘草，亦和发其荣卫，如桂枝汤例也；知母治脚肿，引诸药祛邪益气力，附子行药势，为开痹大剂。然分两多而水分少，恐分其服，而非一剂也。《三因方》云：每服四钱。

【校注】

〔1〕尪羸　尪（wāng 汪），羸（léi 雷），矮小瘦弱。慧琳《音义》卷二十二引《苍颉篇》云："尪，短小偻也。"《音义》卷二引《说文》云："羸，瘦也，弱也。"《脉经》卷八第五作"魁羸"。"魁"有"大"义，则"魁羸"即是太瘦，而与"瘦弱"之意亦无大异。说者以"魁羸"乃状关节之肿大，但"魁羸"乃连绵词，无肿大义。

〔2〕脚肿如脱　《广韵·十三末》："脱，肉去骨。"据是则"如脱"是喻脚重之甚，足去骨，则足形隐没而肿如肉团也。

〔3〕温温欲吐　温（yùn 运），"温温"，积结。《集韵·二十四欣》："温，温藉也。郑康成说通作愠藉。""愠"与"蕴"通。慧琳《音义》卷二引《方言》云："蕴，积也。"盖胸闷郁结，故思一吐为快。吴谦改"温温"为"愠哕"。说亦可通。《文选》潘岳《笙赋》善注"愠哕"或为"温哕"，是可证。

〔4〕桂枝芍药知母汤主之　李彣曰："此方桂枝、芍药、甘草，即桂枝汤也。《伤寒论》风伤卫者，用以解肌和荣；麻黄、桂枝、白术、甘草，即麻黄加术汤也（但少杏仁），为发汗去风湿，缓正气之剂。桂枝、附子、白术、甘草，即桂枝附子汤，甘草附子汤二方也。《伤寒论》皆治风湿相搏，骨节烦疼之药。推而广之，小续命汤亦祖其意而加减之者也。此一方而数方俱焉，精义备焉，诚治历节病之圣方也。"邹澍曰："凡一处肿，它处反消瘦者，多是邪气勾留，水火相阻之候，桂术治水之阻，知母治火之阻。"

〔5〕二两，炮　赵刊本作"二枚"，无"炮"字。

【白话解】

肢体各个关节疼痛，身体矮小瘦弱，脚肿较甚就好像失去足形一样，头眩气短，胸闷郁结，欲一吐为快，可用桂枝芍药知母汤主治。

（八）味酸则伤筋，筋伤则缓，名曰泄[1]。咸则伤骨，骨伤则痿，名曰枯[2]。枯泄相搏[3]，名曰断泄[4]。荣气不通，卫不独行[5]，荣卫俱微，三焦无所御[6]，四属[7]断绝[8]，身体羸瘦，独足肿大，黄汗出，胫冷[9]。假令发热，便为历节[10]也。

【衍义】

《内经》云：味过于酸，肝气以津；味过于咸，大骨气劳。短肌以津，盖谓津液不濡而内溢；短肌，谓走血而肌缩；大骨气劳，谓咸入骨走血，髓无养也。由是知此之谓泄，即溢也，津液内溢，蓄而成湿，筋得湿，则弛长而缓，故名为泄。枯者，髓无血也，咸多伤骨因致痿而为枯。血走，绝而不流谓之断，湿胜谓之泄，血不流则荣不通，荣与卫相将，荣不通，则卫不独行也。三焦形体，皆藉血以养，血亡则三焦无所依。四属者，皮肉脂髓也，无血以滋，则身体羸瘦。独有所蓄之湿，下流伤肾，肾主下焦，故脚肿大；湿胜则多汗，脾色黄，湿本于脾，故黄汗出；肾虚而阳不下降，则胫冷；假令阴虚湿郁变热，则湿不泄，而

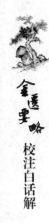

流于筋骨关节也。夫仲景诚善于立言者矣。即历节一证，各分其因，以水、以酒、以天气，此又以饮食之味，然独出治天气一方，人或怪其不具，噫，方可具哉？病有不常，体有强弱，时有寒暑，已出之方，犹目为准绳而已，又焉可执而不变也。若能求经气，辨邪正，明药性，亦何患其有证而无方欤？

【校注】

〔1〕味酸则伤筋，筋伤则缓，名曰泄　缓，松弛，无力收摄。《素问·宣明五气》："酸走筋，筋病无多食酸。"酸本可补肝，而过食酸则又伤肝，肝主筋、主血，肝伤则筋伤，血亦不敛，所以名曰"泄"。李彣曰："泄者津液漏泄之意。"津泄则血亡。

〔2〕咸则伤骨，骨伤则痿，名曰枯　《素问·宣明五气》："咸入肾。"肾主骨主髓，食咸过甚则伤肾，肾伤则骨伤，骨伤则痿弱不能行立，所以名曰"枯"。《广韵·十虞》："枯，朽也。"枯在木则朽，在人则精败。

〔3〕枯泄相搏　血亡则阴虚而热入，精败则阳虚而风入，风与热相煽，即枯与泄相搏也。尤怡曰："枯泄相搏，即筋骨并伤之谓。"

〔4〕名曰断泄　吴谦曰："'名曰断泄'之'泄'字，当是'绝'字，始与下文相属，必是传写之讹。断绝者，即荣气不通，卫不独行，荣卫俱虚，三焦失所，四属断绝，身体羸瘦也。"

〔5〕卫不独行　独，但也。

〔6〕三焦无所御　"御"有"用"义。如《楚辞·涉江》王注："御，用也。"

〔7〕四属　指皮、肉、脂、髓。孙世扬曰："林亿注《平脉法》云：'四属者，谓皮、肉、脂、髓'。此承上文荣卫三焦而言，若解作四肢，则于病理不合。"

〔8〕断绝　二字同义。《广韵·十七薛》："绝，断也，作'绝'非。"《说文·系部》："绝，断丝也，从系、从刀、从卩

（古文‘即’字）。𢇍古文绝象不连体绝二丝。"孔广居曰："绝从𢇍，会骨至𢇍而断意。"据孔说则"断绝"乃连绵字，义相同也。"四属断绝"，谓皮肉、脂、髓不相连属。

〔9〕黄汗出，胫冷　魏荔彤曰："湿胜则多汗，脾色黄，湿本于脾，故黄汗出；肾虚而阳不下降，则胫冷。"按：黄汗与历节之辨，黄汗重在肿，历节重在痛，黄汗之肿及头面，历节肿之偏在足，历节之痛遍关节，黄汗之痛或在胸。何任曰："历节与黄汗区别，则身出黄汗，两胫发冷者，属黄汗；反之，关节局部出黄汗，而两胫发热者，则属历节。"

〔10〕便为历节　"便"与"即"义同。张璐曰："痛风一证，《灵枢》谓之贼风，《素问》谓之痹，《金匮》名曰历节，后世更名曰白虎历节，多由风寒湿气乘虚袭于经络，气血凝滞所致。"

【白话解】

过食酸味则损伤筋，筋受伤则无力收摄，这叫做泄。过食咸味则损伤骨，骨受伤则痿弱不能行立，这叫做枯。筋骨并伤，枯泄同见，叫做断绝。荣气不通，则卫气不单独运行，荣卫俱微，三焦不能发挥功用，皮肉脂髓不相连属，身体瘦弱，只有足部肿大，黄汗出，两胫发冷，假如两胫发热的，则属于历节。

（九）病历节，不可屈伸，疼痛[1]，乌头汤[2]主之。

[乌头汤]方　治脚气[3]疼痛，不可屈伸[4]。

麻黄　芍药　黄芪各三两　甘草炙[5]　川乌[6]五枚，㕮咀，以蜜二升，煎取一升，即出乌头

右五味，㕮咀四味，以水三升，煮取一升，去滓，内蜜煎中[7]，更煎之，服七合，不知[8]，尽服之。

【衍义】

此汤概治历节不可屈伸疼痛，于方下又复言治脚气疼痛，必仲景书历节条下有方而无药石，见脚气中方名同而有药，集书者遂两出之，且二病皆因风寒伤于筋，麻黄开

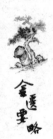

玄府，通腠理，散寒邪，解气痹；芍药以理血痹；甘草通经脉而和药；黄芪益卫气，气壮则邪退；乌头善走，入肝经逐风寒；蜜煎以缓其性，使之留连筋骨，以利其屈伸，且蜜之润，又可益血养筋，并制乌头燥热之毒也。

【校注】

〔1〕不可屈伸，疼痛　《脉经》卷八第五作"疼痛，不可屈伸"。按：《病源》卷二《历节风候》："历节疼痛不可忍，屈伸不得"，则《脉经》是也。丹波元简曰："此风少寒湿居多，痹于筋脉关节肌肉之间，以故不可屈伸疼痛，即寒气胜者，为痛痹是也。"

〔2〕乌头汤　周岩曰："乌头治风，惟阳虚而挟寒、挟湿者宜之，开发腠理过于附子，挟壅通痹，亦过于附子，故仲圣治历节疼痛不可屈伸，及逆冷手足不仁，身疼，灸刺诸药不能治，皆用乌头不用附子。乌头与附子同为少阴药，而补益以附子为优，发散以乌头为胜。"尤怡曰："寒湿之邪，非麻黄、乌头不能去，而病在筋节，又非如皮毛之邪可一汗而散者，故以黄芪之补，芍药之收，甘草之缓，牵制二物，俾得深入而去留邪。"唐宗海曰："乌头汤即纯治历节之变证，历节多是风湿挟热，此则纯是寒。"

〔3〕脚气　"脚气"字误，应作"历节"。"脚气"多肿弱，疼痛非主证。脚气古名缓风，东汉末年少见此疾。《千金》卷七第一云："永嘉（公元311年）南渡，衣缨士人多有遭者，又宗齐之间，有脚弱方近百余首。魏周之代盖无此病。圣唐开辟，居然有患之者。"《外台》卷十八引苏长史论云："晋宋以前名为缓风，古来无脚气名。"则此"脚气"二字，其误显然。

〔4〕疼痛，不可屈伸　按：此"疼痛，不可屈伸"，可证上文"疼痛"之误倒。丹波元简谓"治以下九字后人所添"，但能证倒文，似亦微取之处。

〔5〕甘草炙　俞桥本、清初本、吉野本"甘草"下并无"炙"字；宽保本、新刻本作"甘草三两"；享和本作"甘草三两，炙"。

〔6〕川乌　孙思邈曰："凡用乌头，皆去皮熬，令黑乃堪用，不然至毒人，宜慎之。"（《千金》卷八第三）

〔7〕内蜜煎中　"煎"字涉下"更煎"误衍。"更煎"对上已"煮"而言。

〔8〕不知　"知"，指病见轻言。《广雅·释诂》："知，瘉也。"（瘉与愈同）《史记·淮南衡山传》索隐云："知，犹解也。"

【白话解】

患有历节病，疼痛而不能屈伸活动的：可用乌头汤主治。

[矾石汤[1]]　治脚气冲心。

矾石二两

右一味，以浆水一斗五升，煎三五沸，浸脚良。

【衍义】

脚气病者，古人谓感水湿之邪，即《内经》痿痹厥逆证也。东垣有饮乳酪之说。予思：足六经起于足五趾间，若天之六淫，饮食寒热，劳逸之气，凡留滞于下者，皆足以致其肿痹不仁，屈伸不利，气逆上冲也，岂独水湿之邪？白矾味酸涩，性燥，可去湿消肿，收敛逆气。然脚气冲心，水克火也，岂细故哉。

【校注】

〔1〕矾石汤　按：康熙时刊李彣《金匮要略广注》于"矾石汤"不收。嗣后乾隆时纂《医宗金鉴》吴谦亦不录，盖以仲景时无脚气病，则矾石汤自非仲景所制，乃后人所附，是不待言而明。

附方

《古今录验》[续命汤]治中风痱，身体不能自收，口不能言，冒昧不知痛处，或拘急不得转侧。姚云：与大续命同。兼治妇人产后去血者，及老人小儿。

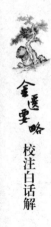

麻黄　桂枝　当归　人参　石膏　干姜　甘草各三两　川芎一两　杏仁四十枚

右九味，以水一斗，煮取四升，温服一升，当小汗，薄覆脊，凭几坐，汗出则愈，不汗更服，无所禁，勿当风。并治但伏不得卧，咳逆上气，面目浮肿。

【衍义】

痹病者，荣卫气血不养于内外，故身体不用，机关不利，精神不治。然是证有虚有实，虚者，自饮食、房劳、七情得之，《内经》谓：内夺而厥，则为喑痱是也。实者，是风寒暑湿感之。虚以实治，则气血愈散，此方乃治实邪也，故麻黄为君，佐干姜开寒痹，石膏解风痹，当归和血，人参益气，川芎行血散风也。其并治咳逆上气，面浮者，亦为风寒所致也。

《千金》［三黄汤］治中风手足拘急，百节疼痛，烦热心乱，恶寒，经日不欲饮食。

麻黄五分　独活四分　细辛二分　黄芪二分　黄芩三分

右五味，以水六升，煮取二升，分温三服。一服小汗，二服大汗。心热加大黄二分，腹满加枳实一枚，气逆加人参三分，悸加牡蛎三分，渴加瓜蒌根三分，先有寒加附子一枚。

《近效方》［术附汤］治风虚头重眩，苦极，不知食味，暖肌补中，益精气。

白术二两　附子一枚半，炮去皮　甘草一两，炙

右三味，剉，每五钱匕，姜五片，枣一枚，水盏半，煎七分，去滓，温服。

［崔氏八味丸］治脚气上入，少腹不仁。

干地黄八两　山茱萸　薯蓣各四两　泽泻　茯苓　牡丹皮各三两　桂枝　附子炮，各一两

右八味，末之，炼蜜和丸，梧子大，酒下十五丸，日再服。

《千金方》［越婢加术汤］治肉极，热则身体津脱，腠理开，汗大泄，厉风气，下焦脚弱。

麻黄六两　石膏半斤　生姜二两　甘草二两　白术四两　大枣十五枚

右六味，以水六升，先煮麻黄，去上沫，内诸药，煮取三升，分温三服。恶风加附子一枚，炮。

血痹虚劳病脉证并治第六

（论一首　脉证九条　方九首）

（一）问曰：血痹[1]病从何得之？师曰：夫尊荣人[2]骨弱[3]肌肤盛[4]，重[5]因疲劳汗出，卧不时动摇[6]，加被[7]微风，遂[8]得之。但以[9]脉自微涩[10]在寸口，关上小紧[11]，宜针引阳气[12]，令脉和、紧去则愈。

【校注】

〔1〕血痹　血痹，形如风状，而实与风痹病无关。徐彬以为"此将血痹并虚劳论治，见此证原由质虚劳倦，不得与他痹证同法。"李彣《广注》引戴氏以为"血痹与虚劳相因而致"。说皆中肯。具体而言，就是肾亏阳虚，卫外无力，致血凝于皮肤，肢体不仁（麻木）。

〔2〕夫尊荣人　《病源》卷一《血痹候》作"此由忧（《圣惠方》卷十九作'优'，是）乐之人"。

〔3〕骨弱　肾主骨，骨弱说明肾之虚损。

〔4〕肌肤盛　即肌肤丰盈。《广韵·四十五劲》："盛，多也。"引申有"丰盈"之意。

〔5〕重（chóng 虫）　更、再。《广雅·释言》："重，再也。"旧注有以"重"字属上"盛"字为句，不词。

〔6〕卧不时动摇　注家对本句多含混不清，惟唐宗海谓"卧时或辗转帷幄，有时摇动"，曹家达谓"入房汗出，全身动摇"，似直揭其隐。另，《病源》"摇"下有"肤腠开"三字，当据补。

〔7〕被　有"受"义。《诗经·汉广》阮氏校勘记云："定本'先受文王之教化'，《正义》'先受'作'先被'，是'被'、'受'义可通用。""加被微风"，犹云：加以受了微风。

〔8〕遂　犹"因"也。

〔9〕但以 《病源》作"诊其"二字，是。

〔10〕微涩 《平脉法》云："寸口脉微而涩，微者卫气不行，涩者荣血不足。"

〔11〕小紧 《脉经》卷一第十三："脉细小紧急病速进。""小紧"是营血滞塞，卫阳不能外出。

〔12〕宜针引阳气 按：此段不言证治，叙脉象，末则仅及针治。张寿颐谓为"无意义可求"。但寻绎所叙病因之"尊荣"云云，亦可看出病系入房汗出，感受微风，由于病在初得，其证尚轻，故可用针调和营卫，俾血从内动，风从外解，阳气随通，脉自去紧趋和而病可愈。至于"针引"取何穴，约有两说：一谓宜针肩井、风池、风府；一谓宜针合谷、曲池、阳陵泉，其说孰胜，可于临证验之。

【白话解】

问道：血痹病是怎样得的呢？仲师说道：那些尊贵荣华的人肾亏骨弱，表面却肌肤丰腴，再因入房疲劳汗出，睡卧时经常翻动辗转，肤腠开泄，加以受到微风，因而发为此病。诊其脉象自然是微涩见于寸口，关上脉象小紧，适宜用针刺疗法引导阳气，使脉象平和、紧脉消失，就会痊愈。

（二）血痹阴阳俱微[1]，寸口关上微[2]，尺中小紧[3]，外证身体不仁[4]，如风痹状[5]，黄芪桂枝五物汤[6]主之。

[黄芪桂枝五物汤]方

黄芪三两　芍药三两　桂枝三两　生姜六两　大枣十二枚

右五味，以水六升，煮取二升，温服七合，日三服。一方有人参[7]。

【校注】

〔1〕阴阳俱微 按："阴阳"上疑脱"脉"字，以上节"脉自微涩在寸口"例之，则有"脉"字为是。尤怡《心典》注文作"脉阴阳俱微"。"阴"为"营"，"阳"为"卫"。阴阳俱微是营卫不足，易言之，即气血两虚。《广韵·八微》："微，少

也"，引申有"不足"之意。

〔2〕寸口关上微　是上中二焦俱衰。

〔3〕尺中小紧　是下焦肾虚。据脉象观察，是上虚下竭，乃血痹主要病因。

〔4〕身体不仁　尤怡曰："不仁者，肌体顽痹。痛痒不觉。"《内经》云："荣气虚，卫气不行，则为不仁。"

〔5〕如风痹状　风痹症状，《金匮》中无记载。《灵枢·寿夭刚柔》："病在阳者名曰风，病在阴者名曰痹，阴阳俱病命曰风痹。"《病源》卷一《风痹候》："痹者，风寒湿三气杂至，合而成痹。其状肌肉顽厚，或疼痛，由人体虚，腠理开，故受风邪也。"本节"如"字应予注意，盖血痹之不仁，与风痹病状仿佛，惟无疼痛，则与风痹异。

〔6〕黄芪桂枝五物汤　本方是桂枝汤去甘草加黄芪，和营之滞，助卫之行，亦针引阳气之意，用药而不用针，以脉阴阳俱微故也。周岩曰："血痹者，痹在表不痹在里，以甘药代针，亦调其表非调其里。芪桂姜枣，甘与辛合，所以补虚而宣阳，芍药佐桂，则能入营而调血；去甘草且加多生姜者，不敛其中守而欲其解表也。"

〔7〕一方有人参　按：林校所云乃据《千金》卷八第八"黄芪汤"而言，但此云"五物"，如增人参是六物，则与方名相触，不可以彼易此。

【白话解】

患血痹病的人，脉象阴阳均微弱，寸口和关上脉象微弱，尺中脉象小紧，外部证候表现为身体麻木不仁，犹如风痹病状，可用黄芪桂枝五物汤主治。

（三）夫[1]男子[2]平人[2]，脉大[4]为劳[5]，极虚[6]亦为劳。

【校注】

〔1〕夫　《脉经》卷八第六无"夫"字。

124

〔2〕男子　此云"男子"，则其脉象所征，殆为房室所伤之病。

〔3〕平人　此平人乃脉病形不病，与《素问·平人气象论》不病之平人不同。

〔4〕脉大　按：《脉经》卷一首列二十四部脉象，而无"大"脉。《灵枢·寿夭刚柔》"形充而脉坚大者顺也"，是说强健之人，正气充沛，脉大有神，于理为合。但"大"脉亦有阴阳虚实之异，而主病不一。《伤寒论·太阳篇》第30条"大则为虚"，是谓虚邪之"大"脉；《素问·平人气象论》"大则病进"，是谓实邪之"大"脉，而此"脉大"者，则属于虚也。

〔5〕为劳　"劳"指劳病，本篇谓虚劳。今称"痨病"。"劳"与"痨"义原不同。《说文·疒部》："药毒曰痨。"《集韵·六豪》："中毒曰痨。"朱骏声曰："今俗谓血弱病曰'痨'，实当作'劳'。凡劳于力气，劳于酒色皆是。""痨"自借为劳病字后而本义废。

〔6〕极虚　虚脉是迟大而软，按之不足，应指豁豁然空（见《脉经》卷一）。劳则气血俱耗，故脉现极虚。陈念祖曰："大虚二脉，为虚劳之大纲，色欲过度，内损肾精，肾精损则真水不能配火，故脉大；饥饱劳役过度，内损脾气，脾气损则谷气不能内充，故脉虚。"

【白话解】

男子外表无病状，脉象大的是虚劳，脉象很虚的也是虚劳。

（四）**男子面色薄**[1]**者，主渴及亡血**[2]**，卒喘悸**[3]**，脉浮者里虚也**[4]**。**

【校注】

〔1〕面色薄　"薄"是"厚"之反。慧琳《音义》卷六引《字书》云："薄，不厚也。"面色不厚，是谓面不丰腴，色无润泽，主要是由精亏血少。本书《脏腑经络先后病篇》云："色白者，亡血也。"与此可互发。按：本节以望色、察脉二者相参诊

病，合于《素问·移精变气论》"理色脉而通神明"之意。

〔2〕主渴及亡血　因阴虚，津液不布，故口渴；因阴虚，虚火上炎，故易亡血。

〔3〕卒喘悸　"卒"读如猝（cù 醋），骤然。《广韵·十一没》："卒，遽也。"曹家达曰："虚劳之喘，坐卧则略定，稍动则肩摇而息粗，是为卒然而喘；虚劳之悸，略无惊恐，则坦坦如平人，若据案沉思，忽闻对座高声，或凝神夜坐，忽见灯旁物影，不觉怦然大动，是为卒然而悸。"

〔4〕脉浮者里虚也　浮脉，下指即得，不仅见于表证，且主里证。故张介宾曰："浮为中气虚，为阴不足。浮而无力空豁者，为阴不足，阴不足则水亏之候，或血不营心，或精不化气，中虚可知也。"李彣曰："脉浮为里虚，以劳则真阴失守，孤阳无根，气散于外，而精夺于内也。"按：此节仲景未出方治，可用建中汤，此吴考槃说。

【白话解】

男子面不丰腴，色无润泽的，主口渴以及失血，骤然喘息心悸，脉浮是里虚的缘故。

（五）男子脉虚沉弦[1]，无寒热[2]，短气[3]，里急[4]，小便不利[5]，面色白[6]，时目瞑[7]兼衄[8]，少腹[9]满，此为劳使之然[10]。

【校注】

〔1〕脉虚沉弦　徐彬曰："脉虚沉弦，似非阴虚。"陈念祖曰："男子劳而伤阳，阳气不足，其脉虚沉弦。"按：脉虚而沉则阳气或微，不能运营于表；沉而兼弦，是胃气衰败，木邪乘土。陆氏以为阳虚，近之。

〔2〕无寒热　即无表邪。徐彬曰："'无寒热'则非风寒之骤感。"据徐说，则"无寒热"本无深意，而吴谦认为"阴阳虽不足而不相乘"者，似转晦。

〔3〕短气　李彣曰："气虚不接续。"按：所以致"短气"

者，则以阳虚不能蒸水化气。

〔4〕里急　由于阳虚，中气痞塞，以致腹中似有胀而非胀，痛而非痛之感。

〔5〕小便不利　李彣曰："小便不利有二：一属肺金气虚，不能生水；一属膀胱内竭，不能化气而出。"徐彬曰："小便不利，肾不能主水也。"李之后说，与徐说合。

〔6〕面色白　《脉经》卷八第六"面"作"而"字。

〔7〕时目瞑　据《脉经》"时"下叠"时"字。"时时"有经常之意。《说文·目部》："瞑，翕目也。""翕"有合意。《广韵·十五青》即作"合目"解。《说文》无"眠"字，"瞑"、"眠"一语之转。时目瞑，即常合眼。由于虚劳之人精神不足故耳。

〔8〕兼衄　《脉经》作"此人喜衄"。"喜"疑"善"之误字。"善"，多也。李彣曰："衄者，劳则虚火上炎，气不摄血也。"

〔9〕少腹　吉野本、享和本并作"小腹"。

〔10〕此为劳使之然　此条仲景不言治法，周扬俊以为当用黄芪建中汤。

【白话解】

男子脉象虚沉弦，没有恶寒、发热等表证，呼吸短促不续，腹中似有胀痛感觉，小便不畅通，面色苍白，经常合目闭睛，兼有衄血，小腹胀满，这是虚劳病使患者出现这些症状的。

（六）劳之为病[1]，其脉浮大[2]，手足烦[3]，春夏剧，秋冬瘥[4]，阴寒[5]精自出，酸削不能行[6]。

【校注】

〔1〕劳之为病　《脉经》卷八第六、《病源》卷三《虚劳候》"劳之"上并有"男子"二字，是。

〔2〕其脉浮大　"浮大"是虚脉。李彣曰："脉浮大者，里虚而气暴于外也。"

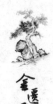

〔3〕手足烦 即手足心发热。《尔雅·释言》"暖"郭注："今江东通言燠。""燠（yù 育）"，《说文·火部》："热在中也。"旧注谓"烦"为疼，非是。

〔4〕春夏剧，秋冬瘥 "剧"，病剧。慧琳《音义》卷五引《考声》云："剧，甚也。"又引《古今正字》云："谓病加剧，甚于前也。"《广韵·十五卦》："差，病除也。""瘥，同上。"李彣曰："春夏木火盛炎之际，且气浮于外，则里愈虚，故剧；秋冬金水，相生之候，且气敛于内，则外不扰，故瘥也。"考之《脉经》、《病源》"瘥"并作"差"。

〔5〕阴寒 以下条例之，"阴寒"疑是"阴头寒"之省文。丹波元简曰："阴寒者，阴冷也，乃七伤之一，阴虚阳弱，血气不能相荣，故使阴冷，久不已，则阴痿弱。魏（荔彤）为阴寒之气，非。"李彣曰："阴寒者，命门火衰也。"

〔6〕酸削不能行 按："酸削"即酸软。《吕氏春秋·观表》高注："削，弱也。"李彣曰："肾主骨。酸削不能行，此虚劳之病在肾者也。"

【白话解】

男子虚劳所出现的病状，患者脉象浮大，手足心热，春夏季节病情加重，秋冬季节病状消除。阴头寒冷，精液自出，双腿酸软，行走困难。

（七）男子脉浮弱而涩[1]，为无子[2]，精气清冷[3]一作：泠。

【校注】

〔1〕脉浮弱而涩 浮则无根，弱则无气，涩则无血。曹家达曰："男子之脉，以阳不足而浮弱。以精血不足而涩，则其肾脏之元阳必虚。"

〔2〕为无子 曹家达曰："此证用当归羊肉汤，冬令服二三剂，屡试而效。用生羊肉三斤，当归四两，生附子一枚，生姜四两。"

〔3〕精气清冷　李彣曰："生子者精也，言精兼言气者，以精中有气，必气盛而精足，始得温暖，生化而有子。若清冷则生化之源已绝，此为肾虚水竭，一为命门火衰也。"

〔语译〕男子脉象浮弱而涩，这是不育之脉，是精气清冷的缘故。

（八）夫失精家[1]，少腹弦急[2]，阴头寒，目眩[3]一作目眶痛发落，脉极虚芤迟[4]，为清谷[5]、亡血、失精[6]；脉得诸芤动微紧[7]，男子失精[8]，女子梦交[9]，桂枝龙骨牡蛎汤主之。

［桂枝加龙骨牡蛎汤］方　《小品》云：虚弱浮热汗出者，除桂加白薇、附子各三分，故曰二加龙骨汤[10]。

桂枝　芍药　生姜各三两　甘草二两　大枣十二枚　龙骨　牡蛎各三两

右七味，以水七升，煮取三升，分温三服。

【校注】

〔1〕夫失精家　素患梦遗滑精之人。

〔2〕少腹弦急　按："弦急"为脉象，于"少腹"无涉，疑有脱文。《太平圣惠方》卷三十一《治虚劳失精诸方》"少腹"下有"痛"、"脉"二字。则"少腹弦急"原作"少腹痛，脉弦急"，是。"弦急"复语同义。《文选·王文宪集序》善注："弦，喻急也。"

〔3〕目眩　《脉经》卷八第六、《外台》卷十六引《小品方》龙骨汤并作"目眶痛"，与细注校文同。

〔4〕脉极虚芤迟　《太平圣惠方》作"诊其脉数而散者"。张璐曰："脉虚芤迟者，亡血失精，本虚之脉也。"按："迟"脉属寒，下"清谷"即承此言，张说未及。

〔5〕清谷　李彣曰："清谷者，大便完谷不化而出，此乃命门火衰，不能生土所致也。"按："清"读为"圊（qīng 轻）"，《广韵·十四清》："圊，厕也。""圊谷"是说厕中有谷，故知泄泻所遗之完谷。如释以"清"之本义，则不合。

〔6〕亡血失精　《脉经》于"失精家"至"清谷亡血失精"为一条，下"脉得诸芤动微紧"另为一条，然则桂枝龙骨牡蛎汤究何属？应属于下，而天雄散应隶于本条，周岩畅其义至审："脉为极虚芤迟，证见清谷、亡血、失精，则已肾损及脾，不补脾则生精之源绝，故白术用至八两；少腹弦急，阴头寒，目眩，发落，种种肾病，自非他补肾药所能胜任，故选用精气充实不外泄之天雄，而以天雄名方；至其佐使之桂枝、龙骨，尤微妙难言，桂枝汤桂枝止三两，而此乃倍之，欲其于太阳之经府俱到以化气。其证阴既下泄，阳自上浮，而脾肾咸虚之阳，不当潜以咸寒之牡蛎，得龙骨则引火归土，而亦不损其阳，且桂枝辅天雄则入肾释阴，辅白术则入脾温土，龙骨辅天雄则固肾涩精，辅白术则固脾祛湿，以天雄散隶于是证，义实至精至确。"

〔7〕脉得诸芤动微紧　周岩曰："脉芤动为阳，微紧为阴，阴阳气争，则表里失和，治之以桂枝、龙骨、牡蛎汤。桂枝生姜甘枣为阳，芍药为阴；龙骨为阳，牡蛎为阴，于祛邪涩精之中，有表里相得，阴阳互维之妙。"

〔8〕男子失精　律以下文"女子梦交"，知此"失精"当系梦中失精，非滑精遗精之类，后世称为"梦遗"。

〔9〕女子梦交　杨志一曰："梦交者即女子之遗精病也，惟女子虽有梦与人交之病，却不肯告之于医生，是以知者甚少耳。"（《妇科经验良方》）

〔10〕二加龙骨汤　《外台》"二加龙骨牡蛎汤"由桂枝加龙骨牡蛎汤去桂枝，加附子、白薇组成。

【白话解】

素患梦遗滑精的人，少腹疼痛，脉象弦急，阴头寒冷，目眩疼痛，头发坠落，脉象很虚，并见芤迟，这是完谷不化、亡血、失精等脾肾亏虚之象，用天雄散主治；脉象得见诸如芤动微紧之脉，男子则梦遗，女子则梦交，可用桂枝龙骨牡蛎汤主治。

［天雄散］方[1]

天雄_{三两，炮}　白术_{八两}　桂枝_{六两}　龙骨_{三两}

右四味，杵为散，酒服半钱匕，日三服，不知，稍增之。

【校注】

〔1〕天雄散方　《外台》卷十六载："范汪疗男子虚失精，三物天雄散方：天雄三两，炮白术八分，桂心六分，右药捣下筛，服半钱匕，日三，稍稍增之。忌猪肉、冷水、桃、李、雀肉、生葱。张仲景方有龙骨，文仲同。"

（九）男子[1]平人，脉虚弱细微[2]者，喜[3]盗汗[4]也。

【校注】

〔1〕男子　《病源》卷三《虚劳盗汗候》"男子"上有"诊其脉"三字。按：有此三字，则所谓"平人"，是指形态无病而脉有病的人，故下文云然。吴谦以此节脉证不合，必有脱简，似未细察。

〔2〕脉虚弱细微　按：此四种脉象，持说不一，有谓阴阳不足者，如魏荔彤、尤怡；有谓阳虚者，如陈念祖；有谓阴虚者，如李彣。征之《病源》，则主阳虚者，似古说也。

〔3〕喜　赵刊本、明刊本、俞桥本、吉野本、宽保本、宽政本、享和本并作"善"字。

〔4〕盗汗　《脉经》卷八第六"盗汗"下有"出"字。盗汗乃虚劳证中的一种症状，"寐中通身汗，觉来渐收"（张璐说）。此证仲景未出方治，似可以桂枝加龙骨牡蛎汤主之。后世于此证多主阴虚，治以养阴清热之方。但核以《金匮》之旨，似未必合，观本篇所主桂枝加龙骨牡蛎汤、小建中汤、黄芪建中汤，可觅仲景之意。

【白话解】

男子外表上没有病状，脉象虚弱细微的，经常会出现盗汗。

（十）人年五六十[1]，其病[2]脉大[3]者，痹侠背行[4]，若肠鸣[5]，马刀侠瘿[6]者，皆为劳得之。

【校注】

〔1〕人年五六十　人届五十、六十，精气已衰。《素问·阴阳应象大论》曰："年五十体重，耳目不聪明矣；年六十阴痿，气大衰，九窍不利，下虚上实，涕泣俱出矣。"

〔2〕其病　《脉经》卷八第六无"病"字。

〔3〕脉大　《脉经》作"脉浮大"。陈念祖曰："人年五六十，阳气既衰，脉不宜大，而脉反大者，非真阳之有余，乃虚阳之上亢。"

〔4〕痹侠背行　谓督脉感觉发麻。"侠"与"夹"同。《说文》"侠"字段注："侠之言夹也，经传多假侠为夹。""侠背行"，即痹气夹脊左右两侧而行，时有麻木感。曹家达曰："此证初起，当与风湿同治，麻黄加术、麻黄薏苡杏仁甘草二汤，皆可用之；至于痹证既成，则为黄芪五物汤证。"

〔5〕若肠鸣　元刊本、赵刊本、清初本、宽政本、新刻本"若"并作"苦"，应据改。吴谦曰："'若肠鸣'三字，与上下文不属，必是错简，当删之。"丹波氏以为"一偏之说"，说似欠审。按："苦肠鸣"三字，疑原在下节"腹满"文下，后经传抄误窜。核以《素问·六元正纪大论》"肠鸣而为数后"，《至真要大论》"肠鸣飧泄"，《气交变大论》"肠鸣溏泄"，《灵枢·师传》"肠中寒则肠鸣飧泄"。据上，则"苦肠鸣"与"痹侠背行"及"马刀侠瘿"似不相类，若移还"腹满"下，则"苦肠鸣，甚则溏泄，食不消化"，岂不文从义顺，且与《素》、《灵》之义相符，惜吴谦未言错简所在也。

〔6〕马刀侠瘿　"瘿"一作"婴"，又作"缨"。《太素》卷二十六《痈疽》："其痈坚而不溃者，为马刀挟婴"杨注："颈前曰婴。"《灵枢·痈疽》"婴"作"缨"。"婴"、"缨"二字相通，见《文选·游天台山赋》善注。据《太素》杨注："马刀侠瘿"是痈之发于颈前者，乃痈病之一种。后世以瘰疬之生于腋下

者曰"马刀"，生于颈部者曰"侠瘿"。吴谦改"瘿"为"瘰"，殆泥于后也。

【白话解】

人的年龄到了五六十岁，其脉象浮大，痹气夹于脊背两侧而行，感觉发麻，痈肿夹于颈前两旁的，大多是虚劳所引起的。

（十一）脉沉小迟，名脱气[1]，其人疾行则喘喝[2]，手足逆寒，腹满，甚则溏泄，食不消化[3]也。脉弦而大[4]，弦则为减[5]，大则为芤[6]，减则为寒[7]，芤则为虚[8]，虚寒相搏[9]，此名为革[10]。妇人则半产漏下，男子则亡血失精。

【校注】

〔1〕脱气 由于脉见沉小而迟，是为脾肾阳虚，肾阳虚则无以蒸水化气，脾阳衰则不能散精归肺，气之生化损矣，故曰"脱气"。徐彬曰："沉小迟三脉相并，是阳气全亏，故名'脱气'。"

〔2〕喘喝 "喝"引申有"竭"义，"喘喝"是谓喘得换不过气来，有气促欲尽之意，与上"脱气"义贯。至谓"喝"为张口在喘，引《灵枢·经脉》"喝喝有声"，虚实不同，与此不合。

〔3〕消化 《素问·气交变大论》"食不化"无"消"字，是。"消化"一词，始见于《释名·释天》，其义未及食物，此"消"字，乃后之传抄妄增。再本条仲景未出方治，曹家达认为当用理中四逆辈。

〔4〕脉弦而大 《脉经》卷八第六"脉弦"以下另作一条。

〔5〕弦则为减 "则"有"而"义，"而"有"却"义。弦脉坚硬搏指，是其常，如轻按之弦动，重按之不及，却谓为"减"。"减"非脉名，或疑与下"芤"脉不配，但古有"两语似平而实侧例"，见《古书疑义举例》卷一。固不必上下相对也。

〔6〕大则为芤 大脉形势铺张，但如绷鼓皮，外强中空，并不洪实有力，却谓为芤。

〔7〕减则为寒 本"则"字与上"则"字义异，有"即"意。此乃古书中"上下文字同义异"之例。有注家以"仲景言脉

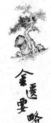

诸条，以'则为'二字递接出，多不甚可解。"似未细察也。再按：本书《疟病篇》云："弦迟者，多寒。"滑寿曰："迟，不及也。""减"似近于不及。似此弦而不及之脉，乃气虚内寒现象。

〔8〕芤则为虚　芤是大而中空之脉，乃血亏内虚现象。

〔9〕相搏　吉野本、享和本并作"相抟"。

〔10〕此名为革　"革"是脉名，乃弦大两合之脉。旧注如成无己以"革"为改革，魏荔彤以"革"为绝，尤怡以"革"为变革，又有以"革"为鼓皮，以"革"为皮毛枯瘁，均不当。

【白话解】

脉象沉小迟，称为脱气，病人快速行走就喘得换不过气来，手足寒冷，腹部胀满，严重的则出现大便稀薄，食物不化。脉象弦而大，脉虽弦而却重按不及，脉虽大而却外强中空，弦而不及即为气虚内寒之脉，大而中空即为血亏内虚之象，虚寒相抟，弦大两合，这称作革脉。在妇女则为小产漏下等病，在男子则为亡血失精等病。

（十二）虚劳里急[1]，悸[2]，衄，腹中痛[3]，梦失精，四肢[4]酸疼，手足烦热[5]，咽干口燥，小建中汤[6]主之。

［小建中汤］方

桂枝三两，去皮　甘草三两，炙　大枣十二枚　芍药[7]六两　生姜三两　胶饴[8]一升

右六味[9]，以水七升，煮取三升，去滓，内胶饴，更上微火消解，温服一升，日三服。呕家不可用建中汤，以甜故也[10]。

《千金》疗男女因积冷气滞，或大病后不复常，若四肢沉重，骨肉酸疼，吸吸少气，行动喘乏，胸满气急，腰背强痛，心中虚悸，咽干唇燥，面体少色，或饮食无味，胁肋腹胀，头重不举，多卧少起，甚者积年，轻者百日，渐致瘦弱，五脏气竭，则难可复常，六脉俱不足，虚寒乏气，少腹拘急，羸瘠百病，名曰黄芪建中汤，又有人参二两。

【校注】

〔1〕里急 腹里气急不舒。《素问·通评虚实论》王注："急，如弦张之急。"《难经·二十九难》丁注："里急，腹痛也。"与下"腹中痛"意复，于此不可取。《病源》卷三《虚劳里急候》："劳伤内损，故腹里拘急。"徐彬曰："虚劳者，元阳之气不能内统精血，则营枯而虚，故里气乃急。"

〔2〕悸 自觉心跳不安的症状，是由心血不足，心阳虚弱所致。至由精神骤然紧张致惊悸以及心下悸，脐下悸，与此均有别。

〔3〕腹中痛 此三字误倒于"悸，衄"二字之下，应乙正。"里急，腹中痛"，语义一贯。

〔4〕四肢 "四肢"与下"手足"相重复，据林校引《千金》应作"骨肉"。

〔5〕手足烦热 《千金》卷十九第八有建中两方，皆云"手足逆冷"。本条是云虚劳阳虚呈现之证，作"逆冷"似较作"烦热"之义为长。

〔6〕小建中汤 建中汤有大小，其义为何？周岩曰："邹澍于建中大小之分，创为势合势分，力专力薄说，实则不当，何以言之？小建中所治不一，而其扼要在建中，以云建中，犹建中之小者耳。若大建中则专治中脏虚寒，不兼顾他经之证，'腹中寒'句是主，余皆腹寒之所波及。温脾无过干姜，补脾无过人参、胶饴，椒能由脾达肾，以消饮而杀虫，亦温脾之要药，此四物大温大补，不出中宫，建中有大于是者乎！"小建中汤治虚劳有何意义？喻昌曰："《内经》于虚劳病有调以甘药之说，《金匮》遵之而用小建中汤建其中气，俾饮食增而津液旺，以至充血生精，而复其真阴之不足，但用稼穑作甘之本味，而酸辛咸苦在所不用，盖舍此别无良法。"尤怡曰："和阴阳，调营卫，而必以建中者，何也？曰：中者，脾胃也，营卫生成于水谷，而水谷转输于脾胃，故中气立则营卫流行，而不失其和；又中者，四运之轴，而阴阳之机也。故中气立，则阴阳相循，如环无端，而不极于偏，

是方甘与辛合而生阳，酸得甘助而生阴，阴阳相生，中气自立。"

〔7〕芍药　桂枝加芍药汤主腹满痛，小建中汤主腹急痛，盖芍药酸而破阴，饴糖甘而缓急。周岩曰："小建中治急痛，而芍药仍在者有故也。桂枝汤，外证得之为解肌调营卫，内证得之为化气和阴阳，芍药不止治腹满，故小建中于虚劳里急，悸，衄等证皆主之，惟以治满痛，则于桂枝汤原方加一倍，而于饴糖则挨之。"

〔8〕胶饴　"饴（yí 移）"即饴糖。邹澍曰："如蜜而稀，色如胶，所谓胶饴者是也。"《本草经》："饴糖，味甘微温，主补虚乏。"

〔9〕右六味　《千金》卷十七第二作"右五味，㕮咀"。按：当作"五味"，胶饴不在其内。

〔10〕呕家不可用建中汤，以甜故也　《注解伤寒论》卷三第三此十二字作经文，不作细注。

【白话解】

虚劳病人腹中气急不舒，腹中疼痛，心悸不安，衄血，梦中遗精，骨肉酸疼，手足寒冷，咽干口燥，可用小建中汤主治。

（十三）虚劳[1]里急，诸不足[2]，黄芪建中汤[3]主之。于小建中汤内加黄芪一两半，余依上法[4]。气短胸满者，加生姜[5]，腹满者，去枣加茯苓一两半，及疗肺虚损不足，补气加半夏[6]三两。

【校注】

〔1〕虚劳　徐大椿曰："古人所云'虚劳'，皆是纯虚无阳之证，与近日之阴虚火旺，吐血咳嗽者正相反，误治必毙。近日吐血咳嗽之病，乃血证，虽有似虚劳，其实非虚劳也。"

〔2〕诸不足　虚劳无有余之证，而"不足"者何？可以《灵枢·邪气脏腑病形》"阴阳形气俱不足"一语括之，简举如腰痛，骨节酸疼，四肢倦怠，气短懒言，心悸，盗汗，喘喝，失精，亡血等证，兹不能尽也。

〔3〕黄芪建中汤 张璐曰："上条言虚劳失精，而里急腹痛，烦热悸衄，明系阳气内夺之候，故用建中以和之；本条言虚劳里急诸不足，较上条虚证更剧，故于前方加黄芪以大补卫中阳气也。"李彣曰："建中汤既补中宫，而卫气未实，则补中者，仍未免于外泄，加黄芪以固卫气，则卫实荣生，阳行阴守，八珍汤加黄芪以成十全大补之功，义本诸此。"绮石曰："余尝说建中之义，谓人之一身，心上，肾下，肺右，肝左，惟脾胃独居于中。黄芪之质，中黄表白，白入肺，黄入脾，甘能补中，重能实表。夫劳倦虚劳之证，气血既亏，中外失守，上气不下，左不维右，右不维左，得黄芪益气甘温之品，主宰中州，中央旌帜一建，而五方失位之师，各就其列，此建中之所由名也。"（《理虚元鉴》）

〔4〕于小建中汤内加黄芪一两半，余依上法 《千金》卷十九第八无"于小建中汤"等十六字。

〔5〕气短胸满者，加生姜 《千金》作"呕者倍生姜"。

〔6〕补气加半夏 胡毓秀曰："半夏补气之理，人多不解。不知人身肠胃外之油膜中，不可留些许水质，有形之水不化，则无形之气不生。水不下行，则气不上达，半夏能降水饮，水下行，气自上达，此半夏补气之义也。"

【白话解】

虚劳病，腹中气急不舒，阴阳形气均不足，可用黄芪建中汤主治。

（十四）虚劳[1]腰痛，少腹拘急[2]，小便不利[3]者，八味肾气丸主之。方见妇人杂病中。

【校注】

〔1〕虚劳 《千金》卷十九第八"虚劳"下有"不足，大渴欲饮水"七字。李彣曰："此虚劳病之在肾经者也。"

〔2〕少腹拘急 "少腹"属于膀胱部位。肾与膀胱为表里，肾病易致膀胱亦病。故周扬俊谓："肾气虚寒，少腹因而拘急，而膀胱之气不化则其小便不利乃势所必然，用八味肾气丸疗之，

取收摄肾气归元之义也。"

〔3〕小便不利　张璐曰："小便不利一证，桂附岂所宜用？殊不知肝失其疏泄之权，肾亦伤其生发之气，水道自难流利，故以八味肾气之桂附，以导火归源。"李彣《广注》引沈子华曰："今医见小便不利，即用清凉药泻内热，安知水火既济者，以资化源而小便自利乎，此八味丸为治天一生水之圣剂也。"

【白话解】

虚劳病，腰部疼痛，少腹拘急不舒，小便不利的，可用八味肾气丸主治。

（十五）虚劳诸不足，风气[1]百疾，薯蓣丸主之。

〔薯蓣丸〕方[2]

薯蓣三十分　当归　桂枝　曲　干地黄　豆黄卷各十分　甘草二十八分　人参七分　川芎　芍药　白术　麦门冬　杏仁各六分　柴胡　桔梗　茯苓各五分　阿胶七分　干姜三分　白敛二分　防风六分　大枣百枚，为膏

右二十一味，末之，炼蜜和丸，如弹子大，空腹酒服一丸，一百丸为剂。

【校注】

〔1〕风气　按："风气"云何？各注含混。丹波元简以"风气"为两疾，近人以为泛指风邪，似近之。本条治"风气百疾"，既以薯蓣为主，则宜知其药性。检《本草经》"薯蓣，主伤中，补虚羸，除寒热邪气；主头面游风，头风眼弦。"邹澍疏解之曰："主伤中云者，犹云补伤中而致之虚羸，除伤中而受之寒热邪气也，至头面游风云者，唐以来医家不甚用此味，无从参其底里，然质之仲景治风气百疾，本经除其寒热邪气，亦可默会其旨。"至有谓薯蓣仅治劳损羸瘦者，似于"风气百疾"之意未审也。

〔2〕薯蓣丸方　魏荔彤曰："虚劳上损于肺，下损于肾，递传递损，必及于心肺，而归极于脾胃，仲景又为此法，以调理脾胃为主，而以补气养血生津散热为佐，方以薯蓣为主，端理脾

胃，上损下损，至此可以撑持；以人参、白术、茯苓、干姜、豆黄卷、甘草、神曲、甘草助之，除湿益气，而中土之令得行；当归、川芎、芍药、地黄、麦冬、阿胶养血滋阴；以柴胡、桂枝、防风、升麻散热；以杏仁、桔梗、白敛下气开郁，惟恐虚而有热之人，资补之药，上拒不受，故为散其邪热，开其逆郁，而气血平顺，补益得内也。"曹家达曰："虚劳诸不足，是为正虚；风气百疾，是为邪实。正虚则不胜表散。邪实则不应调补，此尽人之所知也。仲师于气血两虚，外感风邪者出薯蓣丸统治之方，所用补虚凡十二味，舍薯蓣、麦门冬、阿胶、大枣外，实为后人八珍汤所自出；祛风气百疾者凡九味，白敛能散结气，大率能通血络壅塞，而排泄之力为多，要之补虚用重药，惧不胜邪也；开表和里用轻药，惧伤正也，可以议立方之旨矣。"

【白话解】

虚劳病，阴阳形气均不足，风邪百病，可用薯蓣丸主治。

（十六）虚劳虚烦[1]，不得[2]眠，酸枣汤主之[3]。

[酸枣仁汤] 方

酸枣仁二升[4]　甘草一两　知母二两　茯苓二两　川芎二两

《深师》有生姜[5]二两

右五味，以水八升，煮酸枣仁得六升，内诸药，煮取三升，分温三服。

【校注】

〔1〕虚烦　"虚"，只是、一直。《广雅·释诂三》："虚，空也。""烦"是心病。"虚烦"乃心里一直烦乱，返来复去，躁扰不安。而所谓"烦逆"、"烦闷"都可随之而至。《千金》卷十二《胆虚实》："酸枣汤，治虚劳烦闷不得眠。"《外台》卷十七《虚劳虚烦不得眠》引深师方酸枣汤疗虚劳不得眠，烦不可宁。据上所引，则"烦"字之意益明。如只以"烦热"、"烦躁"解之，固未尽得其义，而谓"因虚致烦"，亦未为合。

〔2〕不得　即不能。

〔3〕酸枣汤主之　《本草经》：酸枣仁主治"烦心不得眠"。周岩曰："酸枣仁为心肝脾三经之药，心得之则神心，肝得之则魂藏，脾得之则思精，其治不得眠，尚有何疑。此云虚烦不得眠，脉必浮而微数，盖阳上浮而不下则烦，阴下亏而不上则不得眠，其责在肾，非酸枣仁收摄浮阳，不能使心肝脾咸循其职，故推酸枣仁为君，而臣以知母滋肾之液，茯苓泄肾之邪，扰心之烦，可不作矣。特三物皆下行，而肾阴向上之机不能无滞，故又加川芎通阴阳以利之，甘草居中宫以和之，标之曰酸枣仁汤，以酸枣仁为首功也。"

〔4〕二升　明刊本、俞桥本、清初本、吉野本并作"一升"。

〔5〕生姜　《本草纲目》卷三十六"酸枣"条引《图经》深师方作"干姜"。

【白话解】

虚劳病，心里一直烦乱不安，不能安眠的，可用酸枣仁汤主治。

（十七）五劳[1]虚极，羸瘦[2]腹满[3]，不能饮食[4]，食伤、忧伤、饮伤、房室伤、饥伤、劳伤、经络荣卫气伤[5]，内有干血，肌肤甲错[6]，两目黯黑[7]，缓中补虚[8]，大黄䗪虫丸主之。

［大黄䗪虫丸］方

大黄十分，蒸　黄芩二两　甘草三两　桃仁一升　杏仁一升　芍药四两　干地黄十两　干漆一两　虻虫一升　水蛭百枚　蛴螬[9]一升　䗪虫[10]半升

右十二味，末之，炼蜜和丸小豆大，酒饮服五丸，日三服。

【校注】

〔1〕五劳　即肺劳、肝劳、心劳、脾劳、肾劳，脉现微濡相搏，见《病源》卷三《虚劳》。魏荔彤曰："五劳，即过劳五脏，而伤其真气也，脏真损伤，日就颓败，遂里虚至极。"

〔2〕羸瘦　二字同义副词。《说文·羊部》："羸，瘦也。"徐彬曰："脾胃受伤，虚乃难复，故虚极则羸瘦。"

〔3〕腹满　徐彬曰："腹满为脾气不行。"丹波元简曰："内有干血，故腹满。若虚劳证而无腹满，则大黄䗪虫不中与也。"

〔4〕不能饮食　中气已败，胃不运化。魏荔彤曰："脾气散而腹满，胃气竭而不能饮食。"

〔5〕食伤、忧伤、饮伤、房室伤、饥伤、劳伤、经络荣卫气伤　魏荔彤曰："仲景追溯致伤五脏之由，曰食、曰忧、曰饮、曰房室、曰饥、曰经络荣卫。此乃不慎其起居，不制其嗜欲，不调其喜怒，不省其思虑，不节其饮食，不息其劳役，不戒其房帷，驯至劳而伤，伤而虚，虚而仍劳仍伤，遂病矣。"按：如魏说，是"食伤"七者，乃五劳致病之因，并非与五劳相对之名，如徐彬、吴谦、尤怡之注意大率类此；他如喻昌、黄元御则以"五劳"之外，另有"七伤"之名。要之，五劳七伤，古有其称，故《医心方》卷十三引《范汪方》有治五劳七伤两方，《千金》卷二十《杂补》有治五劳七伤两方。范汪生距东汉末年较近，其学当有所授。至《金匮》所以未出"七伤"之名，乃古书错综成文之例，不似后之力求排比耳，检《病源》卷三《虚劳》云："七伤者，一阴寒、二阴痿、三里急、四精连连、五精少阴下湿、六精清、七小便苦数、临事不卒。"又一曰："一、大饱伤脾，二、大怒伤肝，三、强力举重伤肾，四、形寒寒饮伤肺，五、忧愁思虑伤心，六、风雨寒暑伤形，七、恐惧不节伤志。"喻昌肯定《金匮》"食伤"之为七伤，而驳斥以阴寒等为七伤之不合理，核之《总录》卷一、十六《虚劳》择取《病源》之后说，则喻为允矣。

〔6〕肌肤甲错　肌皮粗糙如错（错，磨砺金石之具有粗纹或粟粒，抚之不滑润）。《文选·蜀都赋》："百果甲宅"善注引《周易》郑注"皮曰甲。"旧注以"甲"为鳞甲。鳞甲乃指龟甲、鳖甲而言，以喻肌肤枯涩不切，或谓"甲"为衣甲，亦非。程林曰："人或因七情，或因饮食，或因房劳，皆令正气内伤，血脉凝积，致有干血积于中，而尪羸见于外也，血积则不能以濡肌

肤，故肌肤甲错。"

〔7〕黯黑　"黯（àn 暗）黑"，同义复词。慧琳《音义》卷四十八"黯，深黑也。"卷五十六引《纂文》云："黯，深黑也。""两目黯黑"是指两目眶际周围呈现黑色而言，若谓目睛无光，是以黯为暗，误矣。

〔8〕缓中补虚　喻昌曰："以润剂润其血之干（如黄芩、芍药、地黄、甘草），以蠕动敢血之物行死血（如四虫并宜兼及大黄、干漆、桃仁），名之曰'缓中补虚'。"按：去干血不生新血，血生而虚即补，此仲景于治虚劳另立一法，定方用药则大黄䗪虫丸也。吴谦以"缓中补虚"四字当在"不能饮食"之下，似失体会。

〔9〕蛴螬　《证类本草》卷二十一"蛴螬"条引《图经》云："以其主胁下坚满也。"

〔10〕䗪虫　《证类本草》"䗪虫"条引《图经》云："以其有破坚积，下血之功也。"

【白话解】

由于五劳而致极虚，身体消瘦，腹部胀满，不能饮食，这是由于过食所伤、忧思不解所伤、饮酒过度所伤、房室不节所伤、饥饿太久所伤、劳累过度所伤，使经络和荣卫之气受伤，体内停有瘀血，皮肤粗糙如错，两眼眶际周围呈深黑色。治疗宜缓中补虚，可用大黄䗪虫丸主治。

附方

《千金翼》[炙甘草汤] 一云：复脉汤。治虚劳不足，汗出而闷，脉结悸，行动如常，不出百日，危急者十一日死。

甘草四两，炙　桂枝　生姜各三两　麦门冬半升　麻仁半升　人参　阿胶各二两　大枣三十枚　生地黄一斤

右九味，以酒七升，水八升，先煮八味，取三升，去滓，内胶消尽，温服一升，日三服。

《肘后》[獭肝散] 治冷劳，又主鬼疰一门相染。

獭肝一具，炙干末之，水服方寸匕，日三服。

肺痿肺痈咳嗽上气病脉证治第七

（论三首　脉证四条　方十五首）

（一）问曰：热在上焦者[1]，因咳为肺痿。肺痿之病，从何[2]得之？师曰：或[3]从汗出[4]，或从呕吐[5]，或从消渴，小便利数[6]，或从便[7]难，又被快药[8]下利[9]，重[10]亡津液，故得之。曰：寸口脉数，其人咳，口中反有浊唾涎沫者何[11]？师曰：为肺痿[12]之病。若口中辟辟燥咳[13]，即[14]胸中隐隐痛[15]，脉反滑数[16]，此为肺痈。咳唾脓血，脉数虚者为肺痿，数实者为肺痈[17]。

【校注】

〔1〕热在上焦者　《千金》卷十七第六作"病热在上焦"。上焦，谓胸中。

〔2〕从何　赵刊本、俞桥本、清初本、吉野本、宽政本并作"何从"。"从"有"由"义、"因"义。《汉书·外戚传上》颜注："从，因也、由也。"

〔3〕或　有也。见《广雅·释诂一》。此四"或"字乃举肺痿病人虚耗原因各不相同。有因此者，有由彼者。如以"或"为不尽然之词，则不合矣。

〔4〕汗出　黄元御曰："或从汗出，而津亡于表。"曹家达曰："肺主皮毛，呼吸与之相应。汗出太多，则肺脏燥。"

〔5〕呕吐　黄元御曰："或从呕吐，而津亡于里。"曹家达曰："呕吐为胆胃上逆，胆胃气燥，则上灼肺脏，肺脏之液与之俱涸。"

〔6〕消渴，小便利数　黄元御曰："或从消渴便数，而津亡于前。"曹家达曰："消则胆火逼水液而泄出膀胱，渴则胃中热而引水自救，随消随渴，则肺脏之液以涸；曰小便利数者，肺为水

之上源，水从下焦，一泻无余，则上源告竭。"

〔7〕从便　"从"，就也，见《广韵·三钟》。

〔8〕又被快药　《脉经》卷八第十五、《千金》"又"并作"数"，"快"并作"駃"。按："快"同"駃"。段玉裁曰："快俗字作駃。"

〔9〕下利　《千金》"下"下无"利"字。黄元御曰："或从胃燥便难，津液原亏，又被快药下利，重亡津液，而津亡于后。"曹家达曰："便难又被快药下利，重亡津液，大肠与肺为表里，大肠燥则肺脏与之俱燥，此其所以浸成肺痿也。以上所列病由，俱出燥热，以视肺痈，但有虚实之别耳。故治此证者，火逆之麦门冬汤及《千金》治肺痈之苇茎汤并可借用。"

〔10〕重　"重（chóng 虫）"，更也。《广雅·释言》："重，再也。"

〔11〕浊唾涎沫者何　"浊唾"是黏浊唾液；"涎沫"是清稀口水和白沫。慧琳《音义》卷十三引《考声》云："唾，口中津液也。"《音义》卷十一引《考声》云："涎，口津也。"是"唾"、"涎"义相近，但细察仍有别。见证，肺燥则唾浊，肺中冷则多涎沫。另，《脉经》"者何"下有"如"字，应据补。

〔12〕为肺痿　"为"上脱"此"字，应据《脉经》补。"此为肺痿"与下"此为肺痈"上下文例相对。

〔13〕若口中辟辟燥咳　本文句读，如喻昌、张璐、吴谦、沈明宗、徐彬、尤怡、周扬俊、黄元御等均在"燥"下断句。惟魏荔彤"咳"字属上读，作"口中辟辟燥咳"，可谓有识。在喻昌等以为"咳"如属上，则因何隐痛之意不显，但如属下，则辟辟何以有声，只有燥咳，意义始觉明了。下略"咳"字，乃古书蒙上而省之例，犹云"咳即胸中隐隐痛"。

〔14〕即　《脉经》作"则"字。

〔15〕隐隐痛　"隐隐"上状其痛。《诗经·柏舟》传："隐，痛也。"其痛是微是甚，症状多端，不能预为之必。

〔16〕脉反滑数　"滑数"是说脉不仅数，而且滑实有力。

《辨脉法》云："滑为实。"《甲乙》卷四《病形脉诊》云："滑者阳气盛。"

〔17〕脉数虚者为肺痿，数实者为肺痈　"数虚"《千金》卷十七第七无"数"字。李彣曰："痿痈俱有热，故俱脉数。但肺痿亡津液，故脉数而虚；肺痈吐脓血，故脉数而实。"

【白话解】

问道：热在上焦的，因咳为肺痿。肺痿这种病，是什么原因得的呢？仲师说道：有的是由汗出，有的是由呕吐，有的是由消渴，小便利数，有的是由大便困难，又被峻下药所通下，更失津液，所以患病。问道：寸口脉象数，患者咳嗽，口里反而有浊唾涎沫的是怎么回事呢？仲师说道：这是由于患了肺痿的病。如果病人口中辟辟有声燥咳，咳则胸中隐隐作痛，脉象反而滑数，这种病是肺痈。咳唾脓血，脉数虚的是肺痿，数实的是肺痈。

（二）问曰：病咳逆[1]，脉之[2]，何以知此为肺痈[3]？当有[4]脓血，吐之则死[5]？其脉何类[6]？师曰：寸口脉微[7]而数，微而为风，数则为热；微则汗出，数则恶寒。风中于卫，呼气不入[8]；热过于荣[9]，吸而不出[10]；风伤皮毛，热伤血脉；风舍于肺，其人则咳，口干喘满，咽燥不渴[11]，多唾[12]浊沫，时时振寒[13]。热之所过[14]，血为之[15]凝滞，畜结痈脓[16]，吐如米粥。始萌可救[17]，脓成则死[18]。

【校注】

〔1〕病咳逆　各病常见咳逆，如本书第十二篇所云痰饮病有"咳逆"，第十六篇所云吐血病有"咳逆"等，此则诊为肺痈，故疑而问。

〔2〕脉之　《千金》卷十七第七"脉"上有"师"字。

〔3〕肺痈　吴谦曰："'肺痈'之上，当有'肺痿'二字，不然本文论肺痿之义，则无著落，必是脱简。"

〔4〕当有　"当"与"倘"音近字通，"当有"即"如有"也。

〔5〕吐之则死　《脉经》卷八第十五、《千金》"则死"下并有"后竟吐脓死"五字。

〔6〕其脉何类　《千金》此下有"何以别之"四字。

〔7〕脉微　吴谦曰："脉微之三'微'字，当是三'浮'字，'微'字文气不属，必是传写之讹。"

〔8〕不入　《病源》卷三十三《肺痈》作"不出"。

〔9〕荣　享和本作"营"字。

〔10〕不出　《病源》作"不入"。吴谦曰："呼气不入，吸而不出，乃言其呼吸气促，难出难入，非竟不出入也。"陆渊雷以"呼吸不利"四字释之，其说合于吴氏。

〔11〕咽燥不渴　《太平圣惠方》卷六十一《治肺疮诸方》"不渴"作"渴渴"。

〔12〕多唾　元刊本、赵刊本、俞桥本、清初本、吉野本、宽政本、宽保本并作"时唾"，《太平圣惠方》作"多吐"。

〔13〕时时振寒　《太平圣惠方》"时时振"作"四肢时颤"，"寒"字属下读。

〔14〕所过　"过"，到也。《汉书·陆贾传》颜注："过，至也。"

〔15〕为之　《脉经》、《千金》"为"下无"之"字。

〔16〕畜结痈脓　《太平圣惠方》作"畜血成脓"。"畜"与"蓄"通。《左传，昭公二十五年》"众怒不可畜也"《释文》："畜本作蓄。""蓄结"积聚之意。

〔17〕始萌可捄　《脉经》、《千金》"捄"并作"救"，同。

〔18〕脓成则死　《千金》作"脓已成，则难治"。《总录》卷五十《肺痈》作"脓成难治"。徐大椿曰："肺痈之疾，脓成亦有愈者，全在用药变化，汉时治法或未全耳。"按：徐说与《千金》合，检徐氏医案治钱复庵肺痈，脓已成，徐乃集唐以来治肺痈之法，用辛凉之法以清其火，滋润之药以养其血，滑降之药以祛其痰，芳香之药以通其气，更以珠黄之药解其毒，金石之药填其空，兼数法而治，必验，钱竟痊。徐氏以外科著称，治病能践所言。其所云汉时治法未全，说明医学向前发展，未可以蔑古轻之。再余昕鸿说："脓虽

已成，能愈与否？在胃气之有无。"其言亦可信。

【白话解】

问道：病人咳嗽气逆，老师诊其脉象，怎么能知道这是肺痈病呢？如有脓血，用吐法则死？这种脉属于哪一类呢？仲师说道：寸口脉象浮而且数，浮表示是风，数表示是热；脉浮则汗出，脉数则恶寒。风中于卫，呼气不出；热至于营，吸而不入；风邪伤于皮毛，热邪伤于血脉；风内舍于肺脏，病人就会咳嗽，口干喘息胸满，咽燥口渴，时吐浊沫，经常怕冷。热邪所至，血因邪热而凝结壅滞，积蓄凝结而成痈脓，吐出物如同米粥一样。疾病初期尚可救治，脓已成后治疗就困难了。

（三）上气[1]，面浮肿[2]，肩息[3]，其脉浮大，不治；又加利，尤甚[4]。

【校注】

〔1〕上气　《周礼·天官·疾医》郑注："上气，逆喘也。"贾疏："向上喘息，谓之逆喘。"按："上气"简言之，即喘气。《总录》卷六十《上气》云："人之息，呼随阳出，气于是升；吸随阴入，气于是降，阴阳交通，气乃亨融。所谓上气者，盖气上而不下，升而不降，痞满膈中，胸背相引，气道奔迫，喘息有声者是也。本于肺脏之虚，复感风邪，肺胀叶举，诸脏之气又上冲壅遏，此所以有上气之候也。"李彣曰："肺在上，而其气则常下降，所谓地道宜上升，天道宜下济也。咳逆上气，则气逆矣。"按：此段之上气是属肾不纳气。

〔2〕面浮肿　《总录》卷六十七《诸气统论》"面"作"而"，"浮"作"付"。（"付"，脚面）《病源》卷十三《上气候》同。"面"作"而"形近误写。《外台》卷十《上气咳身面肿满》引崔氏方，证有单面肿，或足肿者。

〔3〕肩息　《病源》卷十三《上气候》"肩"作"膊"（膊，肩甲也），《总录》卷六十七《诸气统论》"肩"作"喘"。按：摇肩而息，似无大悖。但核之《总录·上气》如诃黎散、马

148

兜铃散、降气散、双仁丸，均云上气喘急，款气丸治上气喘促，无一方及肩息者，如紧扣方证，似以作"喘息"为是。

〔4〕又加利，尤甚　《病源》卷十三《上气候》、《总录》卷六十七《诸气统论》并无"又加"五字。

【白话解】

气上逆，而且脚面浮肿，喘息，病人脉象浮大，这不是正常的；再又加之下利，病情更加严重。

（四）上气，喘而躁者[1]，属肺胀[2]，欲作风水[3]，发汗则愈。

【校注】

〔1〕喘而躁者　《脉经》卷八第十五、《千金》卷十七第七作"躁而喘者"，《病源》卷十三《上气候》作"脉躁而喘者"。

〔2〕属肺胀　《病源》作"属肺，肺胀"。《灵枢·胀论》曰："肺胀者，虚满而喘咳。"

〔3〕欲作风水　"欲"，动词，将也。未成风水，故无一身尽肿之证，故下曰"发汗则愈"，可用越婢汤。按：此段之上气是属于肺实。

【白话解】

上逆，喘息而烦躁的，属于肺胀，将要发生风水病，用发汗方法治疗就会痊愈。

（五）肺痿[1]吐涎沫而不咳[2]者，其人不渴[3]，必遗尿[4]、小便数。所以然者，以上虚不能制下故也[5]。此为肺中冷[6]，必眩[7]、多涎唾，甘草干姜汤[8]以温之[9]。若[10]服汤已渴者，属消渴。

［甘草干姜汤］方

甘草四两，炙　干姜二两，炮

右㕮咀，以水三升，煮取一升五合，去滓，分温再服。

【校注】

〔1〕肺痿　按：此节乃辨肺痿之疑似，简要以说，肺痿之证，吐涎沫，必咳而渴，不遗尿，目不眩；若吐涎沫，不咳，不渴，而遗尿，小便数，就不是肺痿证，而是肺寒（肺中冷）。

〔2〕吐涎沫而不咳　吴谦曰："咳而不吐涎沫者，肺燥咳也；咳而吐涎沫者，肺热痿也；若似肺痿之吐涎沫而不咳者，此为肺中有冷饮，非为肺中成热痿也。"

〔3〕不渴　由于肺之虚寒。

〔4〕必遗尿、小便数　尤怡曰："肺金不用而气化无权，斯膀胱无制而津液不藏。"

〔5〕以上虚不能制下故也　吴谦曰："上焦阳虚，不能约制下焦阴水，下焦之水，泛上而吐涎沫。"陆渊雷曰："呼吸器病见排泄障碍者，谓之上虚不能制下。"

〔6〕此为肺中冷　此五字乃仲景着重表明此非肺痿之热证，不当以肺痿治之，并指出"必眩、多涎唾"是肺中冷之主症，宜"甘草干姜汤"温肺。反之，而用清润药则误矣。

〔7〕必眩　《本草纲目》卷十二"甘草"条引作"头眩"。

〔8〕甘草干姜汤　此方辛甘化阳，为温中诸方之祖，加附子为四逆汤，加参、术为理中汤，其用无穷。其中甘草重用四两，不无精义。《本草经》："甘草，温中。"中者上下之枢。邹澍云："《金匮》肺中冷，甘草干姜汤以温之，是由中以益上制下也；一变而为理中汤，治上吐下利，是由中以兼制上下矣；又一变而为四逆汤，治下利清谷，是由中以制下矣；再变而为通脉四逆汤，治下利面赤，内寒外热，是由中及下兼制内外矣，连类反之，可悟甘草居中安土之大凡。"其说可谓穷究其旨。

〔9〕温之　《脉经》、《千金》卷十七第六、《外台》卷十《肺痿》并作"温其脏"。

〔10〕若　《脉经》无"若"以下九字。《千金》细注作"服汤已，小温覆之，若渴者，属消渴法。"

【白话解】

肺痿病人吐涎沫却不咳嗽的，也不口渴，必然会有遗尿、小便频数。所以有这种情况，是由于上焦虚弱不能制约下焦的缘故。这是肺中寒冷，病人头眩、多吐稀涎，用甘草干姜汤来温暖肺脏。如果服用此汤后出现口渴的，这属于消渴证。

（六）咳而上气，喉中水鸡声，射干麻黄汤主之。

［射干麻黄汤］方

射干十三枚，一法三两　麻黄四两　生姜四两　细辛　紫菀　款冬花各三两　五味子半斤　大枣七枚　半夏大者洗，八枚一法半升

右九味，以水一斗二升，先煮麻黄两沸，去上沫，内诸药，煮取三升，分温三服。

【校注】

〔1〕咳而上气　巢元方曰："肺虚感微寒而成咳，咳而气还聚于肺，肺则胀，是为咳逆也。邪气与正气相搏，正气不得宣通，但逆上喉咽之间。邪伏则气静，邪动则气奔上烦闷欲绝，故谓之咳逆上气也。"（见《病源》卷十四《咳逆上气候》）

〔2〕喉中水鸡声　《外台》卷十"喉"作"咽"。《病源》卷十三《上气喉中如水鸡鸣候》、《千金》卷十八第五"水鸡"上并有"如"字。按：《外台》卷十载治上气喉中水鸡声方十二首，其中引《深师》两方、《小品》两方、《必效》一方、《古今录验》两方均有"如"字，其余五方无。但核之文意，仍以有"如"字义胜。水鸡，即蛙也，一名田鸡。曹家达曰："呼吸之气引胸膈之水痰出纳喉间，故喉中如水鸡声，格格而不能止。"巢元方曰："肺病令人上气，兼胸膈痰满，气机壅滞，喘息不调，致咽喉有声，如水鸡之鸣也。"（《病源》卷十三《上气喉中如水鸡鸣候》）

〔3〕射干麻黄汤　尤怡曰："射干、款冬降逆气，麻黄、姜辛发邪气，半夏消饮气，而以大枣安中，五味敛肺，恐劫散之药并伤及其正气也。"吴谦曰："上条肺中冷，以干姜佐甘草，是以温中药为主；此条为肺经寒，以生姜佐麻黄，是以散外为主，病

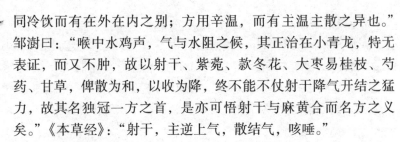

同冷饮而有在外在内之别；方用辛温，而有主温主散之异也。"
邹澍曰："喉中水鸡声，气与水阻之候，其正治在小青龙，特无
表证，而又不肿，故以射干、紫菀、款冬花、大枣易桂枝、芍
药、甘草，俾散为和，以收为降，终不能不仗射干降气开结之猛
力，故其名独冠一方之首，是亦可悟射干与麻黄合而名方之义
矣。"《本草经》："射干，主逆上气，散结气，咳唾。"

【白话解】

咳嗽而且气上逆，喉中痰鸣犹如田鸡鸣息之声，可用射干麻
黄汤主治。

（七）咳逆上气[1]，时时唾浊[2]，但坐不得眠[3]，皂荚
丸[4]主之。

[皂荚丸] 方

皂荚八两，刮去皮，用酥炙[5]

右一味，末之，蜜丸[6]梧子大，以枣膏和汤服三丸，日三
夜一服。

【校注】

〔1〕咳逆上气　曹家达曰："咳而上气，是不咳之时，其气
未必上冲也，若咳逆上气，则喘而不可止矣。"

〔2〕唾浊　"唾"，动词，有"吐"义，"唾"与"吐"双
声。有本改作"吐"。尤怡曰："'浊'，浊痰也。"李彣以"唾"
为名词，而曰"肾不纳气而水泛为痰"，是泥于《素问·宣明五
气》"肾为唾"之说而不化也。

〔3〕不得眠　《千金》卷十八第五"眠"作"卧"。检《外
台》卷十八《久上气》引《近效》疗久上气，气急卧不得。又
《上气喉中水鸡鸣》引《深师》疗昼夜不得卧，又方疗昼夜倚壁
不得卧。注家惟程林注本以不得卧为说，可谓有见。名医曹家达
蒙上谓："此证惟背拥叠被六七层，尚能垂头而睡，倘叠被较少，
则终夜呛咳，所吐之痰黄浊胶黏。"述症形象，则"眠"宜作
"卧"，可以了然。

〔4〕皂荚丸　程林曰："皂荚，味辛咸，辛能散，咸能软，宣壅导滞，利窍消风，莫过于此。"尤怡曰："皂荚，味辛入肺，除痰之力最猛。"按：皂荚一物，在仲景书中，只皂荚丸一方，可以识其用之慎重。《千金》有桂枝去芍药加皂荚汤，治肺痿吐涎沫不止（见卷十七）。简要言之，咳嗽上气属实者，皂荚可暂用之，如属虚者，似可酌用保元汤加半夏、五味子，万勿妄投皂荚。

〔5〕用酥炙　皂荚坚硬，不易研末，故先以牛羊乳所制成的油酥炙之，使其变得干脆易碎，便于制成丸剂。

〔6〕蜜丸　《千金》卷十八第五作"蜜和丸如"四字，应据补"和"、"如"二字。

【白话解】

咳嗽气喘，经常吐出浊痰，只能坐着却不能平卧，可用皂荚丸主治。

（八）咳而脉浮者[1]**，厚朴麻黄汤**[2]**主之。**

［厚朴麻黄汤］　方

厚朴五两　**麻黄**四两　**石膏**如鸡子大[3]　**杏仁**半升　**半夏**半升
干姜二两　**细辛**二两　**小麦**一升　**五味子**半升

右九味[4]，以水一斗二升，先煮小麦熟，去滓，内诸药，煮取三升，温服一升，日三服[5]。

【校注】

〔1〕咳而脉浮者　按本条证脉甚简，疑有遗脱。《千金》卷十八第五作"咳而大逆上气，胸满，喉中不利，如水鸡声，其脉浮者"用厚朴麻黄汤，与本篇同，可能为《金匮》所遗之文。唐宗海曰："此章以肺痈肺痿为主。本节一'咳'字，盖谓此与肺痈肺痿之咳无异，独其脉与痿痈之脉不同，而见脉浮者则为外寒；见脉沉者则为内饮，主用麻黄、泽漆汤，均不得误作痈痿治法也。"丹波元坚曰："水饮上迫，脉必带浮，不必拘表证有无。此二方证，均是上焦蓄饮，而以脉浮沉为别者，盖以势之剧易，及水饮上迫，与内结之异耳。"

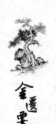

〔2〕厚朴麻黄汤　丹波元坚曰："此方证，杀寒饮迫肺，而无风寒外候，故于小青龙汤中去桂枝，以厚朴降逆为君，其佐用杏仁，亦犹桂枝加厚朴杏子汤之例，况配以石膏，其驱饮之力更峻。"

〔3〕如鸡子大　《千金》卷十八第五作"三两"。

〔4〕右九味　《千金》此下有"㕮咀"二字。

〔5〕温服一升，日三服　《千金》作"去滓，分三服，日三"。

【白话解】

咳嗽而且脉象浮的，可用厚朴麻黄汤主治。

（九）脉沉者[1]，泽漆汤主之。

［泽漆汤］方

半夏半升　紫参[2]五两，一作紫菀　泽漆[3]三斤，以东流水五斗，煮取一斗五升　生姜五两　白前五两　甘草　黄芩　人参　桂枝[4]各三两

右九味[5]，㕮咀，内泽漆汁中煮取五升，温服五合，至夜尽。

【校注】

〔1〕脉沉者　《千金》卷十八第五"脉"上有"夫上气，其脉"五字；《证类本草》卷十"泽漆"条引《图经》有"肺咳上气"四字。魏荔彤曰："'脉沉'与'咳而脉浮者'对言，言咳而脉沉不浮，则表邪变热入里矣。故咳而脉沉，里病也，热病也，必素日形寒饮冷，伤其肺脏，变热入里，耗其正津，瘀其痰血，而欲成痈也。"

〔2〕紫参　《千金》作"紫菀"，似是。

〔3〕泽漆　即大戟苗。魏荔彤曰："泽漆较大戟寒性虽减，但破瘀清热，利水降气有同性也，但性缓于大戟，故宜于上部用。"按：今药肆已无此药，曹家达谓即用大戟亦可。

〔4〕桂枝　《千金》、《本草纲目》卷十七"泽漆"条引并作"桂心"；《证类本草》引《图经》作无"枝"字。

〔5〕右九味　《证类本草》引《图经》作"八物"，似是，因除泽漆外，只有半夏等八味药㕮咀。

【白话解】

咳嗽而且脉沉的，可用泽漆汤主治。

（十）大逆[1]上气，咽喉不利，止逆下气者[2]，麦门冬汤[3]主之。

［麦门冬汤］方

麦门冬七升　半夏一升　人参二两[4]　甘草二两　粳米三合　大枣十二枚

右六味[5]，以水一斗二升，煮取六升[6]，温服一升，日三夜一服[7]。

【校注】

〔1〕大逆　叶霖曰："原本作'火'，或作'大'。皆误。应作'咳逆'。"

〔2〕止逆下气者　"者"字衍文，应据《千金》卷十八第五及《外台》卷十删。

〔3〕麦门冬汤　此方为里虚浮逆上气之治法，后世参、麦之并用取此。再麦门冬汤与附子粳米汤、竹叶石膏汤皆主气逆，均以半夏、粳米为主，但其中有严格区别，麦门冬汤治虚气逆，竹叶石膏汤治热气逆，附子粳米汤治寒气逆，不可不察。王子接曰："麦门冬汤从胃生津救燥，治虚火上气。《素问·脉解》云：'呕咳上气喘者，阴气在下，阳气在上，诸阳气浮，无所依从，故呕咳上气喘也。'《五脏生成篇》云：'咳逆上气，厥在胸中，过在手阳明、太阴。'仲景用人参、麦门冬、甘草、粳米、大枣大生胃津，救金之母气，以化两经（肺、大肠）之燥，独复一味半夏之辛温，利咽止逆，通达三焦。"

〔4〕二两　赵刊本、宽政本及《千金》并作"三两"。按：《绛雪园古方选注》人参作"三两"。

〔5〕右六味　《千金》"味"下有"哎咀"二字。

〔6〕煮取六升　莫文泉曰："温服一升，日三夜一，是四升也，当云'取四升'方合。"

〔7〕夜一服　按："服"字衍，当据《千金》删。

【白话解】

咳逆上气，咽喉不爽快通利，制止上逆，降下其气，可用麦门冬汤主治。

（十一）肺痈[1]，喘不得卧[2]，葶苈大枣泻肺汤主之。

［葶苈大枣泻肺汤］方

葶苈[3]熬令黄色，捣丸如弹子大[4]　大枣十二枚[5]

右先以水三升，煮枣取二升，去枣，内葶苈，煮取一升，顿服[6]。

【校注】

〔1〕肺痈　《本草纲目》卷十六"葶苈"条引作"肺壅"。陆渊雷曰："本条首冠'肺痈'字。然其证无脓血腥臭，其方不用排脓，而用逐水，是以经文不当云肺痈，当云'肺胀'。乃注家拘牵经文肺痈字，以未成脓为说，抑思《痰饮咳嗽篇》以此汤治支饮，正取葶苈逐水之功，于未成脓之肺痈何与哉。"

〔2〕喘不得卧　莫文泉曰："按葶苈本治心水，故《千金》十水丸用以治水之从心肿者，而仲景以治喘不得卧之肺病，非以葶苈治肺也，以心系肺下，人卧则肺迫于心，心不舒则喘甚，从其见证之脏言之故尔。《外台》治上气，以此方加桑白皮亦佳。"按：陆、莫二氏之说，相互印证，则条首"肺痈"二字，确系错误，而亦另有不同之说。如吴谦以为肺痈难解，移植篇首论二之后；陈念祖谓"此言肺痈当将成未成之际，邪气尽壅于肺，病势渐进，当以此方，乘其未集击之。"细核其说，一轻改，一妄揣，均难令人信服。

〔3〕葶苈　《本草经》："主癥瘕积聚结气，饮食寒热，破坚逐邪，通利水道。"《本草纲目》卷十六引甄权："疗肺壅上气咳嗽，止喘促，除胸中痰饮。"

〔4〕熬令黄色，捣丸如弹子大　《千金》卷十七第七作"三两，末之"。《证类本草》卷十"葶苈"条引《图经》作"炒

黄色，捣末为丸，大如弹丸"。《本草纲目》引作"炒黄，蜜丸，弹丸大"。吉野本"熬"作"炙"字；元刊木、赵刊本、清初本、吉野本、宽政本、享和本"弹子"并作"弹丸"。

〔5〕十二枚　《千金》、《证类本草》引《图经》并作"二十枚"。

〔6〕顿服　《千金》"服"下有"令尽，三日服一剂，可服三四剂"十二字。

【白话解】

患肺胀的人，喘息急迫，不得平卧，可用葶苈大枣泻肺汤主治。

（十二）咳而胸满，振寒，脉数[1]，咽干不渴，时出[2]浊唾腥臭，久久吐脓如米粥[3]者，为肺痈[4]，桔梗汤[5]主之。

［桔梗汤］方亦治血痹[6]。

桔梗一两　甘草二两

右二味[7]，以水三升，煮取一升，分温再服，则[8]吐脓血也[9]。

【校注】

〔1〕脉数　《病源》卷三十三《肺痈》"脉数"下有"而实"二字。按：有"而实"二字是。本篇首云："脉数实者为肺痈。"

〔2〕时出　《脉经》卷八、《病源》、《千金》卷十七第七、《外台》卷十《肺痈》并作"时时出"。

〔3〕米粥　《脉经》、《病源》、《千金》、《外台》并作"粳米粥"，《本草纲目》卷十二"桔梗"条引同。

〔4〕为肺痈　《病源》作"难治也"。《千金》"为"上有"是"字。

〔5〕桔梗汤　按：桔梗开肺泻肺，具有排脓之效。《本经》"桔梗主胸胁痛如刀刺"是说肺部炎肿，势将化脓。桔梗对肺部痈脓，无论将成未成，均有功效。故本书《疮痈肠痈浸淫病篇》

157

排脓散用桔梗，排脓汤亦用桔梗。邹澍曰："二方除桔梗外，无一味同，皆以排脓名，可见排脓者，必以桔梗，而随病之浅深，以定佐使，是桔梗者，排脓之君药。"再本汤之甘草应用生，取其清火解毒。至谓《伤寒论》桔梗汤治少阴咽痛。一方多用，殊无不怪。故桔梗汤于治咽痛外，亦诸排脓之要方，如《外台》卷十引《集验》桔梗汤治肺痈，引《录验》治肺痈经时不瘥桔梗汤，其义皆取乎此。

〔6〕亦治血痹　《千金》、《外台》无此四字。

〔7〕右二味　"味"下《千金》有"㕮咀"二字。《外台》有"切"字。

〔8〕则　《千金》作"必"字。《外台》作"朝暮"，《本草纲目》引同。

〔9〕也　俞桥本、清初本、吉野本并作"色"字。《外台》作"瘥"，《本草纲目》引同。

【白话解】

咳嗽而且胸中满闷，寒战，脉数，咽喉干燥口不渴，经常吐出痰浊，气味腥臭，牵延日久吐出脓液如同粳米粥似的，是肺痈病，可用桔梗汤主治。

（十三）咳而上气[1]，此为肺胀[2]，其人喘，目如脱状[3]，脉浮大者[4]，越婢加半夏汤主之[5]。

［越婢加半夏汤］方

麻黄六两　石膏半斤　生姜三两　大枣十五枚　甘草二两　半夏半升

右六味，以水六升，先煮麻黄，去上沫，内诸药，煮取三升，分温三服。

【校注】

〔1〕咳而上气　曹家达曰："心下有水，为咳嗽吸引而上冲。不咳之时，则其气如平。与咳逆上气之全系燥热不同。"

〔2〕此为肺胀　叶霖曰："此句在'其人喘'句上，必是传写之误。"（叶著《金匮要略阙疑》"此为肺胀"四字移植于"脉

158

浮大者"句下。)

〔3〕目如脱状　尤怡曰:"目睛胀突,如欲脱落之状,壅气使然。"

〔4〕脉浮大者　《外台》卷十"者"作"也"字,其下有"肺胀而咳者"五字。

〔5〕越婢加半夏汤主之　魏荔彤曰:"咳逆肺胀,外感风寒,内气郁塞。越婢汤之义,寓发散之理于柔道也。麻黄、生姜解其郁,石膏清其热,半夏开其郁,大枣、甘草益其胃,而表里兼治矣。"莫文泉曰:"胃热犯肺者之治,当半夏、石膏并用。竹叶石膏汤证,虚烦气逆,亦石膏、半夏并用。徐大椿说:'此方与小青龙加石膏汤为治喘之主方。'"按:麻黄为发散肺经郁热之药,与石膏并用,清解肺热之力尤大。越婢加半夏,重在麻石之开肺,佐以半夏之涤痰理气,故为有效之方。

【白话解】

咳嗽而且气上逆,这是肺胀,病人喘息,眼球好像要脱出眼眶的样子,脉象浮大的,可用越婢加半夏汤主治。

(十四) 肺胀,咳而上气,烦躁而喘[1],脉浮[2]者,心下有水[3],小青龙加石膏汤主之[4]。

[小青龙加石膏汤] 方《千金》证治同,外更加胁下痛引缺盆。

麻黄　芍药　桂枝　细辛[5]　甘草　干姜各三两　五味子半夏各半升　石膏二两

右九味[6],以水一斗,先煮麻黄[7],去上沫,内诸药,煮取三升,强人服一升,羸者减之,日三服,小儿服四合。

【校注】

〔1〕烦躁而喘　按:小青龙证无烦躁,此内有水饮,又兼烦躁,故加石膏以清热。石膏一味,本条及《千金》卷十八均未列是生是煅。陈念祖以为应用生者,近人张锡纯认为应用煅者,核之实际,似以用生为宜。

〔2〕脉浮　前条肺胀脉浮而大，是肺中热邪壅闭重；本条肺胀脉只"浮"，是肺气壅闭轻。

〔3〕心下有水　《千金》卷十八第五"水"下有"气"字。

〔4〕小青龙加石膏汤主之　尤怡曰："此亦外邪内饮相搏之证，而兼烦躁，则挟有热邪，麻桂药中，必用石膏，如大青龙汤之例也。又此条见证，与上条颇同，而心下寒饮，则非温药不能开而去之，故不用越婢加半夏，而用小青龙加石膏，温寒并进，水热俱损，于法尤为密矣。"陆渊雷曰："用麻黄为喘咳，协石膏则逐饮，协桂枝则发表。咳喘之证，水饮为主，虽有身热，多非表候，故四方（射干麻黄汤、厚朴麻黄汤、越婢加半夏汤、小青龙加石膏汤）之中，协石膏者三，协桂枝者一而已。比而论之，喘咳而痰多；厚朴麻黄汤喘咳而上气胸满，越婢加半夏汤，喘咳而睛突鼻煽，小青龙加石膏汤喘咳而表候剧，此其辨也。"

〔5〕细辛　《千金》作"细辛二两"。

〔6〕右九味　"味"下《千金》有"㕮咀"二字。

〔7〕先煮麻黄　"黄"下《千金》有"减二升"三字。

【白话解】

患有肺胀的病人，出现咳嗽而且气上逆，烦躁而喘促，脉象浮的，这是因为心下有水饮停留所致，可用小青龙加石膏汤主治。

附方

《外台》〔炙甘草汤〕治肺痿涎唾多，心中温温液液者。方见虚劳中。

〔按〕《外台》卷十"仲景《伤寒论》疗肺痿"共载两方，即甘草干姜汤和炙甘草汤。从主治看此炙甘草汤实指《千金》甘草汤而言。

《千金》〔甘草汤〕

甘草

右一味，以水三升，煮减半，分温三服。

《千金》［生姜甘草汤］治肺痿咳唾，涎沫不止，咽燥而渴。

生姜五两　人参三两　甘草四两　大枣十五枚

右四味，以水七升，煮取三升，分温三服。

《千金》［桂枝去芍药加皂荚汤］治肺痿吐涎沫。

桂枝　生姜各三两　甘草二两　大枣十枚　皂荚一枚，去皮子，炙焦

右五味，以水七升，微微火煮取三升，分温三服。

《外台》［桔梗白散］治咳而胸满，振寒，脉数，咽干不渴，时出浊唾腥臭，久久吐脓如米粥者，为肺痈。

桔梗　贝母各三分　巴豆一分，去皮，熬研如脂

右三味，为散，强人饮服半钱匕，羸者减之。病在膈上者，吐脓血；膈下者泻出；若下多不止，饮冷水一杯则定。

《千金》［苇茎汤］治咳有微热，烦满，胸中甲错，是为肺痈。

苇茎二升　薏苡仁半升　桃仁五十枚　瓜瓣半升

右四味，以水一斗，先煮苇茎得五升，去滓，内诸药，煮取二升，服一升，再服，当吐如脓。

（十五）肺痈胸满胀[1]，一身面目浮肿，鼻塞清涕出，不闻香臭酸辛，咳逆上气，喘鸣迫塞，葶苈大枣泻肺汤主之。方见上。三日一剂，可至三四剂，此先服小青龙汤一剂乃进，小青龙方见咳嗽门中。

【校注】

〔1〕胸满胀　《千金》卷十七第七作"胸胁胀"。按：据《千金》本条应接在本篇第十条"葶苈大枣泻肺汤"之下，现置篇末，当是后人编次之误也。

【白话解】

患有肺痈的病人，胸胁部位满胀，全身及面目浮肿，鼻塞流清稀鼻涕，不闻香臭酸辛等气味，咳嗽气逆，喘促痰鸣，急迫壅塞，可用葶苈大枣泻肺汤主治。

奔豚气病脉证治第八

（论二首　方三首）

（一）师曰：病有奔豚，有吐脓，有惊怖，有火邪[1]，此四部病，皆从惊发得之。师曰：奔豚病[2]从少腹起[3]，上冲咽喉[4]，发作[5]欲死，复还止[6]，皆从惊恐得之[7]。

【校注】

〔1〕病有奔豚，有吐脓，有惊怖，有火邪　按：篇题只云奔豚，而杂以吐脓、惊怖、火邪，篇中亦未及证其方，吴谦认为必有缺文。但稽《病源》卷十三《奔豚气候》只字未曾及吐脓之文，本言奔豚气病脉证并治，吐脓何谓，此明系后人妄加，尤怡尚以谓仲景别有所谓，殆信古之过。叶霖以此条可删，似有见。

〔2〕奔豚病　王子接曰："病从腹中气攻于上，一如江豕以臀愤起而攻也。"《外台》："奔豚者，气息逆喘，迫上如奔走之状。"

〔3〕从少腹起　《外台》卷十二"从"上有"气"字。吉野本、享和本"少"并作"小"字。

〔4〕咽喉　宽政本无"喉"字。《外台》作"喉咽"。

〔5〕发作　《脉经》卷八第十"发作"下有"时"字。

〔6〕复还止　《脉经》无"还"字。按：有"还"字是，"还"与"旋"通，迅即之意，《广韵·二仙》："旋，还也。"

〔7〕惊恐得之　《脉经》无"恐"、"之"二字。

【白话解】

仲师说道：病有奔豚，有吐脓，有惊怖，有火邪，这四种病都是从惊恐而得的。仲师又说道：奔豚病气从小腹而起，向上冲到咽喉，发作时好像将要死去，其气旋即便发作停止，都是从惊恐而得的。

（二）奔豚，气上冲胸[1]，腹痛，往来寒热[2]，奔豚汤主之[3]。

［奔豚汤］方

甘草　川芎　当归各二两　半夏四两[4]　黄芩二两　生葛五两　芍药二两　生姜四两　甘李根白皮[5]一升

右九味，以水二斗，煮取五升，温服一升，日三夜一服。

【校注】

〔1〕气上冲胸　《脉经》卷八第十"气"上有"其"字，"胸"字属下读。魏荔彤曰："气上冲，气病也。气之所至，阴阳相搏则胸腹痛。"

〔2〕往来寒热　《脉经》"往"上有"及"字。魏荔彤曰："气升则热，气降则寒。"

〔3〕奔豚汤主之　王子接曰："是方治惊恐而得贲豚者，缘心动气驰，气结热聚，故其聚散靡常，发则为热，退则为寒，阴阳相搏则腹痛。君以芍药、甘草，奠安中气；臣以生姜、半夏，开其结气；当归、川芎入血以和心气；黄芩、生葛、甘李根白皮，性大寒以折其冲逆之气；杂以生葛者寓将欲降之，必先升之之理。"

〔4〕四两　《外台》卷十二"两"下有"汤洗"二字。

〔5〕甘李根白皮　即甘李根皮的第二层皮。《本经疏证》云："李根皮能止奔气。"邹澍曰："津不随气，斯气急而奔突，李根皮能主奔气，仲景于贲豚汤用甘李根白皮，佐最重之生葛，以运津而缓气之逆，其义盖取诸此。"

【白话解】

奔豚病，气向上冲到胸部，腹部疼痛，恶寒与发热交替出现的，可用奔豚汤主治。

（三）发汗后[1]，烧针令其汗，针处被寒，核起而赤者，必发贲豚[2]，气从少腹[3]上至心[4]，灸其核上[5]各一壮，与桂枝加桂汤主之[6]。

［桂枝加桂汤］方

桂枝五两[7]　　芍药三两　　甘草二两[8]，炙　　生姜三两　　大枣十二枚

右五味，以水七升，微火煮取三升，去滓，温服一升。

【校注】

〔1〕发汗后　《注解伤寒论》卷三第六《辨太阳病脉证并治中》无"发汗后"三字。按：或以为此系衍文，应据《伤寒论》删。但细核之，"发汗后"三字乃倒文，应移至"烧针令其汗"下，如此，则发汗后，针处被寒，似较文从义顺。

〔2〕贲豚　按："贲"通"奔"。"贲豚"即"奔豚"。

〔3〕少腹　元刊本、吉野本、宽保本、宽政本、享和本并作"小腹"。

〔4〕上至心　《注解伤寒论》作"上冲心者"。

〔5〕灸其核上　周扬俊曰："因寒而肿，惟灸消之。"

〔6〕桂枝加桂汤主之　徐彬曰："以桂枝汤主太阳之邪，加桂以伐奔豚之气，而赤核则另灸以从外治之法，所以若此者，以无腹痛及往来寒热，则病起太阳故也。"周扬俊曰："奔豚，肾邪也，烧针令汗，纵不合法，与少阴何与而作奔豚，盖与太阳相表里也。桂枝伐肾邪，用桂加入桂枝汤中，一以外解风邪，一以内泄阴气也。"柯琴曰："更加桂者，益火之阳，而阴自平也，桂枝更加桂，治阴邪上攻，只在一味中加分量，不于本方外求他味，不即不离之妙如此。"

〔7〕桂枝五两　按：加桂，是加桂枝抑或肉桂，向有争论。王子接以为非再加桂枝。但稽《外台》卷十二所载疗奔豚气十三方，其中十一方用桂心，无一方用桂枝者。邹澍曰："仲景书用桂而不云桂者二处，一桂枝加桂汤，一理中丸去术加桂，一主脐下悸，一主脐下筑，皆在下之病。"如上说，则加桂自以加肉桂为得矣。

〔8〕二两　俞桥本、吉野本、宽保本、享和本、新刻本并作"三两"。

【白话解】

用烧针使病人汗出，发汗之后针刺的部位受到寒邪侵袭，局部出现核状肿起而且红赤的，将要发生奔豚病，气从小腹向上冲逆到心胸，可在病人肿起的核块上各灸一壮并用桂枝加桂汤主治。

（四）发汗后，脐下悸者[1]，欲作奔豚[2]，茯苓桂枝甘草大枣汤主之[3]。

[茯苓桂枝甘草大枣汤] 方

茯苓[4]半斤　甘草二两，炙　大枣十五枚[5]　桂枝[6]四两

右四味，以甘澜水一斗，先煮茯苓，减二升，内诸药，煮取三升，去滓，温服一升，日三服。甘澜水法[7]，取水二斗置大盆内，以杓扬之，水上有珠子五六千颗相逐，取用之。

【校注】

〔1〕发汗后，脐下悸者　《注解伤寒论》卷三第六《辨太阳病脉证并治中》"脐"上有"其人"二字。周扬俊曰："发汗而脐下悸者，心气虚而肾气动也，肾邪欲上凌心，故脐下先悸。"按："悸"作"动"解，为引申义。其本义为心动。

〔2〕欲作奔豚　吴谦曰："欲作奔豚者，有似贲豚之状，而将作未作也。"

〔3〕茯苓桂枝甘草大枣汤主之　王子接曰："肾气奔豚，治宜泄之制之，茯苓、桂枝通渗泄，保心气以御水凌；甘草、大枣补脾土，以制水泛，甘澜水缓中而不留，入肾而不着，不助水邪，则奔豚脐悸之势缓。"

〔4〕茯苓　莫文泉曰："此桂枝甘草汤加茯苓也，为诸苓桂并用方之祖。此方治发汗后脐下悸者，以肾气动也，苓伐肾邪，故重倍于桂，理中加减法，小柴胡加减法并曰'悸者加茯苓'，即此方所由立。"

〔5〕十五枚　《注解伤寒论》"枚"下有"擘"字。

〔6〕桂枝　叶霖曰："当用肉桂。"章楠曰："解太阳之邪，宜

重用桂枝；若于肾邪，宜加肉桂。"按：用肉桂之义，已详上条。

〔7〕甘澜水法　《注解伤寒论》"甘"上有"作"字。

【白话解】

经过发汗以后，病人肚脐下部位跳动的，这是将要发作贲豚病的征兆，可用茯苓桂枝甘草大枣汤主治。

〔按〕徐彬综述此篇甚为精要，有益理解，移录于下，其言曰："仲景论证，每合数条以尽其变。见其因同而证异，庶知奔豚之所自来。又即言其气从少腹，冲至咽喉，以见此病之极则；又即言其兼腹痛，而往来寒热，以见此证，必从表未清，而有在半表里者，则于内为多；又即言其兼核起，而无他病者，以见此证，只在太阳而未杂他经者，则于表为多；又即言脐下悸，欲作奔豚而未成者，以见此证，有表去之后余邪侵肾者，则水气为多。故曰冲咽喉、曰冲胸、曰冲心、曰脐下悸，而浅深了然。用和解，用伐肾，用桂不用桂，而酌治微妙。"

胸痹心痛短气病脉证治第九

（论一首　证一首　方十首）

（一）师曰：夫脉[1]当取太过[2]不及，阳微阴弦[3]，即[4]胸痹[5]而痛，所以然者，责其极虚也[6]。今阳虚知在上焦[7]，所以胸痹心痛者，以其阴弦故也[8]。

【校注】

〔1〕夫脉　按："夫脉"前似应有胸痹病因。检《太平圣惠方》卷四十二《治胸痹短气诸方》作"脏腑虚弱，阴阳不和，风冷邪气，攻注胸中，其脉太过与不及"，似应据补。

〔2〕太过　《脉经》卷八第十、《千金》卷十三第七"过"下并有"与"字。

〔3〕阳微阴弦　胸痹之病，其应于脉，寸口虚微，以致阳气不宣；尺中劲直，以致阴气凝结，而究其因，无非寒邪、饮邪踞于胸臆之间，阻遏清阳，失其宣化所致。陈念祖曰："关前之阳脉微，是阳气虚也；关后之阴脉弦，是邪实也。"

〔4〕即　《脉经》作"则"字。

〔5〕胸痹　周扬俊曰："痹者，痞闭而不通也。"吴谦曰："胸痹之病，轻者即今之胸满，重者即今之胸痛。"

〔6〕责其极虚也　《千金》、《外台》卷十二"虚"下并有"故"字。按：《说文·贝部》："责，求也。"此犹云求其极虚之旨，即得所以然之故。徐彬曰："最虚之处，即是客邪之处，胸痹心痛，乃阴中之寒乘上焦之虚，则为痹为痛。"

〔7〕今阳虚知在上焦　魏荔彤曰："上焦如雾，气血轻清，本不易结聚，阳气充周，则宣通流动，何至于痹。惟阳气虚极，斯气血凝聚，迟缓胶固，以致于胸痹而心亦痛矣。"

〔8〕以其阴弦故也　"以其"下《脉经》、《外台》并有

167

"脉"字；《千金》有"人脉"二字，似应据补。魏荔彤曰："胸痹心痛，自是阳虚。倘非阴邪不乘阳位，何至遽痹且痛乎。胸，阳位也；心，牡脏也。惟其阴盛而凝，斯乘于胸，则气血痞塞，而痹乘于心，斯寒热杂合而痞矣。"

【白话解】

仲师说道：给病人诊脉时应当审察脉的太过和不及，如果关前寸部脉微、关后尺部脉弦，这就是胸中痞塞而且疼痛的病，之所以知道是这样，可寻求病人最虚之处，也就是邪客之处。目前知道阳气虚弱的病位是在上焦，所以会出现胸中痹塞、心中疼痛，其依据是病人关后尺部脉弦。

（二）平人[1]**无寒热**[2]**，短气**[3]**不足**[4]**以息者，实也。**

【校注】

〔1〕平人　王冰曰："平人谓气候平调之人。"

〔2〕无寒热　尤怡曰："无新邪也。"

〔3〕短气　成无己曰："短气者，呼吸虽微而不能相续，似喘不摇肩，似呻吟而无痛者是也。"（《伤寒明理论》）"短气"有虚有实，此指实言，乃由内有食积痰饮，向无感觉，忽而烦闷，呼吸不调，气不相续，是属实之短气。《病源》卷十三《短气候》云："实则气盛，盛则气逆不通，故短气。"按：短气之脉，本篇未及，只在胸痹之病条，有"寸口脉沉而迟"一语，亦非专指"短气"而言，检《病源》有"诊其脉，前小后大，则为胸满短气"，又短气之治，本篇亦无具体之方。《千金》卷十七有生姜小麦方、紫苏茎叶大枣方，《总录》卷六十七有紫苏五味子汤、理气丸、木香丸等，似均可参。

〔4〕不足　《太平圣惠方》卷四十二《治胸痹短气诸方》"不足"上有"若"字。

【白话解】

外表健康平调的人，虽然未见恶寒发热等表证之候，但如果出现短气不能接续的症状，这是邪实。

（三）胸痹之病，喘息咳唾[1]，胸背痛，短气，寸口脉[2]沉而迟，关上小紧数[3]，瓜蒌薤白白酒汤主之[4]。

［瓜蒌薤白白酒汤[5]］方

瓜蒌实一枚，捣[6]　薤白半斤[7]　白酒[8]七升

右三味，同煮取二升[9]，分温再服。

【校注】

〔1〕喘息咳唾　叶霖曰："'喘息咳唾'句衍，篇中并无申咳唾之语。"

〔2〕寸口脉　《外台》卷十二《胸痹短气方》、《千金》卷十三第七"寸"下并无"口"字。

〔3〕关上小紧数　按：《脉经》卷一脉形无小脉，《素问》、《灵枢》细小互称，至滑寿《诊家枢要》始分为二，其实区分，亦难捉摸不准。"数"是衍文。张璐《医通》卷五引释此条，不及"数"字，极为有见。盖上之"沉而迟"与此"小紧数"是指两种不同证治的脉象，"沉迟"是谓胸痹属于虚寒者，"小紧"是谓胸痹属于寒实者，不能出现数脉，故程林亦认为"数"字是衍文。

〔4〕瓜蒌薤白白酒汤主之　莫文泉曰："此方与小陷胸汤同体，彼用黄连，此用薤白。以结胸脉浮滑为阳证，故用苦寒；胸痹脉小紧为阴证，故用辛温，经方一味，不苟如此。"邹澍曰："瓜蒌实之长，在导痰浊下行，故结胸之痹，非此不治。但其性柔，非济之以刚，则下行不力，是故小陷胸汤则有连、夏，瓜蒌薤白汤则有薤酒，皆伍以苦辛迅利之品。"

〔5〕瓜蒌薤白白酒汤　《千金》瓜蒌汤较之多生姜四两、枳实二两、半夏半升，方后细注："仲景、《肘后》不用生姜、枳实、半夏。"《外台》瓜蒌汤方后细注亦云："仲景《伤寒论》无生姜、枳实、半夏等三味。"（按：《外台》所云"《伤寒论》"是对《伤寒杂病论》的简称，实含《金匮》内容在内。）

〔6〕捣　享和本及《千金》、《外台》并无此字。

〔7〕半斤　元刊本、赵刊本、俞桥本、吉野本、宽政本、新

刻本并作"半升",《本草纲目》卷二十六"薤"条引同。《千金》作"一斤"。

〔8〕白酒 邹澍曰:"白酒,酒之新蒭(zhōu 周)者也,其色白,其味甘辛,其气轻扬,故为用在上焦之肺,而治胸痹。"莫文泉曰:"《千金》白酒作白酨(dài 代)浆。"《说文》:"酨,酢浆也。"酢浆即酸浆水也,非今之白酒。曹家达用高粱酒,不泥于古,似可取。黄竹斋曰:"酨,盖是酒之贮久,面生白华而味酸者,故仲景以散胸痹之瘀结,余尝试之果验。"

〔9〕二升 《外台》"升"下有"去滓"二字。

【白话解】

胸痹这种疾病,表现为胸背疼痛,短气,寸部脉象沉而迟,关部脉象稍紧,可用瓜蒌薤白白酒汤主治。

（四）胸痹,不得卧,心痛[1]彻背[2]者,瓜蒌薤白半夏汤主之[3]。

[瓜蒌薤白半夏汤] 方

瓜蒌实一枚,捣[4] 薤白三两 半夏[5]半斤[6] 白酒一斗

右四味,同煮取四升,温服一升,日三服。

【校注】

〔1〕心痛 余无言曰:"心痛,即心窝部疼痛之谓,不定是心脏本体。"

〔2〕彻背 "彻",通也、透也。《小尔雅·广诂》:"彻,达也。"按:《千金》卷十三第七细辛散、前胡散均作"达背",其实一也。张璐曰:"心痛彻背者,胸中痰垢积满,循脉而溢于背,背者胸之府。"

〔3〕瓜蒌薤白半夏汤主之 尤怡曰:"胸痹不得卧,是肺气上而不下也,心痛彻背,是心气塞而不和也,其痹为尤甚矣,有痰饮以为之援也,故于胸痹药中,加半夏以逐痰饮。"

〔4〕捣 元刊本、赵刊本、俞桥本、清初本、宽政本并无此字。

〔5〕半夏 莫文泉曰:"此瓜蒌薤白白酒汤之半夏,以不得

卧，故用半夏，取《灵枢》半夏秫米汤之意。"按：本条病证，是由上焦阳虚，寒痰阻塞所致，加半夏之辛燥，以涤除痰饮，则自然可以睡眠，而胸痹心痛也会随之轻减。证以张璐所云加半夏以祛痰积；王子接所云加半夏为和胃通阴阳，则莫氏所云加半夏仅为安眠者，尚未尽其义也。

〔6〕半斤　赵刊本、宽政本并作"半升"，徐注本、张注本、尤注本同。

【白话解】

患有胸痹的病人，不能平卧，心窝部疼痛并牵引到达背部的，可用瓜蒌薤白半夏汤主治。

（五）胸痹，心中痞气[1]，气结在胸[2]，胸满[3]，胁下逆[4]抢心[5]，枳实薤白桂枝汤主之[6]，人参汤亦主之[7]。

[枳实薤白桂枝汤] 方

枳实四枚　厚朴四两　薤白半斤　桂枝[8]一两　瓜蒌实[9]一枚，捣

右五味，以水五升，先煮枳实、厚朴，取二升，去滓，内诸药，煮数沸，分温三服。

[人参汤] 方

人参　甘草　干姜　白术各三两

右四味，以水八升，煮取三升，温服一升，日三服[10]。

【校注】

〔1〕痞气　元刊本、赵刊本、俞桥本、清初本、吉野本、宽保本、宽政本，享和本并作"痞留"，《医方类聚》卷九十二引同。《外台》卷十二《胸痹心下坚痞》引《范汪》、《证类本草》卷十三"枳实"条中《图经》引张仲景并作"痞坚"。

〔2〕气结在胸　《千金》卷十三第七作"结在胸"。《外台》引《范汪》作"留气结于胸中"。《证类本草》中《图经》引张仲景作"留气结胸"。

〔3〕胸满　此"胸满"与下条"气塞"，都用枳实，就是为

降胸膈之气。

〔4〕胁下逆 《外台》引《范汪》、《证类本草》中《图经》引张仲景"逆"并下有"气"字。

〔5〕抢心 犹云扎心（指心窝部），《汉书·杨雄传上》颜注："抢，犹刺也。"《圣济总录》卷六十一云："甚者抢心如刺。"魏荔彤曰："心中痞气，气结在胸，正胸痹之症状，再连胁下之气俱逆而抢心，则痰饮水气，俱乘阴寒之邪，动而上逆，胸膈之阳气，全难支拒矣。"

〔6〕枳实薤白桂枝汤主之 唐宗海曰："用药之法，全凭于证，添一证则添一药，易一证则易一药。故但胸痛则用瓜蒌薤白白酒，多出'不得卧'则用半夏；本节添出胸痞满，则加枳实以泄胸中之气；添'胁下逆抢心'，则加厚朴以泄胁下之气。与上瓜蒌薤白白酒方，瓜蒌薤白半夏汤方不同，从知仲景用药，义例严密。"

〔7〕人参汤亦主之 《证类本草》中《图经》引张仲景作"治中汤"。苏颂曰："此方晋宋以后至唐名医，治心腹病者，无不用之，或汤、或蜜丸、或加减，皆奇效。"按：《千金》卷十二《胸痹》枳实薤白桂枝汤下，无"人参汤亦主之"六字，另出一条云："治胸痹，治中汤，方出第二十卷中。"检其方，乃"主霍乱吐下，胀满，食不消，心腹痛。"并不治胸痹，《千金》前后似不一致。张璐深研《千金》者，其《医通》卷十六云："理中汤（即人参汤）加青皮、陈皮名治中汤，治冷食结滞。"与《千金》不同。此"亦主之"，曰"亦"者何？《总录》卷六十一《胸痹》云："胸痹之病，古方用理中汤，取暖其中气，其候不一，治当随宜加损。"故"亦"者不定之意，是说该方也能治此病。山田业广谓此"仲景令学者思而得之，引而不发也。"曹家达说得好："人参汤一方，乃服汤后调摄之方，而非胸痹正治。"其言真能祛疑解惑也。

〔8〕桂枝 仲景治例，凡逆气不自肝肾来者，并用桂枝。如"其气上冲者，可与桂枝汤"是。此汤以上逆而中又自有痰实，故桂枝伍瓜蒌、枳、朴以下之、开之、解之。

〔9〕瓜蒌实　赵刊本、俞桥本、清初本、宽保本并无"实"字，《证类本草》中《图经》引张仲景亦无"实"字。

〔10〕日三服　《千金》卷十三、《证类本草》中《图经》引张仲景"日三"下并无"服"字。再《图经》引"日三"下有加减法："如脐下筑者，为肾气动，去术加桂四两；吐多者，去术加生姜三两；下多者，复其术；悸者，加茯苓二两；渴者，加术至四两半；腹痛者，加人参四两半；寒者，加干姜至四两半；满者，去术加附子一枚。"以上七十三字，为今《金匮》所无，录以存参。

【白话解】

患有胸痹的病人，心下部位痞结坚硬，气留结在胸部，胸部满闷，胁下气逆上冲心窝，急性发作时可用枳实薤白桂枝汤主治，缓解后可用人参汤调治。

（六）胸痹，胸中气塞短气，茯苓杏仁甘草汤主之[1]，橘枳姜汤亦主之。

[茯苓杏仁甘草汤]　方

茯苓三两　杏仁五十个　甘草一两

右三味[2]，以水一斗，煮取五升，温服一升，日三服，不瘥更服。

[橘皮枳实生姜汤]　方[3]

橘皮一斤　枳实三两[4]　生姜半斤

右三味[5]，以水五升，煮取二升[6]，分温再服。《肘后》、《千金》云：治胸痹，胸中愊愊如满，噎塞习习如痒，喉中涩燥唾沫[7]。

【校注】

〔1〕茯苓杏仁甘草汤主之　《千金》卷十三第七、《外台》卷十二并作"茯苓汤"。后另出一条，通气汤（半夏、生姜、橘皮、吴茱萸）治胸满短气噎塞。张璐曰："此方是疏利胃气。"按：核之《千金》，两汤疑原为两条，恐在宋臣整理时合而为一，《千金》于此两汤，并非胸痹正治，后人注意较少。朱光被云：

"同是胸痹气塞短气，何以分两法主治……果其上焦不开，则宜用茯苓、杏仁以宣泄之；果其中焦痰滞，则宜橘、枳、姜以降泄之。"言似辨矣，然增文成义，不如反求《千金》为有据也。

〔2〕右三味　"味"下《千金》、《外台》卷十二并有"㕮咀"二字。

〔3〕橘皮枳实生姜汤方　元刊本、赵刊本、俞桥本、清初本、吉野本、宽政本、享和本并作"橘枳姜汤方"；《外台》作"橘皮枳实汤"。

〔4〕三两　《千金》、《外台》并作"四枚"。

〔5〕右三味　"味"下《千金》有"㕮咀"二字；《外台》有"切"字。

〔6〕二升　《千金》"升"下有"去滓"二字。

〔7〕涩燥唾沫　元刊本、赵刊本、俞桥本、清初本、吉野本、宽政本、享和本并作"涩唾燥沫"。

【白话解】

患有胸痹的病人，胸中之气憋闷不舒，呼吸气短。对上焦失宣者，可用茯苓杏仁甘草汤主治，对中焦痰滞者可用橘枳姜汤主治。

（七）胸痹[1]缓急[2]者，薏苡人附子散[3]主之。

[薏苡附子散] 方

薏苡仁[4]十五两[5]　大附子十枚，炮

右二味，杵为散，服[6]方寸匕[7]，日三服。

【校注】

〔1〕胸痹　《外台》卷十二、《证类本草》卷六"薏苡人"条引《图经》"胸痹"下并有"偏"字。《本草纲目》卷二十三"薏苡"条作"周痹"。

〔2〕缓急　"缓急"之说不一：程林以痛之作止为缓急。邹澍以寒热偏于一面为缓。似皆未得其义。莫文泉以薏苡主筋急，是薏仁治急不治缓。"缓急"二字，谓缓其所急耳。按：

"缓急"是古书语缓之例（见《古书疑义举例》卷二）。胸痹缓急，意即胸痹结甚、闷甚，气逆上冲甚，故丹波元坚谓"此缓急者，在'急'字，非或缓或急之义。"周扬俊也谓"胸痹缓急者，痹之急证也，上聚心膈，使阳气不达，危急为何如乎！"两说并确。

〔3〕薏苡人附子散　赵刊本、宽政本、享和本并无"人"字，元刊本作"仁"字。《外台》作"薏苡人散"。

〔4〕薏苡仁　《本草经》："薏苡能下气。"张介宾《本草正》："薏苡能利膈。"故佐以附子，而通阳痹。如仅泥于舒筋利湿之效，而忽略其下气利膈之能，而谓筋失养则或缓或急，但此于治痹何关！

〔5〕十五两　《外台》细注："此方出僧深，范汪同；仲景方用薏苡仁十五两。"

〔6〕服　《证类本草》中《图经》引张仲景"服"上有"每"字。

〔7〕方寸匕　古代量取药末所用的器具，其形状如平勺，大小为一寸正方。

【白话解】

对胸痹病情危急的，可用薏苡仁附子散主治。

（八）心中痞[1]，诸逆[2]心悬痛[3]，桂枝生姜枳实汤主之[4]。

［桂枝生姜枳实汤］方[5]

桂枝　生姜各三两　枳实五枚[6]

右三味[7]，以水六升，煮取三升[8]，分温三服。

【校注】

〔1〕心中痞　《外台》卷七作"心下悬痛"。魏荔彤曰："心中痞，即胸痹之气塞阻滞闷也。"徐彬曰："此下不言胸痹，是不必有胸痹之证。但心中痞，是阴邪凝结之象也。"

〔2〕诸逆　程林曰："如胁下逆抢心之类。"何任曰："停留

于心下水饮或寒邪向上冲逆。"

〔3〕心悬痛 "悬痛"谓急痛。《述义》引伊泽信恬曰："'悬''牵'音义相同。《释名·释恣容》：'牵，弦也，使弦急也。'"陆渊雷曰："心悬痛，谓心窝部牵引痛也。"

〔4〕桂枝生姜枳实汤主之 黄元御曰："枳姜降浊而泄痞，桂枝疏木而下冲，是以主之。"曹家达曰："治气逆悬痛，当伏其所主，扶心阳，破湿痰，则痞而痛止矣。"

〔5〕桂枝生姜枳实汤方 元刊本、俞桥本、吉野本、享和本并作"桂姜枳实汤方"。

〔6〕五枚 《外台》作"四枚，炙"。尤注本作"五两"。宽保本云："枚，一作两。"

〔7〕右三味 《外台》"味"下有"切"字。

〔8〕三升 《外台》"升"下有"去滓"二字。

【白话解】

对胸痹之气塞阻滞闷，逆气上冲以致心窝部感到牵引疼痛的，可用桂枝生姜枳实汤主治。

（九）心痛彻背，背痛彻心[1]，乌头赤石脂丸主之[2]。

[乌头赤石脂丸] 方

蜀椒一两[3]，一法二分 乌头一分，炮[4] 附子半两，炮[5]，一法一分

干姜一两[6]一法一分 赤石脂一两[6]一法二分

右五味，末之，蜜丸如梧子大[7]，先食服一丸[8]，日三服[9]，不知，稍加服[10]。

【校注】

〔1〕心痛彻背，背痛彻心 《证类本草》卷三"赤石脂"条《图经》引张仲景无"背痛彻心"四字。按："心痛彻背"是说痛发于前心，而达到后背；"背痛彻心"是说痛又从后背而达到前心，前后两面俱痛。胸前的部位是肺胃，后背的部位是督脉和肝。此言痛而不及痞。说明只有阴寒留滞，而无气分郁结，故治以辛温之药，而无行气之品。《广韵·十七薛》："彻，通也、

176

达也。"尤怡曰："心背彻痛，阴寒之气，遍满阳位，故前后牵引所痛。"沈明宗曰："邪感心包，气应外俞，则心痛彻背；邪袭背俞，气以内走，则背痛彻心，俞脏相通，内外之气相引，则心痛彻背，背痛彻心，即《素问·举痛论》所谓'寒气客于背俞之脉，共俞注于心，故相引而痛'是也。"

〔2〕乌头赤石脂丸主之 《千金》卷十三第六作"乌头丸方"。邹澍曰："乌头附子两物为用，温脏之寒，即能外及俞之痛；治俞之痛，即能内及脏之寒。故方中蜀椒、干姜、赤石脂皆用一两，并附子、乌头二物，亦仅及其数，可见虽用二物，原若只用一物，而其感通呼吸之理，已寓于其间矣。"陈逊斋曰："本节方证可疑，但云'心痛彻背，背痛彻心，'则与上文瓜蒌薤白白酒汤之胸背痛，瓜蒌薤白半夏汤之心痛彻背，应无分别，何以立方判若天渊？疑一、乌头、附子同用，仲景向无此例；疑二、赤石脂非止痛之药；疑三……本方乃治虫之剂，当列于乌梅丸之后，吐多者，乌梅丸主之，下利剧者，本方主之。"

〔3〕一两 《千金》作"半两"；《外台》卷七作"一分，汗"；《证类本草》中《图经》引张仲景作"四分"。

〔4〕一分，炮 《千金》作"六铢，炮"；《外台》作"二分，炮，去皮"。

〔5〕半两，炮 《外台》作"一分，炮，去皮"；《千金》无"炮"字。《证类本草》中《图经》引张仲景作"二分"，亦无"炮"字。

〔6〕一两 《外台》作"二分"；《证类本草》中《图经》引张仲景作"四分"。

〔7〕如梧子大 《千金》、《外台》并无此四字。

〔8〕一丸 《千金》作"如麻子三丸"；《外台》作"如麻子大，一服三丸"。

〔9〕日三服 《证类本草》中《图经》引张仲景无此三字。

〔10〕稍加服 《千金》作"稍增之"；《外台》作"少少加之"。

【白话解】

痛发于前心而达到后背，或发于后背部而达到前心，前后俱病，牵引疼痛，可用乌头赤石脂丸主治。

[九痛丸] 治九种心痛[1]

附子三两[2]，炮　生狼牙[3]一两，炙　香[4]巴豆一两，去皮心，熬研如脂[5]　人参　干姜[6]　吴茱萸[7]各一两

右六味，末之，炼蜜丸如梧子大[8]，酒下，强人初服三丸，日三服；弱者二丸。兼治卒中恶，腹胀痛，口不能言。又治连年积冷，流注心胸痛[9]，并冷冲[10]上气，落马坠车血疾等，皆主之。忌口如常法。

【校注】

〔1〕九种心痛　孙思邈曰："九痛丸，治九种心痛，一虫心痛，二注心痛，三风心痛，四悸心痛，五食心痛，六饮心痛，七冷心痛，八热心痛，九去来心痛，此方悉主之，并疗冷冲上气，落马坠车血疾等方。"（《千金》卷十三第六）程林曰："九痛者……虽分九种，不外积聚痰饮结血，虫注寒冷而成。"山田业广曰："凡云九者，举其大略，不必一一指其目。此非仲景方。《外台》卷七引《千金》，而方后云《必效》、《经心录》同，不引仲景。"吴瑭曰："《内经》有五脏胃腑心痛，并痰虫食积，即为九痛。心痛之因，非风即寒，故以干姜、附子驱寒壮阳；吴茱萸能降肝脏浊阴下行；生狼牙善驱浮风；以巴豆驱逐痰虫陈滞之积；人参养正驱邪，因其药品气血皆入，补泻攻伐皆备，故治中恶腹胀痛等证。"（《温病条辨》卷三）

〔2〕三两　《千金》卷十三第六作"二两"。

〔3〕生狼牙　《千金》作"生狼毒"。

〔4〕炙香　《千金》无此二字；《本草纲目》卷十七"狼毒"条引《千金》有"炙香"二字。

〔5〕如脂　尤注本、魏注本"脂"并作"膏"字。

〔6〕干姜　《千金》干姜作"二两"。

〔7〕吴茱萸　《本草纲目》引《千金》"萸"下有"汤泡"二字。

〔8〕炼蜜丸如梧子大　《千金》方后注作："蜜和空腹服如梧子一丸。"

〔9〕心胸痛　《千金》"痛"作"者"字。"者"下并有"亦服之，好好将息，神验"等九字。

〔10〕冷冲　元刊本、赵刊本、明刊本、吉野本、宽保本、宽政本、享和本并作"冷肿"。

腹满寒疝宿食病脉证治第十

（论一首　脉证十六条　方十三首）

（一）趺阳脉微弦[1]，法当腹满[2]，不满者必便难[3]，两胠[4]疼痛，此虚寒从下上也[5]，当以温药服之。

【衍义】

所谓此虚寒自下上也，当以温药服之，包举阴病证治，了无剩义，盖寒从下上，正地气加天之始，用温则上者下，聚者散，直捷通快，一言而终。故《卒病论》虽亡，其可意会者，未尝不宛在也。

【校注】

〔1〕趺阳脉微弦　趺阳脉，乃足阳明胃经动脉，在足背上。"微"主阳气不足。"弦"主寒、主痛。

〔2〕腹满　胃阳不足，寒邪留滞，故易发腹满之证。魏荔彤曰："阳微则气不足，气不足则行而多阻，此胀之本。"

〔3〕必便难　《脉经》卷八第十一、《千金》卷十六第七"必"下并有"下部闭塞，大"五字。按：旧注未审"必"下有脱文，语多附会。如唐宗海云"两胠属肝，肝主疏泄大便，肝气既逆，失其疏泄，则大便难。"其实，据文是先便难，而后胠痛，并非先由肝逆胠痛，而导致便难也。唐氏颠倒强解，是不合的。

〔4〕两胠　胠（qū 区），腋下胁上空软部分。

〔5〕此虚寒从下上也　《千金》"虚寒"下有"气"字，"从下"下有"向"字。

【白话解】

趺阳脉象微而弦，按理应当出现腹满，如果腹不满则下部闭塞而大便困难，两侧腋下胁上空软部分疼痛，这是由于虚寒之气从下向上冲逆的结果，应当用温热性质的药物给病人吃。

（二）**病者腹满^[1]，按之不痛为虚^[2]，痛者^[3]为实，可下之。舌黄未下者^[4]，下之黄自去^[5]。**

【校注】

〔1〕腹满　李彣曰："腹者，脾胃二经所过之处，则腹满痛，皆属脾胃所致。"

〔2〕为虚　李彣曰："虚者，寒气也。"

〔3〕痛者　《千金》卷十六第七"痛者"上有"按之"二字。《注解伤寒论·辨可下病脉证并治法》"病腹中满痛者，此为实也，当下之，宜大承气汤。"成无己注云："腹中满痛者，里气壅实也，故可下之。"成氏并引本条之文以证其说。

〔4〕舌黄未下者　舌黄，是内有郁滞；未下，是舌黄不退。《周礼·司民》郑注："下，犹去也。"按：本条言腹满有虚实之别，以按之痛不痛分之，舌之黄不黄辨之。痛者黄者实，不痛不黄者虚。治法则虚者宜温，实者宜下。

〔5〕黄自去　《玉函》"去"下有"宜大承气汤"五字。

【白话解】

病人腹部胀满，医生按压病人腹部，不痛的是虚证，疼痛的是实证，对实证可以用下法治疗。舌苔色黄尚未退去的，如果采用攻下，黄苔就会自然退去。

（三）**腹满时减，复如故^[1]，此为寒，当与温药^[2]。**

【校注】

〔1〕复如故　《脉经》卷八第十一"复"上有"减"字。周扬俊曰："时减，非竟不满也，若病已愈矣，则不复如故。今仅时或稍可，旋又照旧胀满。"

〔2〕当与温药　《千金》卷十六第七作"当得温药"。吴谦曰："'当与温药'之下，当有'宜厚朴生姜甘草半夏人参汤主之'十四字，必是脱简。"

【白话解】

病人腹部胀满有时减轻，旋即复又胀满的，这是寒证，应当给予温药治疗。

（四）病者痿黄[1]**，躁而不渴**[2]**，胸中寒实**[3]**，而利不止者**[4]**死。**

【衍义】

论寒证亦有实者。实者何？邪实也。盖惟正虚而邪实也。虚属真阳虚，本肾；实属胃家实，因寒。夫惟无火，不能消腐，故多滞多泄也。言其邪则痿黄，证则躁而不渴，何也？躁为阴躁；不渴，则止阴凝之象也。嗟乎！阳不生则寒不去，寒不去，则利又何能正耶？

【校注】

〔1〕痿黄　"痿"是"萎"之音误。萎黄，谓面色枯黄。慧琳《音义》卷三十一引《文字典说》："萎，枯槁也。"作"痿"无义。

〔2〕躁而不渴　按：《说文》无"躁"字。"躁"为"趮"之俗字。《说文·走部》："趮，疾也。"与"不渴"不能成义。"躁"应作"燥"。《说文·火部》："燥，干也。"曹家达曰："燥而不渴，寒湿隔于中脘，胃中无热而津不上输也。"

〔3〕胸中寒实　《脉经》卷八第十四作"胃中寒实"。吴谦曰："'胸中寒实'当是'胃中寒实'，若是胸中寒实，如何曰'下利不止者死'！皆是传写之讹。"

〔4〕而利不止者　《脉经》"而"下有"下"字。陈念祖曰："实证当不下利，若下利则为虚寒之极，反有实象，而且下利不止，是虚寒气胃气下脱，必死。"曹家达曰："若用大剂术附以回阳，用去湿之赤石脂、禹余粮以止涩下焦，或亦当挽救一二。"

【白话解】

病人面色枯黄，干燥却反不渴，胃中寒实而下利不止的，病情危险。

（五）寸口脉弦[1]者，即[2]胁下拘急而痛[3]，其人啬啬恶寒[4]也。

【校注】

〔1〕寸口脉弦　《千金》卷十六第八"寸口"上有"右手"二字。按：滑寿《诊家枢要》云："弦脉是血气收敛，阳中伏阴。"此曰"脉弦"，当呈现阳气凝滞，清阳不宣征象，如胁下拘痛，啬啬恶寒则是。

〔2〕即　《脉经》卷八第十一作"则"字。

〔3〕胁下拘急而痛　此与前"两胠疼痛"不同。陈念祖曰："两胠痛属乎内，胁下痛属乎外。"

〔4〕啬啬恶寒　《千金》"啬啬"作"濇濇"。曹家达曰："啬啬恶寒，病在皮毛，此当用葛根汤，使下陷之寒邪，循经上出而外达皮毛，便当一汗而愈。"

【白话解】

病人寸口部位脉呈弦象的，则会出现胁下部位拘急疼痛，病人还会同时有寒栗怕冷的感觉。

（六）夫中寒家[1]喜欠[2]，其人清涕出，发热色和[3]者，善嚏[4]。

【校注】

〔1〕夫中寒家　《千金》卷十六第八作"先"作"凡人"；"家"作"者"字。"中"（zhōng 忠），《后汉书·列女传》李贤注："中，内也。""中寒"即内寒。吴谦曰："中寒家，谓素有中寒病之人也，前以时减辨腹之中寒，又以恶寒辨胁痛之中寒，此以喜欠清涕出而辨心胸之寒也。"丹波元坚曰："'中'字，《金鉴》读为平声，其他者注，皆为去声读。盖此中寒家，言素禀阴脏，动易感寒者，然则二说并存为佳。"

〔2〕喜欠　尤怡曰："阳欲上而阴引之则欠，阴欲入而阳拒之则嚏。"

〔3〕发热色和　程林曰："寒则面惨而不和。今发热色和，

则寒郁于肺经，而为热也。"

〔4〕善嚏 "嚏"，喷嚏。《广韵·十二霁》："嚏，鼻气也。"慧琳《音义》卷二十八引《苍颉篇》云："嚏，喷鼻也。"

【白话解】

凡是患内寒的人常打呵欠，假若病人鼻流清涕，发热但面色正常的，经常爱打喷嚏。

（七）中寒[1]，其人下利，以里虚也[2]，欲嚏不能[3]，此人肚中寒[4]。一云痛。

【校注】

〔1〕中寒 《千金》卷十六第八此上有"此人"二字。

〔2〕下利，以里虚也 《千金》"虚"下有"故"字。喻昌曰："里虚下利，即当温补脏气，防其竭绝。"

〔3〕欲嚏不能 张璐曰："其人内有陈寒，无阳气以发越其邪，故欲嚏不能。"

〔4〕肚中寒 "肚"指腹言。古书肚字少见。慧琳《音义》卷十五"肚，腹也。"《广韵·十姥》："肚，腹肚。"至《广雅》、《集韵》并以肚为胃。义不可取。《千金》"肚中寒"作"腹中痛"。

【白话解】

病人内寒，该人大便泄泻，这是由于里虚所致，想要打喷嚏却又打不出来，这是病人腹内虚寒所致。

（八）夫[1]瘦人[2]绕脐痛[3]，必有风冷，谷气不行[4]，而反下之[5]，其气必冲[6]，不冲者，心下则痞[7]。

【校注】

〔1〕夫 《千金》卷十六第八作"凡"字。

〔2〕瘦人 瘦人阳少，故下云"必有风冷"。肥人则不必然。

〔3〕绕脐痛 按：此"绕脐痛"证因不同，彼为内有燥屎之实热证，此为内有风冷之虚寒证，宜四逆、理中治疗。徐彬曰：

184

"绕脐痛，风冷稽留之也。"

〔4〕谷气不行　谓食物经消化后之糟粕，不能下行，即大便不通。

〔5〕而反下之　"而"有"如"义。本句是谓医者假如不知用温药助脾运行，反用攻下之剂，则误矣。

〔6〕其气必冲　李彣曰："虚其里气，虚而气逆则上冲，虚而气结则作痞。盖阴主内，阳之守也。下多亡阴，则气已无根，无根者，必致上冲，此冲与痞之所由作也。"

〔7〕心下则痞　误下后，气不上冲，风冷内陷，行于胸膈，必为痞满之证。曹家达谓宜斟酌虚实而用泻心汤。

【白话解】

凡是消瘦的病人，围绕肚脐周围疼痛，肯定是感受了风寒邪气，因而糟粕不能下行，大便不通。假如医生不知用温药助脾运行，反而用攻下之剂；误下之后，病人就会觉得腹中有气向上冲逆。如果没有上冲感觉的，心下部位就会出现痞满的感觉。

（九）病腹满，发热十日[1]，脉浮而数，饮食如故，厚朴七物汤主之[2]。

［厚朴七物汤］方

厚朴半斤[3]　甘草　大黄各三两　大枣十枚　枳实五枚　桂枝二两　生姜五两

右七味，以水一斗，煮取四升[4]，温服八合，日三服。呕者加半夏五合，下利去大黄，寒多者加生姜至半斤。

【校注】

〔1〕十日　《脉经》卷八第十一、《千金》卷十六第七"厚朴七物汤方"细注引仲景并作"数十日"。

〔2〕厚朴七物汤主之　张璐曰："用小承气合桂枝去芍药汤，两解表里之法，较之桂枝加大黄汤多枳朴而少芍药，以枳朴专泄壅滞之气，故用之；去芍药以腹但满而不痛也。"胡毓秀曰："用大黄逐血分之火热，重用枳朴，推荡膜中之水饮，而腹满自愈；

用桂枝、生姜等解表邪，而脉浮数，发热之邪亦解矣。"

〔3〕厚朴半斤 《本草纲目》卷三十五"厚朴"条引"斤"下有"制"字。按：厚朴不以姜制则棘人喉舌。

〔4〕煮取四升 《证类本草》卷十三"厚朴"条引《图经》"升"下有"去滓"二字。

【白话解】

病人感觉腹部胀满，发热已经数十天，脉象浮而且数，饮食与往常一样，可用厚朴七物汤主治。

（十）腹中寒气[1]，雷鸣切痛[2]，胸胁逆满，呕吐[3]，附子粳米汤主之[4]。

[附子粳米汤] 方

附子一枚，炮 半夏半升 甘草一两 大枣十枚 粳米半升

右五味，以水八升，煮米熟汤成，去滓，温服一升，日三服。

【校注】

〔1〕寒气 《外台》卷七引《范汪方》"寒气"下有"胀"字。

〔2〕雷鸣切痛 《千金》卷十六第七"雷鸣"作"胀满肠鸣"。《灵枢·五邪》："邪在脾胃……阳气不足，阴气有余，则寒中肠鸣腹痛。"

〔3〕胸胁逆满，呕吐 张璐曰："腹中寒气奔迫，上攻胸胁，以及于胃，而增呕逆。"

〔4〕附子粳米汤主之 本方用附子温肾，以通三焦之阳，即以治寒邪之本，半夏降胃气以止呕吐，粳米和胃，甘草大枣缓中补虚。按：《外台》卷六引张仲景云"霍乱四逆，吐少呕多者，附子粳米汤主之。"此另一主治，乃《伤寒论》之佚文。再《外台》卷七引《小品》解急蜀椒汤"主寒疝气，心痛如刺，绕脐腹中尽痛，白汗出，欲绝。"即此方加蜀椒干姜。张璐曰："本方之用附子粳米，温饱其胃，胃气充则土厚而邪难上越，胸胁逆满之浊阴得温无所留恋，必从下窍而出矣。"

186

【白话解】

病人腹内寒气，以致腹部胀满肠鸣并伴有剧烈疼痛，胸胁部位气逆胀满，并且呕吐的，可用附子粳米汤主治。

（十一）痛而闭者[1]，厚朴三物汤主之[2]。

[厚朴三物汤] 方[3]

厚朴八两　大黄四两　枳实五枚

右三味[4]，以水一斗二升，先煮二味，取五升，内大黄，煮取三升[5]，温服一升，以利为度[6]。

【校注】

〔1〕痛而闭者　《千金》卷十六第七作"腹满发热"。"痛而闭"谓腹痛而大便不通。魏荔彤曰："闭者，即胃胀便难之证。"

〔2〕厚朴三物汤主之　吴谦曰："腹满而痛下利者，用理中汤所以温其中也；腹满而痛便闭者，用厚朴三物汤，所以开其下也。"陈念祖曰："上用厚朴七物汤，以其发热，尚有表邪也；今腹痛而不发热，止是大便闭者，为内滞气实之证，通则不痛，以厚朴三物汤主之。"

〔3〕厚朴三物汤方　《证类本草》卷十三"厚朴"条引《图经》云："主腹胀脉数。"

〔4〕三味　《千金》作"咬咀"。

〔5〕煮取三升　《千金》"升"下有"去滓"二字。

〔6〕以利为度　《千金》作"腹中转动者，勿服；不动者，更服，一方加芒硝二两"；《证类本草》引《图经》作"腹中转动，更服；不动，勿服"。

【白话解】

病人腹痛而且大便不通的，可用厚朴三物汤主治。

（十二）按之心下满痛者[1]，此为实也，当下之，宜大柴胡汤[2]。

［大柴胡汤］方

柴胡_{半斤} 黄芩_{三两} 芍药_{三两} 半夏_{半升，洗[3]} 枳实_{四枚，}

炙[4] 大黄_{二两} 大枣_{十二枚} 生姜_{五两}

右八味，以水一斗二升，煮取六升，去滓，再煎，温服一升，日三服。

【校注】

〔1〕按之心下满痛者　《脉经》卷八第十一作"病腹中满痛"五字。按："心下"即胃之上脘。此与前条腹痛便闭之证情不同，一腹中，一心下，故所用下法亦异，故前用厚朴三物汤，此则用大柴胡汤。李彣曰："要看'心下'二字，凡痛在腹中者，邪已入腑，故宜大下；此满痛在心下，未全入腑，邪热未深，故不用大承气，而用大柴胡。"吴谦曰："'按之心下满痛'之下，当有'有潮热'三字，若无此三字，则不当与大柴胡汤。"

〔2〕大柴胡汤　吉野本、享和本"汤"下并有"主之"二字。

〔3〕半夏半升，洗　张注本、程注本、《金鉴》本"半升"并作"半斤"，无"洗"字，尤注本亦无"洗"字。

〔4〕炙　俞桥本无此字，尤注本同。

【白话解】

用手按压病人胃脘部位时，有胀满疼痛感觉的，这是实证，应当采用攻下法治疗，适宜选用大柴胡汤。

（十三）腹满[1]不减，减不足言[2]，当须[3]下之，宜大承气汤。

［大承气汤］方　见前痉病中[4]

【校注】

〔1〕腹满　《千金》卷十六第七作"夫腹中满"四字。

〔2〕减不足言　《千金》作"减不惊人"。"不足"谓不值得。吴谦曰："减不足言，虽减不过稍减，不足言减也。"按：以上三条，均有满痛之证。但应注意其证所发的部位。如厚朴三物汤证，其满痛当在大腹部；大柴胡汤，其满痛当在胸胁部；大承气汤证，其满痛当

188

在心下至少腹，由于所发部位有异，故审证用方亦异。

〔3〕当须　"须"字衍，以上条"当下之"句律之可证。《脉经》卷八第十一无"须"字；《千金》作"此当"。

〔4〕见前痉病中　元刊本、赵刊本、俞桥本、清初本、宽保本、宽政本、新刻本并无此五字，而于"大承气汤方"下有以下字样："大黄四两、酒洗，厚朴半斤、去皮，炙，枳实五枚、炙，芒硝三合。右四味，以水一斗，先煮二物，取五升，去滓，内大黄，煮取二升，内芒硝，更上火微一二沸，分温再服，下，余勿服。"

【白话解】

病人腹中胀满没有减轻的时候，即使稍有减轻也是不值得说的，应当采用攻下法治疗，宜选大承气汤。

（十四）心胸中[1]大寒痛[2]，呕不能饮食[3]，腹中寒[4]，上冲皮起[5]，出见有头足[6]，上下痛而不可触近[7]，大建中汤主之[8]。

［大建中汤］方

蜀椒二合[9]，去汗　干姜四两　人参二两

右三味，以水四升，煮取二升，去滓，内胶饴一升，微火煎[10]取一升半，分温再服，如一炊顷，可饮粥二升，后更服，当一日食糜，温覆之。

【校注】

〔1〕心胸中　陈念祖曰："心胸中，本阳气用事。"

〔2〕大寒痛　《千金》卷十六第八作"大寒大痛"。此谓脾胃阳气衰弱，阴寒之气充斥上焦，因而大寒大痛。《广韵·十四泰》："大，古作'太'，'太'甚也。"

〔3〕呕不能饮食　《千金》"饮食"下有"饮食下咽，自知偏从一面下流，有声决决然"十七字。寒气犯胃，格拒于中，因而呕，因而不能饮食。

〔4〕腹中寒　《千金》"腹"上有"若"字；"寒"下有

"气"字。

〔5〕上冲皮起　寒气向上逆冲，肚皮凸起。

〔6〕出见有头足　形容肚皮冲起，象有头足之块状物。

〔7〕上下痛而不可触近　《千金》"痛而"乙作"而痛"；"不可"上有"其头"二字。按：上下俱痛，手不可触，是寒从中彻上彻下，充满于胸腹之间，而阳几乎熄矣。

〔8〕大建中汤主之　上云痛不可触，痛之甚，亦即寒之甚，举其治要，在于奠定中土，中焦之阳四布，上下可以交泰，则痛息矣。故主以大建中汤，师小建中名，而曰大，为专治心腹寒之剂。《外台》卷七《心腹痛及胀满痛方》引《小品》当归汤，治心腹绞痛诸虚冷气满证，其中干姜四两、蜀椒一两、人参三两，即师大建中汤之义。

〔9〕二合　徐注本、尤注本、黄注本"合"下并有"炒"字。

〔10〕煎　"煎"应作"煮"。以上"煮取二升"句律之可证。

【白话解】

病人心下及胸胁部位因寒邪很重而出现剧烈疼痛，呕吐不能饮食，如果腹中寒气向上冲逆，使肚皮凸起，出现像有头足样的块状物，上下俱痛，不能用手触按的，可用大建中汤主治。

（十五）胁下偏痛[1]，发热[2]，其脉紧弦[3]，此寒也，以温药下之[4]，宜大黄附子汤[5]。

［大黄附子汤］方

大黄三两　附子三枚，炮　细辛二两[6]

右三味[7]，以水五升，煮取二升，分温三服[8]。若强人煮取二升半，分温三服，服后如人行四五里，进一服[9]。

【校注】

〔1〕胁下偏痛　吴谦、叶霖并谓"偏"当是"满"字。

〔2〕发热　《脉经》卷八第十一无此二字。《千金》卷十六

第八有此二字。按：此"发热"并非外因。尤怡所谓"阴寒成聚，偏着一处，虽有发热，亦是阳气被郁所致"是也。叶霖曰："发热不与诸阳经证同见，非外因也。"

〔3〕其脉紧弦　紧则坚硬搏指，弦乃条直挺长，是为寒实之脉。《脉经》卷五《张仲景论脉》云："寒则紧弦。"

〔4〕以温药下之　《千金》"以"上有"当"字。李彣曰："实者下以大黄，加附子温中，细辛散寒，是谓以温药下之。"

〔5〕宜大黄附子汤　大黄属于寒药，然得附子、细辛以调济之，既可温运其寒结之凝滞，且可监制苦寒，似相反而适相成。李彣曰："仲景治伤寒少阴证反发热者，有麻黄附子细辛汤。此用大黄附子汤，或以温药发表，或以温药攻里，二方并立，皆用附子，而一配以麻黄，一配以大黄，寒热并用，表里互施，真神方也。"

〔6〕二两　清初本作"三两"，《千金》亦作"三两"。

〔7〕右三味　《千金》"味"下有"㕮咀"二字。

〔8〕分温三服　《千金》作"分再服"。

〔9〕若强人……进一服　《千金》无此二十三字。

【白话解】

病人两胁下部位胀满疼痛，发热，脉象紧弦，这是寒实之证，应当使用温热性质的药物攻下，适宜选用大黄附子汤。

（十六）寒气厥逆[1]，赤丸主之[2]。

［赤丸］方[3]

茯苓四两　半夏四两，洗，一方用桂　乌头二两，炮　细辛一两，《千金》作人参[4]。

右四味[5]，末之，内真朱[6]为色，炼蜜[7]丸如麻子大，先食酒饮下三丸[8]，日再夜一服，不知，稍增之[9]，以知为度。

【校注】

〔1〕寒气厥逆　尤怡曰："寒气厥逆，下焦阴寒之气，厥而上逆也。"

〔2〕赤丸主之　曹家达曰："寒气厥逆，此四逆汤证也。然

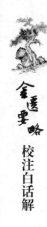

则仲师何以不用四逆汤而用赤丸，盖汤剂过而不留，可治新病，不可以治痼疾。且同一厥逆，四逆汤证脉必微细；赤丸证脉必沉弦。所以然者，伤寒太阴少阴，不必有水气，而寒气厥逆，即从水气消之，肾虚于下，水迫于上，因病腹满，阳气不达于四肢，乃一变而为厥逆。"吴谦曰："此条之文之方，必有简脱，难以为后世法，不释。"

〔3〕赤丸方《千金》卷十六第八"赤丸"，其药为六味：茯苓、桂心、细辛、乌头、附子、射干。

〔4〕《千金》作人参　检今本《千金》无"人参"，仍用细辛。

〔5〕四味　元刊本、吉野本、享和本并作"六味"。

〔6〕真朱　《证类本草》卷三引陶隐居曰："真朱，即今朱砂。"

〔7〕炼蜜　吉野本作"蜜炼"。"炼蜜"下《悬解》有"为"字。

〔8〕先食酒饮下三丸　《千金》卷十六第十八作"空腹酒服一丸"。

〔9〕稍增之　《千金》卷十六第八作"加至二丸"。

【白话解】

因内有阴寒之气而出现厥逆的，可用赤丸主治。

（十七）腹痛[1]，脉弦而紧[2]，弦则卫气不行[3]，即恶寒[4]；紧则不欲食[5]，邪正相搏[6]，即为寒疝[7]。寒疝[8]绕脐痛[9]，若发则[10]白津[11]出，手足厥冷[12]，其脉沉紧[13]者，大乌头煎[14]主之。

［乌头煎］方

乌头 大者五枚，熬，去皮，不咬咀

右以水三升，煮取一升，去滓，内蜜二升，煎令水气尽，取二升，强人服七合，弱人服五合[15]。不瘥[16]，明日更服，不可一日再服[17]。

【校注】

〔1〕腹痛　《脉经》卷八第十一、《千金》卷十六第八并作"寸口"，并连下读。

〔2〕脉弦而紧　弦为内寒盛，紧为外寒盛，弦紧皆阴也。

〔3〕卫气不行　《脉经》、《千金》"卫气不行"下并叠"卫气不行"四字。

〔4〕恶寒　"弦"则卫气为寒困阻，就会失其卫外运动之力，因有恶寒之感。此非外感。

〔5〕紧则不欲食　《千金》"不欲"下有"饮"字。紧脉是胃阳为外寒侵害，有失腐熟水谷之能，因而不欲食。

〔6〕邪正相搏　《脉经》、《千金》"邪正"并作"弦紧"。"搏"吉野本、享和本及《脉经》作"抟"。按："邪正"上无所承，应依《脉经》作"弦紧"为是。弦紧相抟是说弦紧两脉结在一起，表明内寒外寒并盛。尤怡所谓"卫阳与胃阳并衰，而内寒与外寒交盛"也。

〔7〕即为寒疝　王冰曰："疝者，寒气结聚之所为也。"（见《素问·大奇论》注）陈念祖曰："寒结腹中，叠聚如山，犯寒即发，谓之寒疝。"《说文·疒部》："疝，腹痛也。"

〔8〕寒疝　《脉经》、《千金》"寒疝"上并有"趺阳脉浮而迟，浮则为风虚，迟则为寒疝"十六字。

〔9〕脐痛　《千金》、《外台》卷七《寒疝腹痛方》"脐"下有"苦"字。

〔10〕若发则　《太平圣惠方》卷四十八《治寒疝诸方》引无此三字。

〔11〕白津　元刊本、赵刊本、明刊本、俞桥本、清初本、吉野本、宽保本及《脉经》、《千金》、《外台》并作"白汗"，《太平圣惠方》、《医方类聚》卷八十九引同。宽政本、新刻本及《病源》卷二十《寒疝候》并作"自汗"，是。按："白"、"自"篆文易误。《说文·白部》："白，此亦'自'字也。"吴谦亦以作"自"为是。"自汗"者，冷汗自出也。

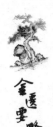

〔12〕厥冷 《脉经》、《千金》、《外台》"冷"并作"寒"。

〔13〕沉紧 元刊本、赵刊本、俞桥本、清初本、吉野本、宽保本、宽政本、享和本及《脉经》、《千金》、《外台》、《医方类聚》卷八十九并作"沉弦"。

〔14〕大乌头煎 《脉经》、《千金》"煎"并作"汤"。莫文泉曰:"'煎'者,治沉重之疾。"程林曰:"乌头大热大毒,治脐间痛,不可俯仰。治下焦之药味不宜过多,多则气不专。此沉寒痼冷,故以一味单行,则其力大而厚。甘能解毒药,故内蜜以制乌头之大热大毒。"

〔15〕强人服七合,弱人服五合 吴谦曰:"是专以破邪治标为急,虚实在所不论,故曰:'强人服七合,弱人服五合。'"

〔16〕不瘥 《千金》作"一服不瘥"。

〔17〕不可一日再服 赵刊本、俞桥本、清初本、吉野本、宽保本、宽政本、享和本并无"一"字。《千金》作"日止一服,不可再也"八字。

【白话解】

寸口脉象弦而且紧,弦脉是因为卫气不行所致,卫气不行就会感到怕冷;紧脉是寒气凝结之象,所以不思饮食,寒邪与正气相搏则发为寒疝病。寒疝的病状是围绕脐周转着疼痛,冷汗自出,手足厥逆寒冷,脉象沉弦的,可用大乌头煎主治。

(十八)寒疝[1]腹中痛,及胁痛里急[2]者,当归生姜羊肉汤主之[3]。

[当归生姜羊肉汤] 方

当归三两　生姜五两　羊肉一斤

右三味,以水八升,煮取三升[4],温服七合,日三服[5]。若寒多者[6],加生姜[7]成一斤,痛多而呕者,加橘皮二两、白术一两。加生姜者,亦加水五升,煮取三升二合服之。

【校注】

〔1〕寒疝 叶霖曰:"本条证轻,以养为主,散寒次之。"

〔2〕及胁痛里急者　《外台》卷七《寒疝腹痛方》作"引胁痛及腹里急者"。按：本条寒疝，偏重血虚，血虚则濡润之能瘥，就会引起胁痛与少腹拘急不舒之症。

〔3〕当归生姜羊肉汤主之　徐彬曰："当归羊肉兼补兼温，而以生姜宣散其寒，不用参而用羊肉。所谓形不足者，补之以味也。"张璐曰："凡小腹疼痛，用桂心等药不应者，用此则效。"

〔4〕三升　《外台》有"去滓"二字。

〔5〕日三服　《外台》作"日三，痛即当止"。

〔6〕若寒多者　曹家达曰："虚寒甚者，可于本方加附子一枚，不但仲师方后所载，加白术、橘皮已也。"

〔7〕加生姜　《外台》"生姜"下有"足前"二字。按：本方用生姜可加至一斤，何不用干姜？盖本条寒疝主要是血虚，血属阴，而补阳药则耗阴，生姜有汁液，干姜较燥烈，故宁加生姜，而不用干姜。但如营阴不足，寒邪亦甚者，似可师仲景生姜泻心汤例，生姜干姜并用亦可。

【白话解】

患有寒疝的病人，腹中疼痛牵扯到胁肋疼痛而且少腹拘急不舒的，可用当归生姜羊肉汤主治。

（十九）寒疝[1]腹中痛，逆冷[2]，手足不仁，若身疼痛[3]，灸刺诸药不能治，抵当[4]乌头桂枝汤主之。

［乌头桂枝汤］方

乌头[5]

右一味，以蜜二斤，煎减半，去滓，以桂枝汤五合解之[6]，令得一升[7]后，初服二合，不知[8]，即[9]服三合，又不知，复加至五合。其知者如醉状，得吐者为中病[10]。

［桂枝汤］方

桂枝三两，去皮　芍药三两　甘草二两，炙　生姜三两　大枣十二枚

右五味，剉，以水七升，微火煮取三升，去滓。

腹满寒疝宿食病脉证治第十

【校注】

〔1〕寒疝　《千金》卷十六第八"寒"上有"大"字。

〔2〕腹中痛，逆冷　"逆冷"谓阳气衰，不能达于四末。尤怡曰："阳绝于里也。"

〔3〕若身疼痛　《千金》、《外台》卷七《寒疝腹痛方》作"若一身尽痛"。"若"字，徐彬释为"加以"，其义较确。尤怡谓有"或"意，似不合。本条身疼痛是荣卫不和，属有表证；腹中痛，逆冷，手足不仁，属于内寒，证为表里皆病，故乌头桂枝汤，为表里皆病，故乌头桂枝汤，为表里兼治之方，其证有彼又有此，"或"云乎哉。

〔4〕抵当　《千金》、《医心方》引《小品方》并无此二字。吴谦曰："'抵当'二字，衍文也。"

〔5〕乌头　此下脱枚数。《千金》作"秋干乌头，实中者五枚，除去角"。《外台》卷七作"秋乌头，实中大者十枚，去皮生用，一方五枚"。按：作"五枚"，与前"乌头煎"方合。

〔6〕解之　使所煎乌头蜜汁与桂枝汤溶化。角，稀释之意。

〔7〕令得一升　吴谦曰："谓以乌头所煎之蜜加桂枝汤五合，令得一升也。"

〔8〕不知　谓病不见好。《尔雅·释诂》："知，愈也。"

〔9〕即　《千金》、《外台》并作"更"字。

〔10〕得吐者为中病　徐彬曰："得吐则阴邪不为阳所客，故上出而为中病。"

【白话解】

患寒疝病的人，腹中疼痛，四肢逆冷，手足麻木不仁，加以身体疼痛，灸熨、针刺及一般药物不能治愈的，可用乌头桂枝汤主治。

（二十）其脉数而紧[1]，乃弦，状如弓弦[2]，按之不移。脉数弦者，当下其寒[3]；脉紧大而迟[4]者，必心下坚；脉大而紧[5]者，阳中有阴，可下之。

【校注】

〔1〕其脉数而紧　《脉经》卷八第十一作"夫脉浮而紧"。按：此寒实之脉，作"浮紧"不合。"数紧"是描写"弦"之形态，此脉"数"之不属于热证者。所谓"数"者，言其促急搏指，非谓其五至为数之热证，故下云"弦数者，当下其寒"。尤怡曰："脉数为阳，紧弦为阴，是阴阳参合也。然就寒疝言，则数反从弦，故其数为阴凝于阳之数，非阳气生热之数。"唐宗海曰："此当以'脉数为紧'为一句，'乃弦状'为一句，言脉数与紧相合，乃弦状也，如弓弦按之不移，此虽似紧，而实则弦脉也。"

〔2〕如弓弦　《千金》卷十六第八"如"下有"张"字。

〔3〕当下其寒　此当用温下法，宜大黄附子汤。

〔4〕脉紧大而迟　《伤寒论·辨可下病脉证并治法》、《脉经》、《千金》"紧大"并作"双弦"。成注引《金匮》亦作"双弦"，并云"脉双弦而迟，阴中伏阳，必心下硬"。

〔5〕脉大而紧　成无己曰："大则为阳，紧则为寒，脉大而紧，阳中伏阴也，与大承气汤以分阴阳。"按：脉表现大象，乃胃肠有积滞，热不能畅达于表，脉就会表现为紧，故曰"阳中有阴"。用大承气汤攻去其积滞，自然生理恢复正常，则不致由阳转阴。

【白话解】

病人的脉象数而且紧，这是弦脉，脉形如同张开的弓弦，用手按压也不移动。如果脉象数而弦的，应当以温下法治其寒积；脉象紧大而迟的，多有心下坚硬的症状；脉象大而紧的，这是胃肠有积，热不达表之证，可用攻下法治疗。

附方

《外台》［乌头汤］治寒疝腹中绞痛，贼风入攻五脏，拘急不得转侧，发作有时，使人阴缩，手足厥逆。方见上。

《外台》［柴胡桂枝汤］方治心腹卒中痛者。

柴胡四两　黄芩　人参　芍药　桂枝　生姜各一两　半甘草
一两　半夏二合半　大枣六枚

右九味，以水六升，煮取三升，温服一升，日三服。

《外台》［走马汤］治中恶心痛腹胀，大便不通。

巴豆二枚，去皮心，熬　杏仁二枚

右二味，以绵缠，捶令碎，热汤二合，捻取白汁，饮之当
下，老小量之。通治飞尸鬼击病。

（二十一）问曰：人病有宿食[1]，何以别之？师曰：寸口
脉浮而大[2]，按之反涩[3]，尺中亦微而涩[4]，故知有宿食，大
承气汤主之[5]。

【校注】

〔1〕宿食　食物经宿不消，停积胃肠，因名宿食。《病源》
卷二十一《宿食不消候》："宿谷未消，新谷又入，脾气既弱，故
不能磨之，则经宿而不消，令人腹胀气急，噫气醋臭，时复憎寒
壮热是也。"

〔2〕寸口脉浮而大　"而"字是衍文。《脉经》卷八第十
一、《病源》并无"而"字。徐彬曰："浮大，阳脉也。非必主
宿食，然谷气壅而盛，亦能为浮大。"尤怡曰："寸口脉浮大者，
谷气多也，谷多不能益脾，而反伤脾。"

〔3〕按之反涩　尤怡曰："按之脉反涩者，脾伤而滞，血气
为之不利也。"按：有宿食者，积滞不行，脉道亦不流利。《素
问·四时刺逆从论》之六经皆主脉涩者，殆扩而言之耳。

〔4〕尺中亦微而涩　《病源》"中"作"脉"。《千金》卷
十五上第二"尺中"下无"亦"字。成无己曰："按之反涩，尺
中亦微而涩者，胃有宿食，里气不和也。"

〔5〕大承气汤主之　《脉经》无此六字。按：本条无痞满燥
实坚之症状，仅概言宿食；且浮大微涩之脉象，亦非可下之脉，
而曰大承气汤主之，殊难索解？检《总录》卷四十四《宿食不

消》十八方中，无一方用及大承气之药（有方曾用枳壳），可证大承气之未合。陆渊雷谓"此条亦见《伤寒论·辨可下病脉证并治法》，知是叔和文字，非仲景文字。"其说可信。

【白话解】

问道：有人患了宿食内停的病，凭借什么加以区别呢？仲师答道：病人寸口脉轻取浮大，重压时反现涩象，尺部脉微而涩，所以知道病人内有宿食。

（二十二）脉数而滑[1]者，实也，此有宿食[2]，下之愈[3]，宜大承气汤[4]。

【校注】

〔1〕脉数而滑　《千金》卷十五第七"脉"上有"下利"二字。"数而滑"《脉经》卷八第十一、《千金》并作"滑而数"。《伤寒论》255条同。成注："《脉经》曰：'脉滑者为病食'，又曰：'滑数则胃气实'。今脉谓滑而数，知胃有宿食。"

〔2〕此有宿食　《伤寒论·辨可下病脉证并治法》作"此有宿食故也"。《千金》卷十五第二"食"下有"不消"二字。

〔3〕下之愈　《脉经》、《千金》卷十五第七、《伤寒论·辨可下病脉证并治法》并作"当下之"。

〔4〕宜大承气汤　《伤寒论·辨可下病脉证并治法》"宜"作"与"。

【白话解】

病人腹泻，脉象滑数的，属于实证，这是宿食内停不消的缘故，应当采用攻下法治疗，可与大承气汤。

（二十三）下利不欲食者[1]，有宿食也[2]，当下之，宜大承气汤。

〔大承气汤〕方　见前痉病中。

【校注】

〔1〕下利不欲食者　《伤寒论·辨可下病脉证并治法》"不

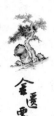

欲食者"作"脉反滑"。"不欲食"三字，是辨证眼目。有宿食者，大都不欲食，今既下利，而仍不欲食，说明宿食并不因利而去，故下曰"此有宿食"。此与前两条凭脉辨证不同。

〔2〕有宿食也　《伤寒论·辨可下病脉证并治法》作"当有所去"。

【白话解】

病人腹泻，不想进食的，这是由于宿食内停所致，应当采用下法，宜用大承气汤。

（二十四）宿食在上脘[1]，当吐之，宜瓜蒂散[2]。

［瓜蒂散］方

瓜蒂一分，熬黄　赤小豆一分，煮

右二味[3]，杵为散，以香豉七合煮取汁，和散一钱匕，温服之，不吐者，少加之，以快吐为度而止。亡血及虚者，不可与之。

【校注】

〔1〕宿食在上脘　朱光被曰："食已宿矣，何以犹在上脘，是必痰与气抟，载食不得下耳。惟用此涌吐方法，使痰与食俱出，所谓高者因而越之也。"张志聪曰："胃为水谷之海，今食在上脘，不得腐化，故成宿食当吐之。"

〔2〕瓜蒂散　汪昂曰："胸中痰食，与虚烦者不同。越以瓜蒂之苦，涌以赤小豆之酸，吐去上焦有形之物，则木得舒畅，天地交而万物通矣。"吴谦曰："瓜蒂味苦，赤豆味酸，能除胸胃实邪；佐香豉、粥汁服，借谷气以保胃气；服之不吐，稍加服；得快吐即止者，恐伤胃中元气也。此方奏效之捷，胜于汗下，所以三法鼎立，今人置之不用，可胜惜哉！"

〔3〕右二味　张注本"味"以下作"各别捣筛为散已，合治之，取一钱匕，以香豉一合，用熟汤七合，煮作稀糜，去滓，取汁和散，温顿服之，不吐者，少少加，得快吐乃止，诸亡血虚家不可与之。"

【白话解】

内有宿食停留在上脘的，应当采用吐法治疗，宜用瓜蒂散。

（二十五）脉紧[1]如转索无常[2]者，有宿食也。

【校注】

〔1〕脉紧　《脉经》卷八第十一、《千金》卷十五第二此上并有"寸口"二字；《千金》"脉紧"下有"者"字。

〔2〕如转索无常　《脉经》、《千金》"转索"下并有"左右"二字。尤怡曰："脉紧如转索无常者，紧中兼有滑象，不似风寒外感之紧，为紧而带弦也。故寒气所束者，紧而不移；食气所发者，乍紧乍滑，如以指转索之状，故曰无常。"魏荔彤曰："转索，宿食中阻，气道艰于顺行，曲屈傍行之象。"陈念祖曰："'无常'二字，言忽而紧，忽而不紧。"

【白话解】

病人寸口脉象紧，如同转动绳索那样忽紧忽松的，这是内有宿食之象。

（二十六）脉紧[1]，头痛[2]风寒[3]，腹中[4]有宿食不化也。一云：寸口脉紧。

【校注】

〔1〕脉紧　"脉"上《脉经》卷八第十一有"寸口"二字；《千金》卷十五第二有"寸"字。

〔2〕头痛　"头"上《脉经》、《千金》并有"即"字。按：有"即"字是。"即"有"当"义，与下"或腹中有宿食不化"语意相贯。尤怡曰："头痛风寒者，非既有宿食，而外感风寒也，谓宿食不化，郁滞之气，上为头痛，有如风寒之状，而实为食积类伤寒也。仲景恐人误以为外感而发其汗，故举以示人曰，腹中有宿食不化，意亦远矣。"

〔3〕风寒　宽保本曰："'风'字疑'恶'字谬。"

〔4〕腹中　"腹"上《脉经》、《千金》并有"或"字。

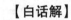

【白话解】

病人寸口脉紧，当见头痛恶寒之症，或者是腹中食积停滞不化。

五脏风寒积聚病脉证并治第十一

（论二首　脉证十七条　方二首）

（一）肺中风[1]者，口燥而喘[2]，身运而重[3]，冒而肿胀[4]。

【衍义】

肺者，手太阴燥金，与足太阴同为湿化，内主音声，外合皮毛，居上焦阳部，行荣卫，在五行生克，畏火克木。今为风中之。夫风者，内应肝木之气，得火反侮所不胜之金。然木之子，火也，火必随木而至，风能胜湿，热能燥液，故为口燥；风火皆阳，二者合，则动摇不宁。动于肺，则燥其所液之湿；鼓其音声，有出难入，而作喘鸣；动于荣卫，鼓其脉络、肌肉，则身运、作肿胀。虽然，此特风中于肺，失其运用之一证耳。若《内经》所论：肺风者，多汗、恶风、色白、时咳，昼差暮剧。是又叙其邪在肺，作病状如是。各立一义，以为例耳。然后人自此而推，皆可得之其在脏、在舍、在经络。凡所见之病，不患其不备也。余脏皆然。

【校注】

〔1〕肺中风　此中风与伤寒之中风不同，与杂病之中风更不同。《素问·风论》虽有五脏风，然所云症状与此不相契合，则此中风，当另有一义，不能轻易参比。徐彬以"口燥"云云，乃肺中风寒之内象，《素问》所谓"多汗恶风"云云，乃肺感表邪之外象，似亦属附会。

〔2〕口燥而喘　李彣曰："肺主气，风邪中之，则气壅而津液不行，故口燥。气逆而呼吸不利，故气喘。"

〔3〕身运而重　谓身子晃动而且显著发沉。《广雅·释诂》

"运，转也。"或谓"运"即眩晕之"晕"，非是。"运"、"晕"虽属同韵（《广韵·二十三问》），但不同义。尤怡曰："肺居上焦，治节一身，肺受风邪，大气则伤，故身欲动，而弥觉其重也。"

〔4〕冒而肿胀 "冒"谓昏昏而神不清。徐彬曰："邪气实则清气滞，故清气不升而冒。内外皆借风为流动，肺本受邪，而内外皆变，则外肿内胀矣。"尤怡曰："冒者，清肃失降，浊气反上，为蒙冒也。肿胀者，输化无权，水聚而气停也。"

【白话解】

肺中风的表现是口中干燥而呼吸急促，身子晃动而且显著发沉，头目昏蒙不清，身体肿胀。

（二）肺中寒，吐浊涕[1]。

【衍义】

肺者，阴也；居阳部，故曰阳中之阴；谓之娇脏，恶热复恶寒；过热则伤所禀之阴，过寒则伤所部之阳；为相傅之官，布化气液[2]，行诸内外。阳伤则气耗，阴伤则气衰[3]。今寒中之，则气液蓄于胸，而成浊饮，唾出于口；蓄于经脉，乃成浊涕，流出于鼻，以鼻是肺脏呼吸之门也。

【校注】

〔1〕吐浊涕 山田业广曰："浊涕即是黏痰，非鼻涕之谓也。"

〔2〕布化气液 《二注》作"布气化液"。

〔3〕气衰 《二注》作"液衰"。

【白话解】

肺受寒邪侵犯的表现是口中咯吐黏痰。

（三）肺死脏，浮之虚[1]，按之弱[2]如葱叶，下无根者死[3]。

【衍义】

肺金主秋，当夏至四十五日后，阴气微上，阳气微下之时，《内经》论其平脉曰：气来轻虚以浮，来急去散。又曰：微毛为有胃气。又曰：厌厌聂聂，如落榆叶状。其阴阳微上下之象如此。又曰死脉，则为真肺脉至，大而虚，如毛羽中人肤。又曰：来如物之浮，如风吹毛。又曰：但毛无胃。则是阳气不下，阴气不上，盛阳当变阴而不变，既不收敛，又不和缓，惟浮欲散，死可知已。因火克金而阴亡。《内经》谓其不过三日死，正与此同。盖阴者阳之根，浮者有之，沉者亦有之，根壮而后枝叶茂。叙平脉惟贵轻虚以浮，非全无沉着。但浮沉皆止三菽之重耳，不欲其如石之沉也。今浮之虚，按之又弱如葱叶，于三菽其有几哉？越人曰：肝与肺有生熟浮沉之异，生浮则熟沉，生沉则熟浮。盖阳极生阴，阴极生阳，更始体用之气在二脏，故二脏之气亦如之。缘肺居阳部，故体轻浮，主气以象阳，阳极变阴，故用收敛以象阴；肝居阴部，故体重沉，藏血以象阴，阴极变阳，故用升发以象阳。浮沉正此耳。五脏阴阳，各具一体用，不可不察。

【校注】

〔1〕浮之虚　"浮之"即轻按。《素问·玉机真脏论》云："真肺脉至，大而虚，如以毛羽中人肤。"是即"浮之虚"之描绘。

〔2〕按之弱　"按之"即重按。

〔3〕如葱叶，下无根者死　程林曰："葱叶，中空草也。若按之弱如葱叶之中空，下又无根，则浮毛虚弱无胃气，此真脏已见，故死。"

【白话解】

肺病危重的脉象，轻按则虚弱无力，重按则非常软弱中空如按葱叶，若加之重按无根，则为肺死脏脉。

金匮要略 校注白话解

（四）肝中风者，头目眴[1]，两胁痛[2]，行常伛[3]，令人嗜甘[4]。

【衍义】

五气在天为风，在地为木，在脏为肝，与筋合，肝之筋与经脉皆出足大趾之端，过股内，上循两胁，出胸中，至于巅。今中于风，则动摇，上者为头目眴；风甚则亢，亢则害，承乃制，兼金之化[5]，于是血液皆衰，经络尽从收敛而急束，故两胁痛，不能俯仰，伛而行。经曰：肝苦急，急食甘以缓之。故令嗜甘也。若《内经》肝风之状：多汗、恶风、善悲、色苍、嗌干、善怒、时憎女子。此又并其脏之性用[6]而言也。

【校注】

〔1〕头目眴　"眴"有"动"义。魏荔彤曰："风阳邪上炎，合肝木内风动则头目眴，眴者，合眩晕而言也。"程林曰："肝主风，风胜则动，故头目眴动也。"

〔2〕两胁痛　魏荔彤曰："两胁痛，肝气侈张也。"

〔3〕行常伛　"伛"（yǔ雨），曲背也。《广韵·九麌》："伛，不伸也。"魏荔彤曰："筋骨属肝，风邪入肝，而筋骨拘急不能伸抒也。"

〔4〕令人嗜甘　"嗜甘"下《千金》卷十一第一有"如阻妇状"四字，应据补。"阻妇"是怀妊恶阻，如之，则嗜甘之状显。

〔5〕金之化　《二注》作"金之体"。

〔6〕性用　《二注》作"体用"。

【白话解】

肝感受风邪的表现是头目眩晕，两胁疼痛，走路时经常曲背而行，病人爱吃甜食如同孕妇妊娠恶阻似的。

（五）肝中寒者，两臂不举[1]，舌本燥[2]，喜太息[2]，胸中痛[4]，不得转侧，食则吐而汗出也。《脉经》、《千金》云：时盗汗咳，食已吐其汁。

【衍义】

肝者，阴之阳，其气温和，启陈舒荣，而魂居之，并神出入；所畏者金也。金性凉，其气收敛、肃杀，故克之，今更中寒，金乃水之母，母必从子而至，以害其木，凝泣气血，生化失职，不荣于上之筋脉，则两臂不举矣。

【校注】

〔1〕两臂不举　《千金》卷十一第一"两臂"上有"其人"二字。魏荔彤曰："两臂不举，筋骨得寒邪，必拘缩不伸也。"

〔2〕舌本燥　李彣曰："肝脉循喉咙之后，上入颃颡，寒则津液闭而不流，《灵枢》云'肝病嗌干'是也。"

〔3〕喜太息　《千金》"喜"作"善"字。"善"，多也。《楚辞·九思》王注："太息，忧叹也。"李彣曰："喜太息者，肝气郁而不伸也。"

〔4〕胸中痛，不得转侧　李彣曰："肝经上贯膈，布胁肋，寒邪凝敛，经气不利，故胸中痛，不得转侧也。"

【白话解】

肝感受寒邪的表现是患者双臂拘缩不能举动，舌根干燥，经常叹息，胸中疼痛，身体转动不方便，吃了食物就呕吐，而且吐时伴有汗出。

（六）肝死脏，浮之弱[1]，按之如索不来[2]，或曲如蛇行者死[3]。

【校注】

〔1〕浮之弱　李彣曰："肝脉宜沉，若浮之弱，谓举之无力也。"

〔2〕按之如索不来　李彣曰："按之如解索，是绝脉也。不来者，即代脉往而不能自还，精气脱也。"周扬俊曰："不来，则脉有来去乃阴阳往复之理，今但去是直上下而无胃气也。"

〔3〕或曲如蛇行者死　李彣曰："肝脉沉而弦长，若曲如蛇行，则不弦不长，失肝脉之本体，而胃气绝矣，故死。"黄元御

曰："《平人气象论》'死肝脉来，急益劲，如新张弓弦，曰肝死。'《玉机真脏论》'真肝脉至，中外急如循刀刃，责责然如按琴瑟弦。'彼乃肝脉之太过，此乃肝脉之不及者也。"

【白话解】

肝死脏的脉象，轻取则软弱无力，重按则如绳索断绝不能自还，或者见脉象曲折如同蛇行似的，这是病情危重的征象。

（七）肝著[1]，其人[2]常欲蹈其胸上[3]，先未苦时，但欲饮热[4]，旋覆花汤主之。臣亿等校诸本旋覆花汤，皆同[5]。

【校注】

〔1〕肝著　"著"清初本、享和本并作"着"字。《脉经》卷六第一"著"下有"者"字。

〔2〕其人　"其"下《千金》卷十一第一有"病"字。

〔3〕常欲蹈其胸上　"蹈"（dǎo 岛），践踏。唐宗海曰："盖肝主血，肝著，即是血黏著而不散也。血生于心而归于肝，由胸前之膜膈，以下入胞室，今著于胸前膜膈中，故欲人踏其胸以通之也。"《医林改错》用通窍活血汤治此病，恰合旋覆花汤方之意。诸家随文敷衍，皆失之。

〔4〕先未苦时，但欲饮热　尤怡曰："欲着之气，得热则行，迨既着则亦无益矣。"

〔5〕皆同　陆渊雷引丹波氏说，"同"字似"阙"字之误。

【白话解】

患肝著病的病人，时常要让人捶捣其胸部，在痛苦没有发作的时候，只想喝热的汤水，可用旋覆花汤主治。

（八）心中风[1]者，翕翕发热[2]，不能起[3]，心中饥[4]，食即呕吐[5]。

【校注】

〔1〕心中风　按此心中风，并非心脏病症状所有，仲景时以胃作"心下"，此条应从胃病认识，才能合拍。

〔2〕翕翕发热　"翕翕"是形容发热象火烧一样。《广韵·二十六缉》："翕，火炙也。"尤怡曰："心为阳脏，风入而益其热也。"

〔3〕不能起　魏荔彤曰："壮火食气，气耗神疲而力亦倦，不能起之本也。"

〔4〕心中饥　《脉经》卷六第三、《千金》卷十三第一"饥"下并有"而欲食"三字。

〔5〕食即呕吐　《脉经》、《千金》"呕"下并无"吐"字。魏荔彤曰："心火与胃火交炽于上焦，心中饥，食入即吐之本也。"

【白话解】

胃脘部受到风邪侵袭，身热如同火烧似的，乏力倦怠，胃中虽然饥饿，但进食后就会呕吐。

（九）心中寒者，其人苦病[1]**心如啖蒜状**[2]**，剧者心痛彻背，背痛彻心**[3]**，譬如蛊注**[4]**，其脉浮者，自吐乃愈**[5]**。**

【校注】

〔1〕其人苦病　《脉经》卷六第三、《千金》卷十三第一"其人"下并无"苦"字。

〔2〕如啖蒜状　《千金》"蒜"下有"齑"字。程林曰："心恶寒，寒邪干心，心火被敛而不得越，则如啖蒜状而辛辣愦愦然而无奈。"尤怡曰："心中如啖蒜者，寒束于外，火郁于内，似痛非痛，似热非热，懊侬无奈。"

〔3〕剧者心痛彻背，背痛彻心　李彣曰："剧，甚也。甚则心痛彻背，寒之极也。"

〔4〕譬如蛊注　"蛊"（gǔ 古），蛊注，是病名。患此病，则气力羸惫，骨节沉重，心腹烦恼而痛，见《病源》卷二十四《蛊注候》。此则借喻也。

〔5〕其脉浮者，自吐乃愈　尤怡曰："脉浮，则寒有外出之机，设得吐则邪去而愈。然此亦气机自动而然，非可以药强之也，故曰'其脉浮者，自吐乃愈。'"

【白话解】

胃脘部受到寒邪侵袭，病人可感觉到胃脘部如同吃了蒜齑似的烦乱无奈，病情严重的时候，胃脘疼痛可牵扯到背部，背部疼痛亦可牵扯到胃脘部，疼痛就像虫子蛀食似的。如果病人脉呈浮象，未经治疗而自己呕吐出来，疾病就会好转。

（十）心伤者[1]，其人劳倦[2]，即头面赤[3]而下重[4]，心中痛而[5]自烦，发热，当脐跳[6]，其脉弦[7]，此为心脏伤所致也。

【衍义】

《内经》曰：心者，君主之官，神明出焉；主明则下安，否则十二官危矣，形乃大伤。主不明则十二官危，况所安之宅乎？仲景谓心伤者，心之神因七情所伤也。盖神乃气之主帅，气乃神之从卒，情乱则神迁，迁则脏真之气应之而乱，久则衰，衰则心伤矣。心既伤，而复加之劳役，脏之真阴不能持守其火，而火乱动，动则上炎，其头目即发赤；脏真从火炎，不从下行，而阴独在下，故重；心虚则肾水乘之，内作心痛而烦；外在经络之阳，不得入与脏通，故发热；心脉络于小肠，火气不行，伏鼓而动作，故当脐跳。仲景以弦脉为阴、为虚，今见于心之阳脏[8]，皆因心伤，所以得是脉也。

【校注】

〔1〕心伤者　《千金》卷十三第一无"者"字。

〔2〕劳倦　高学山曰："劳倦，因劳而倦，凡外而劳形，内而劳神者，皆是。"

〔3〕即头面赤　《千金》"头面"上无"即"字。高学山曰："劳则生热，心血虚而不足以胜之，故浮其热于头面也。"

〔4〕下重　李彣曰："火升于上，而下部沉滞，无力以举也。"唐宗海曰："下重是脱肛。"

〔5〕而　《千金》作"彻背"二字。

210

〔6〕脐跳　"跳"下《千金》有"手"字。按：有"手"字是。"跳手"是指当脐之气跳动应手。尤怡曰："当脐跳者，心虚于上，而肾动于下也。"

〔7〕其脉弦　尤怡曰："心之平脉累累如贯珠，又胃多微曲曰心平，今脉弦是变温润圆利之常，而为长直劲强之形矣，故曰'此为心脏伤所致也。'"

〔8〕阳脏　《二注》作"阴脏"。

【白话解】

心受损伤的患者，一旦稍有劳乏疲倦，就会头面红赤而且下部沉重，胃脘疼痛，烦闷发热，脐部跳动应手，病人脉弦，这是心脏受伤所导致的。

（十一）心死脏，浮之实如丸豆[1]，按之益躁疾者死。

【衍义】

《内经》：心脉如钩，但钩无胃曰死；心脉来，前曲后居，如操带钩。又云：心脉至，坚而搏，如循薏苡子，累累然，乃死。心死脉，不可一象言，心脏气来，象虽不一，阴阳之道，未之或异。何也？心脉主夏，阳气盛极于阴始生之时，极而不能生阴者死，阴极而反胜其阳者亦死。以动静往来候之而已。来者候其阳，去者候其阴，来盛而去衰如钩，终乏雍容和缓气象，其能久而不死乎？和平之钩者，则后曲，若前曲者，反之也。所以如操带钩，无胃气故也。阴阳生化，从守其脏，若薏苡子短数而动，又能无死乎？动如麻豆，殆与薏苡子象同。益躁疾者，气脱亡阴也，故主死。

【校注】

〔1〕浮之实，如丸豆　元刊本、涵芬楼藏明刊本"如丸豆"作"如麻豆"，徐注本、尤注本同。《脉经》卷三第二、《千金》卷十三第一并作"如豆，麻击手"，是。核文应读如"浮之实如豆，麻击手"方合。"击"有"动"义。"麻击手"犹云麻动手

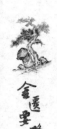

也。《庄子·四子方》成玄英疏："击，动也。"《素问·玉机真脏论》"真心脉至，坚而搏"可以证《千金》之是也。

【白话解】

心死脏的脉象，轻取则脉实如豆，动摇不定，重按则更加躁动疾数的，这是病情危重的征象。

（十二）邪哭[1]使魂魄不安者，血气少也。血气少者，属于心[2]，心气虚者，其人则畏[3]，合目欲眠，梦远行而精神离散，魂魄妄行[4]。阴气衰者为癫，阳气衰者为狂[5]。

【衍义】

神之所任物而不乱者，由气血维持而养之以静也。若气血衰少，则神失所养而不宁。并神出入者谓之魂，守神之舍者谓之魄，神不宁则悲，悲则魂魄不安矣。心与目内外相关，目开则神存于心中而应宁，目合则神散于外而妄行，故畏合目。经云：阳盛则梦飞，阴盛则梦坠。今以虚不以盛，故梦远而不飞坠耳。所言癫狂，非阴阳上下相并之病，乃独指心脏，分气血、阴阳相倾也。盖阴在内，为阳之守；阳在外，为阴之卫。若阴气衰，阳气并于内，神亦入于阴，故癫；癫病者，神与声皆闭藏而不发。若阳气衰，阳气并于外，神亦出于阳，故狂；狂病者，神与声皆散乱而妄动也。

【校注】

〔1〕邪哭 莫文泉曰："《病源》中风门有惊、邪、狂、癫四证相类，而皆冠之以风，是古固有以'邪'为病名者。邪哭者，谓得邪病而哭，《病源》所谓'邪之为状，悲喜无度'是也。"按：莫说是。注家有以"邪"为邪气者，有以"邪"为"邪人"者，并不合。唐宗海曰："盖魂，阳也，藏于肝，而以血为归；魄，阴也，藏于肺，而以气为主。是以魂不安者，血少之故；魄不安者，气少之故。"

〔2〕血气少者，属于心 唐宗海曰："血虽属肝，气虽属肺，

而气血之化源，则皆在心：心为火脏，心火下交于肾水，水中之阳，乃得化为气；津液上输于心经，心火化赤，乃得变为血。"

〔3〕心气虚者，其人则畏　《脉经》卷六第三、《千金》卷十三第一"则"并作"即"字。"畏"下《脉经》细注云："一作'衰'。"唐宗海曰："心主神，神强则足以御魂魄。心气虚，则血与气之化源竭，而神不强，其人遂多畏葸。"

〔4〕精神离散，魂魄妄行　唐宗海曰："心神不与肾精交合，精离神散，不能御魂魄，以致魂魄妄行，不安其宅。"

〔5〕阴气衰者为癫，阳气衰者为狂　唐宗海曰："魂附于阴血之中，阴气衰者，则阳魂浮而为癫；魄寓于阳气之内，阳气衰者，则阴魄扰而为狂。然则癫狂邪哭，皆系于魂魄，而魂魄系于血气，血气又总属于心神。"

【白话解】

得邪病而悲伤哭泣，致使魂魄不安的，其原因是血气亏少。血气亏少缘于心，心气虚弱的病人，就会畏惧，闭目欲睡，梦中远行，精离神散，不能驾驭魂魄，致使魂魄妄行失守。阴气虚衰，阳魂浮越，就会形成癫证；阳气虚衰，阴魄内扰，就会形成狂证。

（十三）脾中风者，翕翕发热，形如醉人[1]，腹中烦重[2]，皮目[3]眴眴[4]而短气[5]。

【衍义】

风，阳邪也，内应肝。在心脏者尚有翕翕发热，况脾属土，是贼邪乎？故外掣其皮目眴眴，内乱其意如醉人，而腹中烦也。脾受贼邪，气力散解，故重而短气，且《内经》：脾风者，身体怠惰，四肢不欲动。当不止腹中烦重而已。

【校注】

〔1〕形如醉人　李彣曰："言其面赤而四肢软也。"

〔2〕腹中烦重　曹家达曰："腹为足太阴部分，风中脾脏，

里湿应之，风湿相抟，故腹中烦重。"

〔3〕皮目　《脉经》卷六第五、《千金》卷十五上第一并作"皮肉"，是。

〔4〕瞤瞤　"瞤瞤"，动貌。

〔5〕短气　程林曰："腹中烦重，隔其息道，不能达于肾肝，故短气也。"

【白话解】

脾受到风邪侵袭的病人，表现为发热如同火烧一般，面部红赤而四肢懒软，就像酒醉之人似的，腹中烦满沉重，皮肉颤动而且呼吸短促。

（十四）脾死脏，浮之[1]**大坚，按之如覆杯**[2]**，潔潔**[3]**状如摇者死。**臣亿等详[4]五脏各有中风中寒，今脾只载中风，肾中风、中寒俱不载者，以古文简乱极多，去古既远，无文可以补缀也。

【衍义】

《内经》：死脾脉至，脉来坚锐，如雀之啄[5]，如鸟之距，状其独阴独阳而不柔和也；如屋之漏，状其动止之不常也；如水之流，状其去之无节也；如弱而乍数乍疏，状其进退无度也。今浮之大坚，非类鸟啄[6]乎？按之如覆杯，非类鸟距乎？潔潔如摇者，非类屋漏与乍数乍疏乎？

【校注】

〔1〕浮之　《脉经》卷三第三、《千金》卷十五上第一"之"下并有"脉"字。

〔2〕按之如覆杯　《脉经》、《千金》"按之"下并有"中"字。似应补。李彣曰："按之如覆杯，言其外实而中空无有也。"

〔3〕潔潔　《脉经》、《千金》并作"絜絜"，二字同。"絜"正字，"潔"俗字。《说文·系部》："絜，麻，一耑也。"段注："絜，束也。"束者，俗言之捆绑。"絜絜状，如摇者死"，犹言捆紧的一束麻象在摇动，此喻言坚紧欲脱之脉象，无和缓之胃气，故死。

214

〔4〕详　明刊本、俞桥本、清初本、吉野本并作“计”，《本义》同。《正义》作“校”字。

〔5〕如雀之啄　《素问·平人气象论》作“如乌之喙”，当据改。

〔6〕鸟啄　据上下文义及《素问·平人气象论》，似当作“乌喙”为是。

【白话解】

　　脾死脏的脉象，轻取则脉大而坚，重按则外实而中空无物，就好像一束捆绑得很紧的麻绳摇摆不定，这是病情危重的征象。

　　（十五）趺阳脉浮而涩^[1]，浮则胃气强，涩则小便数^[2]，浮涩相搏^[3]，大便则坚，其脾为约^[4]，麻子仁丸^[5]主之。

［麻子仁丸］方

麻子仁二升　芍药半斤　枳实一斤　大黄一斤　厚朴一尺　杏仁一升^[6]

　　右六味，末之，炼蜜和丸梧子大，饮服十丸，日三，以知为度。

【校注】

〔1〕趺阳脉浮而涩　朱光被曰：“趺阳脉主脾胃，‘浮’为阳盛有余，‘涩’为阴耗不足。”

〔2〕浮则胃气强，涩则小便数　朱光被曰：“阳气愈盛则阴气益耗，故小便数。”

〔3〕相搏　吉野本、享和本并作“相抟”。曹家达曰：“‘搏’是‘抟’的误字。‘抟’之为言合也。小便数乃见浮涩相合之脉。”

〔4〕其脾为约　尤怡曰：“约，小也。胃不输精于脾，脾乃干涩而小也。”黄树曾曰：“脾约，脾脏枯竭也。”《脉经》卷六第五、《千金》卷十五上第一“为约”下并有“脾约者，其人大便坚，小便利，而反不渴”十五字。

〔5〕麻子仁丸　徐彬曰：“用丸不用汤，取其缓以开结，不

五脏风寒积聚病脉证并治第十一

215

致骤伤元气，要知人至脾约，皆因元气不充，津液不到所致。"

〔6〕一升　《注解伤寒论》卷五作"一斤"，"斤"下并有"去皮尖，熬，别作脂"七字。

【白话解】

病人跌阳脉浮而涩，脉浮是胃气亢盛，阳热内蕴之象；脉涩是小便频数，津液已伤之征，浮与涩脉同时显现，大便就会坚硬，这是由于胃强脾弱，脾为胃行其津液的功能受到约束，可用麻子仁丸主治。

（十六）肾著之病[1]，其人身体重，腰中冷，如坐水中，形如水状[2]，反不渴[3]，小便自利，饮食如故，病属下焦[4]，身劳[5]汗出，衣—作表。里冷湿，久久得之，腰以下冷痛，腹重如带五千钱[6]，甘姜苓术汤主之。

[甘草干姜茯苓白术汤]方

甘草[7]　白术[8]各二两　干姜[9]　茯苓各四两

右四味，以水五升，煮取三升，分温[10]三服，腰中即温。

【校注】

〔1〕肾著之病　"肾著"，元刊本、俞桥本、享和本并作"肾着"。"之"下《千金》卷十九第七有"为"字。肾著之病，乃冷湿水气留着在腰部。尤怡曰："肾受冷湿，着而不去，则为肾著。"

〔2〕如坐水中，形如水状　此八字，《脉经》卷六第九作"如水状"三字；《千金》卷十九第一作"冷如水状"，同卷第七作"如水洗状"。

〔3〕反不渴　《千金》卷十九第七无"反"字。宽保本云："'反不渴'三字当在'小便自利'下。"

〔4〕病属下焦　《千金》无此四字。

〔5〕身劳　《脉经》、《千金》卷十九第一并作"从身劳"，《千金》同卷第七作"从作劳"。

〔6〕腹重如带五千钱　"腹重"吉野本、宽政本、享和本、

新刻本及《脉经》、《千金》卷十九第一并作"腰重"。山田业广以作"腹"为是。按：恐非是，此指肾着，"其病不在肾之中脏，而在肾之外府"（尤怡语）。腰者肾之府，作"腰"正合。检《翼方》卷十五第四"腹"作"而"，"而重"属上读，作"腰以下冷痛而重，如带五千钱"。如此，则山田业广所疑如作"腰"字则与上"腰"字重者，可以释然，并说明作"而"之为是也。

〔7〕甘草　《翼方》作"甘草一两"。

〔8〕白术　《千金》卷十九第七及《翼方》作"白术四两"。

〔9〕干姜　《千金》为"三两"，《翼方》为"二两"。

〔10〕分温　按："温"字涉下衍，应据《千金》卷十九第一删。

【白话解】

患有肾着病的人，表现为身体沉重，腰间冰冷，如同在凉水之中洗浴似的，小便通利，但口并不渴，饮食与平常一样没有变化，病位属于下焦，多由于身体劳累汗出较多，衣服里面冰冷潮湿，长期如此而患本病，腰以下自觉冷痛沉重，如同携带着很多重物一样，可用甘姜苓术汤主治。

（十七）肾死脏，浮之坚[1]，按之乱如转丸[2]，益下入尺中者死[3]。

【衍义】

《内经》：死肾脉来，发如夺索，辟辟如弹石。又谓：搏而绝，如指弹石辟辟然。是皆无胃气，而天真之气已亡，惟真脏之残阴随呼吸而动，以形本脏所禀之象耳，今之所谓者亦然。浮以候外，外，阳也；坚者，犹弹石夺索，乃真阴出于阳也。按以候里，里，阴也；动则为阳，乱动如转丸，乃真阳将脱，动无伦序，不能去来，惟系息于其中。若益入尺，是阴阳离决，死兆彰彰矣。

【校注】

〔1〕浮之坚　徐彬曰："肾脉主石，浮之坚，则不沉而外鼓，

217

阳已离于阴位。"

〔2〕按之乱如转丸　徐彬曰："是变石之体，而为躁动，真阳搏激而出矣。"按：《素问·大奇论》云："脉至如丸，滑不直手，按之不可得。"而此如转丸，则较滑不直手更甚，宜其近于死也。

〔3〕益下入尺中者死　徐彬曰："乃按之尺后寸许，尚有脉形可见，脉长似有余，不知肾脉本沉，今反上出，是本气不固而外脱，肾欲绝也，故死。"

【白话解】

肾死脏的脉象，轻取则紧绷坚硬，重按则感觉散乱躁动如同转动的弹丸，如果在尺部也见到这种脉象，则为病情危重之象。

（十八）问曰：三焦竭部[1]，上焦竭[2]善噫，何谓也？师曰：上焦受中焦气[3]未和[4]，不能消谷，故能噫[5]耳；下焦竭，即遗溺失便，其气不和，不能自禁制[6]，不须治，久则愈[7]。

【衍义】

竭者，涸也。上焦属心肺，一阴一阳之部，肺主气，心主血，以行荣卫，为气为血。有一衰弱，则荣卫不能相持而行，上焦之化政竭矣；虽受中焦谷气，亦不消散而聚于胸中，必待噫而出之。下焦属肝肾，亦是一阴一阳之部，肾主闭藏，肝主疏泄，其气不和，则荣不能内守，卫亦不能外固；下焦如渎，气化之政竭矣，故小便不禁而遗溺也。久则荣卫和，则自愈。尝考《伤寒论·脉法》中云：寸口脉微而涩，微者卫气不行，涩者荣不逮，荣卫不能相将，三焦无所仰，不归其部。上焦不归者，噫而吞酸；中焦不归者，不能消谷引食；下焦不归者，则遗溺。正此之谓。噫者，《内经》谓出于心；又以为出于胃。《灵枢》以为脾是动痛[8]为噫。如是，则噫不惟出于上焦，而中焦亦噫也。《内经》以肾脉所生病为遗溺；《灵枢》以肝所生病为遗溺，则遗溺亦不惟此已。

【校注】

〔1〕三焦竭部　按："竭部"不词，"竭"字疑涉下"竭"字误衍。本文应作"三焦部"。《伤寒论·平脉法》有三焦归部之说，或由此而滋也。徐彬曰："三焦者，水谷之道路，气之所终始也，内病必分三焦为治，故有部名，部者，各司其事也。"

〔2〕上焦竭　曹家达曰："'竭'字不可解，以下节三焦热观之，'竭'当为'寒'之误字。"

〔3〕上焦受中焦气　按："气"字误窜移下，该字应在"受"字之下，作"上焦受气中焦"，于文方合。

〔4〕未和　按："未和"上脱"中焦"二字。应据《伤寒论·平脉法》"寸口脉微而涩"条成注引《金匮》补。

〔5〕能噫　"能"《伤寒论·平脉法》成注引作"令"。"噫"，俗称半截呃。在无病者也能有之。若噫气多，历时久，则应察其胃虚抑或胃实所致。此所云噫，系因中焦未和，不能消谷，质言之，即胃弱，消化不良也。

〔6〕不能自禁制　尤注本"制"作"止"。《广韵·十三祭》"制，止也。"尤氏以释语轻改原文，似不必。

〔7〕不须治，久则愈　吴谦曰："不须治，久则愈，在善噫可也。若遗溺失便，未有不治能愈者，恐是错简。"

〔8〕是动痛　据《灵枢·经脉》篇当作"是动病"，《二注》改作"病"，是也。

【白话解】

问道：三焦各司其职，上焦有寒，经常噫气，这是怎么回事也？仲师说道：上焦接受水谷精微之气于中焦，中焦受寒，气机不和，不能消磨水谷，所以使人多噫；下焦如果有寒，就会出现遗尿，甚或二便失禁，这是由于肾气不和，不能自行固摄制止所致。对于经常噫气的病人，没有必要进行特殊治疗，过些时候就会自然痊愈。

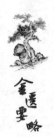

（十九）师曰：热在上焦者，因咳为肺痿[1]；热在中焦者，则为坚[2]；热在下焦者，则尿血，亦令淋秘[3]不通。大肠[4]有寒者，多鹜溏[5]；有热者，便[6]肠垢；小肠[4]有寒者，其人下重便血，有热者，必痔。

【衍义】

热在上焦为肺痿，义同肺痿条；热在中焦为坚满，亦与脾约同义；热在下焦尿血及淋闭者，三焦下输，入络膀胱，即与《内经》胞移热于膀胱，为癃溺意同。盖膀胱为州都之官，气化而溺出焉。热在血，则血渗入膀胱，尿而出之；热在气，气郁成燥，水液因凝，故小便赤而淋闭不通。虽淋闭属气郁，亦有属血者。气病溺色白，血病溺色赤。此论为热在下焦，下焦固不独膀胱，若肾、若肝、若小肠，皆居下焦，各能积热。如胞之移热膀胱者，入则必自其窍出之。亦有不因下焦而溺血者，如《内经》：悲哀太过，阳气内动，发则心下崩，数溲血之类。病各有标本，且治法曰：先病治其本，凡遇是证，未可独以下焦热一语，而更不求其所来。淋闭亦然。鹜溏者，大肠寒，则阳衰不能坚实糟粕，故屎薄而中有少结，如鹜屎也。肠垢者，大肠属金、主液，有热则就燥，郁滞其液，涩而不行，积为肠垢，若脓若涕，频并窘迫，后重下而不彻。亦有垢不因大肠移热而生者。小肠后重下血，正与《内经》所谓结阴下血相类。小肠属火，为心之腑；心主血，小肠寒，则阳不得越，因郁为下重，血亦不入于脉，随其所郁而便下。然亦有便血因火热而溢者，不惟小肠而已。小肠有热痔者，小肠从脐下入大肠、肛门，由肛门总为大小肠出入之门户也。然大肠筋脉横解者，亦为痔；督脉生病者，亦作痔。仲景举小肠寒热病中，因心及之耳。

【校注】

〔1〕因咳为肺痿　徐彬曰："肺痿从重亡津液得之，亡津液

则无不热，热则咳，咳久则肺痿矣。但肺痿亦有吐涎沫而不咳者，仲景独言其常，知常则可以尽变耳。"

〔2〕则为坚　"坚"谓大便秘硬，本书"硬"皆作"坚"。魏荔彤曰："热在中焦，阳明内实，故为坚。"

〔3〕淋秘　小便不畅，滴沥闭涩。《衍义》及李彡注本"秘"并作"闭"。曹家达曰："热留精管，败精阻之，则淋闭不通。"

〔4〕大肠、小肠　丹波元坚曰："小肠受胃中水谷，而分利清浊；大肠居小肠之下，主出糟粕，而其下口为肛门。因疑此条大肠、小肠系于传写互错。盖言小肠有寒，故泌别不职，而水粪杂下；其有热者，肠垢被迫而下出也。大肠有寒，则阳气下坠，故下重便血；其有热者，毒结肛门，故为痔也。"

〔5〕鹜溏　鹜，鸭也。鹜溏，谓如鸭便之水粪杂下也。张杲曰："野鸭谓之鹜，谓其生于水中，屎常稀散故也。"

〔6〕便　助词，与"即"意同。

【白话解】

仲师说道：邪热在上焦的人，可因咳嗽日久伤肺而导致肺痿的发生；邪热在中焦的人，则表现为大便坚硬；邪热在下焦的人，则表现为尿血，也会使人小便滴沥不畅或闭涩不通。小肠有寒的人，多表现为鸭溏；小肠有热的人，就多表现为下利脓血；大肠有寒的人，则肛门重滞下坠，大便出血；大肠有热的人，大多患有痔疮。

（二十）问曰：病有积[1]、有聚[1]、有槃气[1]，何谓也？师曰：积者脏病也，终不移；聚者腑病也，发作有时，辗转痛移，为可治；槃气者，胁下[2]痛，按之则愈，复发[3]为槃气。诸积大法[4]：脉来细而附骨[5]者，乃积也。寸口积在胸中；微出寸口[6]，积在喉中；关上[7]积在脐傍；上关上[8]，积在心下；微下关[9]，积在少腹[10]。尺中[11]积在气冲[12]；脉出左，积在左；脉出右，积在右；脉两出，积在中央[13]，各以其部处之[14]。

【衍义】

仲景立积聚之名，盖以脏者，阴也；腑者，阳也。阳动而阴静。脏主血，脏病则血凝，凝故不移，而名曰积；腑主气，腑病则气停，停则终必动，而名曰聚。槃气者，即首章槃饪之邪，从口入，宿食之气也。胁下，脾之募，章门穴在其处，凡饮食入胃，输精于脾，脾若不胜其气之所宜者，则不布三阴，而积之于募，故按之则所积之气开，而痛暂愈，后集则又痛，是名槃气。盖饮食之气味，各有所喜入之脏，宁无从其所入之处而病者乎？及胁下痛，亦非独槃气也，悬饮亦痛，寒邪泣血在肝亦痛，但按之散与不散为异耳。虽然，寒气之客于小络者，按之痛亦愈。及考《素问》、《灵枢》有积、瘕，而无聚，仲景去瘕而名聚；《素问》不分积瘕、动静，仲景分属之；《灵枢》有著筋经之动静，仲景不言此，及巢氏又增之为四：曰积、曰聚、曰癥、曰瘕。积聚，脏腑虚弱，受风邪搏气之所致也；癥瘕，由饮食不消，聚结渐长所致。盘牢不移者，癥也；可以推移者，瘕也。陈无择遂以积聚气结者属肺，癥瘕血结者属肝，更有五藏相传之积。此与仲景所名又不同矣。《灵枢》以风寒、饮食、七情杂然为积瘕之邪，巢氏、陈氏分之如此；仲景独以动静立名，又不关于《灵枢》，巢氏或因仲景不言其邪，遂有四者之名，陈氏又从而立肺肝之名，吁！名愈分而理愈不明。名以人立，固从时迁可也，邪可迁乎哉？《灵枢》未尝以风寒不病血，饮食不病气，而乃纷纷若是，古之然耶？今之然耶？

【校注】

〔1〕积、聚、槃气 《脉经》卷八第十二作"系气"，细注："系，一作谷。"《千金》卷二十八第七作"谷气"，细注："谷，一作系。"徐彬曰："古人病名必有义，同是三焦之痛，而或曰积，或曰聚，或曰槃气。盖'积'者，迹也，病气之属阴者

也，脏属阴，两阴相得故不移，有专痛之处而无迁改也。'聚'则如市中之物偶聚而已，病气之属阳者也，腑属阳，两阳相比，则非如阴之凝，故寒气感则发，否则已，所谓有时也。'榖气'乃食之气也，食伤太阴，敦阜之气抑遏肝气，故痛在胁下，病不由脏腑，故按之可愈。按之不能绝其病原，故复发。"

〔2〕胁下　《脉经》、《千金》"下"下并有"牵"字。

〔3〕复发　《脉经》"复"上有"愈"字。

〔4〕诸积大法　尤怡曰："诸积，该气血痰食而言。"陈念祖曰："积病坚久难治，必详之于脉，此言积脉分上下左右而定之也。"

〔5〕脉来细而附骨　《千金》"细"下有"软"字。徐彬曰："脉来细者，营气结，结则为积。附骨者，状其沉之甚，非谓病主骨也。"

〔6〕微出寸口　徐彬曰："微者，稍也。稍出寸口，则胸之上为喉，故曰积在喉中，如喉痹之类也。"

〔7〕关上　《千金》"关上"下有"结"字。徐彬曰："关主中焦，中焦之治在脐旁，故曰'积在脐旁'。"

〔8〕上关上　徐彬曰："上关上，为上焦之下，中焦之上，故曰'积在心下'。"

〔9〕微下关　《千金》"关"下有"者"字。徐彬曰："微下关，则为下焦，少腹主之，故曰'积在少腹'。"

〔10〕少腹　俞桥本、吉野本、享和本、新刻本"少"并作"小"字。

〔11〕尺中　《脉经》"尺"下无"中"字。《千金》"中"下有"结"字。按：合《脉经》、《千金》两书增减之字酌量，本文以作"尺结"为是。

〔12〕积在气冲　《脉经》"气冲"作"气街"。徐彬曰："气冲近毛际，在两股之阴，其气与下焦通。"

〔13〕两出，积在中央　尤怡曰："中央有积，其气不能分布左右，故脉之见于两手者，俱沉细而不起也。"

〔14〕各以其部处之　尤怡曰："谓各随其积所在之处而分治之耳。"

【白话解】

问道：病有积、有聚、有䅽气，如何加以区别呢？仲师说道：积属于五脏疾病，积的病位始终不会移动；聚属于六腑疾病，聚是时发时止的，疼痛的部位经常移动而不固定。聚是容易治好的。䅽气的症状是胁下疼痛，用手按压便可缓解，但仍会复发。从脉诊方面审察各种积病的主要法则是：如果脉象细软，并且重按至骨才能体会到的，这就可诊断为积病。寸口部位沉细缓的，其积在胸中；脉沉细缓而微出寸口之上的，其积在喉中；关部脉沉细缓的，其积在脐的两旁；脉沉细缓而上至关上的，其积在心下；脉沉细缓稍微下至关下的，其积在小腹；尺脉结的，其积在气街部位；脉象表现于左则积在左；脉象表现于右则积在右；脉象左右两侧均见则积在中央。应依照各自不同的病位进行治疗。

痰饮咳嗽病脉证并治第十二

（论一首　脉证二十一条　方十九首）

（一）问曰：夫饮有四，何谓也？师曰：有痰饮[1]、有悬饮[2]、有溢饮[3]、有支饮[4]。

【校注】

〔1〕痰饮　徐彬曰："饮非痰，乃实有形之水。痰饮，亦即饮与涎相杂久留不去者。"按：此云"痰饮"，与篇名"痰饮"不同，篇名"痰饮"是广义的，是说身之液体，潴积在某一局部，而发生的病；而本条之"痰饮"则是狭义的，与《病源》卷二十之"流饮"相似，其病状即水走肠间，漉漉有声。

〔2〕悬饮　"悬"有"系"义，引申可作"牵引"解，《广韵·一先》"悬"字引《说文》云："系也。""悬饮"病者，其痛苦在咳唾引胁痛，故曰"悬饮"。徐彬曰："悬者，如物空悬，悬于膈上而不下也。"

〔3〕溢饮　《说文·水部》："溢，器满也。"徐彬曰："溢者，如水旁渍，满盈而遍溢支体也。"吴谦曰："溢饮者，饮后水流行归于四肢，当汗出而不汗出，壅塞经表，身体疼重，即今之风水、水肿病也。"

〔4〕支饮　张寿颐曰："'支饮'向无正解。'支'即撑撑之'撑'，'支'借用字。惟其饮邪积滞，撑柱于胸膈之间，窒塞不通，大实大满。所言支饮病状，'咳逆倚息，短气，不得卧，其形如肿'，描摹撑撑闭塞之状态，历历如绘。"

【白话解】

问道：饮病有四种，具体是哪些呢？仲师说道：有痰饮、有悬饮、有溢饮、有支饮。

（二）问曰：四饮[1]何以为异？师曰：其人素盛今瘦[2]，水走肠间，沥沥[3]有声，谓之痰饮[4]；饮后水流在胁下[5]，咳唾引痛，谓之悬饮；饮水流行[6]，归于四肢[7]，当汗出而不汗出[8]，身体疼重，谓之溢饮；咳逆倚息[9]，气短[10]不得卧，其形[11]如肿，谓之支饮。

【衍义】

水性走下，而高原之水流入于川，川入于海，塞其川则洪水泛溢。而人之饮水亦若是。《内经》曰：饮入于胃，游溢精气，上输于脾，脾气散精，上归于肺，通调水道，下输膀胱，水精四布，五经并行。今所饮之水，或因脾土壅塞而不行，或因肺气涩滞而不通，以致流溢，随处停积。水走肠间者，大肠属金，主气；小肠属火。水与火气相搏，气火皆动，故水入不得，流走肠间，沥沥有声，是名痰饮。然肠胃与肌肤为合，素受水谷之气，长养而肥盛，今为水所病，故肌肉消瘦也。水入胁下者，属足少阳经，少阳经脉从缺盆下胸中，循胁里，过季胁之部分。其经多气，属相火，今为水所积，其气不利，从火上逆胸中，遂为咳吐，吊引胁下痛，是名悬饮。水泛溢于表，表、阳也，流入四肢者，四肢为诸阳之本，十二经脉之所起。水至其处，若不胜其表之阳，则水散当为汗出。今不汗，是阳不胜水，反被阻碍经脉、荣卫之行，故身体疼重，是名溢饮。水流入肠间，宗气不利，阳不得升，阴不得降，呼吸之息，与水逆于其间，遂作咳逆倚息、短气不得卧；荣卫皆不利，故形如肿也，是名支饮。

【校注】

〔1〕四饮　《千金》卷十八第六、《外台》卷八《痰饮论》"饮"下并有"之证"二字。

〔2〕素盛今瘦　素来肥盛，现在见瘦，是由胃肠水液，不能及时吸收，以运化精微，营养全身所致。魏荔彤所谓"肥盛于外者，中阳必弱。脾胃气衰，饮食之腐化运化者，渐失其常，而盛

者渐渐瘦矣。"

〔3〕沥沥 《病源》卷二十《痰饮候》、《太平圣惠方》卷五十一《痰饮论》并"沥沥"并作"瀝瀝"。按：作"瀝瀝"是。慧琳《音义》卷六十二引《说文》云："瀝，一云水下貌。"（今本《说文》无"一云"五字。）"瀝瀝"象声词，犹俗言咕噜，实为肠鸣。

〔4〕谓之痰饮 《脉经》卷八第十五"痰"作"淡"。丹波元坚《述义》引迁元松曰："四饮，云悬、云溢、云支，皆就饮之情状，而命其名，皆是虚字。然则淡饮，不应特用实字，'淡'者，盖是水饮摇动之名。"

〔5〕流在胁下 《病源》卷二十《悬饮候》"流在"作"留注"。按：作"留注"是。水液潴积在胁下，始能咳唾引痛。

〔6〕饮水流行 《千金》、《外台》"流行"并作"过多"。

〔7〕归于四肢 《千金》、《外台》"归于"上并有"水行"二字。

〔8〕当汗出而不汗出 《总录》卷六十三《痰饮门·支饮》"不汗"下无"出"字。

〔9〕倚息 《病源》卷二十《支饮候》"倚"作"喘"。

〔10〕气短 《总录》作"短气"，应据乙正。

〔11〕其形 《病源》"其形"作"身体"。

【白话解】

问道：四种饮病有哪些区别呢？仲师说道：病人平素肥盛而如今见瘦，水液流行于肠间，发出咕噜咕噜的声响，这称为痰饮；饮水之后水液潴积在胁下，咳嗽吐痰时牵引胁下部位疼痛，这称为悬饮；饮水过多，水液流行泛溢于四肢，应当随汗而出但却没有汗出，身体疼痛沉重，这称为溢饮；咳嗽气逆喘息，短气不能平卧，身体如同水肿一样，这称为支饮。

（三）水在心，心下坚筑[1]，短气[2]，恶水，不欲饮[3]。

痰饮咳嗽病脉证并治第十二

227

【衍义】

心属火，火、阳也，阳主动；肾属水，水、阴也，阴主静。静则坚，今水在心下，水克火，水守于外，故坚。火内郁不宁，故筑筑然动而短气；水既外停，故恶水不欲饮也。

【校注】

〔1〕心下坚筑　心下指胃脘言，饮积脘中，故坚实。《千金》卷十八第六"筑"下叠"筑"字，属下读，作"筑筑短气"。意谓胃脘坚实如捣土然，乃足成上文。《广韵·一屋》："筑，捣也。"《仪礼·既夕礼》"甸人筑埝坎"郑注："筑土其中实之。"合两注观之，其义显然。

〔2〕短气　陆渊雷曰："停水胃满，膈膜不能下推，故短气。"

〔3〕恶水不欲饮　胃水积满，不能再容外水，故恶水不欲饮。

【白话解】

水饮停留在心，胃脘部位坚实如捣土，呼吸短促，厌恶水饮，而且不欲饮水。

（四）水在肺，吐涎沫，欲饮水[1]。

【衍义】

仲景凡出病候，随其脏气变动而言之，不拘定于何邪也。如吐涎沫属肺脏，在肺痿证中者，上焦有热者，肺虚冷者，皆吐涎沫。今水在肺亦然。盖肺主气，行荣卫，布津液，诸邪伤之，皆足以闭塞气道，以致荣卫不行，津液不布，气停液聚，变成涎沫而吐出之。若咳若渴者，亦肺候也，皆无冷热之分。但邪与气相击则咳，不击则不咳；津液不燥其玄府则不渴，燥之则渴。随所变而出其病，亦不止于是也。而在他证方后更立加减法，便见仲景之意。

【校注】

〔1〕欲饮水　徐彬曰："肺体清肃，行荣卫，布津液，水邪

遏之，则气郁而涩聚，气郁而热，重亡津液，故仍饮水自救。"

【白话解】

水饮停留在肺，口吐痰涎白沫，很想水喝。

（五）水在脾，少气身重[1]。

【衍义】

脾居中焦，与胃为表里，受谷化精，输于五脏百骸。脾实则中气强盛，体肉轻健。今水在脾而脾病矣。中虚则少气，肌肉不得所养，惟受水气，水、阴也，故身重。

【校注】

〔1〕少气身重　徐彬曰："脾主肌肉，且恶湿。得水则濡滞而重，脾精不运，则中气不足，而倦怠少气矣。"

【白话解】

水饮停留在脾，少气乏力，身体有沉重感。

（六）水在肝[1]，胁下支满，嚏而痛[2]。

【衍义】

肝有两叶，布在胁下，经脉亦循于是，与少阳胆为表里。今水客于肝，表里气停，故支满；嚏者，气喷出也。少阳属火，火郁则有时而发，邪虽发动，不得布散，惟上冲于鼻额，故作嚏，吊引胁下气结而痛。《原病式》曰：嚏以鼻痒，喷而作声。鼻为肺窍，痒为火化，火干阳明，痒为嚏也。

【校注】

〔1〕水在肝　曹家达曰："肝脉布胁肋，水在胁下，故曰水在肝。"

〔2〕嚏而痛　水邪留注胁下，嚏就会牵引胁下作痛。

【白话解】

水饮停留于肝，胁下有支撑胀满的感觉，打喷嚏时就会牵引胁下作痛。

（七）水在肾，心下悸[1]。

【衍义】

心属火而宅神，畏水者也。今水在肾，肾水愈盛，上乘于心，火气内郁，神灵不安，故作悸动，筑筑然惧也。

【校注】

〔1〕心下悸 吴谦曰："'心'当是'脐'之误字"。《述义》引《医碥》同。按："心下悸"与"水在心"之"心下坚筑"近于重复，作"脐"是。脐下悸，乃水停潴在少腹，并非水在肾脏，古人以肾居下焦，故下焦停水病，以为是肾病。

【白话解】

水饮停留于肾，脐下悸动不安。

（八）夫心下有留饮[1]，其人背寒冷[2]，如手大[3]。

【衍义】

心之俞出于背。背，阳也。心有留饮，则火气不行，惟是寒饮注其俞，出于背。寒冷如掌大，论其俞之处，明其背之非尽寒也。

【校注】

〔1〕心下有留饮 "心下"谓胃脘部。尤怡曰："'留饮'即痰饮之留而不去者。"按：脾胃阳虚，吸引无力，故痰饮潴留，大都属寒。

〔2〕其人背寒冷 寒饮在胃，则胃中湿冷，胃之后为背，前后影响，故背有寒冷之感觉。

〔3〕如手大 赵开美本"手"作"掌"。赵以德、喻昌、魏荔彤、徐彬、尤怡、陈念祖诸注本与赵本同，是。按："掌"即手心。慧琳《音义》卷十二"指端为爪，指下为掌"。

【白话解】

胃脘部痰饮留而不去，病人后背有如同手心大小一块感觉寒冷。

（九）留饮者，胁下痛引缺盆[1]，咳嗽则辄已[2]。一作：转甚。

【衍义】

胁下为厥阴之支络，循胸出胁下；足厥阴脉布胁肋，而缺盆是三阳俱入，然独足少阳从缺盆过季胁。饮留胁下，阻碍厥阴、少阳之经络不得疏通，肝苦急，气不通，故痛；少阳上引缺盆，故咳嗽则气攻冲其所结者，通而痛辄已。注以辄已作转甚，于义亦通，如上条悬饮咳而痛者同也。

【校注】

〔1〕胁下痛引缺盆 喻昌曰："胁下为手（手厥阴心包）足（足厥阴肝）厥阴上下之脉，而足少阳（胆）之脉，则由缺盆过季肋，故胁下引缺盆而痛，为留饮偏阻，木火不伸之象。""缺盆"穴名，在左右锁骨上窝中央。"引缺盆"，是胁下痛，咳嗽就会牵引缺盆部位亦作痛。

〔2〕则辄已 《脉经》卷八第十五、《千金》卷十八第六并作"嗽转甚"。按："则"字乃衍文。"辄"有"即"义。即已与转甚意近。《诗经·蟋蟀》"无已太康"孔疏："已为甚也"。咳嗽即已，犹云咳嗽就使引痛更加剧烈。

【白话解】

患有留饮的病人，胁下部疼痛牵引缺盆，咳嗽就使引痛更加剧烈。

（十）胸中有留饮[1]，其人短气[2]而渴[3]，四肢历节痛[4]；脉沉[5]者，有留饮。

【衍义】

胸中者，肺部也；肺主气以朝百脉，治节出焉。饮留胸中，宗气之呼吸难以布息，故短气；气不布则津液不化而膈燥，是以渴也；足厥阴肝脏主筋、束骨而利关节，其经脉上贯于膈，而胆之经亦下胸中，贯膈。夫饮者，即湿也，其湿喜流关节，从经脉流而入之，作四肢历节痛。留饮，水类也，所以脉亦沉也。

【校注】

〔1〕胸中有留饮　"胸中"即由膈至肺系，为呼吸之路。曹家达曰："胸膈阳微，则水留膈上，阻塞肺脏出纳之气。"

〔2〕短气　尤怡曰："气为饮滞故短。"

〔3〕而渴　尤怡曰："饮结者，津液不周，故渴。"陆渊雷曰："饮病有恶水不欲饮者，因胃中水满之故；有渴者，因水不吸收之故，二者相因，一以逐饮为治。若见口渴而与养津药，其病必甚。"

〔4〕四肢历节痛　此属溢饮所致，与风湿病者不同，风湿痛，其脉浮，而此则脉沉。前文云："饮水流行，水归于四肢，身体疼重，谓之溢饮。"与此前后相合。

〔5〕脉沉　《脉经》卷八第十五、《千金》卷十八第六"脉"上并有"其"字。

【白话解】

胸中部位停有留饮，病人呼吸短促而且口渴，四肢感到像历节病那样的疼痛；其脉象沉的，是留饮而不是历节。

（十一）膈上病痰[1]，满喘咳吐[2]，发则寒热[3]，背痛腰疼，目泣自出[4]，其人振振身瞤剧[5]，必有伏饮[6]。

【衍义】

膈上，表分也，病痰满喘咳，乃在表之三阳，皆郁而不伸，极则化火，冲动膈上之痰吐发。然膈间之伏饮则留而不出，因其不出，则三阳之气虽动，尚被伏饮所抑，足太阳经屈而不伸，乃作寒热、腰背疼痛。其经上至目内眦，故目泣自出。足少阳经气属风火之化，被抑不散，并于阳明，屈在肌肉之分，故振振身瞤而剧也。是条首以痰言，末以饮言，二者有阴阳水火之分：痰从火而上，熬成其浊，故名曰痰；饮由水湿留积不散而清，故名曰饮。亦是五行水清火浊之义。

〔1〕病痰 《脉经》卷八第十五、《千金》卷十八第六并作"之证"。

〔2〕满喘咳吐 "满喘"应作"喘满",吴谦注文即已乙转。"咳吐"之"吐"字,一说属下读。叶霖曰:"《黄帝内经》论痰饮,往往用'饮发'二字,即此所云'吐发'也。其寒热也,必在夜中。胁下痛。"

〔3〕发其寒热 身有伏饮,则阳气敷布,失其正常,故能发生寒热症状。

〔4〕目泣自出 《脉经》卷十八第十五林校曰:"'目泣自出'一作'目眩'。"汪旭初曰:"'泣'古'泪'字。"(引见《金匮要略字诂》)病人饮发,影响到眼部经络,故泪自出。

〔5〕振振身瞤剧 《广雅·释诂一》:"振,动也。"慧琳《音义》卷三十六引《考声》云:"无故目自动曰瞤。"此谓身无故而自动剧烈,盖"振振"乃动状。"瞤"释为身动,乃引申义。之所以"身瞤"者,则水饮骤发,影响周身经络也。

〔6〕必有伏饮 尤怡曰:"伏饮,亦即痰饮之伏而不觉者。"喻昌曰:"伏饮者,即留饮之伏于内者也。饮有去时,伏饮终不去。"

【白话解】

膈上部位的病证,可见喘息胀满咳嗽呕吐,发作时则出现寒热症状,背痛腰疼,眼泪不由自主地流出来,患者身体无故而自动剧烈,必定是有伏饮。

(十二) 夫病人饮水多[1],必暴喘满[2],凡食少饮多[3],水停心下,甚者则悸,微者短气[4]。脉双弦者寒也[5],皆大下后喜虚[6];脉偏弦者饮也[7]。

【衍义】

饮水多留于膈,膈气不行,则喘满,食少;胃气虚复多饮,胃土不能运水,水停心下,心火畏水,甚则神不安,为怔忡惊悸;微者,阳独郁而为短气。夫脉弦者,为虚为水。

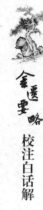
金匮要略校注白话解

若两寸皆弦，则是大下之后，阳气虚寒所致；若偏见弦，则是积水之处也。

【校注】

〔1〕病人饮水多　《千金》卷十八第六、《外台》卷八"病人"下并有"卒"字。

〔2〕必暴喘满　饮水多，水停上焦胸中，肺气壅塞，故致喘满。李彣曰："心肺俱在膈上，水寒射肺，肺气上逆，故喘满。"

〔3〕食少饮多　食少则脾难散精，饮多则易消解，水饮潴留，于是病作。

〔4〕甚者则悸，微者短气　尤怡曰："水停心下者，甚者水气凌心而悸，微则气被饮抑而短也。"

〔5〕脉双弦者寒也　饮病脉多弦，胃气虚寒亦弦，但脉必双弦。朱光被曰："两手皆见弦脉，弦则为减，当以正气虚寒论治。"

〔6〕皆大下后喜虚　本句似仲师于文中为"双弦"所下注语，恐后人与饮之弦脉相混，此其苦心也。魏注本、《金鉴》本，尤注本"喜"并作"里"。检《脉经》、《千金》、《外台》并作"喜"，是本条文并不误，作"里"不审所据。至叶霖谓："'皆大下后里虚'一句，无谓之甚，宜删。"其说不足取。

〔7〕脉偏弦者饮也　尤怡曰："偏弦者，一手独弦，饮气偏注也。"

【白话解】

病人突然饮水很多，必定会突发喘息胀满，大凡进食少而饮水反多的，水饮就会潴留胃脘，病情严重的就感到心悸，病情较轻的会出现短气。脉搏如果两手皆见弦象的属于寒，多是经大下之后身体常常虚弱所致；脉搏如果一手见弦象的属于饮病。

（十三）肺饮不弦，但苦喘短气[2]。

【衍义】

脉弦为水为饮。今肺饮而曰不弦，何也？水积则弦，未积则不弦，非谓肺饮尽不弦也。此言饮水未积，犹得害其阳，虽不为他病，亦适成其苦喘短气也。

【校注】

〔1〕肺饮不弦　喻昌《医门法律》卷五《痰饮门》"肺饮"作"饮脉"。叶霖曰："'肺'字恐误。喻氏本作'饮脉不弦'亦误，或是溢饮不弦，与下文支饮脉合论。"朱光被曰："上言痰饮皆弦，而此则举饮脉亦有不弦者以别之，如饮在肺，肺主卫，行脉外，脉不弦也。"

〔2〕苦喘短气　《脉经》卷八第十五、《千金》卷十八第六"苦"并作"喜"字。朱光被曰："喘与短气，以肺为主气之脏，得饮则气自壅滞也。"

【白话解】

饮病而脉不弦的，只是常常喘息而短气。

（十四）支饮亦喘而不能卧[1]，加短气[1]，其脉平[1]也。

【衍义】

脉平当无病，何以有病而反平也？正与上条不弦意同，明其虽有支饮尚不留伏、不停积，以其在上焦，未及胸中，不伤经脉，故脉平。然终碍其阴阳升降，故喘不能卧、短气耳。

【校注】

〔1〕亦喘而不能卧　《千金》卷十八第六"卧"作"眠"。曰"亦喘"，是对上条"苦喘"言。

〔2〕加短气　叶霖曰："'加'字疑衍。"

〔3〕其脉平　脉平，谓见肺之常脉，或浮、或数，非谓六脉调和。李彣曰："脉平者，谓适得肺之本脉，如云'肺饮不弦'是也，弦即脉不平也。"

【白话解】

支饮也表现为喘息而不能睡眠，呼吸短促，但此病脉象不弦而见常脉。

（十五）病痰饮者，当以温药和之[1]。

【衍义】

痰饮由水停也，得寒则聚，得温则行；况水行从乎气，温药能发越阳气、开腠理、通水道也。

【校注】

〔1〕当以温药和之　李彣曰："中气虚寒，不能腐熟水谷，运化精微，故积为痰饮。温药和之则痰饮自散，以脾胃喜温恶寒也。"徐彬曰："痰饮乃有形之饮，因循不去，湿结为痰，本挟寒湿为主病。假使中气健运，则不能容之矣，故曰'当以温药和之'，取其温中健脾、行气化痰也。苓桂术甘汤，正所谓温药也。"

【白话解】

对患有痰饮病的，应当用温药来调治。

（十六）心下有痰饮[1]，胸胁支满，目眩[2]，苓桂术甘汤主之[3]。

［茯苓桂枝白术甘草汤］方

茯苓四两　桂枝　白术各三两　甘草二两

右四味，以水六升，煮取三升，分温三服，小便则利。

【衍义】

心包络脉循胁出胸下，《灵枢》曰：胞络，是动则胸胁支满。此痰饮积其处而为病也。目者，心之使，心有痰水，精不上注于目，故眩。《本草》：茯苓能治痰水，伐肾邪。痰，水类也；治水必自小便出之。然其水淡渗，手太阴引入膀胱，故用为君；桂枝乃手少阴经药，能调阳气，开经络，况痰水得温则行，用之为臣；白术除风眩，燥痰水，除胀满，以佐茯苓；然中满勿食甘，用甘草何也？盖桂枝之辛，得甘则佐其发散，和其热而使不僭也；复益土以制水，甘草有茯苓则不支满而反渗泄。《本草》曰：甘草能下气、除烦满也。

【校注】

〔1〕心下有痰饮 《千金》卷十八第六"心下"无"有"字。此"心下"非指胃部，乃指膈间，由于饮在膈间，则胸部支满，渗入胁下，则胁部支满。李彣曰："胸胁支满，痰饮停滞于中也。"

〔2〕目眩 饮邪上冲则目眩。李彣曰："痰饮浊气熏蒸于上也。"

〔3〕苓桂术甘汤主之 《脉经》卷八第十、《千金》并作"甘草汤主之"。喻昌曰："茯苓治痰饮，伐肾邪。桂枝通阳气，和荣卫，开经络。白术治风眩，燥痰水，除胀满。甘草得茯苓，则不资满而反泄满。"王子接曰："崇土之法，非但治水寒上逆，并治饮邪留结，头身动摇。"

【白话解】

膈间有痰饮停留，胸胁部位支撑胀满，眼目晕眩，用苓桂术甘汤主治。

（十七）夫短气有微饮[1]，当从小便去之，苓桂术甘汤主之。方见上。肾气丸亦主之[2]。方见妇人杂病中。

【衍义】

微饮而短气，由水饮停蓄，致三焦之气升降呼吸不前也。二方各有所主：苓桂术甘汤主饮在阳，呼气之短；肾气丸主饮在阴，吸气之短。盖呼者出心肺，吸者出肾肝。茯苓入手太阴，桂枝入手少阴，皆轻清之剂，治其阳也；地黄入足少阴，山茱萸入足厥阴，皆重浊之剂，治其阴也。一证二方，岂无故哉？

【校注】

〔1〕短气有微饮 微饮，谓无喘满、支满之苦，仅有短气症状。唐宗海曰："有饮者必短气，诚以水化则为气，水不化则气不生，故呼出之气短；水停则阻气，水不化则气不降，故吸气短也。若但短气，为饮未甚。"

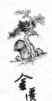

〔2〕苓桂术甘汤主之，肾气丸亦主之　凡微饮无论在肺、在膈、在胃、在胁，皆能发生短气症状，用苓桂术甘汤崇土健脾，温通渗利，使水饮从小便而去，此从脾而治；若肾气虚衰，不能化水，水留下焦，除短气外，其兼证就会呈现面部浮肿，目下如卧蚕，应用肾气丸温下焦，加强肾之化气行水功能，则水饮亦从小便而去，此从肾而治。

【白话解】

呼吸短促是内有微饮，应当通过小便去除饮邪，可用苓桂术甘汤主治，也可用肾气丸主治。

（十八）病者脉伏[1]，其人欲自利[2]，利反快[3]，虽利，心下续坚满，此为留饮欲去故也[4]。甘遂半夏汤[5]主之。

[甘遂半夏汤] 方[6]

甘遂大者，三枚　**半夏**十二枚，以水一升，煮取半升，去滓　**芍药**五枚　**甘草**如指大一枚，炙，一本作无

右四味，以水二升，煮取半升，去滓，以蜜半升，和药汁煎取八合，顿服之。

【衍义】

仲景尝谓：天枢开发，胃和脉生。今留饮之塞中焦，以致天真不得流通，胃气不得转输，脉隐伏而不显。留饮必自利，自利而反快者，中焦所塞暂通也。通而复积，续坚满，必更用药尽逐之。然欲其达其积饮，莫若甘遂快利，用之为君；欲和脾胃，除心下坚，又必以半夏佐之；然芍药停湿，何留饮用之乎？甘草相反甘遂，何一方兼用之？盖芍药之酸，以其留饮下行，甘遂泄之，《本草》谓其独去水气也。甘草缓甘遂之性，使不急速，徘徊逐其所留；入蜜亦此意也。然心下者，脾胃部也，脾胃属土，土由木郁其中，而成坚满，非甘草不能补土；非芍药不能伐木，又可佐半夏和胃消坚也。雷公炮灸法有甘草汤浸甘遂者也。

【校注】

〔1〕病者脉伏　伏脉,《素问》中不见。《脉经》卷一第一《脉形状》谓"沉与伏相类"。《难经·十八难》谓"伏者,脉行筋下"。滑寿更申其意云:"重按之,始附著于骨。"据此,知伏脉是沉脉之最甚者,此与前"脉沉者有留饮"合。再细绎条文,"脉伏"下,似脱"心下坚满"四字,否则,如前无坚满,则后何云"续坚满"耶?

〔2〕其人欲自利　徐彬曰:"欲自利者,不由外感与内伤,亦非药误也。"黄元御曰:"留饮在下,故脉伏而饮自利。"

〔3〕利反快　《脉经》卷八第十五、《千金》卷十八第六"利"下并有"者"字。尤怡曰:"反快者,所留之饮,从利而减也。"

〔4〕此为留饮欲去故也　此为八字系倒文。吴谦谓当在"反快"之下,是。

〔5〕甘遂半夏汤　甘遂行水,可逐膈间留饮;半夏泄水,可除胃间留饮,二药合用,其效更宏,为治伏之专方。魏之琇《续名医类案》卷十六:"吴孚先治西商王某病留饮,得利反快,心下续坚满,鼻色鲜明,脉沉,即以此方服之获愈。"

〔6〕甘遂半夏汤方　李彣曰:"甘遂为直决水饮之药,半夏辛以散之,白芍入脾经,敛阴气而通壅塞,非酸收之义也,缓以甘草,润以白蜜,恐甘遂过于峻利故耳。"徐大椿曰:"甘遂、甘草同用,下饮尤速。"

【白话解】

痰饮病人的脉象很沉,胃脘部位坚硬胀满,病人意欲自行下利,下利后反而感觉畅快的,这是由于停留的饮邪将要散去的缘故;如果虽经下利,胃脘部位仍然继续坚硬胀满的,可用甘遂半夏汤主治。

(十九)脉浮而细滑[1],伤饮[2]。

【衍义】

脉之大小,皆从气血虚实变见者也。伤于饮,则气虚而脉浮，血虚则脉细；阳火被郁，则微热而脉滑也。

【校注】

〔1〕脉浮而细滑　吴谦曰："凡饮病得脉浮而细滑者，为痰饮初病，水邪未深之诊。"

〔2〕伤饮　饮水过多，故曰伤。徐彬曰："不曰有饮，而曰'伤饮'，见为外饮所骤伤，而非停积之水也。"

【白话解】

脉象浮而细滑，是伤于饮邪。

（二十）脉弦数[1]，有寒饮，冬夏难治[2]。

【衍义】

此言其脉邪之不相应也。寒饮反见数脉，数脉是热。《内经》有用热远热，有用寒远寒之戒。在夏用热药治饮，则数脉愈增；在冬用寒药治热。则寒饮愈盛。皆伐天和，所以在冬夏难也。在春秋或可适其寒温而消息之。

【校注】

〔1〕脉弦数　张寿颐曰："此弦数之脉，亦以搏指促急为义，乃寒饮实邪，壅塞不通之应，亦非脉数为热之义，盖与《伤寒论·平脉篇》支饮急弦同义。皆为群阴凝结，不易宣通之证。所以申言之曰'冬夏难治'。"

〔2〕冬夏难治　张寿颐曰："夏为纯阳之令，而乃有阴邪踌躇之病，是天之阳和，犹不能胜此阴霾厉气，岂尚可乞灵草木，而易于祛除；若冬则本是锢阴寒，至阴得令，其势尤甚。谓之难治，谁曰不然。"

【白话解】

脉象弦数，又有寒饮，在冬夏这两个季节不容易治愈。

（二十一）脉沉而弦[1]者，悬饮内痛[2]。

（二十二）病悬饮者[3]，十枣汤主之[4]。

［十枣汤］方

芫花熬　甘遂　大戟各等分

右三味，捣筛[5]，以水一升五合，先煮肥大枣十枚，取八合，去滓，内药末，强人服一钱匕，羸人服半钱，平旦温服之，不下者[6]，明日更加半钱，得快之后，糜粥自养。

【衍义】

脉沉，病在里也。凡弦者，为痛、为饮、为癖。悬饮结积在内作痛，故脉见沉弦。此条言病脉而不言药，后出一条，言药而不言病脉，可知悬饮之痛不止上条。《伤寒》中悬饮亦用是汤，则知十枣汤之治悬饮之证最多也。予故将下条粘连上条。成注谓：芫花之辛，以散饮；甘遂、大戟之苦，以泄水；大枣之甘，益脾而胜水也。

【校注】

〔1〕脉沉而弦　沉为阴脉，弦亦属阴，悬饮内痛，阴霾凝滞之征。徐彬曰："脉沉为有水，故曰悬饮；弦则气结内痛。"

〔2〕内痛　陆渊雷曰："内痛，亦谓胸胁内引痛耳。"

〔3〕病悬饮者　此重言悬饮者，乃推广言之，盖谓凡属胁下有悬饮，无论内痛与否，俱可以十枣汤主治。

〔4〕十枣汤主之　王子接曰："大枣缓甘遂、大戟之性，欲其循行经隧，不欲其竟走肠胃，故不名其方而名法，曰十枣汤。芫花之辛，轻清入肺，直从至高之分，去郁陈莝；以甘遂、大戟之苦，佐大枣之甘而缓攻之，则从心及胁之饮，皆从二便出矣。"按：十枣汤古亦名朱雀汤，见《外台》卷八《癖饮方》深师朱雀汤。所列证治，较本条为详。

〔5〕捣筛　《千金》卷十八第五"筛"作"为末"二字。

〔6〕不下者　《千金》"不"上有"而"字，应据补。

【白话解】

脉象沉而弦的病人是患有悬饮，胸胁内牵引疼痛。患有悬饮病的人，可用十枣汤主治。

（二十三）病溢饮[1]者，当发其汗[2]，大青龙汤主之[3]，小青龙汤亦主之。

［大青龙汤］方

麻黄六两，去节　桂枝二两，去皮　甘草二两，炙　杏仁四十个，去皮尖　生姜三两　大枣十二枚　石膏如鸡子大，碎

右七味，以水九升，先煮麻黄，减二升，去上沫，内诸药，煮取三升，去滓，温服一升，取微似汗，汗多者，温粉粉之。

［小青龙汤］方

麻黄去节，三两　芍药三两　五味子半升　干姜三两　甘草三两，炙　细辛三两　桂枝三两，去皮　半夏半升，汤洗

右八味，以水一斗，先煮麻黄，减二升，去上沫，内诸药，煮取三升，去滓，温服一升。

【衍义】

《伤寒论》寒邪伤荣，麻黄汤；风邪伤卫，桂枝汤；风寒两伤荣卫出方不出证，又何也？盖溢饮之证，已见篇首，故不重出。水饮溢出于表，荣卫尽为不利，犹伤寒荣卫两伤，故必发汗以散水，而后荣卫行，经脉行则四肢之水亦消矣。

【校注】

〔1〕溢饮　"溢"为"益"之或体字，此借水满于皿之义，以喻饮邪溢于四肢。慧琳《音义》卷二十一引《说文》云："溢，器满余也。"卷六十四引顾野王云："溢者，满而出也。"徐彬曰："溢饮者，水已流行归于四肢，以不汗出而致身体重。"曹家达曰："溢饮一证，以水气旁溢四肢而作。"

〔2〕当发其汗　张璐曰："水饮溢出于表，营卫尽为不利，故必发汗以散水，而后营卫经脉始行，四肢之水亦得消矣。"朱光被曰："饮邪溢于表分，毛窍为之闭塞，当发汗以散邪。"

〔3〕大青龙汤主之　《脉经》卷八第十五、《千金》卷十八第六并无"大青"六字。《外台》卷八《溢饮》载范汪用大青龙

汤。曹家达曰："溢饮发汗用大青龙汤，或用小青龙汤，其旨安在？盖脾主四肢，胃亦主四肢，中脘有热，逼内脏之水旁溢四肢者，故主以大青龙汤；水饮太甚，内脏不能相容，自行流溢四肢者，故主以小青龙汤。"

【白话解】

对患有溢饮病的人，应当采用发汗的方法，可用大青龙汤主治，也可用小青龙汤主治。

（二十四）膈间支饮，其人喘满，心下痞坚，面色[1] 黧黑[2]，其脉沉紧[3]，得之数十日，医吐下之不愈[4]，木防己汤主之。虚者即愈[5]，实者三日复发[6]。复与不愈者，宜木防己汤去石膏加茯苓芒硝汤[7]主之。

［木防己汤］ 方

木防己三两　　石膏十二枚[8]，鸡子大[9]　　桂枝二两　　人参四两

右四味，以水六升，煮取二升，分温再服。

［木防己去石膏加茯苓芒硝汤］ 方

木防己　桂枝各二两　芒硝三合　人参　茯苓各四两

右五味，以水六升，煮取二升，去滓，内芒硝，再微煎，分温再服，微利则愈。

【衍义】

心肺在膈上。肺主气，心主血。今支饮在膈间，气血皆不通利。气为阳，主动；血为阴，主静。气不利，则与水同逆于肺而为喘满；血不利，则与水杂柔，结于心下而为痞坚。肾气上应水饮，肾气之色黑，血凝之色亦黑，故黧黑之色亦见于面也。脉沉为水，紧为寒，非别有寒邪，即水气之寒也。医虽以吐下之法治，然药不切于病，故不愈。用木防己者，味辛温，能散留饮结气，又主肺气喘满，所以用为主治；石膏味辛甘微寒，主心下逆气，清肺定喘；人参味甘温，治喘，破坚积，消痰饮，补心肺气不足，皆为防己之佐；桂枝味辛热，通血脉，开结气，且支饮得温

则行，又宣导诸药，用之为使。若邪之浅，在气分多而虚者，服之即愈；若邪客之深，在血分多而实者，则愈后必再发。故石膏是阳中之治气者，则去之；加芒硝，味咸寒，阴分药也，治痰实结，赖之去坚消血癖；茯苓伐肾邪，治心下坚满，佐芒硝则行水之力益倍。

【校注】

〔1〕面色 《千金》卷十八第六、《外台》卷八《支饮方》"面"下并无"色"字。

〔2〕黧黑 面黑黄。慧琳《音义》卷十三引《韵诠》云："黧，色黑而黄也。"

〔3〕其脉沉紧 沉紧谓病在内。《素问·平人气象论》"寸口（此寸口合两手关尺言）脉沉而坚者，病在中。""坚"与"紧"古通用，《太素》卷十五《尺寸诊》"坚"作"紧"可证。

〔4〕医吐下之不愈 尤怡曰："里实可下，而饮气之实，非常法可下；痰饮可吐，而饮之在心下者，非吐可去。"吴谦曰："医或吐之不愈者，是水邪不单结在上，故越之而不愈也；或下之不愈者，是水邪不单结在下，虽竭之亦不愈也。"

〔5〕虚者即愈 虚者，膈间仅有水饮，并无物质积留，故服汤易愈。张寿颐曰："虚指病证轻，并非言虚证。"

〔6〕实者三日复发 李彣曰："实者，饮邪固结不解。"

〔7〕宜木防己汤去石膏加茯苓芒硝汤 去石膏是恐寒伤胃，加芒硝是咸以软坚，茯苓是为淡以利水，则膈间之饮邪自除。

〔8〕十二枚 叶霖曰："此三字衍文。"按："鸡子大十二枚，所用太多，不合，证之本书如大青龙汤、厚朴麻黄汤两方之石膏，止云'如鸡子大'，并未云枚数，则叶说是。"

〔9〕鸡子大 莫文泉曰："凡云'如鸡子者'，皆谓如鸡子黄也。"

【白话解】

患于膈间的支饮病，病人喘息胀满，胃脘部痞塞坚硬，面色黑黄，脉象沉紧，得病后数十天，医生经用吐法、下法仍然不愈，可用木防己汤主治。病证较轻的治后就可痊愈，饮邪固结的治后三天仍要复发。复发和不愈的，宜改用木防己汤去石膏加茯苓芒硝汤主治。

（二十五）心下有支饮[1]，其人苦冒眩[2]，泽泻汤主之[3]。

［泽泻汤］方

泽泻_{五两}　白术_{二两}

右二味，以水二升，煮取一升，分温再服。

【衍义】

《明理论》：眩为眼黑，冒为昏冒。《伤寒》之冒眩以阳虚，中风亦有眩冒，乃风之旋动也。《原病式》以昏冒由气热冲心也；目暗黑亦火热之郁。二论曰虚、曰风、曰火，各一其说。三者相因，未始相离，风火不由阳虚则不旋动；阳虚不由风火则不冒眩。盖伤寒者以寒覆其阳，阳郁化火，火动风生故也。风火之动，散乱其阳，则阳虚。湿饮者亦如伤寒之义。虽然，阳虚风火所致，然必各治其所主，寒者治寒，湿者治湿；察三者之轻重，以药佐之。此乃支饮之在心者，阻其阳之升降，郁而不行，上不充于头目，久则化火，火动风生而作旋运，故苦冒眩也。利小便以泄去支饮，和其中焦，则阳自升而风火自息矣。泽泻能开胃关，去伏水，泄支饮从小便出之；佐以白术和中益气，燥湿息风。药不在品味之多，惟要中病耳。

【校注】

〔1〕心下有支饮　仲景言"心下"，包括膈间和胃。此为饮邪在胃，故可上犯头目而为冒眩。其与阳明热实致发头痛之理同。但燥热上扰之头痛属于阳邪；而此饮邪上扰之冒眩属于阴邪。

〔2〕冒眩　《证类本草》卷六"泽泻"条引《图经》"冒"下无"眩"字。检《千金》卷十八第六云："本有支饮，大饮过

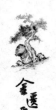

度，吐血，必冒。"按："冒眩"疑倒，当乙作眩冒。《素问·玉机真脏论》"忽忽眩冒而巅疾"王注："眩，谓目眩视如转也；冒，谓冒闷也。"

〔3〕泽泻汤主之　李彣曰："泽泻行饮，白术补土以制饮也。"

【白话解】

胃有支饮停留，病人苦于目眩冒闷，用泽泻汤主治。

（二十六）支饮胸满[1]者，厚朴大黄汤主之[2]。

［厚朴大黄汤］方

厚朴一尺[3]　大黄六两　枳实四枚[4]

右三味，以水五升，煮取二升，分温再服。

【衍义】

凡仲景方，多一味，减一药，与分两之更重轻，则异其名，异其治，有如转丸者，若此三味加芒硝，则谓之大承气，治内热腹实满之甚；无芒硝，则谓之小承气，治内热之微甚；厚朴多，则谓之厚朴三物汤，治热痛而闭。今三味以大黄多，名厚朴大黄汤，而治是证。上三药皆治实热而用之。此支饮胸满，何亦以是治之？倘胸满之外，复有热蓄之病，变迁不一，在上在下，通宜利之耶。胸满者下之，然此水饮也，不有热证，况胸满未为心下实坚，且胸中痞硬，脉浮，气上冲咽喉者，则半表半里和解之；至有医误下，为心下硬痛，名结胸者，以大陷胸汤下之；不甚痛，犹不可下，以小陷胸汤利之。今支饮之胸满，遽用治中焦实热之重剂乎？是必有说，姑阙之。

【校注】

〔1〕支饮胸满　尤怡、吴谦并以"胸"为"腹"之误字。检《千金》、《外台》此胸满与久饮有关，似不能仅以小承气之腹满议之。李彣曰："脾胃不运，则中焦塞窒，下流壅瘀，水无从泄，故逆行而至于胸满。"

〔2〕厚朴大黄汤主之　此方与小承气汤、厚朴三物汤两方药味同，但制方则异：小承气中大黄为君，厚朴为臣，枳实为佐；厚朴大黄汤以大黄为君，枳实厚朴为臣；厚朴三物汤中厚朴为君，大黄为臣，枳实为佐。其法不同，而所治不同。按：本方大黄六两似多。高学山谓："此条支饮，另有来路，与诸条不同，故其治法，亦与温药和之之例自别，其所以致饮者，胃实胸满之故，则攻胃之大黄，开胸满之枳朴，其可缓乎？此开壅水之地，以治水之道也。"其说有见地。

〔3〕一尺　陆渊雷曰："一尺，当重四五两。"

〔4〕四枚　俞桥本、吉野本、《千金》卷十八第六、《外台》卷八《支饮方》"枚"并作"两"。

【白话解】

支饮病人感觉胸部胀满的，用厚朴大黄汤主治。

（二十七）支饮不得息[1]，葶苈大枣泻肺汤主之[2]。方见肺痈中。

【衍义】

支饮留结，气塞胸中，故不得息。葶苈能破结利饮，大枣通肺气、补中。此虽与肺痈异，而方相通者，盖支饮之与气未尝相离，支饮以津液所聚，气行则液行，气停则液聚，而气亦结。气，阳也；结亦化热，所以与肺痈热结者同治。

【校注】

〔1〕不得息　一呼一吸为一息。《素问·平人气象论》："呼吸定息。"不得息，则呼吸困难。陈念祖曰："肺主气，为出入之路，支饮不得息者，乃饮邪壅肺，填塞气路。"

〔2〕葶苈大枣泻肺汤主之　沈明宗曰："急则治标，以大枣之甘以保脾，葶苈之苦以泄肺，俾肺气通调，脾得转输，为峻攻支饮在肺之方也。"

【白话解】

支饮病人感觉呼吸困难的，用葶苈大枣泻肺汤主治。

（二十八）呕家本渴[1]，渴者为欲解[2]；今反不渴[3]，心下有支饮故也，小半夏汤主之[4]。《千金》云：小半夏加茯苓汤。

［小半夏汤］方

半夏一升　生姜半斤

右二味，以水七升，煮取一升半，分温再服。

【衍义】

呕家为有痰饮动中而欲出也；饮去尽而欲解矣。反不渴，是积饮所留。夫支饮者，由气不畅，结聚津液而成耳。半夏之味辛，其性燥；辛可散结，燥可胜湿；用生姜以制其悍。孙真人云：生姜，呕家之圣药。呕为气逆不散，故用生姜以散之。

【校注】

〔1〕本渴　《千金》卷十八第六、《外台》卷八《支饮方》"本"并作"不"。按：作"不"是。呕病在胃，胃中停水，故不渴。

〔2〕渴者为欲解　渴则饮从呕去，或水饮欲化，故谓欲解。

〔3〕今反不渴　《千金》"今反"上有"本渴"二字。按："本渴"二字，应据补。本渴而反不渴，是饮邪留滞胃中不去，故用小半夏汤，可使胃中水饮下行，自然呕止，而水饮亦减轻矣。

〔4〕小半夏汤主之　半夏辛平降逆，生姜宣气和胃，合之，能降胃中潴留水饮。本方在《金匮》凡三见：《呕吐哕下利篇》主呕吐谷不下，《黄疸篇》主热除必呕，本篇主支饮，同方异治，须细参其奥。

【白话解】

素患呕吐的人不渴，出现口渴是疾病将要解除的标志；原本有口渴症状，现在反而不渴的，是胃中有支饮的缘故，用小半夏汤主治。

（二十九）腹满[1]，口舌干燥[2]，此肠间有水气[3]，己椒苈黄丸[4]主之。

[防己椒目葶苈大黄丸] 方

防己　椒目　葶苈熬　大黄各一两

右四味，末之，蜜丸如梧子大，先食饮服一丸[5]，日三服[6]，稍增，口中有津液，渴者加芒硝[7]半两。

【衍义】

肺与大肠合为表里，肺本通调水道，下输膀胱，今不输膀胱，仅从其合，积于肠间。水积则金气不宣，郁成热为腹满；津液遂不上行，以成口燥舌干。用防己、椒目、葶苈，皆能利水，行积聚结气。而葶苈尤能利小肠。然肠胃受水谷之器，若邪实腹满者，非轻剂所能治，必加芒硝以泻之。

【校注】

〔1〕腹满　痰饮留滞肠间，故腹满。

〔2〕口舌干燥　《脉经》卷八第十五作"舌"作"苦"。《千金》卷十八第六"口"下无"舌"字。按："干燥"乃由肠间停水，不能化气上潮，以致上焦失调。

〔3〕此肠间有水气　李彣曰："篇首云'水走肠间，沥沥有声，为痰饮。'此肠间有水气，即痰饮也。"陈念祖曰："水即饮也，饮之未聚为水，水之既聚为饮。"

〔4〕己椒苈黄丸　《千金》作"椒目丸"。张璐曰："用防己椒目葶苈利水散结气，而葶苈尤能利肠，然肠胃受水谷之气者，邪实腹满，非轻剂所能治，必加大黄以泻之。"

〔5〕先食饮服一丸　"先食饮"者，以饮邪在下部耳。李彣曰："'一丸'疑有误。"故魏荔彤引何炫云："以临病酌加为妥。"

〔6〕日三服　或疑"三服"下，似脱"不知"二字，是。

由于疗效不显，故始稍增也。

〔7〕渴者加芒硝　李彣曰："芒硝味辛咸。今人但取其咸，不用其辛。殊不知其辛润肾燥，故渴者加之。"程林曰："渴则甚于口舌干燥，加芒硝佐诸药，以下腹满而救脾土。"

【白话解】

腹部胀满，口舌干燥，这是肠间有水气停留的缘故，用己椒苈黄丸主治。

（三十）卒呕吐[1]，心下痞[2]，膈间有水[3]，眩悸[4]者，半夏加茯苓汤[5]主之。

［小半夏加茯苓汤］方

半夏一升　生姜半斤　茯苓三两　一法四两

右三味，以水七升，煮取一升五合[6]，分温再服。

【衍义】

心下痞，膈间有水；胀吐者，阳气必不宣散也。经云：以辛散之。半夏、生姜皆味辛，《本草》：半夏可治膈上痰、心下坚、呕逆者。眩，亦上焦阳气虚，不能升发，所以半夏、生姜并治之；悸，则心受水凌，非半夏可独治，必加茯苓去水、下肾逆以安神，神安则悸愈也。

【校注】

〔1〕卒呕吐　"卒"同"猝"（cù 醋）。忽然。《汉书·成帝纪》颜注："卒读曰猝。"《广韵·十一没》："猝，苍猝暴疾也。"徐彬曰："卒呕吐，谓原无病，猝然而呕吐也。"

〔2〕心下痞　"痞"指胃中水满。李彣曰："水停心下成痞。"

〔3〕膈间有水　本句似为仲景自加注语，犹云此痞者，乃膈间有水，盖示人勿以为泻心之痞，其意深矣。

〔4〕眩悸者　《千金》卷十八第六、《外台》卷八《支饮方》"眩"上并有"目"字。按：有"目"字是。检《圣济总录》卷五十四《三焦门》"眩悸"作"目眩悸动"。与《千金》

可互证。"目眩"犹俗所谓眼晕。《释名·释疾病》："眩，悬也。目视动乱，如悬物摇摇然不定也。"

〔5〕半夏加茯苓汤　"半夏"上脱"小"字，应依下汤方名补。方中生姜、半夏散寒降水，茯苓利水下行，故可治呕吐、痞满、眩悸。莫文泉曰："此化痰水为溺之方。"

〔6〕五合　《千金》"五合"下有"去滓"二字。

【白话解】

忽然呕吐，胃中痞满，这是膈间有水，对目眩心悸的，用小半夏加茯苓汤主治。

（三十一）假令瘦人，脐下有悸^{〔1〕}，吐涎沫而癫眩^{〔2〕}，此^{〔3〕}水也，五苓散主之^{〔4〕}。

［五苓散］方

泽泻一两一分　猪苓三分，去皮　茯苓三分　白术三分　桂二分，去皮

右五味，为末，白饮服方寸匕，日三服，多饮暖水，汗出愈^{〔5〕}。

【衍义】

人瘦有禀形，有因病瘦者。金、土、水形之人肥，火、木形之人瘦。今云瘦人者，必非病瘦，乃禀形也。朱丹溪云：肥人多虚，瘦人多热。盖肥人由气不充于形，故虚多；瘦人由气实，故热多。肥人不耐热者，为热复伤气；瘦人不耐寒者，为寒复伤形。各损其不足故也。《巢氏病源》谓：邪入于阴则癫。瘦人火、木之盛，为水邪抑郁在阴，不得升发，鼓于脐下作悸；及至郁发，转入于阳，与正气相击，在头为眩；在筋脉为癫、为神昏；肾液上逆为涎沫吐出，故用五苓散治之。茯苓味甘，淡渗，泄水饮内蓄，故为君；猪苓味甘平，用为臣；白术味甘温，脾恶湿，水饮内蓄，则脾气不治，益脾胜湿，故为佐；泽泻味咸寒，为阴，泄泻导溺，必以咸为助，故为使；桂味辛热，肾恶

燥，水蓄不利，则肾气燥，以辛润之，故亦为使；多饮暖水，令汗出愈者，以辛散水气，外泄得汗而解也。

【校注】

〔1〕有悸 按："有"字是衍文，应据《脉经》卷八第十五、《千金》卷十八第六删。

〔2〕癫眩 即头眩。"癫"应作"颠"。"癫"从"颠"声，声同易混。《说文·页部》"颠，顶也。""顶，头上也。"《广韵·四十一迥》"顶，头上。"丹波氏以"颠"为颠倒，似不合。

〔3〕此 《脉经》、《千金》并无"此"字。

〔4〕五苓散主之 徐彬曰："桂苓伐肾邪，猪苓、泽泻、白术泄水而健胃。"尤怡曰："茯苓猪泽，甘淡渗泄，使肠间之水从小便出，用桂者，下焦水气非阳不化也。"吴考槃曰："脐下动气，去术加桂，理中法也。兹何以'脐下悸'而用白术？不知'吐涎沫'，是水气盛，必得苦燥之白术，方能制水；'癫眩'是土中湿气化为阴霾，上弥清窍，必得温燥之白术，方能胜湿，证有兼见，法须变通。"

〔5〕多饮暖水，汗出愈 尤怡曰："多服暖水汗出者，盖欲使表里分消其水，非挟有表邪而欲两解之谓。"

【白话解】

假设平素消瘦的人，脐下动悸，呕吐涎沫而头眩，是水饮病，用五苓散主治。

附方

《外台》〔茯苓饮〕治心胸中有停痰宿水，自吐出水后，心胸间虚，气满不能食，消痰气，令能食。

茯苓 人参 白术各三两 枳实二两 橘皮二两半 生姜四两

右六味，水六升，煮取一升八合，分温三服，如人行八九里进之。

【衍义】

此由上中二焦气弱，水饮入胃，脾不能转归于肺，肺不能通调水道，以致停积，为痰、为水。吐之则下气因而上逆，积于心胸，是谓虚，气满不能食。当先补益中气，以人参、白术下逆气，行停水；以茯苓逐积，消气满；以枳实调诸气，开脾胃；而宣扬推布上焦，发散凝滞，赖陈皮、生姜为使也。

（三十二）咳家[1]，其脉弦[2]，为有水，十枣汤主之[3]。 方见上。

【衍义】

《脉经》以弦为水气、为厥逆、为寒、为饮。风脉亦弦。若咳者，如水气，如厥逆，如寒，如风，皆能致咳。欲于弦脉而分诸邪，不亦难乎？设谓水邪之弦稍异，果何象乎？前条悬饮者沉弦，别论支饮者急弦，二者有沉急之不同；而咳脉之弦，岂一字可尽？仲景尝论：水蓄之脉曰沉潜，今谓弦为水，其弦将仿佛有沉潜之象乎？将有沉急之象乎？凡遇是证是脉，必察色、闻声、问所苦，灼然合脉之水象，然后用是方下之。独据脉，恐难凭也。

【校注】

〔1〕咳家　指久患咳嗽者。

〔2〕其脉弦　此言水饮久咳者之脉征。咳之病因不同，其见脉亦不同：如外感病咳脉浮缓，或浮紧；虚劳病咳脉数；肺痿病咳脉数虚；肺痈病咳脉数实；而此久咳之脉弦，则为膈间或胸胁有水潴留不去，渍入肺中，因而致咳，病虽在肺，而病原乃在水饮。仲师恐被误治，故于脉象后，特昭示曰"此有水"。黄元御曰："咳家脉弦，此为有水，缘土湿木郁，是以脉弦。"

〔3〕十枣汤主之。尤怡曰："十枣汤逐水气自大小便去，水去则肺宁而咳愈。"

【白话解】

久患咳嗽的人，如果脉象弦，是有水饮病，用十枣汤主治。

（三十三）夫有支饮家[1]，咳烦[2]，胸中痛[3]者，不卒死[4]，至一百日或一岁，宜十枣汤[5]。方见上。

【衍义】

心肺在上，主胸中阳也；支饮乃水类，属阴。今支饮上入于阳，动肺则咳，动心则烦，搏击膈气则痛。若阳虚不禁其阴之所逼者，则荣卫绝而神亡，为之卒死矣。不卒死，犹延岁月，则其阳不甚虚，乃水入于肺，子乘母气所致也。

【校注】

〔1〕支饮家　久患支饮之人。朱光被曰："支饮家，则支饮之由来久矣。"

〔2〕咳烦　水饮犯肺则咳，水饮犯心则烦。朱光被曰："始也咳逆，今且壅闭而烦矣。"

〔3〕胸中痛　饮邪在胸，故咳唾引痛。朱光被曰："胸中宗气，为饮邪搏结，有似悬饮之内痛矣。"

〔4〕不卒死　不猝然而死。吴谦曰："饮，阴邪，阴性迟，故不卒死。"

〔5〕宜十枣汤　朱光被曰："支饮之邪，本实邪也，邪实宜攻，不嫌过峻，主以十枣汤。"

【白话解】

有久患支饮的人，咳嗽心烦，胸中疼痛的，不突然而死，可延续生命到一百天乃至一年，宜用十枣汤主治。

（三十四）久咳数岁，其脉弱者可治[1]，实大数者死[2]，其脉虚者[3]必苦冒[4]，其人本有支饮在胸中故也[5]，治属饮家[6]。

【校注】

〔1〕其脉弱者可治　久咳脉弱，病脉相合，故可治。

〔2〕实大数者死　久咳，脉见实大而数，病脉相反故云死，谓其不可治也。再脉安，指浮中沉皆搏指有力，乃邪盛之象，非正气充实之谓。

〔3〕其脉虚者　上言弱，此言虚，其义有别：《甲乙》卷五《针道终始》云："虚者，脉大（大致）如其故（故指常脉）而不坚也。"滑寿《诊家枢要》云："弱，不盛也。"李彣曰："弱在沉脉内见，虚在浮脉上见，此虚脉泛泛上见，按之无力，乃水饮浮越之象。"

〔4〕苦冒　《千金》卷十八第五"苦"作"善"。"冒"，郁冒。李彣曰："苦冒者，浊气熏蒸于上。"魏荔彤曰："清阳之气不升，如物掩覆之，所以苦冒。"

〔5〕其人本有支饮在胸中故也　此与前数条所言"此肠间有水气"、"膈间有水"、"为有水"不同，前是言辨证，此则申言向来医治之误，故仲师谆谆告以"治属饮家"。

〔6〕治属饮家　尤怡曰："此病所致，去其饮则病自愈。"曹家达曰："此证虚脉不弦，既非十枣汤证，脉不沉紧，又非木防己汤证，方治之中，惟泽泻汤为近之。"

【白话解】

患有久咳多年未愈，病人脉象虚弱的可以治疗，脉象实大而数的是危候，病人脉象虚弱的，必定常患郁冒之证，这是病人素有支饮停留胸中的缘故，可按治疗久患痰饮的方法治疗。

（三十五）咳逆[1]倚息[2]，不得卧[3]，小青龙汤主之[4]。方见上。

【校注】

〔1〕咳逆　咳嗽而气逆上。曹家达曰："咳逆，则气出不续。"

〔2〕倚息　叠被倚之喘息。旧说谓倚壁，或倚几，临证以倚被较常见。沈明宗曰："'倚息'是形容喘逆不能撑持。"

〔3〕不得卧　曹家达曰："即不得平卧。"

〔4〕小青龙汤主之　徐彬曰："'咳逆倚息，不得卧'，即前

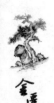

支饮的证，不用十枣汤，而用小青龙汤，必以其挟表也。"曹家达曰："寒气郁于表，饮邪被遏，则激而上冲，固应解表温里，俾外寒与里水双解，此小青龙汤方治，所以为蠲饮之主方也。"

【白话解】

咳嗽气逆，倚被喘息，不能平卧，用小青龙汤主治。

（三十六）青龙汤下已[1]，多唾口燥[2]，寸脉沉[3]，尺脉微[4]，手足厥逆[5]，气从小腹上冲胸咽[6]，手足痹[7]，其面翕热[8]如醉状[9]，因复下流阴股[10]，小便难，时复冒者，与[11]茯苓桂枝五味甘草汤，治其气冲。

[桂苓五味甘草汤[12]] 方

茯苓四两　　桂枝四两，去皮　　甘草炙，三两　　五味子半升

右四味，以水八升，煮取三升，去滓，分温三服。

【校注】

〔1〕青龙汤下已　本条及以下五条，是服小青龙汤后之变证变方。"下已"谓服汤后。尤怡曰："服青龙汤已，设其人下实不虚，则邪解而病除。若虚则麻黄细辛辛甘温散之品，虽能发越外邪，亦易动人冲气。冲气，冲脉之气也。"

〔2〕多唾口燥　是服汤后，表邪已解常见之症状。曹家达曰："小青龙汤发其阳气太甚，则口多浊唾而燥。"

〔3〕寸脉沉　上虚阳虚，饮邪犹留肺中，故寸脉沉。曹家达曰："寸脉沉为有水。"

〔4〕尺脉微　《外台》卷九《十咳》"尺"上有"而"字。下焦阳虚，则尺脉微。徐彬曰："下元虚则尺脉微，虚则寒气下并"。

〔5〕手足厥逆　《千金》卷十八第五"逆"作"冷"。下焦阳已微弱，又服辛散汤剂重伤其阳，因而手足厥冷。

〔6〕气从小腹上冲胸咽　阳虚不能制阴，寒水之气循冲脉上冲胸咽。

〔7〕手足痹　手足麻痹不用。慧琳《音义》卷七十二引

《苍颉篇》云"痹，手足不仁也。"徐彬曰："手足痹者，不止于厥，而直不用也。"

〔8〕翕热　热似火烤。《广韵·二十六缉》："翕，火炙。"

〔9〕如醉状　过饮而面潮红。徐彬曰："所谓面若妆朱。"

〔10〕因复下流阴股　按：从"上冲"至"下流"乃虚阳之气，或升或降，上下无主之症状。"下流"是说气又从上向下移动。"阴股"是指两腿、腋阴股间。

〔11〕与　《外台》"与"上有"可"字。

〔12〕桂苓五味甘草汤　尤怡曰："茯苓桂枝能抑冲气使之下行，然逆气非敛不降，故以五味之酸敛其气；土厚则阴火自伏，故以甘草之甘补其中。"莫文泉曰："仲景之例，凡治咳皆五味、干姜并用。此专取五味者，以服青龙发泄之后而气冲，故专于敛收也，为肺肾同治之法，桂以宣肺，而苓以抑肾，味以纳肾，则治肾重，治肺轻也，为苓味同用之法。"

【白话解】

服下小青龙汤以后，出现多浊唾，口干燥，寸脉沉，尺脉微，手足厥冷，自觉有气从小腹向上冲至胸口和咽部，手足麻痹不仁，面部如同火烤似的发热，潮红如同酒醉的样子，接着上冲之气又从上向下移动至两腿、腋阴股间，小便困难，常有眩昏现象的，可用茯苓桂枝五味甘草汤，治疗冲气上逆之证。

（三十七）冲气即低[1]，而反更咳，胸满者[2]，用桂苓五味甘草汤[3]去桂加干姜细辛[4]，以治其咳满。

　　[苓甘五味姜辛汤] 方

茯苓四两　甘草　干姜　细辛各三两　五味半升

右五味，以水八升，煮取三升，去滓，温服半升，日三。

【校注】

〔1〕冲气即低　"即"应作"既"，音误，《广韵·八未》"既，已也。"

〔2〕而反更咳，胸满者　咳满乃由寒饮未除，其邪蓄于肺中

则咳，留滞胸中则满。

〔3〕用桂苓五味甘草汤　《外台》卷九《十咳》"用"作
"与"。《千金》卷十八第五"甘草"下无"汤"字。

〔4〕去桂加干姜细辛　徐彬曰："咳满是肺中伏匿之寒未去，
青龙汤已用桂，桂苓五味甘草汤又用桂，两用桂而邪不服，以桂
能去阳分凝滞之寒，而不能驱脏内沉匿之寒，故不再用。取细辛
入阴之辛热，以除满驱寒而止咳也。"

【白话解】

上冲之气已经降低，但反而出现咳嗽，胸中胀满，用桂苓五
味甘草汤，去桂加干姜、细辛，用来治疗病人的咳嗽胀满。

（三十八）咳满即止[1]，而更复渴[2]，冲气复发者，以细
辛、干姜为热药也[3]，服之当遂渴，而渴反止[4]者，为支饮
也；支饮者[5]，法当冒[6]，冒者必呕[7]，呕者复内半夏，以去
其水。

［桂苓五味甘草去桂加干姜细辛半夏汤］方

茯苓四两　甘草　细辛　干姜各二两　五味子　半夏各半升

右六味，以水八升，煮取三升，去滓，温服半升，日三。

【校注】

〔1〕即止"即"是"既"之误字。

〔2〕而更复渴　曹家达曰："'更复渴'三字为衍文。"

〔3〕以细辛、干姜为热药也　曹家达曰："'以细辛'句为
假设之词，当属下读，非承上'冲气复发'言之。"

〔4〕服之当遂渴，而渴反止　曹家达曰："倘因干姜、细辛
为热药而发其冲气，服后当立见燥渴，而渴反止，则前此之渴，
实为支饮隔塞在胸，津液不得上承喉舌，初非真燥。"

〔5〕支饮者　《外台》卷九《十咳》"饮"下无"者"字。

〔6〕法当冒　曹家达曰："支饮在胸膈间，中脘阳气被遏，
必见郁冒。"

〔7〕冒者必呕　唐宗海曰："支饮仍当用姜辛原方，不得误

作冲气治之。惟冲气有时复冒证，而支饮法亦当冒，此不可以不辨：冲气之冒不呕，支饮之冒，是饮犯胃，必兼呕证，宜仍用姜辛原方，加半夏以去胃中之水则愈，勿误认为冲气也。"

【白话解】

咳嗽胀满已经痊愈，而上冲之气复发，由于细辛、干姜是热性药，服药后应当口渴，现在反而不渴的，是支饮；患支饮的，理应头目眩晕，眩晕的人必定呕吐，呕吐的再加入半夏，以去除水饮。

（三十九）水去呕止[1]，其人形肿[2]者，加杏仁主之[3]；其证[4]应内麻黄[5]，以其人遂痹[6]，故不内之[7]。若逆而内之者[8]，必厥。所以然者，以其人血虚，麻黄发其阳故也[9]。

[苓甘五味加姜辛半夏杏仁汤] 方

茯苓四两　甘草三两　五味半升　干姜三两　细辛三两　半夏半
升　杏仁半升，去皮尖

右七味，以水一斗，煮取三升，去滓，温服半升，日三。

【校注】

〔1〕水去呕止　《外台》卷九《十咳》"呕"下有"则"字。

〔2〕形肿　是肺气壅滞所致之气肿。须与水肿相鉴别，气肿按之即起，水肿按之没指。

〔3〕加杏仁主之　《千金》卷十八《咳嗽》作"内杏仁"，在下"故不内之"句下。邹澍曰："气乘血络之虚，袭而入之为肿，得杏仁化肿气为生气，除壅遏而得节宣，肿遂愈。"

〔4〕其证　《千金》无"其证"二字。

〔5〕应内麻黄　"内"与"纳"同。"纳"，入也。《荀子·富国》杨注："内读曰纳。"《广韵·二十七合》："纳，内也。"麻黄能开肺郁消肿。

〔6〕以其人遂痹　"遂痹"指前"手足痹"言，非谓现有新证。

〔7〕故不内之　《千金》"之"作"麻黄"。

痰饮咳嗽病脉证并治第十二

〔8〕若逆而内之者　"逆"谓不应纳麻黄，而反纳之；慧琳《音义》卷七引《考声》云："逆者，反常道也，不顺也。"

〔9〕以其人血虚，麻黄发其阳故也　黄元御曰："若逆而内之者，必手足厥冷，所以然者，以汗泄血中温气，其人阴中之阳已虚，麻黄复泄其血中之阳气故也。"按："逆而内之者"二十四字，《千金》载在服法内，与《金匮》异。叶霖疑此六条"非仲景原书，本当删去。"而《千金》具有其文，孙氏去古未远，当有所据，宋人对《金匮》整理窜移，当或有之，但议删似不可。

【白话解】

水饮消除，呕吐停止，病人身体浮肿的，加杏仁主治；对此证应该加入麻黄，因病人手足麻痹，所以不纳入。如果违反常规而纳入麻黄的，一定会出现四肢厥冷。之所以会这样，是因为病人血虚，麻黄发越阳气的缘故。

（四十） 若面热如醉[1]，此为胃热[2]，上冲熏其面[3]，加大黄以利之[4]。

［苓甘五味加姜辛半杏大黄汤］ 方

茯苓四两　甘草三两　五味子半升　干姜三两　细辛三两　半夏半升　杏仁半升　大黄三两

右八味，以水一斗，煮取三升，去滓，温服半升，日三。

【衍义】

此首篇支饮之病也。以饮水，水性寒，下应于肾，肾气上逆于肺，肺为之不利，肺主行荣卫，肺不利则荣卫受病，犹外感风寒，心中有水证也，故亦用小青龙汤治。服后首变者，为水停未散，故多唾；津液未行，故口燥；水在膈上，则阳气衰，寸口脉沉；麻黄发阳，则阴血虚，故尺脉微；尺脉微，则肾气不得固守于下，冲任二脉相挟，从小腹冲逆而起矣。夫冲任二脉与肾之大络同起肾下，出胞中，主血海；冲脉上行者至胸，下行者并足少阴入阴股，下抵足上，是动则厥逆；任脉至咽喉，上颐循面，故气冲

胸咽；荣卫之行涩，经络时疏不通，手足不仁而痹，其面
翕热如醉状，因复下流阴股，小便难；水在膈间，因火冲
逆，阳气不得输上，故时复冒也。《内经》曰：诸逆冲上，
皆属于火。又曰：冲脉为病，气逆里急。故用桂苓五味甘
草汤先治冲气与肾燥。桂味辛热，散水寒之逆，开腠理，
致津液以润之；茯苓甘淡，行津液，渗蓄水，利小便，伐
肾邪，为臣；甘草味甘温，补中土，制肾气之逆；五味子
酸平，以收肺气；《内经》曰：肺欲收，急食酸以收之。服
此汤，冲气即止。因水在膈间不散，故再变而更咳、胸满，
即用前方去桂加干姜、细辛散其未消之水寒，通行津液。
服汤后咳满即止。三变而更复渴，冲气复发，以细辛、干
姜乃热药，服之当遂渴。反不渴，支饮之水蓄积胸中故也。
支饮在上，阻遏阳气，不布于头目，故冒；且冲气更逆，
必从火炎而呕也。仍用前汤加半夏去水止呕。服汤后水去
呕止。四变，水散行出表，表气不利，其人形肿，当用麻
黄发汗散水；以其人遂痹，且血虚，麻黄发其阳，逆而内
之，必厥，故不内，但加杏仁。杏仁微苦温，肾气上逆者，
得之则降下；在表卫气，得之则利于行，故肿可消也。服
汤后五变，因胃有热，循脉上冲于面，热如醉，加大黄以
泄胃热。盖支饮证，其变始终不离小青龙之加减，足为万
世法也。

【校注】

〔1〕如醉　《外台》卷九《十咳》"醉"下有"状者"二
字。前条是肺郁形肿，本条更兼见阳明热实，"面热如醉"，故于
前方再加大黄以清胃热。尤怡曰："此与冲气上逆，其面翕热如
醉者不同。冲气上行者，病属下焦阴中之阳，故以酸温止之；此
为中焦阳明之阳，故以苦寒下之。"

〔2〕胃热　《外台》"胃"下有"中"字。

〔3〕上冲熏其面　《千金》卷十八《咳嗽》"其"作"耳"。

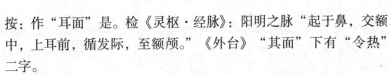

按：作"耳面"是。检《灵枢·经脉》：阳明之脉"起于鼻，交额中，上耳前，循发际，至额颅。"《外台》"其面"下有"令热"二字。

〔4〕加大黄以利之　徐彬曰："胃热上冲，既不因酒，而面热如醉，其热势不可当，故加大黄以利之，虽有姜辛之热，各自为功，而无妨也。"

【白话解】

如果面部发热如同酒醉一样，这是胃中热，向上冲逆熏于耳面使其发热，可加入大黄以清利胃中之热。

（四十一）先渴后呕[1]，为水停心下，此属饮家[2]，小半夏茯苓汤主之[3]。方见上。

【校注】

〔1〕先渴后呕　魏荔彤曰："先渴后呕，则亦水逆也。水停心下，阻隔正气不升，则正津不上于胸咽，故渴；渴必饮水，水得水而愈滋其冲逆，所以先渴而后必呕。"唐宗海曰："停水既多，不能上行故呕。"

〔2〕此属饮家　魏荔彤曰："此属饮家，当治其饮，不可治其渴也。治饮则用辛燥，治渴必用寒润，可不明其属于何家而妄理乎。"陈念祖曰："此于咳嗽后又言及水饮，以水饮为咳嗽之根，故言之不厌其复。"

〔3〕小半夏茯苓汤主之　李彣曰："半夏生姜辛以散之，可止呕，茯苓淡以渗之，能行饮也。"莫文泉曰："此化痰水为溺之主方。"

【白话解】

先口渴后呕吐，是水饮停留胃脘，这属于久患水饮病的症状，用小半夏茯苓汤主治。

消渴小便利[1]淋病脉证并治第十三

(脉证九条　方六首)

（一）厥阴之为病[2]，消渴，气上冲心[3]，心中疼热，饥而不欲食，食即吐蛔[4]，下之不肯止[5]。

【衍义】

是证《伤寒论》厥阴证中，但曰吐蛔、下之利不止；此曰食即吐，下不止，岂食入便至于利下不止乎？成注曰：邪传厥阴，则热已深也。邪自太阳传之太阴，止咽干，未成渴；传少阴，止口燥舌干而渴，未成消；传至厥阴，热甚多饮水，乃成消渴也。饮水多而小便少，谓之消渴。火生于水，厥阴客热，气上冲心，心中疼热。伤寒至厥阴受病时，为传经尽，当入府，胃虚热客，饥不欲食；蛔在胃中，无食则动，闻食臭即出，得食吐蛔。此热在厥阴经。若便下之，虚其胃气，厥阴水邪相乘，必吐下不止。伤寒，杂证，病起之由虽异，至成六气之热邪则一。五脏传来之热，与色欲、劳役、饮食之热，客于厥阴，其热皆无异也。

【校注】

〔1〕小便利　按："小便"下脱"不"字，以"脉浮"文下各条核之，凡言"小便不利"者四可证。尤怡注本增"不"字。

〔2〕厥阴之为病　喻昌曰："消渴之患，《内经》有其论，无其治。《金匮》有论有治矣，而集书者采《伤寒论》厥阴经消渴之文凑入，后人不能抉择，其亦不适所用也。"吴谦曰："此条是《伤寒论》厥阴经正病，与杂病消渴之义不同，必是错简。"

〔3〕冲心　《伤寒论·辨厥阴病脉证并治》"冲"作"撞"。

〔4〕食即吐蛔　《脉经》卷八第七"吐"下无"蛔"字。

〔5〕不肯止　《伤寒论》作"利不止"。

【白话解】

厥阴为病的病证是消渴，有气上行冲撞心口，心中疼痛发热，虽然饥饿但却不想吃东西，勉强吃了也会随即吐出来，如果误用下法治疗则会泄利不止。

（二）寸口脉浮而迟[1]，浮即为虚，迟即为劳，虚则卫气不足，劳则荣气竭。

【校注】

〔1〕寸口脉至荣气竭　吴谦曰："寸口脉以下二十五字，当在《虚劳篇》中，错简在此。"丹波元坚曰："《病源》以此条收之《虚劳候》中，可以确吴谦之说。"

【白话解】

寸口脉象浮而且迟，浮就表示虚，迟就表示劳，虚则卫气不足，劳则荣气竭。

（三）趺阳脉[1]浮而数[2]，浮即为气[3]，数即消谷而大坚[4]一作紧，气盛[5]则溲数[6]，溲数即坚，坚数相搏[7]，即为消渴[8]。

【衍义】

《内经》云：有所劳倦，形气衰少，谷气不盛，上焦不行，下脘不通，胃气热，热气熏胸中，故内热。寸口为上焦，趺阳候中焦；寸口迟为劳者，即劳役致伤也，劳即阳气退下，谷气不得升举以充上焦，上焦主行荣卫，谷气不充，则冲虚而脉浮，荣竭而脉迟；盖谷气不输于上下，壅而盛于中，数即消谷者，壅盛之气郁而为热，即消谷，数即热也；大坚者，水谷虽入，不化津液，中焦递燥，坚即燥也。《内经》所谓：味过于苦，脾气不濡，胃气乃厚，正此谓也。以一作紧者，误。中焦热甚，火性疾速，水谷不得留停，下入膀胱而溲，水去，其内即燥而又热，即为消渴。近世谓消中也。

【校注】

〔1〕趺阳脉　趺阳脉，胃脉也，其穴名冲阳，在足背高骨上，动脉应手处。

〔2〕浮而数　"数"（shù 速），数脉以一息六至以上言之。"数"今读如朔，似不是。（可参阅张寿颐《脉学正义》卷三）李彣曰："浮数皆阳脉也。"程林曰："热结于中，则脉浮而数。"

〔3〕浮即为气　李彣曰："所谓气有余便是火也。"

〔4〕数即消谷而大坚　吴谦曰："'大'下当有'便'字。"李彣曰："数即消谷大坚，胃中有实热也。"徐彬曰："数则脾强而约，谷易消而热愈坚，故曰'数则消谷而大坚'。"

〔5〕气盛　热气盛也。尤怡曰："气盛，非胃气盛，胃中之火盛也。"

〔6〕溲数　"溲"指小便。见《广韵·十八尤》。徐彬曰："溲，溺也。"溺同尿。"数"（shuò 朔），频繁。徐彬曰："火性急速故溲数，溲数而阴气耗，阳亢无制故坚，坚者热结甚也。"程林曰："谷消热盛，则水偏渗于膀胱，故小便数而大便坚。"

〔7〕坚数相搏　徐彬曰："热不为溲解，阳亢阴亡，故曰相搏。"

〔8〕消渴　徐彬曰："消渴者，善消而大渴也。然或单渴不止，或善食而渴，或渴而小便反多，后人乃有上消、中消、下消之分。"黄树曾曰："饮水极多，而饮不解渴者，名曰消渴。与渴之饮水多，而饮能解渴者不同。"

【白话解】

趺阳脉浮而数，浮就表示气有余，数就表示胃热消谷而大便坚硬，热气盛则小便次数频繁，小便频繁就会使大便坚硬，便坚尿频相合，就形成了消渴病。

（四）男子[1]**消渴，小便反多**[2]**，以饮一斗，小便一斗**[3]**，肾气丸主之**[4]。方见妇人杂病中。

【衍义】

医和云：女子，阳物也，晦淫则生内热惑蛊之疾。仲景独称男子，倘亦此意？肾者主水，主志，藏精以施化。若惑女色以丧志，则泄精无度，火扇不已，所主之水，所藏之精无几，水无几，何以敌相火？精无几，何以承君火？二火为得不炽而为内热惑蛊之疾耶？二火炽则肺金伤，肺金伤则气燥液竭，内外腠理因之干涩而思饮也。且肾乃胃之关，通调水道，肺病则水不复上归下输，肾病则不复关键，不能调布五经，岂不饮一斗而出一斗乎？用八味丸补肾之精，救其本也。不避桂附之热，为非辛不能开腠理，致五脏精输之于肾，与其施化四布以润燥也。每恨古今论消渴者，多集其证而举其所自者有之，举其端而不明其源者有之。仲景因当时失第六卷论六气之详，故止就经气而言病，不及于火。惟张子和论君相二火，可补仲景之手足。相火游行五脏间，火主动，动之和者，则助本脏气生化之用；动之不和者，即为害之火也。妄动之火势盛，必挟本脏气同起，当时脏气，有虚有实，有阴有阳，主气主血，升降浮沉，各一体用。是故治火之中，必当先审脏气，虚则补之，实则泻之；在阳则调其气，在阴则理其血；当升而反降者必举之，当降而反升者必抑之；须兼五脏金、木、水、火、土之性，从而治之，使无扞格之患，则火有所归宿而安矣。肾气丸内有桂附，治消渴恐有水未生而火反盛之患。不思《内经》王注：火自肾起为龙火，当以火逐火，则火可灭；以水治之，则火愈炽。如是，则桂附亦可用作从治者矣。

【校注】

〔1〕男子　陈念祖曰："此提出'男子'两字，是指房劳伤肾，为下消立法，而以肾气丸为主治。"

〔2〕小便反多　消渴病，据《外台》卷十一引《古今录验》云症状有三，其中之一有消渴病小便少者，而此则小便多，故云

"反"也。

〔3〕以饮一斗，小便一斗　"以"谓也。《广韵·六止》"以，为也"。"为"有"谓"意。吴谦曰："上中二消属热，惟下消寒热兼之，以肾为水火之藏也，饮一溲一，其中无热消耗可知矣。"

〔4〕肾气丸主之　张璐曰："肾主藏精以施化。若精泄无度，火动无已，则肺气伤燥而思水。水入于胃，不得肺气之化，不复上归下输，肾病则气不约束调节，岂不饮一斗而出一斗乎。故用肾气丸，全赖桂附之辛温，蒸发津气，以润脏腑百骸，岂云专补其肾哉！"尤怡曰："男子以肾为事，肾中有气，所以主气化，行津液，而润心肺者也。此气既虚，则不能上至，气不至则水亦不至，而心肺失其润矣。盖水液属阴，非气不至；气虽属阳，中实含水，水之与气，未尝相离也。肾气丸中有桂附，所以斡旋肾中倾堕之气，而使上行心肺之分，故名曰肾气。"

【白话解】
男人患消渴病，小便不少反而增多，是谓喝入一斗，小便一斗，用肾气丸主治。

（五）脉浮[1]，小便不利[2]，微热[1]消渴[3]者，宜利小便，发汗[4]，五苓散主之[5]。

【衍义】
《伤寒论》：太阳病，发汗后，大汗出，胃中干，烦躁不得眠，欲得饮水者，少少与之，令胃气和则愈；若脉浮，小便不利，微热消渴者，五苓散主之。注曰：若脉浮者，表未解也；饮水多而小便少者，谓之消渴，里热甚实也；微热消渴者，热未成实，上焦燥也。与是药生津液，和表里。

【校注】
〔1〕脉浮，微热　徐彬曰："脉浮微热，表未清也。"
〔2〕小便不利　徐彬曰："此与上条同是消渴，上条'小便

多',知阴虚热结;此条'小便不利而微热',即为客邪内入,故治法迥异。"

〔3〕消渴 曹家达曰:"浮阳在表,吸下焦水气,不得输泄于膀胱。但用五苓散发汗,利小水。俾水道下通,津液上承,而消渴自止,此与真消渴不同。"

〔4〕宜利小便,发汗 《伤寒论·辨太阳病脉证并治》无"宜利"六字。

〔5〕五苓散主之 魏荔彤曰:"主之以五苓散,导水清热滋干,且用桂枝驱风邪于表,表里兼治之道,为外感风湿,内生邪热者治消渴,与虚劳之消渴迥不同也(指用肾气丸)。"徐彬曰:"桂枝主表,白术苓泽主里,而多以热水,助其外出下达之势,此治消渴之浅而近者也。"

【白话解】

脉呈浮象,小便不利,轻微发热,口渴的,用五苓散主治。

(六)渴欲饮水,水入则吐[1]**者,名曰水逆**[2]**,五苓散主之**[3]**。**

【衍义】

《伤寒论》:中风发热,六七日不解而烦,有表里证,渴欲饮水,水入吐,名曰水逆。注曰:六七日发热不解,烦者,邪在表也;渴欲饮水,邪传里也。里热盛则能消水,水入则不吐;里热少则不能消水,停积不散,饮而吐也。与此药和表里,散停水。

【校注】

〔1〕水入则吐 李彣曰:"内有积水,故水入则拒格而上吐。"曹家达曰:"入口即吐,是水停心下,津液不生,而渴饮初非燥热,为下流之壅塞,此与宿食未消不能纳谷者同。"

〔2〕名曰水逆 此仲景自为本证作解,以示与消渴有别。谓"水逆"者,是因水停中焦,内水已无容纳之地,外复饮水以资之,故逆而吐出。

〔3〕五苓散主之　按：前条与本条症状不同，何以皆用五苓散之治？盖此乃异病同治之法，如前乃表邪遏郁，水停不化；此乃胃气不和，水不下降，揆其治法，皆宜化气行水，故用方同。

【白话解】

口渴想要喝水，但水喝入后就吐出来，这称作水逆，用五苓散主治。

（七）渴欲饮水不止者，文蛤散主之[1]。

［文蛤散］方

文蛤五两

右一味，杵为散，以沸汤五合，和服方寸匕。

【衍义】

文蛤散治伤寒冷水洗若灌，其热不去，肉上粟起，意欲饮反不渴者。此治表之水寒。今不言表，而曰饮不止，属里者亦用之，何也？尝考本草，文蛤、海蛤治浮肿，利膀胱，下小便，则知内外之水皆可用之。其味咸冷，咸冷本于水，则可益水；其性润下，润下则可行水。合咸冷，润下，则可退火，治热证之渴饮不止。由肾水衰少，不能制盛火之炎燥而渴，今益水治火，一味两得之。《黄帝内经》曰：心移热于肺，传为膈消者，尤宜以咸味切入于心也。

【校注】

〔1〕文蛤散主之　李彣曰："渴欲饮水，亦水停而津液不布也。文蛤咸走肾邪，可胜水气，水去，则津生而渴止矣。"叶霖曰："文蛤即五倍子炼过者，名百药煎，非花蛤。"按："文蛤"乃水中贝类，与五倍子属于木类植物不同。虽说五倍子一名文蛤（见《证类本草》卷十三《木部》），乃属同名异物，不可相混。至谓百药煎云者，检仲景书中，未曾见用此药，说似欠审。

【白话解】

病人口渴，总不停地想要喝水的，可用文蛤散主治。

（八）淋之为病^[1]，小便如粟状^[2]，小腹弦急^[3]，痛引脐中^[4]。

【衍义】

淋如粟状者，因脾胃不足，流浊下入胞中，而膀胱属水，湿浊下流，土克之也。土克则水气不行，郁化为热，煎熬胞中，浊结如粟，尿出则胞之下系与溺窍皆滞涩不利；且厥阴之脉循阴器，主疏泄，胞涩不利，则厥阴之气亦不利，故攻克于膀胱之分，作急痛引脐中。脐中者，两肾间，膀胱上口也。《巢氏病源》云：膀胱有热者，水涩淋涩，小腹弦急，痛引脐中。盖本此耳。

【校注】

〔1〕淋之为病　《脉经》卷八第七"淋之"句上有"热在下焦则溺血，亦令人淋闭不通"十四字。《总录》卷九十八《诸淋门》云："诸淋之证，大体缘肾气虚，膀胱有热，惟冷淋为异，当熟察之。"

〔2〕小便如粟状　《病源》卷十四《诸淋候》作"其状小便出少，起数"，《外台》卷二十七同。尤怡曰："小便如粟状者，即后所谓石淋是也。乃膀胱为火热燔灼，水液结为滓质，犹海水煎熬而成咸碱也。"高学山曰："小便如粟，言小便中之出垢，颗粒而色黄白，如小米之状。"

〔3〕弦急　即坚急。《庄子·外物》释文云："弦，坚正也。"

〔4〕脐中　《病源》作"于脐"。

【白话解】

淋病的表现是小便中有物犹如小米之状，小腹坚硬紧急，疼痛牵引到脐。

（九）趺阳脉数^[1]，胃中有热，即消谷引食，大便必坚，小便即数^[1]。

【衍义】

消万物者莫甚于火，胃有热即消谷，消谷则饥，饥则引食；食虽入，以火燥其玄府，水津不布，下入膀胱，肠胃津液不生，故大便坚；膀胱内热，则损肾阴，阴虚则水不得固藏，故数数出之。《巢氏病源》云：肾虚则小便数也。

【校注】

〔1〕趺阳脉数至小便即数　尤怡曰："胃中有热，消谷引饮食，即后世所谓消谷善饥，为中消者是也。胃热则液干，故大便坚。便坚则水液独走前阴，故小便数，亦即前条消渴胃坚之证，而列于淋病之下，疑错简也。"曹家达曰："仲师于此节，既不言淋证，而其义则与'趺阳脉而数'大致略同，故予决其为衍文。"

【白话解】

不译。

（十）淋家不可发汗，发汗则必便血[1]。

【衍义】

淋者，膀胱与肾病热也。肾属于阴，阴血已不足，若更发汗则动其荣，荣动则血泄矣。

【校注】

〔1〕淋家不可发汗，发汗则必便血　淋家阴液多亏。古人谓发表不远热，发汗之药，多为辛温之品，故发汗不仅伤阴，并且动血，故仲圣谆谆申诫也。曹家达曰："淋家发其汗，则阴液损于下而便血，其不从小溲出者，以津道本塞，欲出不得故也。"

【白话解】

对久患淋病的人不能使用发汗方法，误用汗法就会导致便血。

（十一）小便不利者，有水气[1]，**其人苦渴，瓜蒌瞿麦丸主之**[2]。

[瓜蒌瞿麦丸] 方

瓜蒌根二两　茯苓　薯蓣各三两　附子一枚,炮　瞿麦一两

右五味，末之，炼蜜丸梧子大，饮服三丸，日三服，不知，增至七八丸，以小便利，腹中温为知。

【衍义】

《黄帝内经》云：肺者，通调水道，下输膀胱。又谓：膀胱藏津液，气化出之。盖肺气通于膀胱，上通则下行，下塞则上闭，若塞若闭，或有其一，即气不化，气不化则水不行而积矣；水积则津液不生而胃中燥，故若渴。用瓜蒌根生津液，薯蓣以强肺阴，佐以茯苓治水，自上渗下，瞿麦逐膀胱癃结之水；然欲散水积之寒，开通阳道，使上下相化，又必附子善走者为使。服之小便利，腹中温为度。若水积冷而方用之，否则不必用也。

【校注】

〔1〕有水气　按：从服法“以小便利，腹中温”之文律之，“水气”下疑有脱文，张氏《医通》卷十四《淋门》补“腹中冷”三字，可从。张璐曰：“有水气，乃膀胱气化不行，水积胞中为患也。”余无言曰：“诸家于本条，均谓为水气为病，故用附子、薯蓣温补阳气，茯苓、瞿麦通利水气，与石淋之病，漠然无关也。盖本条与前条，中间相间两条。不知此条实紧接前条者，故均误解。试观水气及饮病诸篇，行气利水之方，无一用瞿麦者，须知瞿麦为治砂淋、石淋及血淋之要药，后世之八正散，亦用瞿麦以治淋，实师仲景此方之意也。”

〔2〕瓜蒌瞿麦丸主之　张璐曰：“用瓜蒌根以生津，薯蓣以补肺，茯苓疏肺气下行，瞿麦逐膀胱癃结，然欲散下焦之结，又需阳药始得开通，故少加附子为使，必水积而腹中冷者，方可用之。若虽有水气而腹中不冷，即当效五苓之法，以桂易附；或因积热癃闭，又当改附子为知柏也。”

【白话解】

小便不利的，是因为体内有水气，腹中冷，病人被口渴所

苦,可用瓜蒌瞿麦丸主治。

（十二）小便不利,蒲灰散主之[1],滑石白鱼散[2]、茯苓戎盐汤[3]并主之。

[蒲灰散] 方

蒲灰七分　滑石三分

右二味,杵为散,饮服方寸匕,日三服。

[滑石白鱼散] 方

滑石二分　乱发二分,烧　白鱼二分

右三味,杵为散,饮服半钱匕,日三服。

[茯苓戎盐汤] 方

茯苓半斤　白术二两　戎盐弹丸大一枚

右三味,先将茯苓、白术煎成,入戎盐再煎,分温三服。

【衍义】

小便不利,为膀胱气不化也。气不化,由阴阳不和。阴阳有上下。下焦之阴阳,肝为阳,肾为阴。肾亦有阴阳,左为阳,右为阴。膀胱亦有阴阳,气为阳,血为阴。一有不和,气即不化。由是一方观之,悉为膀胱血病涩滞,致气不化而小便不利也。蒲灰、滑石者,本草谓其利小便,消瘀血。蒲灰治瘀血为君,滑石利窍为佐;乱发、滑石、白鱼者,发乃血之余,能消瘀血,通关利小便,本草治妇人小便不利,又治妇人无故溺血;白鱼去水气,理血脉,可见是血剂也;茯苓、戎盐者,戎盐,即北海盐。膀胱乃水之海,以气相从,故咸味润下,佐茯苓利小便。然盐亦能走血,白术亦利腰脐间血,故亦治血也。三方亦有轻重,乱发为重,蒲灰次之,戎盐又次之。

【校注】

〔1〕小便不利,蒲灰散主之　按:本条仅云小便不利,而无其他见症,令人费猜。但从《水气篇》"厥而皮水者,蒲灰散主

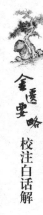

之"来推，此除"小便不利"外，似或兼有浮肿，小腹胀等症。"蒲灰"是何物？邹澍谓"蒲灰即蒲黄。"其说极是。《证类本草》卷七《蒲黄》云："利小便。"又引《日华子本草》云："治小便不通。"与本条主症合。蒲灰、滑石开郁清热，渗湿利尿，治小便不利，治淋。淋证溺时，溺管作痛，似有瘀血作阻，蒲黄行血利尿，正合其治。本篇淋病未出方，而此三方，或示人以变化酌用而治欤？

〔2〕滑石白鱼散　方中滑石清热利尿，乱发以止血补血，白鱼以消瘀行血，是本方主治与前方不同，既主淋病，又主小便不利。莫文泉曰："《本经》衣鱼主小便不利，一名白鱼，一名覃。此气化之虫以治气不化之疾。《素问·灵兰秘典论》曰：'膀胱者，州都之官，津液藏焉，气化则能出矣。'是不出为气不化明矣。"《范汪方》："治小便不利，以白鱼（即书纸中蠹鱼）二七枚作丸，顿服。"

〔3〕茯苓戎盐汤　《证类本草》卷五《戎盐》"主溺血。"莫文泉曰："《本经》'戎盐咸寒。'《别录》'治心腹溺血。'湿热内结，用此治之，如石淋、膏淋之类。"

【白话解】

小便不利，并兼见浮肿、小腹胀等症的，用蒲灰散主治，也可酌情考虑使用滑石白鱼散、茯苓戎盐汤主治。

（十三）渴欲饮水[1]，口干舌燥者，白虎加人参汤主之[1]。方见中暍中。

【衍义】

《伤寒论》：阳明脉浮而紧，咽燥口苦，发热汗出，不恶寒，反恶热，身重云云。若渴欲饮水，口干舌燥者，白虎加人参汤主之。成注：以若下之，热客中焦，是谓干燥烦渴。凡病属阳明热甚，在表里之间者，即可用之。阳明为水谷之海，气血俱盛，热易归之，伤寒杂病饮食之热与夫五邪之相传，俱客之耳。

【校注】

〔1〕渴欲饮水……主之　尤怡曰："此肺胃热盛伤津，故以白虎清热，人参生津止渴，盖所谓上消膈消之证，疑亦错简于此。"按：白虎加人参汤，乃治阳明胃热之方，其脉证在伤寒阳明病则表现为脉洪大，身热汗出；在杂病消渴则表现为趺阳脉浮而数，小便频，大便坚。尤氏所谓错简者，或认为此当系于趺阳脉浮节后也。

【白话解】

口渴想要饮水，口干舌燥的，用白虎加人参汤主治。

（十四）脉浮发热[1]，渴欲饮水[2]，小便不利[3]者，猪苓汤主之[4]。

［猪苓汤］方

猪苓去皮　茯苓　阿胶　滑石　泽泻各一两

右五味，以水四升，先煮四味，取二升，去滓，内胶烊消，温服七合，日三服。

【衍义】

前条有脉浮，小便不利，微热消渴，用五苓散利小便取汗。利小便与此证无异，何药之不同也？前条太阳证发汗，复大汗出，胃中干，欲得饮水，少少与之，令胃中和即愈；脉若浮，小便不利，微热消渴者，与五苓散。此乃阳明证，咽喉燥，发热汗出，身重，下后若脉浮，发热，渴欲饮水，小便不利者，猪苓汤。脉浮同也，而有太阳、阳明之异；热同也，而有微甚之异；邪客入里同也，而有上焦、下焦之异。邪本太阳，入客上焦，所以宜取汗利小便；邪本阳明，虽脉浮，发热，然已经下之，其热入客下焦，津液不得下通而小便不利矣。惟用茯苓、猪苓、泽泻渗泄其过饮所停之水；滑石利窍；阿胶者，成注谓其功同滑石。不思此证既不可发汗，下之又耗其气血，必用参芪手太阴、足少阴药，补其不足，助其气化而出小便也。须参之。

消渴小便利淋病脉证并治第十三

275

【校注】

〔1〕脉浮发热　唐宗海曰："猪苓汤证，是证发于肺，肺主皮毛，而先见发热，是肺有热也。"

〔2〕渴欲饮水　由于肺热，津液不布，故渴欲饮水。

〔3〕小便不利　肺热不能通调下输，故小便不利。

〔4〕猪苓汤主之　本汤方乃五苓散去术、桂，加滑石、阿胶组成。其所以并于五苓散者，五苓散证乃脾胃之燥化不足，吸收力微，属于阳虚的一面；猪苓汤证，乃热烁肺阴，发热而渴，清肃不行，小便失利，乃属于阴虚一面。本方之猪苓利尿，茯苓、泽泻行水化气，滑石清肺热，阿胶滋肾阴，合而用之，即收清肺利尿，滋阴潜阳之效。推其功用，则下焦阴虚生热，而病劳淋；热陷下焦，而病血淋者，如能运用得宜，其效则非伤寒阳明之说所能拘也。

【白话解】

脉浮发热，口渴想要喝水，小便不利的，用猪苓汤主治。

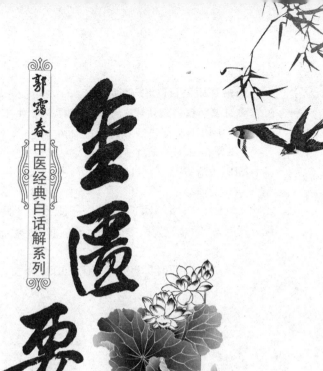

郭霭春
中医经典白话解系列

金匮要略

校注白话解 下

郭霭春
王玉兴 编著

中国中医药出版社
·北京·

图书在版编目（CIP）数据

金匮要略校注白话解：全2册 / 郭霭春，王玉兴编著.
—北京：中国中医药出版社，2012.11（2020.4重印）
（郭霭春中医经典白话解系列）
ISBN 978-7-5132-1152-9

Ⅰ.①金… Ⅱ.①郭…②王… Ⅲ.①《金匮要略方
论》—注释 ②《金匮要略方论》—译文 Ⅳ.①R222.32

中国版本图书馆 CIP 数据核字（2012）第 216977 号

中 国 中 医 药 出 版 社 出 版
北京经济技术开发区科创十三街31号院二区8号楼
邮政编码 100176
传真 010 64405750
廊坊市晶艺印务有限公司印刷
各地新华书店经销
*
开本880×1230 1/32 印张18.25 字数485千字
2012年11月第1版 2020年4月第8次印刷
书 号 ISBN 978-7-5132-1152-9
*
定价（上下册）：68.00元
网址：www.cptcm.com

如有印装质量问题请与本社出版部调换（010 64405510）
版权专有 侵权必究
社长热线 010 64405720
购书热线 010 64065415 010 64065413
书店网址 csln.net/qksd/
官方微博 http://e.weibo.com/cptcm

目　录

上　册

3

5

9

注:加※号的条目为编著者依据内容提取。

水气^[1]病脉证治第十四

(论七首　脉证五条　方八首)

（一）师曰：病有风水^[2]、有皮水、有正水、有石水、有黄汗。风水其脉自浮，外症骨节疼痛^[3]，恶风^[4]；皮水其脉亦浮，外症胕肿^[5]，按之没指，不恶风，其腹如鼓^[6]，不渴^[7]，当发其汗^[8]；正水^[9]其脉沉迟，外症自喘；石水^[10]其脉自沉，外症腹满不喘^[11]；黄汗其脉沉迟^[12]，身发热，胸满^[13]，四肢头面肿^[14]，久不愈，必致痈脓^[15]。

【衍义】

风水者，肾本属水，因风而水积也。《素问·大奇病论^[16]》曰：并浮为风水。注以浮脉为风，水脉浮^[17]，下焦主水，风薄于下，故曰风水。《水热穴论》曰：肾，至阴；勇而劳甚则肾汗出，逢于风，内不入于脏腑，外不越于肌肤，客于玄府，行于皮里，传为胕跗肿，本之于肾，名曰风水。《评热病论》曰：肾风，面胕跗瘣然壅，害于言。虚不当刺而刺，后五日其气必至，至必少气时热，热从胸背上至头，汗出，手热，口干，小便黄，目下肿，腹中鸣，身重难以转侧，月事不来，烦不能正偃，正偃则咳，名曰风水。今止言外症骨节痛，恶风，不言症胕肿者，节文也。肾外合于骨，水则病骨；肝外合于筋，风则筋束关节，故骨节痛。脉浮恶风者，知其风水之证在表耳。皮水者，皮肤症跗肿也。《灵枢》曰：肤胀者，寒气客于皮肤间，鼕然不坚，腹大，身尽肿，皮厚，按其腹，窅空而不起，腹色不变。《巢氏病源》则以皮水者腹如故而不渴，与《灵枢》异。盖肺主气以行荣卫，外合皮毛，皮毛病甚，则肺气腌

郁；荣卫停滞不行，则身腹得不病乎？然肺气之满，异于他邪，气虽成水，终本轻清，故鏊然不坚，按之没指，腹亦宵而不起；玄府闭塞而不恶风，郁未燥其液而不渴。当发其汗，散皮毛之邪，外气通而内郁解矣。此开鬼门也。正水者，肾主水，肾经之水自病也。《黄帝内经》曰：肾者，胃之关。关不利，故聚水成病，上下溢于皮肤，跗肿腹大，上为喘呼，不得卧，标本俱病也。石水者，乃水积小腹，胞内坚满如石。《黄帝内经》曰：阴阳结邪[18]，阴多阳少，名曰石水。又曰：肾肝并沉为石水。注曰：肝脉入阴，内贯小腹；肾脉贯脊中，络膀胱，两脏并，脏气熏冲脉，自肾下入于胞，今水不行[19]，故坚而结；然肾主水，水冬冰，水宗于肾，肾象水而沉，名曰石水。因水积胞内，下从足、手少阴上逆于肺而为喘。《巢氏病源》：石水者，引两胁下胀痛，或上至胃脘则死。看来上条虽同为石水，与此条少异。此偏于肾气多，肾为阴，阴主静，故病止在下而不动；彼则偏于肝气多，肝为阳，主动，故上行克胃脘也。黄汗者，病水身黄，汗出如柏汁。自后条诸证观之，其因不一，各有所致。大抵黄色属土，由阳明胃热，故色见于外。今之发热胸满，四肢头面肿者，正属足阳明经脉之证也。热久在肌肉，故化痈脓。若巢氏云：疸水，因脾胃有热，流于膀胱，小便涩而身面尽黄，腹满如冰状，此亦黄汗之一也。

【校注】

〔1〕水气　陆渊雷曰：" '水气'即水肿也。"

〔2〕风水　尤怡曰："水为风激，因风而病水也。"吴谦曰："风水，得之内有水气，外感风邪。"

〔3〕外症骨节疼痛　尤怡曰："风伤皮毛，而湿流关节，故骨节疼痛。"

〔4〕恶风　《脉经》卷八第八、《千金》卷二十一第四《水肿》、《外台》卷二十《水肿方》"恶风"上并有"其人"二字。

程林曰："风水与皮水相类属表，但风水恶风，皮水不恶风。"

〔5〕胕肿　《脉经》、《千金》"胕"并作"浮"。"胕"亦"肿"也。胕肿，同义复词。《山海经·西山经》"黄颧"郭璞注："治胕肿。""胕"与"浮"音不同部，义难通假。检《外台》卷二十《皮水》仅三条，其中引《深师方》云："疗皮水如肿。"引《范汪方》云："皮水，一身面目悉肿。"俱未及"胕"字，可证"胕"与"肿"同义也。至谓"胕"为脚背，则混"胕"为"跗"，是义误矣。

〔6〕其腹如鼓　《病源》卷二十一《皮水候》、《外台》卷二十《皮水》"鼓"并作"故"。

〔7〕不渴　《病源》作"而不满，亦不渴"六字。

〔8〕当发其汗　尤怡曰："水在皮者，宜从汗解。"

〔9〕正水　张璐曰："正水者，肾经之水自病也。《经》曰：'肾者，胃之关也，关门不利，故聚水成病，下为胕肿大腹，上为喘呼，不得卧，标本俱病。'"

〔10〕石水　吴谦曰："正水，水之在上病也；石水，水之在下病也。"

〔11〕腹满不喘　李彣曰："腹满不喘者，水伏于内，不上逆也。"程林曰："正水与石水相类属里，但正水自喘，石水不自喘。"

〔12〕黄汗其脉沉迟　水之在里，其脉皆沉，故《伤寒论·辨脉法》有"沉潜水畜"之说，而魏荔彤所谓"黄汗其脉沉迟，与正水、石水无异"是也。

〔13〕身发热，胸满　"身"下《脉经》、《千金》并有"体"字。李彣曰："湿热之气发泄于外，则为发热，郁蒸于内，则为胸满。"

〔14〕四肢头面肿　湿热肆行，故四肢肿，湿热上攻，故头面肿。

〔15〕必致痈脓　尤怡曰："（湿热）久则侵及于里而荣不通，则逆于肉理而为痈脓也。"

〔16〕大奇病论　《素问》作"大奇论"，无"病"字。

〔17〕水脉浮　《素问·大奇论》王注无此三字。

〔18〕结邪　《素问·阴阳别论》作"结斜"。

〔19〕今水不行　《素问·大奇论》王注"今"作"令"字。

【白话解】

仲师说道：水肿病有风水、皮水、正水、石水和黄汗五种。风水的脉象是浮的，外部症状是骨节疼痛，病人怕风；皮水的脉象也是浮的，外部体征是肿，按诊凹陷没指，没有怕风感觉，病人腹部如常，没有胀满，口不渴，治疗上都应当使病人发汗；正水的脉象是沉迟，外部症状是气喘；石水的脉象是沉的，外部症状是腹部胀满，没有气喘表现；黄汗的脉象是沉迟，身体发热，胸中胀满，四肢及头面部肿起，如果日久不愈，大多可导致痈脓的发生。

（二）脉浮而洪[1]，浮则为风，洪则为气[2]，风气相搏，风强[3]则为隐疹[4]，身体为痒，痒为泄风[5]，久为痂癞。气强则为水，难以俯仰。风气相击，身体洪肿，汗出乃愈[6]，恶风则虚，此为风水[7]。不恶风者，小便通利，上焦有寒，其口多涎，此为黄汗。

【衍义】

风者，外感之风也；气者，荣卫之气也。风乃阳邪，从上受之，故脉浮；荣卫得风而热，故脉洪。洪，大也。《黄帝内经》曰：脉大则病进。由风邪之盛耳。荣行脉中，主血；卫行脉外，主气。风强者，风得热而强也。风热入搏于卫，客于皮里，气滞郁聚，而风鼓之为瘾疹；火复助风，腠理开，毫毛摇，则身体痒。痒为泄风。《内经》曰：诸痛疮疡，皆属于火[8]。又曰：风气外在腠理，则为泄风。久之不解，风入分肉间，相搏于脉之内外，气道涩而不利，与卫相搏，则肌肉膹膜而疮出；风入脉中，内攻荣血，风气合热而血胕坏，遂为痂癞也。《黄帝内经》曰：风气与太阳俱入，行诸脉腧，散于分肉之间，与卫气相干，其道不行[9]，使肌肉䐃膜之而有疡[10]。又曰：脉风成为疠。疠，即癞也。所谓气强者，卫因热则怫郁，停而不行；气水同类，气停则水生，所聚之液、血皆化水也。不惟荣卫不能和筋骨、肌肉、关节，且以郁热之邪禁锢之因，难俯仰也。至于风气复行相击，荣卫之热与水皆散溢于肌表而为洪肿。及风气两解，则水散卫行，汗出乃愈。恶风者，卫气不敌于风，与水同为汗散而表虚，因名风水。不恶风者，卫气不从汗散，外得固腠理，则不恶风；内得固三焦，则小便通利。所谓上焦有寒者，因风邪在上焦，非真有寒冷也。如伤寒证，邪客上焦，则中焦之谷气不得上输于肺，郁为内热。津液凝积为胃热，热则廉泉开，廉泉者，津液之道也，开则发涎，出流于唇口也。此黄汗由身倦浮肿，胃热发出土色也。

【校注】

〔1〕脉浮而洪　《伤寒论·平脉法》"洪"作"大"。

〔2〕浮则为风，洪则为气　尤怡曰："'风'，天之气，'气'，人之气。"

〔3〕风强　《总录》卷七十九《水肿门·风水》无"风强"至下"风气相击"三十一字。按：此三十一字，词旨隐晦，旧注多牵强。《总录》删之，耐人深思，或其所引《金匮》另一刊本，何与王诛、林亿所录不尽相同？《脉经》卷八虽有其文，终难净祛所疑。兹录唐宗海、陆渊雷两说，以供参考。唐氏曰："此节当分数小节读，首言浮洪之脉，风气相搏不解，次言风强不与气相搏，故为泄风疠癞，次言气强而风不强，亦不相搏，则单为水肿，入后乃言风气相搏。"陆氏云："瘾疹身痒，用祛风清热药，往往得效，谓之风强，尚觉合理。气强为水，难以俯仰，风气相搏，身体洪肿云云，于病理药效，绝无近似处，非仲景之言。"

〔4〕则为隐疹　《脉经》卷八第八"疹"作"疹疠"。按：

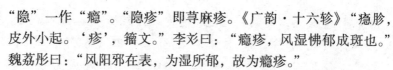
"隐"一作"癃"。"隐疹"即荨麻疹。《广韵·十六轸》"癃胗，皮外小起。'疹'，籀文。"李彣曰："癃疹，风湿怫郁成斑也。"魏荔彤曰："风阳邪在表，为湿所郁，故为癃疹。"

〔5〕痒为泄风 《伤寒论·平脉法》作"痒者名泄风。"李彣曰："泄风者，风邪披怫在表，正气为之疏泄也。"

〔6〕乃愈 吉野本、享和本并作"则愈"；《太平圣惠方》卷五十五《治黄汗诸方》作"不愈"。

〔7〕恶风则虚，此为风水 《总录》卷七十九《水肿门·风水》"则虚，此"三字作"者"字，是。"恶风者"与下"不恶风者"对文。

〔8〕诸痛疮疡，皆属于火 《素问·至真要大论》作"诸痛痒疮，皆属于心"。

〔9〕其道不行 "行"《素问·风论》作"利"字。

〔10〕腠膜之而有疡：《素问·风论》"而有"上无"之"字。

【白话解】

病人脉象浮而洪大，脉浮说明有风邪，洪大说明正气尚盛，浮而洪大说明风邪与正气相争不解。风邪与正气相互搏击，结果导致身体洪肿，恰当地采用汗法，病人汗出之后就会痊愈。病人怕风说明卫气不足，这是风水；病人不怕风的，而且小便通畅，说明上焦有寒气，病人口多涎沫的，这是黄汗。

（三）寸口脉沉滑[1]者，中有水气，面目肿大[2]，有热，名曰风水。视人之目裏[3]上微拥[4]，如蚕[5]新卧起状，其颈脉动[6]，时时咳[7]，按其手足上陷而不起[8]者，风水。

【衍义】

《黄帝内经》：脉沉曰水，脉滑为风。面肿曰风，目肿如新卧起之状，曰水；颈脉动，喘咳，曰水。又肾风者，面胕痝然，少气时热。其有胕肿者，亦曰本于肾，名风水，皆出《黄帝内经》也。

【校注】

〔1〕寸口脉沉滑　魏荔彤曰："沉滑之脉，乃水气之本脉，而浮脉为风水之本脉。"

〔2〕肿大　《衍义》作"浮肿"。

〔3〕目裹　眼胞、眼皮。《灵枢》的《水胀》和《论疾诊尺》"裹"并作"窠"。

〔4〕微拥　微肿。《灵枢·水胀》"微拥"作"微肿"。"拥"、"肿"义同。《庄子·庚桑楚》："拥肿之与居。"

〔5〕如蚕　《脉经》卷八第八、《病源》卷二十一《水肿候》"如"下并无"蚕"字，考《灵枢·水胀》篇"水始起也，目窠上微肿，如新卧起之状"，则"蚕"字当是衍文。

〔6〕其颈脉动　水气上干，则颈脉动。"颈脉"乃结喉两旁人迎穴处。

〔7〕时时咳　《灵枢》的《水胀》和《论疾诊尺》并作"时咳"。李彣曰："水气上逆，故时咳。"

〔8〕陷而不起　《灵枢·水胀》"陷"作"窅"。（"窅"有深陷意）。《病源》卷二十一《水肿候》"陷"作"凹"。

【白话解】

寸口部位脉象沉滑的，说明身体内停有水气，面部及眼睑浮肿胀大，发热，这称作风水。望见病人的眼胞微肿，犹如睡醒后刚刚起来的样子，病人颈部脉搏跳动，时常咳嗽，切按病人的手或足部，深度凹陷且不能速起的，这是风水。

（四）太阳病[1]，脉浮而紧，法当骨节疼痛[2]，反不疼[3]，身体反重而酸[4]，其人不渴[5]，汗出即愈[6]，此为风水。恶寒者，此为极虚，发汗得之。

渴而不恶寒者[7]，此为皮水。

身肿而冷，状如周痹[8]，胸中窒[9]，不能食，反聚痛[10]，暮躁不得眠[11]，此为黄汗，痛在骨节。

咳而喘，不渴者，此为脾胀[12]，其状如肿[13]，发汗即愈。

然诸病此者，渴而下利，小便数者，皆不可发汗[14]。

【衍义】

《伤寒论》脉浮而紧者，为风寒。风伤卫，寒伤荣，荣卫俱病也。荣卫者，胃之谷气所化，从肺手太阴所出，循行表里，在外则荣筋骨，温皮肉；在内则贯五脏，络六府，故浮沉迟数善恶之脉[15]皆见于寸口。此条首言太阳病脉紧，为太阳属表，荣卫所受风水，随在诸经四属隶于太阳之表者，分出六等，于肝肾本部[16]所合，则骨节痛。若风水挟木克土，脾合肌肉，则肌肉不利，骨节反不痛，身体重而酸。《黄帝内经》曰：土不及，则体重而筋肉䐜酸也。因不渴，则可发汗，汗则邪散乃愈，此由风胜水也，亦名风水。其汗皆生于气，气生于精，精气若不足，辄发其汗，风水未散而荣卫之精先从汗散，遂致虚极，不能温腠理，故恶寒也。若发汗，辛热之味上冲于肺，亡其津液，则肺燥而渴。荣卫不虚，则不恶寒。风水之邪从肺气不足入[17]，并于所合之皮毛，遂为皮水；皮水久不解，荣卫与邪并，外不得温分肉，至于身肿冷，状如周痹，内室胸膈，脾胃气郁成热，故不能食。胃热复上与外入之水寒相击，故痛聚胸中，暮躁不得眠也。脾土之色发于外，是为黄汗。若骨节疼痛而胕肿者，是肾之候也；咳而喘者，是肺之候也。二脏之病[18]俱见，由肾脉上贯肝、入肺，乃标本俱病，言脾胀，恐肺字之误，《灵枢》曰：肺是动病则肺胀满，膨膨而喘咳是也。然病虽变更不一，尽属在表，故浮紧之脉皆得汗之。但渴与下利，小便数，亡津液者，不可汗耳。

【校注】

〔1〕太阳病　叶霖曰："'太阳病'三字疑衍文。"

〔2〕法当骨节疼痛　尤怡曰："风与水合而成病，其流注关节者，则为骨节疼痛；其浸淫肌体者，则骨节不疼，而身体酸重，由所伤之处不同故也。"

〔3〕反不疼　《脉经》卷八第八"反"上有"而"字。

〔4〕身体反重而酸　"反"字蒙上衍。李彡注无"反"字，是。叶霖曰："酸当作肿。"

〔5〕其人不渴　尤怡曰："风水在表而非里，故不渴。"

〔6〕汗出即愈　尤怡曰："风固当汗，水在表亦宜汗，故曰汗出即愈。"

〔7〕渴而不恶寒者　尤怡曰："渴不恶寒，此为皮水。"

〔8〕状如周痹　《病源》卷十二《黄汗候》"周痹"作"风水"。检《总录》卷六十一《黄汗》之黄芪苦酒汤、吴蓝汤，叙其症状，并作"如风水"，与《病源》同。

〔9〕胸中窒　胸中闷塞。《广韵·五质》："窒，塞也。"

〔10〕聚痛　胸中窒塞，气机不舒，故气聚于一处而作痛。

〔11〕暮躁不得眠　叶霖曰："暮躁者，病风，甚于日夕也。"

〔12〕脾胀　吴谦曰："脾字，当是肺字，是传写之讹。"魏荔彤曰："肺胀乃寒湿在里则不恶风也。寒湿在里，故上冲而咳、而喘、而不渴。"

〔13〕其状如肿　《脉经》卷八第八"状"作"形"。魏荔彤曰："按其手足，未至陷而不起，故曰'如肿'，似肿而实非肿也。"

〔14〕然诸病此者，渴而下利，小便数者，皆不可发汗　徐彬曰："诸病此者四句，谓证虽不同，似皆可发汗。然遇有渴者、下利者、小便数者，即为邪气内入，则非一汗所能愈，故曰皆不可发汗。"

〔15〕浮沉迟数善恶之脉　《二注》作"浮沉变脉"。

〔16〕肝肾本部　《二注》作"肝脏"。

〔17〕肺气不足入　《二注》作"肺虚风入"。

〔18〕二脏之病　《二注》作"二病"。

【白话解】

病人脉象浮而且紧的，照理应当出现骨节疼痛症状，如今病人反而没有骨节疼痛，身体感到沉重酸楚，病人口不渴，这时采用汗法，使其汗出就会痊愈，这是风水。汗出之后病人畏寒的，这是卫气十分虚弱的表现，是发汗太过所引起的。

病人口渴而且不怕寒冷的，这是皮水。

身体肿胀而且发冷，症状如同风水，胸中闷塞，不能进食，疼痛反而聚集在关节周围，夜晚烦躁不安，不能眠睡，这是黄汗，病位是在骨节。

咳嗽而气喘，口不渴的，这是肺胀，病人症状如同水肿，采用发汗法治疗就会痊愈。

然而所有患水气病的人，如果口渴而且腹泻，小便次数较多的，都不能采用发汗的方法治疗。

（五）里水者，一身面目黄肿[1]，其脉沉[2]，小便不利[3]，故令病水。假如小便自利，此亡津液，故令渴也[4]，越婢加术汤主之[5]。方见中风[6]。

【衍义】

《内经》：三阴结谓之水。三阴乃脾肺太阴经也。盖胃为五脏六腑之海，十二经皆受气焉。脾为之行津液者，脏腑经络必因脾，乃得禀水谷气。今脾之阴不与胃之阳和，则阴气结伏，津液凝聚不行，而关门闭矣。关门闭则小便不利，不利则水积，积则溢面目一身，水从脾气所结，不与胃和，遂从土色发黄肿。结自三阴，故曰里水，其脉沉也。如小便自利，则中上焦之津液从三阴降下而亡，故渴也。是汤见后。

【校注】

〔1〕面目黄肿　赵刊本作"面肿"二字；吉野本及《脉经》卷八第八并作"面目洪肿"。

〔2〕其脉沉　尤怡曰："里水，水从里积，与风水不同，故其脉不浮而沉。"

〔3〕小便不利　《本草纲目》卷十五"麻黄"条引"不利"下有"甘草麻黄汤主之"七字。（方见后第25条）

〔4〕假如小便自利，此亡津液，故令渴也　魏荔彤曰："水邪满腹，正津自亡，里自病水，口自病渴，渴必饮水，水入滋湿，水便时泄，无救于水。"

〔5〕越婢加术汤主之　魏荔彤曰："仲景主之以越婢加术汤，意在发汗除湿，而津液内伤，又必以升阳益胃为急务。水之所以不为津者，正见阴水不可代阳津之用，阳旺自能消阴水之邪，故于发汗除湿之中，即寓燥土升阳之治。方用麻黄发汗，而亦升阳之品也，故以主方，姜枣甘术，悉从补中益胃起见，济以石膏以涤湿盛之热，一法而邪正阴阳各得其宜。"

〔6〕方见中风　元刊本、赵刊本、明刊本、俞桥本、清初本、宽政本并作"方见下"，《直解》同。

【白话解】

患有里水的病人，全身、面部及眼胞洪肿，病人脉沉，由于小便不通利，所以使人患上水气病。假设如果小便通利，这会损伤津液，所以将会导致病人口渴。可用越婢加术汤主治。

（六）趺阳脉当伏[1]，今反紧[2]，本自有寒，疝瘕，腹中痛，医反下之[3]，下之[4]即胸满短气。

【衍义】

趺阳脉当伏者，非趺阳胃气之本脉也，为水蓄于下，其气伏，故脉亦伏。脉法曰：伏者为水，急者为疝瘕，小腹痛。脉当伏而反紧，知其初有寒疝瘕痛。先病者治其本，先当温其疝瘕，治寒救阳而后行可也。若反下之，是重虚在上之阳，阳气不布化，而成胸满短气也。

【校注】

〔1〕趺阳脉当伏　叶霖曰："'趺阳'二字，疑当作'少阴'。"魏荔彤曰："趺阳有水邪则当伏，以胃阳为水湿阴寒所固闭，故阳明之脉不出。按：仲景少阴趺阳之诊，皆在足上。足上皮厚，非如寸口无隐闭，故曰当伏。"

〔2〕今反紧　尤怡曰："反紧者，以腹中宿有寒疾故也。"

〔3〕医反下之　徐彬曰："加紧，治当兼顾其寒。而反下之，则元气受伤，水病未除，寒邪上乘，胸中之宗气弱不能御之，为胸满，为短气矣。"

〔4〕下之　"下之"蒙上衍。叶霖曰："'下之'二字重出。"

【白话解】

趺阳部位的脉象应该是伏，如今反而出现紧脉，这是原本体内有寒的缘故，如寒疝痕聚，腹中疼痛，医生非但不用温药治疗，反而采用攻下的方法治疗，于是便可出现胸满短气等症状。

（七）趺阳脉当伏，今反数，本自有热[1]，消谷，小便数，今反不利[2]，此欲作水[3]。

【衍义】

此与上条一寒一热，互举其因。此为热消谷，不能上化精微，热渴下流，致膀胱不化，小便蓄成积水，故脉不伏而从热反数也。

【校注】

〔1〕本自有热　热，谓胃部有热，从下"消谷"看出。

〔2〕今反不利　由于热结，故小便不畅。

〔3〕作水　成为水证。《广韵·十九铎》："作，为也。""为"动词，有成为、变为之意。魏荔彤曰："趺阳脉浮者，水气之邪也。今反数，为本自有热，是湿热之合邪也。然有热而无湿者，趺阳亦数，此消谷病之数，其人小便必数。今水气病之趺阳数，小便反不利，又非消谷之小便利也，见此知为欲作水。"

【白话解】

趺阳部位的脉象应当是伏，如今反而出现数脉，这是原本体内有热的缘故，病人消谷善饥，小便频数，如今小便反而不利，这是将要发生水气病的征兆。

（八）寸口脉浮而迟[1]，浮脉则热[2]，迟脉则潜[3]，热潜相搏[4]，名曰沉[5]。趺阳脉浮而数，浮脉即热，数脉即止[6]，热止相搏[4]，名曰伏。沉伏相搏[4]，名曰水。沉则络脉虚[7]，伏则小便难[8]，虚难相搏[4]，水走皮肤，即为水矣。

【衍义】

寸口趺阳合诊者何？寸口者，肺脉所过；趺阳者，胃脉所过。候脾肺合病，必是寸口趺阳也。寸口脉浮而迟，浮脉即热者何？浮为卫，卫为阳，卫不与荣和，其阳独在脉外，故浮脉即热矣。迟脉即潜者何？迟为荣，荣，阴也，荣不从卫，匿行脉中，阴行迟，故迟脉即潜矣。热潜相搏，名曰沉者何？脉者，气藏也，荣卫之出阳入阴，皆肺脏主之，故百脉朝之也。今荣卫不和，热潜之邪相搏而至，则肺脏之气不得布，故结而沉矣。趺阳脉浮而数，浮脉即热者何？脾土中焦，与胃为表里，脾，阴也；胃，阳也。脾与胃，行津液、化气血者也。胃经之阳不与脾经之阴合，失阴之阳独在表，故脉浮即热矣。数脉即止者何？脉者，血之府，血，阴也。血实则脉实，阴实[9]则脉缓，今脾经之阴血虚不足，脉被气促而数，数则阴血不得周流于脉，数即止矣。热止相搏，名曰伏者何？脏之与经表里相资者也。脏在里，以藉经脉之运动，今二经以热止之邪相搏[10]，名曰水者何？脾肺手足太阴经之脏也。夫阳为火，阴为水，今手足两太阴持所结沉伏之阴相搏，故化为水矣。《黄帝内经》曰：三阴结，为水也。沉则络脉虚者何？肺合皮毛，络脉之在皮肤者，因肺气沉，不发于外，荣血又潜不入于内，络脉虚矣。伏则小便难者何？小便以通行津液，今脾气伏，不为胃行津液，则津液不入膀胱，故小便难矣。虚难相搏，水走皮肤，即为水者何？小便难则水积，积则溢，溢则乘络脉之虚而走注于皮肤，故为水病矣。在《黄帝内经》则曰：三阴结，谓之水。仲景则举经络荣卫之变而条析之，以核病之源。察脉论证，其可不究心而消息之乎？

【校注】

〔1〕脉浮而迟　李彣曰："浮迟，指脉象言。"

〔2〕浮脉则热　李彣曰："浮则阳气暴于外，故曰热。"

〔3〕迟脉则潜　李彣曰："迟则水寒结于内，故曰潜。潜者，伏匿之意。"

〔4〕相搏　吉野本、享和本及《脉经》卷八第八并作"相抟"，似是。

〔5〕名曰沉　李彣曰："沉伏者，指水气而言。"曹家达曰："沉与伏主病情言。"

〔6〕数脉即止　李彣曰："数则热气闭塞，气道愈为不利，故曰止。止者，水凝不流也。"

〔7〕沉则络脉虚　李彣曰："沉则络脉虚，水气充塞于络脉之内，邪盛则正衰也。"

〔8〕伏则小便难　李彣曰："伏则小便难，水气泛溢于肠胃之中，膀胱气不化也。"按：本条，吴谦以为"文义不属"，不释；叶霖以为"文义不了了"，而讥喻昌之强说。兹录徐彬、曹家达两说，以备参考：

徐彬曰："此段论正水所成之由也。寸口脉浮而迟，浮主热，乃又见迟。迟者元气潜于下也。既见热脉，又见潜脉，是热为虚热，而潜为真潜，故曰'热潜相搏，名曰沉'，言其所下济之元气，沉而不复举也，非沉脉之沉也。今趺阳脉浮而数，浮主热，乃又见数，数者卫气止于下也，既见热脉，又见止脉，是客气为热，而真气为止，故曰'热止相搏，名曰伏'，言其宜上出之卫气，伏而不能升，非伏脉之伏也。从上而下者，不返而终沉；从下而上者，停止而久伏，则旋运之气几乎息矣，息则阴水乘之，故'曰沉伏相搏'，名曰水，见非止客水也。恐人不明沉伏之义，故又曰'络脉者'，阴精阳气所往来也，寸口阳气沉而在下，则络脉虚。小便者，水道之所以出也，趺阳真气止而在下，气有余即是火，火热甚，则小便难，于是上不运其水，下不能出其水，又焉能禁水之胡行而乱走耶？故曰虚难相搏，水走皮肤，即为水矣。水者即身中之阴气，合水饮而横溢也。"

曹家达曰："风水皮水皆由肺气不达皮毛所致，故其诊多在手太阴动脉，而不及趺阳，惟正水则上下并见，而根源独成于下，故必兼诊趺阳，方能核实。但寸口脉明系浮迟，仲师乃名之曰沉；趺阳脉明系浮数，仲师反名之曰伏，后学殊难索解。吾以为浮迟、浮数主脉象言，沉与伏主病情言，两者不当朦混，'沉伏相抟'名曰水，此即专指病情之显著者也。浮迟在寸口，则营气下寒而不上应。营气下寒则水不化气，水就下，故名曰沉。浮数在趺阳则卫气下阻而不上行，卫气下阻则水道反为所吸而不得流通，故名曰伏。然则仲师言浮脉则热，迟脉则潜，热潜相抟者，以水气上闭，血寒不能蒸化为汗言之也；言浮脉则热，数脉则止，热止相抟者，以热结膀胱，小溲不利言之也。营气不上应，因见络脉之虚，络脉虚则身冷无汗；卫气不上行，因见小便之难，小便难，则瘀热苦水，于是一身上下阳气不通，乃逆走皮肤而成水矣。"

〔9〕阴实　《二注》作"阴失"。

〔10〕热止之邪相搏　本句于义未尽，此下疑有脱文。

【白话解】

寸口部位的脉象浮而且迟，脉浮说明阳热暴张于外，脉迟说明水寒伏匿于内，阳热与水寒相互搏结，这称为沉。趺阳部位的脉象浮而且数，脉浮就是热邪作祟，脉数就是卫气伏止于下，热邪与卫气相互搏结，这称为伏。沉伏相合，这称为水。沉为荣血不足而络脉空虚。

（九）寸口脉弦而紧，弦则卫气不行[1]，即恶寒[2]，水不沾流[3]，走于肠间。

少阴脉[4]紧而沉，紧则为痛，沉则为水[5]，小便即难。

【衍义】

脉弦为水，紧为寒。卫气喜温而恶寒，水寒则卫气无

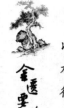

以温分肉，肥腠理，故恶寒也。然肺者，荣卫之主，通调水道，下输膀胱，气化出溺。今卫气不行，即肺之治节不行，治节不行，则输水之职废，故不得沾流水道，反走肠间。肠，大肠也。大肠与肺合，若上条之走皮肤，皮肤亦肺所主，两者对出，以明肺之不调，则随其所属之内外耳。

【校注】

〔1〕弦则卫气不行　"弦"字误，应作"紧"。若作"弦"脉，则与卫气不行之状不合。此乃袭《脉经》卷八《寒疝》致误。其实《脉经》亦误。如其云："弦则卫气不行，卫气不行则恶寒；紧则不欲食。"此处"弦"、"紧"颠倒，应作"紧"则卫气不行，"弦"则不欲食。此以《脉经》卷四《三部九候脉证》"脉弦上寸口者宿食"句核之，可知《脉经》之误。

〔2〕即恶寒　叶霖曰："中有脱句。"此以《脉经》卷八第八衡之，"即"上脱"卫气不行"四字。吴谦有脱简之说，殆亦指此。

〔3〕水不沾流　"沾"字之义不明。旧注或改"沾"为"活"，或以"沾"为"治"，均难得解。"沾"似"沿"之误字。"沾"、"沿"篆写易误。水不沿流，承上"恶寒"言，寒则卫阳虚，阳虚则水不得温化，故水不能顺常运行，走留肠间，而成水病。慧琳《音义》卷三十一引《尚书》孔注："顺流而下曰沿。"卷四十八引《字林》："沿，亦缘也。"

〔4〕少阴脉　此指寸口诊肾之两尺，古代脉法指太溪，当以前者为是。

〔5〕沉则为水　《辨脉法》云："沉潜水畜。"水在里，故其脉沉，于病属肾，于脉应之，或为沉紧，或为沉小，其证为肾阳衰微，水停不行，致为水肿，前人以为石水，"停聚结在脐间，少腹肿硬（硬）如石"（见《病源》卷二十一《石水候》）。按："沉则为水"与下"小便即难"文义不相连属，吴谦疑有脱简。检《外台》卷二十一引《集验》、《千金》石水证"四肢瘦，腹肿"，据此，是否"沉则为水"句后脱"四肢瘦"五字，果尔，则文从义顺，姑妄言之。本条仲景无方治，《外台》列有治方四

首，可参。

【白话解】

寸口部位脉象弦而且紧，脉弦说明卫气运行不畅，卫气失运则病人怕冷，水津输布不能沿循常道，而流走肠间。

少阴部位脉象紧而且沉，紧是疼痛之脉，沉是水气之脉，紧沉俱见，则小便困难。

（十）脉得诸沉[1]，当责有水[2]，身体肿重，水病脉出[3]者死。

【衍义】

脉可一法取之乎？不可也。此脉沉有水，脉出为死者，是脉不可出而浮大也。试以气强为水者观之，非脉之浮大者乎？而风水皮水脉皆浮，怀孕妇病水亦浮，水病岂独取沉脉为例哉。此条之论，盖独为少阴病水耳。少阴者，至阴，盛水也，合四时主冬，故脉沉，水之象当然也，少阴经气当然也。当沉故不可出，出则少阴经气外绝，死之征矣。凡言浮沉迟数之脉，为其各有所由，故不可以一法取之也。虽然，肾脏独病，其水则沉，兼风则不沉。所谓出者，非独为浮也，为经气离出其脏，沉之亦无有也。

【校注】

〔1〕脉得诸沉　诸，语中助词。脉沉之水，与风水、皮水之脉浮异。但沉脉不皆为水，主病很多，"为实、为寒、为气、为停饮、为癥瘕、为胁胀、为厥逆"（此滑寿语），可细参之。

〔2〕当责有水　谓当于水气病中推求治法。责有推求、研寻之意，《广韵·二十一麦》："责，求也。"本句下"身体肿重"是有水之征，此仲景示人以脉参证之法，其旨微矣。

〔3〕脉出　"出"谓暴出。《伤寒论·辨少阴病脉证并治篇》："服汤脉暴出者死，微续者生。"是"出"字之确诂。尤怡谓"出与浮迥异，浮者盛于上而弱于下，出则上有而下绝无也。"黄树曾谓"浮者上盛下弱，出则轻按有而重按则散。"是注家个

人体会之语，不是古训，只可作为参考。

【白话解】

诊脉得见沉象，应当在水气病中推寻治疗方法，病人身体肿胀沉重，水气病脉象暴出的，病情较为危重难治。

（十一）夫水病人，目下有卧蚕[1]，面目鲜泽[2]，脉伏[3]，其人消渴[4]，病水腹大，小便不利，其脉沉绝[5]者，有水，可下之[6]。

【衍义】

《内经》色泽者，当病溢饮。溢饮者，渴暴多饮，易入肌皮肠胃之外。注云：是血虚中湿。又曰：水，阴也；目下，亦阴也；腹者，至阴之所居也。故水在腹，使目下肿也。《灵枢》曰：水始起也，目下微肿如蚕[7]，如新卧起之状。其人初由水谷不化津液，以成消渴，必多饮，多饮则水积，水积则气道不宣，故脉浮矣。所积之水，溢于肠胃之郭，则腹大；三焦之气不化，则小便难。若脉沉绝者，知其水积在内已甚，脉气不发故也，必下其水乃可愈。

【校注】

〔1〕卧蚕　谓水病之初，先两目上肿起，如老蚕色（指其黄言）。

〔2〕鲜泽　指面目肿得光亮。如作鲜艳、光泽解，似不合。

〔3〕脉伏　沉脉甚则伏。《脉经》卷一《脉形状指下秘决》云："伏脉，极重指按之，著骨乃得。"

〔4〕其人消渴　水伤中土，脾气不能散精归肺，上润咽喉，故病消渴。

〔5〕其脉沉绝　"沉绝"与"伏"脉有别。"伏"是"沉"之甚，重按可得，尚未至于绝。"沉绝"则有时绝而不至。所以然者，乃水气阻碍脉搏耳。

〔6〕可下之　"可下"与"宜下"不同。曰"可下"似寓有仍不可下之意，示人慎重也。旧注有以下应用十枣汤者，脉现

沉绝，已忧无阳，何堪再用峻剂，其说可商。

〔7〕如蚕 检《灵枢·水胀》篇，无此二字，不知赵氏何所据。

【白话解】

患有水气病的人，眼睑肿起，黄如老蚕之色，面部眼部肿得光亮，脉呈伏象，病人口渴，饮水较多，患有水气病而腹部胀大，小便不利，病人脉象沉得很难按到，有时绝而不至的，这是内有水气的结果，可慎重地采用攻下法治疗。

（十二）问曰：病[1]下利后，渴饮水[2]，小便不利，腹满因肿[3]者，何也？答曰：此法当病水[4]，若小便自利及汗出者，自当愈[5]。

【衍义】

下利血虚液少，故渴；渴而暴饮，水停不散，故小便不利；溢于内外，以成肿满。若小便利而汗出，则所停之水行，而肿满愈矣。

【校注】

〔1〕病 《千金》卷二十一《水肿》"病"上有"有"字，是。

〔2〕饮水 俞桥本、吉野本、宽保本、享和本"饮"下并无"水"字。

〔3〕腹满因肿 《直解》、《二注》、《本义》、《金鉴》"因"并作"阴"，是。"因"、"阴"音同致误。丹波元简曰："据答语云'当病水'，作'阴肿'为是。"吴谦曰："病水者，脾必虚，故腹满；肾必虚，不能主水，故阴肿。"

〔4〕此法当病水 "法"字无所承，上所问之"渴饮水，小便不利，腹满阴肿"，均是症状，法之何有？《广韵·三十四乏》："法，则也。""此法当病水"犹云此则是水之为病。（此水与正水、风水、皮水等有别，否则，不易自愈。）

〔5〕若小便自利及汗出者，自当愈 尤怡曰："小便利则从

下通；汗出则从汗泄，水虽聚而旋行，故病当愈。"

【白话解】

问道：患下利病之后，口渴饮水，小便不利，腹部胀满，外阴水肿的，这是怎么回事？回答说：这种情况则是水气之病，如果小便通利以及有汗出的，自然就会痊愈。

（十三）心水者，其身重而少气[1]，不得卧，烦而躁，其人阴肿[2]。

【衍义】

心，君火也。其气蕃茂，遇寒水则屈伏。今水客于心，火气郁烦，不得发于分肉，则身重；不充盛于气海，则少气；烦热内作，则躁不得眠也。火气不舒，其味从郁所化，而过于苦；水积于外，其味从湿所化，而过于咸。咸味归阴，苦乃从咸润下，入于胞囊，故阴肿也。如下病肾水者，止以咸渗泄，但阴下湿而已。此因苦与咸相合，因火与水相搏，所以咸味不得渗泄，而结为阴肿矣。

【校注】

〔1〕其身重而少气　《千金》卷二十一第四"其身重"作"其人身体肿重"。尤怡曰："心，阳脏也，而水困之，其阳则弱，故身重而少气。"

〔2〕其人阴肿　《脉经》卷八第八作"其阴大肿"；《千金》作"其人阴大肿"。程林曰："心水不应阴肿，以肾脉出肺络心，主五液，而司闭藏，水之不行，皆本之于肾，是以其阴亦肿也。"按：吴谦以"阴肿"为肾水，此乃错简。说虽近理，但嫌无据，似依程说为是。

【白话解】

患有心水病的人，病人身体沉重而且呼吸少气，不得安卧，心烦而且躁扰不宁，病人阴囊水肿。

（十四）肝水者，其[1]腹大不能自转侧[2]，胁下腹痛[3]，时时津液微生，小便续通[4]。

【衍义】

足厥阴之脉，过阴器，抵少腹，挟胃，属肝，络胆，布胁肋。今水客于经，伤其生发之气，肝脏之阳以竭，故病如此。然肝在下，主疏泄，虽受水郁，终有时而津可微生，则小便得以暂通也。

【校注】

〔1〕其　《千金》卷二十一第四"其"下有"人"字。

〔2〕不能自转侧　"转侧"是"辗转反侧"之简语，四字同义（见陈启源《毛诗稽古编·关雎、泽陂注》）。细分之，"辗转"犹婉转，"反侧"犹反复，皆回动状语，似异实同，在《诗经·关雎》中是用以喻难眠，而此则用以喻病者卧而不能自行翻动。至于有词书释为转换方位，有释为去来，于此均不合。尤怡曰："肝病喜归脾，脾受肝之水而不行，则腹大不能转侧。"

〔3〕胁下腹痛　"胁"《千金》上有"而"字。"腹痛"《脉经》卷八第八、《千金》并作"腹中痛"。尤怡曰："肝之府在胁，而气连少腹，故胁下腹痛也。"

〔4〕续通　不久通利了。《广韵·三烛》："续，继也。""继"有"旋"意。

【白话解】

患有肝水的病人，病人腹部肿大不能自行辗转反侧，而且胁下及腹中疼痛，口中经常微微产生唾液，小便时有不利，有时不久小便又通利了。

（十五）肺水者，其身肿[1]，小便难[2]，时时鸭溏[3]。

【衍义】

肺主皮毛，行荣卫，与大肠合。今有水病，是荣泣卫停，其魄独居，阳竭于外，则水充满皮肤。肺本通水道，下输膀胱为尿溺，今既不通，水不得自小便出，反从其合，与糟粕混成鸭溏也。

【校注】

〔1〕其身肿　《千金》卷二十一第四作"其人身体肿"。

〔2〕小便难　《千金》"小便"上有"而"字。

〔3〕时时鸭溏　"时时"俞桥本、吉野本并作"时下"。"鸭溏"谓水粪杂下。魏荔彤曰："小便难因清浊不分，故时便鸭溏。"

【白话解】

患有肺水的病人，病人身体水肿，小便困难；大便溏泄，水粪杂下，像鸭子排便似的。

（十六）脾水者，其腹大[1]，四肢苦重[2]，津液不生，但[3]苦少气，小便难[4]。

【衍义】

脾居中，及四维[5]，与胃合，其脉自足入腹，属脾，络胃，为阴脏也；阴主藏物，今水在脾，而脾胃之气不行，蓄积于中，故腹大；四肢不得禀水谷，故苦重；谷精不布，故津液不生；胃之贲门不化，则宗气虚而少气；胃之幽关不通，则水积而小便难。

【校注】

〔1〕其腹大　《千金》卷二十一第四"其"下有"人"字。魏荔彤曰："脾专主腹，故腹大。"

〔2〕四肢苦重　魏荔彤曰："脾主旋运，又主四肢，脾有水邪，旋运不利，故四肢苦重。"

〔3〕但　只是。

〔4〕小便难　《千金》"难"下有"也"字。

〔5〕四维　《二注》作"四肢"。

【白话解】

患有脾水的病人，病人腹部膨大，四肢沉重明显，津液化生困难，只是觉得呼吸无力、小便困难。

（十七）肾水者，其[1]腹大，脐肿[2]，腰痛，不得溺，阴下湿如牛鼻上汗[3]，其足逆冷[4]，面反瘦[5]。

【衍义】

足少阴之脉起足心，循内踝，贯脊，属肾，络膀胱；为胃之关。今水在肾，关门不利，故聚水而为腹大、脐肿、腰痛、不得溺也。夫肾为水之海，然水在海者，其味必咸，咸必渗走囊外，湿如牛鼻上汗也。咸水之病作，则心火必退而衰微，惟孤阴而已，故逆冷也。心火退伏，则荣卫诸阳尽退，不荣于上，而脾胃谷精亦不循脉上于面皮，故瘦也。

【校注】

〔1〕其　《千金》卷十九第一及卷二十一第四"其"下并有"人"字。

〔2〕脐肿　脐属少阴，肾病水则脐肿。

〔3〕阴下湿如牛鼻上汗　《千金》卷十九第一作"鼻上"作"鼻头"。程林曰："以其不得溺，则水气不得泄，浸渍于睾囊，而为阴汗。"徐彬曰："牛鼻上汗，冷湿无有干时。"

〔4〕其足逆冷　《千金》"冷"作"寒"。肾脉自足走胸，寒水盛故足逆冷。

〔5〕面反瘦　《脉经》卷八第八细注曰："一云：'大便反坚'。"《千金》卷十九第一作"大便反坚"，细注曰："一云：'面反瘦'。"《千金》卷二十一第四作"其面反瘦"。程林曰："肾为水脏，又被水邪，则上焦之气血，随水性而下趋，故其人面反瘦，非若风水里水之面目洪肿也。"按：以上所谓心水、肝水、肺水、脾水、肾水，与《痰饮篇》之水在心、在肺、在脾、在肝、在肾不同，痰饮是云水在某脏。而此五脏水肿，则言人言殊，有谓水气犯脏；有谓七情风寒伤脏而引起水气者；有谓脏气先伤，水气乘虚而入者；而以此五脏水，乃五脏病变所发，说似近是。再心水等五条，皆无脉象，又无治法，疑非仲景遗说，文献无证，未敢臆测，可识其意，似不必穿凿以求。

【白话解】

患有肾水的病人，病人腹部膨大，脐部肿起，腰部疼痛，排尿困难，前阴部冷湿，如同牛鼻子上的汗水一样没有干的时候，病人足部逆冷，面部反显消瘦。

（十八）师曰：诸有[1]水者，腰以下肿，当利小便[2]；腰以上肿，当发汗乃愈[3]。

【衍义】

分腰上下为利小便、发汗，何也？盖身半以上，天之分，阳也；身半以下，地之分，阴也。而身之腠理行天分之阳，小便通地分之阴。故水停于天者，开腠理而水从汗散；水停于地者，决其幽关而水自小便出矣。即《内经》开鬼门，洁净府法也。

【校注】

〔1〕诸有　《千金》卷二十一第四作"治"字。

〔2〕腰以下肿，当利小便　吴谦曰："腰以下肿者水在下，当利小便，五苓猪苓等汤证也。"

〔3〕腰以上肿，当发汗乃愈　《千金》"乃"作"即"字。吴谦曰："腰以上肿者水在外，当发汗，越婢、青龙等汤证也。"

【白话解】

仲师说道：治疗水气病的原则是：腰以下水肿的，应当通利小便；腰以上水肿的，应当发汗才能痊愈。

（十九）师曰：寸口脉沉而迟，沉则为水，迟则为寒，寒水相搏[1]，趺阳脉伏[2]，水谷不化，脾气衰则鹜溏，胃气衰则身肿[3]；少阳脉卑[4]，少阴脉细，男子则小便不利，妇人则经水不通，经为血，血不利则为水，名曰血分[5]。

【衍义】

仲景脉法，寸口多与趺阳合，何也？盖寸口属肺，手太阴之所过，肺朝百脉，十二经各以其时来见于寸口。脾胃二经出在右关，然胃乃水谷之海，五脏皆禀气于胃，则胃又是五脏之本，所以其经脉尤为诸经之要领也。邪或干于胃者，必再就趺阳诊之。趺阳，足跗上冲阳，胃脉之源也。此条寸口沉为水，迟为寒者，非外入之邪，即脾胃、冲脉二海之病。因水谷之阳不布，则五阳虚竭；虚竭则生寒，下焦血海之阴不生化，则阴内结；内结则生水，水寒相搏，十二经脉尽从所禀而变见于寸口也。脾与胃为表里，脾气衰则不能与胃行其津液，致清浊不分，于里而为鹜溏；胃气衰则不能行气于三阳，致阳道不行于表，则身体分肉皆肿。二经既不利则趺阳之脉伏矣。邪在血海，血海者，冲脉所主，冲脉与肾之大络同出肾下，男女天癸之盛衰皆系焉。《黄帝内经》曰：肾为作强之官，伎巧出焉。自越人以两肾分左右，右肾为男子藏精施化，女子系胞，则冲任正隶其所用之脉也。王叔和分两肾于左右尺部，皆以足少阴经属之，其表之府，亦并以膀胱足太阳配之，但在右尺足太阳下注：一说与三焦为表里。尝考其由，出自《灵枢》[6]，谓足三焦下输，出于委阳，太阳之别也，手少阳经也，并太阳之正，入络膀胱，约下焦，实则癃闭。又曰：三焦者，中渎之府，水道出焉，属膀胱[7]，是孤府也。今以邪搏血海，血海属右肾之脏，三焦是其腑，是以男女亦必是从阴阳气血表里而分。在女，则自其阴，血海者病；在男，则自其阳，三焦者病。冲脉非大经十二之数，附见于足少阴脉者，是故男子少阳脉卑，为三焦气不化，气不化，则小便不利；妇人少阴脉细，则经水不通，经为血，血不利则为水，名为血分。虽然小便不利因水者，不独由于气，亦或有因血所致，如前用蒲黄散[7]等方治血，概可见也。

【校注】

〔1〕相搏　吉野本、享和本及《脉经》卷八第八"搏"并

作"抟"。

〔2〕跌阳脉伏　丹波元坚曰："'跌阳'四字疑衍。"按:《脉经》亦有此四字，不能轻疑为衍。跌阳是足上胃脉，其脉沉微，所以症现水谷不化。下文"脾气衰"、"胃气衰"更是承明"跌阳脉伏"的意义。

〔3〕身肿　《脉经》卷九第二"身"下有"体"字。

〔4〕少阳脉卑　"少阳"的说法，注家各异，以下文"少阴脉细"寻绎，则"少阳"为手少阳三焦，与"少阴"为足少阴肾正对，三焦为行水之道路，肾为滤水之器官。如果此两脉出现"卑"与"细"，则脾胃阳气衰，肾命之阳气亦衰，而水液之吸收、运化失常，因而成为水病。《国语·周语》韦注:"卑，微也。""微"与"细"上下相对。

〔5〕名曰血分　李彣曰:"经为血，血先不利，水气渗入，与血混淆，血亦为水，名曰血分，谓血之与水，当有分别也。"尤怡曰:"曰血分者，谓虽病于水，而实出于血也。"

〔6〕足三焦　《灵枢·本输》无"足"字。

〔7〕属膀胱　"属"字原脱，今据《灵枢·本输》补。

〔8〕蒲黄散　系指前《消渴小便利淋病篇》之"蒲灰散"。

【白话解】

仲师说道:寸口部位脉象沉而迟，脉沉说明有水，脉迟说明有寒，寒水相互抟结，损伤脾胃阳气，所以跌阳部位的脉象变伏，脾气衰弱，则腹泻，水粪杂下，像似鸭粪；胃气虚衰，则身体水肿；少阳三焦脉象微，少阴肾的脉象细，在男性就会出现小便不利，在妇女就会出现月经不通，月经的来源是血，由于经血不通而导致的水气病，称为血分。

（二十）问曰:病有血分、水分，何也? 师曰:经水前断，后病水，名曰血分，此病难治；先病水，后经水断，名曰水分，此病易治，何以故? 去水，其经自下。

〔按〕本条底本阙如，今据赵刊本补入。

（二十一）问曰：病者苦水，面目身体四肢皆肿，小便不利，脉之[1]不言水，反言胸中痛，气上冲咽，状如炙肉，当[2]微咳喘。审[3]如师言，其脉何类[4]？师曰：寸口脉沉而紧，沉为水，紧为寒，沉紧相搏[5]，结在关元[6]，始时当微[7]，年盛不觉。阳衰之后，荣卫相干[8]，阳损阴盛，结寒微动，肾气[9]上冲，喉咽塞噎，胁下急痛[10]。医以为留饮而大下之，气击[11]不去，其病不除，后重[12]吐之，胃家虚烦，咽燥欲饮水[13]，小便不利，水谷不化，面目手足浮肿；又与葶苈丸下水，当时如小瘥，食饮过度，肿复如前，胸胁苦痛，象若奔豚，其水扬溢，则浮咳[14]喘逆。当先攻击卫气[15]令止，乃治咳，咳止，其喘自瘥。先治新病，病当在后[16]。

【衍义】

此水病。脉之不言水，反言胸中痛等病，当时记其说者以为异。非异也，是从色脉言耳。脉沉为水，紧为寒为痛，水寒属于肾，足少阴脉自肾上贯肝膈，入肺中，循喉咙；其支者，从肺出络心，注胸中。凡肾气上逆，必冲脉与之并行，因作冲气，从其脉所过，随处与正气相击而为病耳。要知其病始由关元者，如首篇之观色便是察病法也。夫五脏六腑，在内有强弱荣悴，尽见于面部，分五官五色以辨之。关元是下配[17]足三阴、任脉所会[18]，其肾部之色，必微黑而枯，知是久痹之症，非一日也。及阳衰之后，荣卫失常，阴阳反作，寒结之邪发动，肾气冲上，故作此证。医不治其冲气，反吐下之，遂损其胃，致水谷不化，津液不行，而渴欲饮水，小便不利也。由是扬溢于面目四肢，浮肿并至，冲气乘虚愈击，更有像若奔豚喘咳之状。必先治其冲气之本，冲气止，肾气平，则诸症自瘥；未瘥者，当补阳泻阴，行水扶胃，疏通关元之久痹，次第施治焉耳。

【校注】

〔1〕脉之 《脉经》卷八第八"脉"上有"师"字。"脉"名词用如动词，有"诊"意。

〔2〕当 宽保本曰："'当'一作'常'。"

〔3〕审 尽、全。《说文·采部》："审（本字作'宷'），悉也。"《尔雅·释诂》："悉，尽也。"

〔4〕其脉何类 "类"有"似"意。《淮南子·俶真训》高注："类，形象也。""其脉何类"犹言其脉什么脉象。

〔5〕相搏 吉野本、享和本并作"相抟"。

〔6〕结在关元 "关元"，当脐下三寸处。肝肾阳气，寄藏于此，蒸动膀胱之水，化而为气，上达于肺，经肺之布散，外达于皮毛，是为卫气。寸口是肺脉，如寒水结于关元，卫气不能托脉外出，故沉紧见于寸口，而病潜矣。

〔7〕当微 享和本曰："'当'一作'尚'。"尤注本"当"作"尚"字，是。

〔8〕荣卫相干 魏荔彤曰："营卫即阴阳之气也，阴气之旺，于阳气之衰，必相干凌。"

〔9〕肾气 《脉经》作"紧气"。按："紧气"即寒气。

〔10〕喉咽塞噎，胁下急痛 "急痛"，《二注》作"结痛"。寒气结在关元，动则上冲应从肾、肝两方面看，肾脉循喉咙，故出现喉咽塞噎，肝脉布胁肋，故出现胁下急痛。

〔11〕气击 李注本、魏注本"击"并作"急"。享和本"击"作"系"，宽保本曰："'击'一作'系'。"尤注本径将"气击"改作"气系"。

〔12〕后重 徐注本、尤注本"後"并作"復"，是。"复重吐之"即又大吐之。徐以"复"为重复，则不合。

〔13〕胃家虚烦，咽燥欲饮水 以上症状的出现，乃由于下吐之误，损伤胃、肾所致。不仅此也，由于"大下"之误治，伤及下焦之阳气，而水不温化，小便不利；由于"重吐"之误治，损及中焦之胃气，而布散失常，水谷不化。最后以致引起水肿复

发，面目手足浮肿。

〔14〕则浮咳　徐注本、尤注本"则"下并无"浮"字。

〔15〕卫气　元刊本、明刊本、享和本、新刻本及《脉经》并作"冲气"，李注本、赵注本、徐注本、魏注本、尤注本并同，是。

〔16〕先治新病，病当在后　"新病"指冲气、咳、喘逆，"病"指水肿，这是说冲气等症治愈之后，再治水肿，治方以温肾镇水真武汤为宜，与《脏腑经络先后篇》所谓"当先治其卒病，后乃治其痼疾"，前后符合。

〔17〕下配　《二注》作"下纪"。

〔18〕任脉所会　《二注》"所会"下有"寒结关元"四字。

【白话解】

问道：病人被水气病所困扰，面部、眼部及身体、四肢都水肿，小便不能畅通，老师在诊察的时候，并不说是水气病，反而说患者胸中疼痛，感觉有一股气向上冲逆于咽，像是有一块烤肉梗阻在咽部，应当还会有轻微的咳嗽气喘出现。倘若果真全像老师所说的那样，病人的脉象应该是怎样的呢？仲师说道：寸口部位的脉象沉而紧，脉沉说明有水，脉紧说明有寒，水寒相互搏结，凝结在腹部的关元部位，开始的症状应当是轻微的，年龄正值壮盛，没有任何感觉。等到年纪大了，阳气衰弱之后，营卫失于协调，阳气逐渐虚损，阴邪逐渐盛漫，往日凝结于下焦的水寒之邪微微窜动，寒气自下冲逆而上，于是喉咽部位堵塞噎噎，胁下部位拘急疼痛。一般的医生认为这是留饮所致，因而大用攻下之法，结果寒气急迫未能祛除，病邪没有得到解除。病患不除，医生复又催吐，使胃肠气阴两伤而烦闷不解，咽中干燥总想喝水，小便不利，饮食不能消化，面部、眼胞及手足出现浮肿；医生见状，又给予葶苈丸以攻下其水，服药后当时好像浮肿有所减轻，但由于饮食过度。水肿复发，又像以前那样严重，胸胁部感到疼痛，症情好像奔豚似的，病人水气向上扬溢泛滥，就会出现咳嗽、喘息气逆。治疗上应当首先平息冲气，使冲气停止上冲，然后再治咳嗽，咳嗽停止后，喘息气逆就会自然痊愈。先治冲气咳嗽等新病，对旧病夙疾的根治应当安排在新病获愈之后。

（二十二）风水[1]，脉浮身重，汗出恶风者[2]，防己黄芪汤主之，腹痛者加芍药[3]。

[防己黄芪汤]方　方见湿病中。

【衍义】

脉浮，表也；汗出恶风，表之虚也；身重，水客分肉也。防己疗风肿、水肿，通腠理；黄芪温分肉，补卫虚；白术治皮风，止汗；甘草和药，益土；生姜、大枣辛甘发散。腹痛者，阴阳气塞，不得升降，故加芍药收阴。

【校注】

〔1〕风水　本条似为后人据《痉湿暍篇》改后复出。"水"《痉湿暍篇》作"湿"，无"腹痛者加芍药"六字，只在服法内，有"胃中不和加芍药三分"为不同耳。尤怡谓"虽有风水、风湿之异，然而水与湿非二也。"其实水湿致病非尽相同，不能模糊混谈，尤说可商。

〔2〕脉浮，身重，汗出，恶风者　陈念祖曰："此节即太阳病，中风证也。"陈忘却"身重"二字，念念在伤寒，则不合矣。喻昌曰："脉浮，表也；汗出恶风，表之虚也；身重，水客分肉也。"

〔3〕腹痛者加芍药　赵刊本、吉野本、享和本、新刻本并无"者"字。周岩曰："芍药能入脾破血中之气结，又能敛外散之表气以返于里。桂枝汤因卫气外泄不与营和，故于桂甘温经驱风之中，用芍药摄卫气就营气，此敛之义也；当归芍药散治腹中疠疠痛，此破之义也。凡仲圣方用芍药不越此二。"曹家达曰："腹为足太阴部分，腹痛则其气郁于脾之大络，故加芍药以泄之。"

【白话解】

风水病，脉象浮，身体沉重，汗出恶风的，可用防己黄芪汤主治，对腹部疼痛的患者可加芍药。

（二十三）风水，恶风[1]，一身悉肿[2]，脉浮，不渴[3]，续[4]自汗出，无大热[5]，越婢汤主之。

［越婢汤］方

麻黄六两　石膏半斤　生姜三两　甘草二两　大枣十五枚

右五味，以水六升，先煮麻黄[6]，去上沫，内诸药，煮取三升，分温[7]三服。

恶风者，加附子一枚，炮。

风水，加术四两。《古今录验》。

【衍义】

荣，阴也；水，亦阴也。卫，阳也；风，亦阳也。各从其类。水寒则伤荣，风热则伤卫。脾乃荣之本，胃乃卫之源，卫伤，胃即应而病。脾病则阴自结，不与胃和以行其津液；胃病则阳自壅，不与脾和以输其谷气。而荣卫不得受水谷之精悍，故气自消，不肥腠理，故恶风；不充分肉皮肤，惟邪自布，故一身悉肿。其脉浮者，即首章风水脉浮是也；续自汗出者，为风有时开其腠理也；无大热者，止因风热在卫，而卫自不成其热也；不渴者，以内无积热，外无大汗，其津液不耗，故不渴也。用越婢汤主之，与前条所谓里水脉沉者相反，何亦用是方治之乎？盖里水为脾之三阴结而化水，不得升发，故用是汤发之。此证表虚恶风，续自汗出者，亦欲发中焦之谷气，以输荣卫。东垣云：上气不足，推而扬之。是二证虽有表里之分，然皆当发越脾气，故以一汤治。或曰：麻黄能调血脉，开毛孔皮肤，散水寒；石膏解肌，退风热，今不言药，而云发越脾气以愈病，何也？曰：仲景命方，如青龙、白虎，各有所持，岂越婢而漫然？天人万物，气皆相贯，邪之感人，必客同类，当假物之同类者以祛之[8]，非惟祛之而已。且能发越脾气，无一味相间，岂非仲景有意于命方哉？夫五脏各一其阴阳，独脾胃居中而两属之，脾主阴而胃主阳。自流行者言之，土固五行之一；自生成者言之，则四气皆因土而后成，故万物生于土，死亦归于土。然土不独成四气，土亦从四维而后成，不惟火生而已。故四方有水寒之阴，即应于脾；风热之阳，即应于胃。饮食五味寒热，凡入于脾胃者亦然，一有相干，则脾气不和，胃气不清，而水谷不化其精微以荣荣卫而实阴阳也。然甘者，土之本位，脾气不清，清以甘寒。要而行之，必走经脉；要而合之，必通经隧。经隧者，脏腑相通之别脉也。是故麻黄之甘热，自阴血走手足太阴经，达于皮肤，行气于三阴，以祛阴寒之邪；石膏之甘寒，自气分出走手足阳明经，达于肌肉，行气于三阳，以祛风热之邪。用其味之甘以入土，用其气之寒热以和阴阳，用其性之善走以发越脾气；更以甘草和中，调其寒热缓急。二药相合，协以成功，必以大枣之甘补脾中之血，生姜之辛益胃中之气。恶风者阳虚，故加附子以益阳；风水者，则加白术以散皮肤间风水之气，发谷精以宣荣卫，与麻黄、石膏为使，引其入土也。越婢之名，不亦宜乎？

【校注】

〔1〕恶风　叶霖曰："'恶风'疑作'恶寒'。"按：仍以"恶风"为是。本篇一云"风水，其脉自浮，恶风。"又云："恶风则虚，此为风水。"证之以上，叶氏何所疑？

〔2〕一身悉肿　徐彬曰："上节'身重'则湿多，此节一身悉肿，则风多。"按：一身悉肿，是风热挟水泛于皮肤，故为水肿。用麻黄、石膏，一甘温一甘寒，驱风清热，风热清而水自行、肿自消。丹波元坚谓："石膏得麻黄之温发，但存逐水之用，相藉以驱水气。"其言可参。

〔3〕不渴　由于无大汗无大热，故不渴。尤怡谓："'不'或作'而'。"无据，不可信。

〔4〕续　接连不断。《说文·系部》："续，连也。"

〔5〕无大热　《脉经》卷八第八作"而无大热者"。

〔6〕先煮麻黄　《外台》卷二十《风水》引《古今录验》"麻黄"下有"再沸"二字。

〔7〕分温　《外台》"分"下无"温"字，是。

〔8〕祛之　《二注》"祛之"下有"则用力少而成功多"八字。

【白话解】

风水病人怕风，全身都浮肿，脉象浮，口不渴，连续不断地自汗，身体没有大热症状，可用越婢汤主治。

（二十四）皮水为病[1]**，四肢肿**[2]**，水气在皮肤中，四肢聂聂动者**[3]**，防己茯苓汤主之。**

［防己茯苓汤］方

防己三两　**黄芪**三两　**桂枝**三两　**茯苓**六两　**甘草**二两

右五味，以水六升，煮取二升，分温三服[4]**。**

【衍义】

此证与风水脉浮用防己、黄芪同，而有深浅之异。风水者，脉浮在表，土气不发，用白术、姜枣发之；此乃皮水郁其荣卫，手太阴不宣。治法：金郁者泄之，水停者以淡渗，故用茯苓易白术；荣卫不得宣行者，散以辛甘，故用桂枝、甘草以易姜、枣。《内经》曰：肉蠕动，名曰微风。以四肢聂聂动者，为风在荣卫，触于经络而动，故桂枝、甘草亦得治之也。

【校注】

〔1〕皮水为病　《脉经》卷八第八"水"下有"之"字。

〔2〕四肢肿　李彣曰："四肢为诸阳之本，肿者，阳气不舒也。"黄元御曰："阳衰湿旺，故四肢肿。"

〔3〕四肢聂聂动者　《外台》卷二十《皮水方》引《深师方》作"聂聂"作"集集"。《集韵·二十九叶》："聂，木叶动貌。"此借喻手足动摇。尤怡曰："皮中水气，浸淫四末，而壅遏阳气，气水相逐，则四肢聂聂动也。"

〔4〕分温三服　"温"字衍。《外台》"分温三服"作"再服"。

【白话解】

皮水这种疾病,四肢浮肿,水气流溢在皮肤之中,四肢肌肉轻微跳动的,可用防己茯苓汤主治。

(二十五)里水[1],越婢加术汤主之,甘草麻黄汤[2]亦主之。

[越婢加术汤]　方见上。于内加白术四两。又见中风中。

[甘草麻黄汤]　方

甘草二两　麻黄四两

右二味,以水五升,先煮麻黄,去上沫,内甘草,煮取三升,温服一升,重覆汗出,不汗再服,慎风寒。

【衍义】

此条但言里水,不叙脉证,与前条里水用越婢汤加术俱同,何两出之?将亦有异乎?前条里水证,止就身肿,小便不利,亡津液而渴者。大抵一经之病,随其气化所变,难以一二数。其经之邪无明,其变不可详,惟在方中佐使之损益何如耳。

【校注】

〔1〕里水　《外台》卷二十引范汪及《古今录验》并作"皮水"。吴谦曰:"'里水'之'里'字,当是'皮'字,岂有里水而用麻黄之理?阅者自知,是传写之讹。皮水表虚有汗者,防己茯苓汤,固所宜也;若表实无汗有热者当用越婢加术汤;无热者则当用甘草麻黄汤发其汗,使水外从皮出也。"

〔2〕甘草麻黄汤　徐彬曰:"麻黄发其阳,甘草以和之,则阳行而水去。"

【白话解】

对皮水,治疗上既可用越婢加术汤主治,也可用甘草麻黄汤主治。

（二十六）水之为病[1]，其脉沉小，属少阴[2]，浮者为风[3]；无水[4]，虚胀者为气。水，发其汗即已。脉沉者[5]宜[6]麻黄附子汤[7]，浮者宜[6]杏子汤[7]。

［麻黄附子汤］方

麻黄三两　甘草二两　附子一枚，炮

右三味，以水七升，先煮麻黄，去上沫，内诸药，煮取二升半，温服八分，日三服。

［杏子汤］方[8]　未见。恐是麻黄杏仁甘草石膏汤。

【衍义】

少阴主水，其性寒。此条皆少阴证也。非独脉沉小者属之，浮者亦属之，但因其从风出于表，水不内积，故曰无水。若不因风，止是肾脉上入于肺而虚胀者，则名曰气水。然肾水风水，已有治法，独气水分脉浮沉发其汗。脉沉者，由少阴水寒之邪，其本尚在于里，阴未变，故用麻黄散水；附子治寒；脉浮者，其水已从肾上逆于肺之标，居于阳矣，变而不寒，于是用杏子汤，就肺中下逆气。注谓：未见其汤，恐即麻黄杏子石膏甘草汤。观夫二方，皆发汗散水者，独附子、杏仁分表里耳。

【校注】

〔1〕水之为病　“水”包括风水、皮水、里水而言。

〔2〕属少阴　脉沉小，则少阴肾阳虚，不能蒸水化气，因而水液聚而不流，成为水气之病。

〔3〕浮者为风　“风”指风水。

〔4〕无水　无水则不渴，小便自利，按其胀处随手而起，是乃虚胀，虚胀乃气胀，不能按水治。

〔5〕脉沉者　《脉经》卷八第八无“脉”字。此乃承前“其脉沉小”言，似以无“脉”字为是。

〔6〕宜　《脉经》作“与”字。

〔7〕麻黄附子汤、杏子汤　宜麻黄附子汤者，谓温其经；宜杏子汤者，谓通其肺。

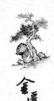

〔8〕杏子汤方　张志聪《金匮要略注》作"麻黄四两，杏子五十个，甘草二两，炙，右三味，以水七升，先煮麻黄，减两升，去上沫，内诸药，煮取二升，去滓，温服一升，得汗止服。"

【白话解】

水肿这种病，病人脉象沉小属于少阴，脉象浮的是外感风邪；没有水肿而虚胀的是气机郁滞。对于水肿病给予发汗就会痊愈。如果脉象沉的宜用麻黄附子汤，脉象浮的宜用杏子汤。

（二十七）厥而[1]皮水者，蒲灰[2]散主之。方见消渴中。

【衍义】

此皮水不言病形之状，惟言用蒲灰散，何也？大抵此证与首章皮水者同。然彼以发汗，此得之于厥，故治法不同。厥者，逆也，由少阴经肾气逆上入肺。肺与皮毛合，故逆气溢出经络，孙络[3]之血泣，与肾气合化而为水，充满于皮肤，故曰皮水。用蒲黄消孙络之滞，利小便，为君；滑石开窍，通水道，以佐之，小便利则水下行，逆气降。与首章皮水二条有气血虚实之不同。只此可见仲景随机应用之治矣。

【校注】

〔1〕厥而　吴谦曰："'厥而'二字，当是衍文。"按：吴说无据。本句以前风水等句例律之，不合，其误似传抄颠倒，应作"皮水而厥"，其所以为病，乃由热阻下焦之水，小便不利，使卫阳不能透出膀胱，以达四末，因之身冷，所谓"厥"也。蒲灰散清利下焦，使气化水行，自然小便通利，而厥可回。

〔2〕蒲灰　即蒲黄。《本草经》："蒲黄，利小便。"邹澍曰："蒲灰者，蒲黄之质有似于灰也。"曹家达曰："蒲灰，即大叶菖蒲。"其说是否？录备参考。

〔3〕孙络　《二注》作"经络"。

【白话解】

皮水而见四肢逆冷的，可用蒲灰散主治。

312

（二十九）黄汗之病，两胫自冷[1]，假令发热[2]，此属历节；食已[3]汗出，又身常暮卧[4]盗汗出者，此荣气[5]也；若汗出已[6]，反[7]发热者，久久其身[8]必甲错；发热不止者，必生恶疮；若身重汗出已，辄轻者，久久必身𥆧[9]，𥆧即[10]胸中痛，又从腰以上必[11]汗出，下无汗[12]，腰髋弛痛[13]，如有物[14]在皮中状，剧者[15]不能食，身疼重，烦躁，小便不利，此为[16]黄汗，桂枝加黄芪汤主之[17]。

[桂枝加黄芪汤] 方

桂枝[18]　芍药各二两[19]　甘草二两[20]　生姜三两　大枣十二枚
黄芪二两[21]

右六味[22]，以水八升，煮[23]取三升[24]，温服一升，须臾[25]，饮[26]热稀粥一升余，以助药力，温覆[27]取微汗，若不汗更服。

【衍义】

黄汗病，由阴阳水火不既济。阴阳者，荣卫之主；荣卫者，阴阳之用。阴阳不既济，将荣卫亦不循行上下，阳火独壅于上，为黄汗；阴水独积于下，致两胫冷。设阳火热甚及肌肉，则发热；阴水寒及筋骨，则历节痛。若起居饮食过节之劳，必伤脾胃，而荣卫不充于腠理，而食入所长之阳，即与劳气相搏，散出为汗。又或日暮气门不闭，其津液常泄，为盗汗也。凡汗出必当热解，今汗已反发热者，是邪气胜而津液亡也。斯肌肉无以润泽，久久必枯涩而甲错；发热不已，其热逆于肉里，乃生恶疮。若邪正相搏于分肉间，则身重；汗出已，虽身重辄轻，然正气又从汗解而虚，荣卫衰微，脉络皆空，久久邪气热生风火，动于分肉脉络间，必作身𥆧。𥆧即胸中痛者，由胸中属肺金，主气，行荣卫之部，气海在焉，既虚之气，不胜风火之击，是以痛也。又从腰以上必汗出者，腰以上，阳也，阳与荣卫俱虚，腠理不密，故津液被风火泄出也；腰以下，阴也，

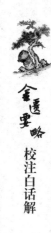

为孤阴痹于下，故无汗，所以腰髋弛痛。如有物在皮中状者，即《黄帝内经》所谓痛痹逢寒之类也。剧则不能食，身疼烦躁，小便不利者，为荣卫甚虚，谷气不充，故不能食；荣卫不充于分肉，故身疼重，胃中虚，热上注心中，作烦躁；小便不利者，因津液从汗出故也。

【校注】

〔1〕两胫自冷　《总录》卷八十一《黄汗》"胫"下无"自"字。

〔2〕发热　即胫热。盖历节必兼寒邪，故身尽热。而黄汗则身热而胫冷也。

〔3〕食已　《外台》卷四"已"下有"则"字。

〔4〕暮卧　《外台》"暮"作"夜"字；赵刊本、俞桥本、清初本、吉野本、享和本、新刻本并无"卧"字。

〔5〕荣气　元刊本、赵刊本、俞桥本、清初本、吉野本、宽保本、宽政本、享和本及《脉经》卷八第八、《外台》并作"劳气"。尤注本则作"营气"。

〔6〕汗出已　《外台》"出"下无"已"字。

〔7〕反　《外台》作"即"字，且连上读。

〔8〕其身　《外台》"身"上无"其"字。

〔9〕身瞤　《说文·目部》："瞤，目动也。"引申凡周身部位动者，皆可曰瞤。"身瞤"即身动。《素问·气交变大论》云："肉瞤瘛。"

〔10〕即　俞桥本、新刻本并无此字；《脉经》作"则"字。

〔11〕必　《总录》无"必"字。

〔12〕下无汗　《总录》无此三字。

〔13〕腰髋弛痛　"髋"（kuān 宽），胯骨。腰髋即腰胯。"弛"，急缓。弛痛，就是感觉急缓而疼痛。

〔14〕有物　《外台》作"虫"字。

〔15〕剧者　《总录》无此二字。

〔16〕此为　吉野本、享和本并无"此"字；《外台》作

"名曰"。

〔17〕桂枝加黄芪汤主之 《外台》作"桂枝汤加黄芪五两主之"。

〔18〕桂枝 《外台》作"桂心"。

〔19〕各二两 元刊本、赵刊本、清初本、吉野本、宽政本、享和本及《外台》并作"各三两"。

〔20〕二两 《外台》作"三两,炙"

〔21〕二两 《外台》作"五两"。

〔22〕右六味 《外台》"味"下有"切"字。

〔23〕煮 《外台》"煮"上有"微火"二字。

〔24〕三升 《外台》"升"下有"去滓"二字。

〔25〕须臾 《外台》此下有"间不汗出"四字。

〔26〕饮 《外台》"饮"作"食"。尤注本作"啜"按:作"食"是。

〔27〕温覆 元刊本、吉野本并作"温服",非也。前即已言"温服一升",又何重出,无义。

【白话解】

黄汗这种病,两腿胫部原本寒冷,假如两胫发热,这就属于历节而非黄汗;吃完饭就汗出,又有身体常在夜晚睡后盗汗出的,这属于虚劳,也不是黄汗;如果汗出以后,反而发热的,时间久了,病人体表皮肤必然干枯粗糙;病人发热长期不退的,必然将要发生恶疮;如果病人身觉沉重,汗出之后,就感觉轻快的,时间久了,必然会出现身体肌肉抽动,肌肉抽动时兼见胸中疼痛,又从腰以上汗出,腰部和髋部急缓疼痛,好像有虫子在皮中爬行一样,病情严重的病人不能进食,身体疼痛沉重,心烦躁扰,小便不利,这是黄汗,可用桂枝加黄芪汤主治。

(三十)师曰:寸口脉迟而涩[1],迟则为寒,涩为血不足;趺阳脉微而迟[2],微则为气,迟则为寒,寒气不足,则手足逆冷[3],手足逆冷,则荣卫不利[4],荣卫不利[5],则腹满胁鸣[6]相

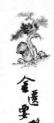

逐；气转膀胱，荣卫俱劳[7]；阳气不通，即[8]身冷，阴气不通即[8]骨疼；阳前通则恶寒，阴前通则痹不仁[9]，阴阳相得，其气乃行[10]，大气一转，其气乃散[11]，实则失气[12]，虚则遗溺[13]，名曰气分[14]。

【衍义】

人之血气荣卫，皆生于谷，谷入于胃，化为精微，脾与胃以膜相连，主四肢，脾输谷气于三阴，胃输谷气于三阳。六经皆起于手足，故内外悉藉谷气温养之也，寸口以候荣卫，趺阳以候脾胃，脾胃之脉虚寒，则手足不得禀水谷气，故逆冷也。手足逆冷，则荣卫之运行于阴阳六经者皆不利；荣卫不利，则逆冷之气入积于中而不泻；不泻则内之温气去，寒独留，寒独留则脾气不行而腹满。脾之募在季胁章门，寒气入于募，正当少阳经脉所过，且少阳为枢，主十二官行气之使。少阳之府三焦也，既不得行升发之气于上焦[15]，以化荣卫，必引留募之寒相逐于三焦之下输，下输属膀胱也。当其时，卫微荣衰，卫气不得行其阳于表，即身冷；荣气不得行其阴于里，即骨痛。阳虽暂得前通，身冷不能即温，斯恶寒也；阴既前通，痛应少愈，然荣气未与卫之阳合，孤阴独至，故痹而不仁。必从膻中、气海之宗气通转，然后阴阳和，荣卫布，邪气，乃从下焦而散也。下焦者，中渎之官，水道出焉，前后二窍皆属之，前窍属阳，后窍属阴，阳道实，则前窍固，邪从后窍失气而出；阳道虚，则从前窍遗尿而去矣。为大气一转而邪散，故曰气分。

【校注】

〔1〕寸口脉迟而涩　寸口为脉之大会，可诊周身阴阳气血之盛衰。寸口迟是阳气衰，涩是荣血亏。

〔2〕趺阳脉微而迟　趺阳为足阳明胃之动脉，可诊中气之盛衰。趺阳微是胃气虚，迟是胃气寒。

〔3〕寒气不足，则手足逆冷　据上脉象，气既虚寒不足，阳气不能贯于四末，就会手足逆冷。

〔4〕手足逆冷,则荣卫不利　既已手足逆冷,则荣卫就会失于正常运行。

〔5〕荣卫不利　魏荔彤曰:"气虚而失运行之令,阳寒而荣多凝滞之虑,故云'荣卫不利'。"

〔6〕则腹满胁鸣相逐　吉野本、享和本"胁鸣"并作"肠鸣",魏注本同,是。魏荔彤曰:"虚者,寒必乘寒附虚而聚,在腹则满,在肠则鸣。"

〔7〕荣卫俱劳　魏荔彤曰:"劳,惫也、败也。阴阳二气俱疲惫困败,而不能畅遂也。"

〔8〕即　《脉经》卷八第八作"则"字。

〔9〕阳前通则恶寒,阴前通则痹不仁　魏荔彤曰:"阴阳俱谓前通者,以小便数决之。盖水气之为病,患在小便不利;及成,虚寒内挟水湿兼盛之病,又患在小便之利。阳太虚而无所收摄,至于小便频数,而阳愈弱,必恶寒;阴太盛而无所开解,至于寒湿结聚而气愈阻,必痹不仁。"

〔10〕阴阳相得,其气乃行　"相得"者犹言阴阳之气相合。"其气"之"气"指荣卫之气。

〔11〕大气一转,其气乃散　"大气"指中气。中焦如枢,脾胃阳气,能够枢转,则气之滞于中者,皆能达于外矣。

〔12〕实则失气　李彣曰:"脾经邪气实,即前腹满之谓。失气即大便秽气。"按:李注"失气"诚确,"失"乃"矢"之误字。"失"、"矢"形近,传抄易误。《广韵·五旨》:"矢,俗作屎。"

〔13〕虚则遗溺　李彣曰:"虚者,膀胱正气虚也,即前气转膀胱之谓。"

〔14〕名曰气分　分(fèn 忿),孙世扬曰:"分,读名分之分。"(见《金匮要略字诂》)《病源》卷十三《气分候》云:"气分者,由水饮抟于气,结聚所成。"徐彬曰:"病之所以成所以散,实一气主之,故曰气分。"徐大椿曰:"气分非水病,但此病无所附,因血分而类及之也。"

〔15〕上焦　《二注》作"三焦"。

【白话解】

仲师说道：寸口部位脉象迟而且涩，脉迟是寒，脉涩是血不足；趺阳部位脉象微而且迟，脉微是气不足，脉迟是里有寒，里有寒加之气不足，所以手足逆冷。手足逆冷，则营卫运行不利，营卫运行不利，则腹满肠鸣不止；寒气转入膀胱，营卫均虚；阳气不能流通，则身体寒冷，阴气不能流通，则骨节疼痛；阳气断绝流通则怕冷，阴气断绝流通则麻木不仁，阴阳相互协调，阴阳二气才能正常运行，中气一旦流通转输，寒气就会消散，实证则出现矢气，虚证则出现遗尿，这种疾病称为气分。

（三十一）气分[1]，心下坚，大如盘，边如旋杯[2]，水饮所作，桂枝去芍加麻辛附子汤主之[3]。

［桂枝去芍药加麻黄细辛附子汤］方

桂枝三两　生姜三两　甘草二两　大枣十二枚　麻黄、细辛各二两　附子一枚，炮

右七味，以水七升，煮麻黄，去上沫，内诸药，煮取二升，分温三服，当汗出，如虫行皮中即愈。

【衍义】

是证与上条所叙不同名，气分即同。与下条亦同。

【校注】

〔1〕气分　徐彬曰："此言气分病，而大气不转。"

〔2〕边如旋杯　徐彬曰："此乃形容坚结，而气不得通，水饮俱从旁漉转状如此也。"

〔3〕桂枝去芍加麻辛附子汤主之　徐彬曰："用桂甘姜枣以和其上，而复用麻黄、附子、细辛以治其下，庶上下交通而病愈，所谓大气一转，其气乃散也。"

【白话解】

气分疾病表现为心下坚结，像盘子那样大，边缘像圆形的覆杯，这是水饮内停所引起的，可用桂枝去芍加麻辛附子汤主治。

（三十二）心下坚[1]，大如盘，边如旋盘[2]，水饮所作[3]，枳术汤主之[4]。

[枳术汤]方

枳实七枚[5]　白术二两[6]

右二味，以水五升[7]，煮取三升，分温[8]三服，腹中软，即当散也。

【衍义】

心下，胃上脘也。胃气弱则所饮之水入而不消，痞结而坚，必强其胃乃可消痞。白术健脾强胃，枳实善消心下痞，逐停水，散滞血。

【校注】

〔1〕心下坚　《肘后》卷一第八"坚"下有"痛"字。

〔2〕边如旋盘　《证类本草》卷十三"枳术"条《图经》引张仲景无此四字。

〔3〕水饮所作　唐宗海曰："心下坚，大如盘，边如旋盘，本是气不散。然气积则为水，气积不散，水饮所由起也。作，即起字之义。"张志聪曰："盖胃为阳，脾为阴，阳常有余而阴常不足，胃强脾弱，则阳与阴绝矣；脾不能为胃行其津液，则水饮作矣。"（《侣山堂类辨》卷下）

〔4〕枳术汤主之　吴谦曰："坚大而不满痛，是为水气虚结，未可下也，故以白术倍枳实，补正而兼破坚，气行而结开，两得之矣。"

〔5〕七枚　《肘后》"枚"下有"炙"字。

〔6〕二两　《肘后》、《证类本草》引《图经》白术并作"三两"；《本草纲目》引作"一两"。

〔7〕五升　《肘后》、《证类本草》引《图经》并作"一斗"。

〔8〕分温　《肘后》作"分为"。

【白话解】

患者心下坚结，像盘子那样大，边缘像圆形的覆盘，这是水饮内停所引起的，可用枳术汤主治。

附方

《外台》［防己黄芪汤］治风水，脉浮为在表，其人或头汗出，表无他病，病者但下重，从腰以上为和，腰以下当肿及阴，难以屈伸。方见风湿中。

【衍义】

头汗者，风；腰以下肿者，水甚于风，故表无他病，当治腰下为要。然是汤前条治风水在表，此可治风水在下之病，何也？考之本草，防己疗风水肿，手脚挛急；李东垣亦以治腰下至足湿热肿甚，脉浮，头汗。虽曰表无他病，然与表同，故可通治。

黄疸病脉证并治第十五

（论二首　脉证十四条　方七首）

（一）寸口脉浮而缓[1]，浮则为风，缓则为痹[2]，痹非中风；四肢苦烦[3]，脾色[4]必黄，瘀热以行[5]。

【衍义】

脾胃者，主四肢，合肌肉，其色黄，其气化湿，其性痞着，其脉迟缓，所畏风水。风者，善行数变。若中风而风独行者，开则泄皮毛而出汗，闭则热肌肉以闷乱。今风与湿相搏成痹，所痹之风则不能如中风之善行数变，内郁为瘀；热郁极乃发风，风性动，挟脾胃之积热以行，从而走四肢，欲散不散，为之苦烦；出肌肤，为之色黄。缘风所挟而出，故脉浮；因湿所痹，故脉缓也。

【校注】

〔1〕寸口脉浮而缓　寸口脉浮缓，一般指外感表虚。此乃谓黄疸之邪，有挟外感而起者，其脉象亦如之。

〔2〕缓则为痹　朱光被曰："缓则为湿滞，故曰痹。"按：缓脉有病与不病之分，和缓为平脉，怠缓为病脉，此指怠缓言。痹者，痹著不行。《素问·痹论》王注："湿则为痹，著而不去。"缓则为痹，谓湿热阻其血络，络瘀不利，脉现缓滞，凡湿盛于里者，脉必缓滞而不滑利。

〔3〕四肢苦烦　"烦"谓疲惫。《广韵·二十元》"烦，劳也。"《六豪》"劳，倦也。"喻昌曰："风与湿合，风挟其邪热以行于四肢，而肢为之苦烦。"

〔4〕脾色　"脾"乃"皮"之误字，声同致误。黄疸皮必黄，此又何需曲解。

〔5〕瘀热以行　谓久瘀之湿热，周流于外，故身目皆黄。

【白话解】

寸口部位脉象浮缓，脉浮主风，脉缓主湿滞痹阻，痹不是中风，病人自觉四肢疲惫，皮肤黄染，这是由于久瘀湿热周流肌表导致的。

（二）趺阳脉紧而数[1]，数则为热，热则消谷[2]，紧则为寒，食即为满[3]。尺脉浮为伤肾[4]，趺阳脉紧为伤脾。风寒相搏[5]，食谷[6]即眩，谷气不消，胃中苦浊[7]，浊气下流，小便不通[8]，阴被其寒[9]，热流膀胱，身体尽黄[10]，名曰谷疸[11]。额上黑[12]，微汗出[13]，手足中热[14]，薄暮即发[15]，膀胱急[16]，小便自利[17]，名曰女劳疸[18]，腹如水状[19]，不治。

【衍义】

谷疸证，趺阳脉紧数者，何寒而致紧？何热而致数？尺浮何为伤肾？趺阳紧何为伤脾？风从何生？不详其源，莫知其所治矣。盖天之六气感人脏腑而应于脉诊，因以数为热、紧为寒矣。然人脏腑气化，亦有风寒湿热燥火，与天气同其名；寒热湿温凉，同其性；阴阳表里，同其情；浮沉迟数，同其病。将何别天与人之异乎？天气从八风之变，邪自外入；人气从七情食色劳役之伤，邪自内出。谷疸由脏气所化之淫邪为病，非天气也。盖脾胃之土有阴阳，脾阴而胃阳。阴阳离决，二气不合，则胃独聚其阳以成热，为病消谷；脾独聚其阴以成寒，为腹满，于是寒热见紧数之脉，而紧又谓之伤脾者，乃肝木挟肾寒乘虚克土，故曰风寒相搏。食入于胃，长气于阳，肝木之风，得阳则动，故食谷则头目眩晕也。肾属水，藏精，实则脉沉，虚则脉浮；而精生于谷，谷不化则精不生，精不生则肾无所受，虚而反受下流之脾邪，故曰尺浮伤肾。又曰：阴被其寒。阴谓肾，寒谓脾也。此谷气不化，所积之瘀浊；属于脾之寒者，下流则伤肾；属于胃之热者，下流则伤膀胱，由是小便不通，身体尽黄。生于胃热食谷之浊，故曰谷疸。陈无择谓是证用苦参丸方。详其方：苦参、龙胆除胃中伏热，去黄疸；本草以二药能益肝胆，平胃气。以猪胆为使，此退胃之木火。用大麦者，五谷之长，脾胃所宜，将苦参、龙胆草入脾土也。本草又曰：破冷气去腹满。此疗脾阴寒结。

女劳疸，惟言额上黑，不言身黄，简文也。后人虽曰交接水中所致，持其一端耳。然以此连谷疸之后，必胃先有谷气之浊热下伤于肾而后黑，黑疸因黄而发也。二脏并病，安得不交见其色乎？盖胃阳明也，阳明与宗筋合于气街，饱食入内，宗筋过用，阴精泄脱，而阳明之湿热乘虚下流于肾之中；肾中之火，亦乘阳明。上下交驰，胃土发越而色黄，相火出炎水中而色黑。二脏并病，故二色并见。其黑色先见于额者，膀胱脉上巅交鼻额，火性炎上，故肾火从膀胱上越。额为神庭，属心部；心，火之主也。心肾子午同化，足经之火，炎就手经，亦必出于额。额，火之巅也。心主汗，火越于此，汗亦出此，所以显黑[20]微汗也。手足心热者，手心乃包络荥穴，足心乃肾之井穴，心肾火盛则应之。薄暮即发，膀胱急，小便自利，乃阳明主阖，日暮阳明收敛，湿热下流，膀胱之气虽满急，然其气降，故小便自利。若湿热相火郁甚，肾水之气不行，停积于腹，胀如水状者，则肾衰矣，故难治。此以气受病者言之，若血病而黑，则如下条女劳疸云云。

【校注】

〔1〕跌阳脉紧而数　跌阳脉指脾胃言。喻昌曰："紧而且数，而知脾胃合受其病。"

〔2〕热则消谷　李彣曰："胃为水谷之海，其气近热，变为热中，故主消谷。"

〔3〕食即为满　李彣曰："脾不能运化精微，为胃行其津液，

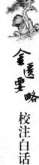
故食即为满。”

〔4〕尺脉浮为伤肾　喻昌曰：“肾脉本沉也，胡以反浮？脾不运胃中谷入肾，则精无裨而肾伤，故脉沉反浮也。”

〔5〕风寒相搏　《千金》卷十第五“搏”作“薄”。按：作“薄”是。《吕氏春秋·仲夏》高注：“薄，犹损也。”《广韵·二十一混》：“损，伤也。”“风”承“脉浮”，“寒”承“脉紧”，“相薄”犹言脾胃两伤，而不是什么搏击。

〔6〕食谷　《病源》卷十二《谷疸候》、《千金》“谷”并作“毕”。食毕，谓饭后。

〔7〕胃中苦浊　“浊”指黏浊。尤怡曰：“食谷不消而气以郁，则胃中苦浊。”

〔8〕小便不通　尤怡曰：“小便通则浊随去，今不通，则浊虽下流而不外出，于是阴受其湿，阳受其热，转相流被而身体尽黄矣。”

〔9〕阴被其寒　指脾受水湿之气。《素问·阴阳应象大论》王注：“寒为水气。”

〔10〕身体尽黄　《千金》作“体”作“故”字。按：《卫生宝鉴》卷十四《黄疸治验》此宜茯苓栀子茵陈汤主之，可以参证。

〔11〕谷疸　陈言曰：“谷疸者，由夫肌发热，大食伤胃，气冲郁所致。”

〔12〕额上黑　额，指眉上发下，肾虚则精气不荣于额上，而现晦暗之色。张璐曰：“女劳之病，惟言额上黑，不言身黄，简文也。”

〔13〕微汗出　李彣曰：“微汗出，湿热熏也。”

〔14〕手足中热　《医略》卷二引作“手足心热”。尤怡曰：“手足心热，病在里在阴。”

〔15〕薄暮即发　“薄暮”，近晚，太阳将落之时。《释名·释言语》：“薄，迫也。”《广韵·二十陌》：“迫，近也。”《十一暮》：“暮，日晚也。”李彣曰：“薄暮属阴，薄暮即发，阴虚生内

热也。"

〔16〕膀胱急　膀胱为肾之腑,肾有虚热,膀胱因而有急迫的感觉。尤怡曰:"膀胱急者,肾热所逼也。"

〔17〕小便自利　"自"误,应作"不"字。《伤寒论》187条云:"若小便自利者,不能发黄。"取以证此,其误显然。

〔18〕女劳疸　陈言曰:"女劳疸者,由大热交接竟入水,水流湿于脾,因肾气虚,胜以所胜克入,致肾气上行,故有额黑、身黄之证,世谓脾胃病者,即此证也。"

〔19〕腹如水状　"腹"下似脱"胀"字,应比照后"日晡所发热"条补。尤怡曰:"腹如水状,则不特阴伤,阳亦伤矣,故曰不治。"

〔20〕显黑　《二注》作"额黑"。

【白话解】

跌阳部位的脉象紧而且数,脉数表示胃热,胃热则消谷善饥,脉紧表示脾寒,进食后就感觉腹部满。尺部脉象浮的是肾虚有热。跌阳部位脉紧是寒邪伤脾。风寒两伤脾胃,所以进食后就感到头眩,食物得不到充分的消化,胃肠被湿热黏浊所困,黏浊湿热下流膀胱,则小便不能通畅。脾受到水湿之气所困,又挟胃热下流膀胱,身体皮肤目睛黄染,这称作谷疸。额头部发黑,微微汗出,手足心热,每到傍晚的时候就感觉手足心发热,膀胱拘急不舒而小便通利的,这称作女劳疸。腹部胀满如裹水似的,就难以治疗。

心中懊憹[1]而热[2],不能食,时欲吐,名曰酒疸[3]。

【衍义】

此饮之过当所致也。酒为五谷所酝而成,湿热有毒,其气归心,味归脾胃。胃阳主升,脾阴主降,胃得之则热甚,脾得之则阴伤,阴伤则不能降,不降则所饮停而不去,气熏于心,心神不宁,而作懊憹;气痞中焦,故不能食;蓄极乃发,故时欲呕而为疸也。

【校注】

〔1〕懊恢　"懊恢"与"懊恼"声同，慧琳《音义》卷三十一引《考声》云："懊恼，伤痛也。"引申有抑郁之意，俗称憋扭。张璐《医通·黄疸》引叙病状，改"懊恢"为"怫郁"，是以释文代正文。慧琳《音义》卷七十五云："怫郁，心不安也，亦意不舒泄平也。"

〔2〕而热　"热"以下"酒疸"两条例之，当指心中热，盖酒之积热，积于上焦，则心中热。

〔3〕酒疸　陈言曰："酒疸者，以酒能发百脉热，由大醉当风入水所致。"戴思恭曰："酒疸因饮酒过伤而黄，俗名为酒黄。"

【白话解】

心中抑郁不安而烦热，不能进食，时常要呕吐的，这叫做酒疸。

（三）阳明病，脉迟者，食难用饱[1]，饱则发烦，头眩[2]，小便必难，此欲作谷疸；虽[3]下之，腹满如故[4]，所以然者，脉迟故也[5]。

【衍义】

《伤寒》阳明证注：阳明病脉迟，邪方入里，热未为实。食入于胃，长气于阳。胃中有热，食难用饱，饱则微烦而头眩者，谷气与热气相击，两热合，消搏津液，必小便难。若小便利者，不发黄，热得泄也；小便不利，则热不得泄，身必发黄。以其发于谷气之热，故名谷疸。热实者，下之。脉迟为热气未实，虽下之，腹满亦不减也。经曰：脉迟，尚未可攻。且脉迟不独为热未实。《脉经》曰：关脉迟滞而弱者，无胃气而有热。则胃虚而脉迟，尤不可攻也。

【校注】

〔1〕食难用饱　"难"有怕意。《释名·释言语》："难，惮也。""用饱"即吃饱。《荀子·礼论》杨注："用，谓用食也。"

"食难用饱"谓吃饭怕饱，饱则将出现发烦、头眩等症状。余无言曰："食难用饱，言不可饱食也。"

〔2〕头眩　《太平圣惠方》卷五十五《治黄汗诸方》"头"作"目"字。《脉经》卷八第九"眩"下有"者"字。

〔3〕虽　有"如"义。

〔4〕腹满如故　《病源》卷十二《谷疸候》作"其腹必满"。按：上未及腹满，"如故"云者，上下不合，应据《病源》改。

〔5〕脉迟故也　脉迟属寒，此黄疸以为太阴寒湿所致，一般谓之阴黄，证非里实，故下之，则出现腹满之状。

【白话解】

患阳明病而脉象迟的，吃饭怕饱，饱食后就会出现发烦、头目眩晕等症状，小便必定困难，是将要发谷疸的先兆；如果用下法治疗，病人腹部一定会胀满，之所以出现腹胀，这是由于脉迟的原因。

（四）夫病酒黄疸，必小便不利[1]，其候[2]心中热，足下热[3]，是其证也[4]。

【衍义】

酒为湿热之最。膀胱者，清静之府，津液藏焉，气化所出。若过于酒，伤其气化，小便必难；积气于中，则心热；流于肾，则足下热；积成瘀热，发于外而为黄疸也。

【校注】

〔1〕必小便不利　陆渊雷曰："小便利者，虽多饮不致病疸也。"

〔2〕其候　《千金》卷十第五"候"下有"当"字。

〔3〕足下热　尤怡曰："酒之湿热，注于下，足下热。"

〔4〕是其证也　《翼方》卷十八《黄疸候》"证"作"候"。

【白话解】

患酒黄疸的病人，必然小便不能畅利，其病候当有心中热，足下热，这是酒黄疸的病证。

（五）酒黄疸者[1]，或无热，靖言了[2]，腹满[3]，欲吐，鼻燥，其脉浮者先吐之，沉弦者先下之[4]。

【衍义】

酒入胃而不伤心，则无心热，故神不昏而言清朗也；不伤肾，则无足热。但酒停于膈，欲吐；阳明气郁，成腹满；阳明脉上入额中，作鼻燥。脉浮者，在膈上，积多在阳，先吐上焦，而后治其中满。沉弦者，在膈下，积多在阴，先下其中满，而后治其上焦也。

【校注】

〔1〕酒黄疸者　《千金》卷十第五作"夫人病酒疸者"。

〔2〕靖言了　《卫生宝鉴》卷十四《黄疸》"靖"作"静"。《医门法律》卷六《黄疸门》作"清"，三字义通。"靖言了"是谓语言清楚。

〔3〕腹满　"腹"上赵刊本、宽政本并有"小"字，《直解》、《金鉴》同。

〔4〕其脉浮者先吐之，沉弦者先下之　李彣曰："浮脉属阳，病在膈上，故先吐之；沉弦脉属阴，病在腹里，故先下之。"

【白话解】

患有酒黄疸的病人，有的并不发热，而且语言清楚，只是小腹胀满，想呕吐，鼻孔干燥，如果脉浮的，要先用吐法治疗，脉沉弦的，要先用下法治疗。

（六）酒疸，心中热欲吐[1]者，吐之[2]愈。

【衍义】

酒停胃上脘，则心中热而欲呕，必吐之乃愈。

【校注】

〔1〕欲吐　元刊本、赵刊本、俞桥本、清初本、吉野本、宽保本、宽政本、享和本、新刻本及《脉经》卷八第九、《翼方》

卷十八《黄疸》并作"欲呕"。证以赵注，正作"欲呕"。

〔2〕吐之 《脉经》"之"下有"即"字。

【白话解】

患酒黄疸病的人，自觉胃中烦热，想呕吐的，用吐法治疗就可以缓解。

（七）酒疸下之^{〔1〕}，久久为黑疸^{〔2〕}，目青面黑^{〔3〕}，心中如啖蒜齑状^{〔4〕}，大便正黑^{〔5〕}，皮肤爪之不仁^{〔6〕}，其脉浮弱，虽黑微黄^{〔7〕}，故知之。

【衍义】

酒疸之黑，非女劳疸之黑也。女劳之黑，肾气所发也；酒疸之黑，败血之黑也。因酒之湿热伤脾胃，脾胃不和，阳气不化，阴血不运，若更下之，久久则运化之用愈耗矣。气耗血积，故腐瘀浊色越肌面为黑；味变于心咽，作嘈杂，心辣如啖蒜齑状；荣血衰而不行，痹于皮肤，爪之不仁；输于大肠，便如黑漆；其目青与脉浮弱，皆血病也。

【校注】

〔1〕酒疸下之 徐彬曰："此言酒疸有因误下而变证杂出如女劳疸者，但心中与脉及黑色中之黄，必微有辨。"

〔2〕久久为黑疸 徐彬曰："阳明病邪从支别入少阴，则积渐而肾伤，伤则为黑疸。"

〔3〕目青面黑 "青"字衍。《病源》卷十二《酒疸候》作"面目黑"。

〔4〕心中如啖蒜齑状 "齑"（jī 基），细切，见慧琳《音义》卷十七。蒜齑，谓细切的蒜，食后胃里有辛辣灼热的感觉，张璐谓觉着心辣，其说是。

〔5〕大便正黑 唐宗海曰："酒疸病在血分，瘀血入大便则化黑色。"

〔6〕爪之不仁 "爪之"《外台》卷四作"抓之"。按：古书"爪"、"抓"时混。慧琳《音义》卷二十七"爪有作抓"。

《玉篇》："抓，掐也。"爪之不仁，谓抓搔不觉痛痒。

〔7〕虽黑微黄　《病源》卷十二《黑疸候》无"虽黑"二字。

【白话解】

误用攻下法治疗酒疸病，非但不愈，而且时间久了就会发展为黑疸，病人面目色黑，胃中辛辣灼热，像是吃了蒜齑似的，大便颜色很黑，抓搔皮肤，不觉痛痒，病人脉象浮而且弱，皮肤虽然色黑，但微带黄色，由此可以断定这是酒疸误下之后所形成的黑疸病。

（八）师曰：病黄疸，发热烦喘，胸满口燥者，以病发[1]时，火劫其汗，两热所得。然黄家所得[2]，从湿得之。一身尽发热[3]，面黄[4]，肚热[5]，热在里，当下之。

【衍义】

黄疸必由湿热所发。湿有天地之湿，有人气之湿，有饮食之湿，三者皆内应脾胃，郁而成热，郁极乃发，则一身热，而土之黄色，出见于表，为黄疸也。此证先因外感湿邪，大法，湿宜缓取微汗，久久乃解。今因火劫其汗，汗纵出而湿不去，火热反与内之郁热相并，客于足阳明经，故发热、烦喘、胸满；热仍在，故口燥。此际宜寒凉之剂；如肚热入府，则当下之矣。

【校注】

〔1〕病发　《脉经》卷八第十五作"发病"，是。

〔2〕黄家所得　《卫生宝鉴》卷十四《黄疸门》"家所得"三字作"皆"字，连下读。

〔3〕一身尽发热　《卫生宝鉴》"身"下无"尽"字。

〔4〕面黄　元刊本、赵刊本、宽政本及《脉经》并作"而黄"。

〔5〕肚热　"肚"字《说文》不载，而本书仅此一见，可疑。慧琳《音义》卷十五、《广韵·十姥》并释"肚"为腹。此

似原作"腹中热","肚热"乃其旁注，后人以其易晓，改入正文，其迹可见也。

【白话解】

仲师说道：患有黄疸病，出现发热、心烦、气喘，胸中胀满，口中干燥的，这是由于在发病的开始阶段，曾以火攻的方法强迫发汗，致使热邪与火邪相互搏结所导致的。但是黄疸病的发生，大多是由湿邪而得。病人全身发热而且色黄，腹中发热，这表示邪热在里，应当采取攻下法治疗。

（九）脉沉[1]，渴欲饮水，小便不利者，皆发黄。

【衍义】

大抵黄疸，俱属太阴阳明，热蒸其土而然也。而阳明又属金，金得火则膹郁燥渴，燥与湿热相搏，则津液不化，故上焦渴而欲饮，下焦约而小便难。上下不通，郁极而发于皮肤，故作黄。此条在里之热甚，故脉沉。《伤寒论》阳明病有发热，头汗出，身无汗，渴饮水浆，小便不利者，茵陈汤主之。

【校注】

〔1〕脉沉　黄疸为病，热郁于里，不得发泄，故脉沉。但此又应分看：一则热盛于里，窒塞太过而不发扬，是为实热；一则热炽津枯，血液日涸，而脉乏充盈之感，是为虚热，此则属于前者。至"脉沉"为阴、为里、为寒等说，于此不论。

【白话解】

脉象见沉，口渴想喝水，小便不能通利的，大多会发生黄疸病。

（十）腹满[1]，舌痿黄[2]，躁不得睡[3]，属黄家。舌痿疑作身痿。

【衍义】

瘀热内积为腹满，外达肌表成痿黄，心热气烦，血少

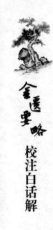

荣、卫[4]夜不入阴，故不睡。属黄家者，以其虽不似黄疸之黄，亦由积渐所致也。黄疸之黄深，实热之黄；痿黄之黄浅，虚热之黄。若舌痿黄燥者，亦有说：心脾脉，络舌上下，凡舌本黄燥，即是内热，况舌痿乎？湿热结积，虽不行肌表，然已见于舌，即属黄家也。

【校注】

〔1〕腹满　《卫生宝鉴》卷十四《黄疸论》"腹"下有"胀"字。

〔2〕舌痿黄　《卫生宝鉴》"舌"作"面"，是。叶霖曰："'痿'当作'萎'。"按：叶说是。慧琳《音义》卷三十一"萎黄"条引《文字典说》云："萎，枯槁也。""萎黄"犹云干黄。

〔3〕躁不得睡　按：《素问·平人气象论》云："溺黄赤，安卧者，黄疸。"与此不同，当是黄家变证。

〔4〕血少荣，卫　《二注》作"血少荣微"。

【白话解】

病人腹部胀满，面部干黄缺乏润泽，烦躁不能安睡，这是属于黄疸病的范畴。

（十一）黄疸之病，当以十八日为期[1]，治之十日以上瘥[2]，反剧为难治。

【衍义】

仲景论伤寒，必六经相传，六日为传尽，十二日为再经。今黄疸谓十八日为期者，则是亦如热病法，至十八日为三传矣。得之至三经气衰愈，死矣。治之十日瘥者，盖黄疸属太阴脾病，十日当其传太阴之日，故邪气渐愈；过此则邪仍盛而反剧，故难治也。

【校注】

〔1〕当以十八日为期　朱光被曰："黄属土色，疸为土病，土以十八日寄旺于四季，故合土旺之数。"

〔2〕治之十日以上瘥　《卫生宝鉴》卷十四《黄疸论》

"上"下有"宜"字，应据补。"宜瘥"与下"反剧"正对。

【白话解】

黄疸这种疾病，应当以十八天作为痊愈的期限，治疗十天以上应当见到好转，如果反而加重剧的，那就比较难治了。

（十二）疸而渴者，其疸[1]难治；疸而不渴者，其疸[1]可治[2]。发于阴部，其人必呕[3]；阳部[4]，其人振寒而发热[5]也。

【衍义】

疸即瘅也，单阳而无阴，热已胜其湿，脾胃之津液乏竭，无阴，热蒸不已，孤阳能独生乎？《内经》曰：刚则刚，阴气破散，阳气消亡。其难治为此。若不渴，则阴气犹存，故可治。阴部者脾，太阴也；阳部者胃，阳明也。热甚于里则呕，热在于表则发热振寒。《灵枢》曰：脾是动者，呕；阳明是动者，洒洒振寒也。伤寒发黄，渴者，亦茵陈汤主之。

【校注】

〔1〕其疸 《千金》卷十第五作"其病"。

〔2〕可治 尤怡曰："疸而渴，则热方炽而湿且日增，故难治；不渴，则热已减而湿亦自消，故可治。"

〔3〕发于阴部，其人必呕 尤怡曰："阴部者，里之脏腑，关于气，故呕。"

〔4〕阳部 按：依"阴部"例，"阳部"上脱"发于"二字，应据《脉经》卷八第九、《病源》卷十二《黄疸候》及《千金》补。

〔5〕振寒而发热 尤怡曰："阳部，表之躯壳，属于形，故振寒而发热。"

【白话解】

患黄疸病而口渴的，这种病情比较难治；患黄疸病而口不渴的，这种病情容易治愈。病邪发于脏腑之里的，病人就会出现呕吐；病邪发于躯体外表的，病人就会出现寒战而发热。

（十三）谷疸之为病[1]，寒热不食[2]，食即头眩，心胸不安，久久发黄[3]，为谷疸，茵陈蒿汤[4]主之。

【衍义】

此汤治伤寒阳明瘀热在里，身黄发热，但头汗出，身无汗，剂颈而还，小便不利，渴饮水浆者；又伤寒七八日，身黄如橘子色，小便不利，腹微满者。今又治是证。三者尽属里热，但务去其邪，病状之异弗论矣。此寒热不在表，脾胃内热，达于外而成肌肤寒热者，亦不能食。《灵枢》曰：肌肤热者，取三阳于下，补足太阴，以出其汗。皆因脾胃热，故不解其表，而遽治其里也。盖茵陈蒿治热结发黄，佐栀子去胃热、通小便，更以大黄为使荡涤之。虽然，治疸不可不分轻重，如栀子柏皮汤解身热发黄，内热之未实者；麻黄连翘赤小豆汤治表寒湿，内有瘀热而黄者；大黄硝石汤下内热之实者，栀子大黄汤次之，茵陈蒿汤又次之。又必究其受病之因有同异，既病之人有劳逸。若得之膏粱食肥者，气滞血壅；得之先贵后贱、前富后贫与脱势惭愧、离愁忧患者，虽皆郁积成热，气血失损，不可与食肥者同治。若始终贫贱，不近水冒雨，即残羹冷汁，久卧湿地，多挟寒湿，致阴阳乖隔而病，又可与上二者同治乎？故攻邪同，而先后调治亦不可不审也。

【校注】

〔1〕谷疸之为病　尤注本"之"下无"为"字。谷疸致病之因有三：一有湿热，二有湿寒，三有宿食。其因宿食而发者，在本篇第2条指出"脉当紧数"；因湿寒而发者，在第3条指出"脉当沉"，本条之黄疸，乃属于湿热，其脉当数，而未明书之，但从其以茵陈蒿汤主治可知也。

〔2〕寒热不食　此寒热为微发寒热，与前"振寒而发热"不

同。此乃由湿热重留，胃气壅滞所致。尤怡曰："谷疸为阳明湿热瘀郁之证，阳明既郁，荣卫之源，壅而不利，则作寒热；健运之机，窒而不用，则为不食。"

〔3〕久久发黄 何以云"久久"？盖黄疸之病，其根源在湿，其构成在热，其证象为心中热，心中懊侬，头汗出，身无汗，腹满，小便难，其显著者，则为一身面目尽黄。若本条症状，仅为"寒热不食，食即头眩，心胸不安"，乃谷疸病之见端，故云久久发黄。再，本条症状里，似脱"腹满、小便不利"六字，此律以下文"服法"知之，如云"小便当利"、"腹减"，若证内无"小便不利"，则"当利"何云？若证内无"腹满"，则"腹减"又何云？上下对照，脱误自显，含混读之，不合。

〔4〕茵陈蒿汤 本篇治黄疸用大黄者有三方，为茵陈蒿汤、栀子大黄汤、大黄硝石汤，三方之佐使异，其功用亦异。邹澍说："表和里热，懊侬，太阳证也，故佐以栀豉；谷疸，阳明经证也，故佐以茵陈；表和里实，阳明腑证也，故佐以硝石、黄柏。明乎此，可知大黄佐使之宜择。"其说可参。

【白话解】

谷疸这种病，微发寒热，不欲饮食，进食就会感觉头目眩晕，心胸部自觉不安，时间久了身体就会发黄，成为谷疸病，可用茵陈蒿汤主治。

[茵陈蒿汤] 方

茵陈蒿六两　　栀子[1]十四枚　大黄[2]二两

右三味，以水一斗，先煮茵陈[3]，减六升，内二味，煮取三升，去滓，分温三服，小便当利，尿如皂角汁状，色正赤，一宿腹减，黄从小便去也。

【校注】

〔1〕栀子 《伤寒溯源集》曰："泻三焦火，除胃热时疾黄病，通小便，解消渴，心烦懊侬，郁热结气，更入血分。"

〔2〕大黄 《本草经》："主下瘀血，血闭，寒热，破癥瘕

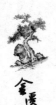

积聚，留饮宿食，荡涤肠胃，推陈出新，通利水谷，调中化食，安和五脏。"《本草述》："《本经》首曰'下瘀血、血闭'，固谓厥功专于血分矣。阳邪伏于阴，留而不去，是即血分之结热，惟大黄可以逐之。"

〔3〕先煮茵陈　本方重用茵陈六两之多，不但重用，而且当久煎。徐大椿谓如此则大黄从小便出，并谓此乃秘法。周岩曰："茵陈发扬芳郁，禀太阳寒水之气，善解肌表之湿热，欲其驱邪由小便而去，必得多煮，以厚其力。"（《本草思辨录》）

（十四）黄家[1]，日晡所发热，而反恶寒[2]，此为女劳得之[3]。膀胱急[4]，少腹满，身尽黄[5]，额上黑[6]，足下热，因作黑疸[7]。其腹胀如水状，大便必黑，时溏[8]，此女劳之病，非水也[9]。腹满者难治[10]。硝石矾石散主之。

［硝石矾石散］方
硝石[11]矾石[12]烧，等分[13]

右二味，为散[14]，以大麦[15]粥汁和服方寸匕，日三服[16]。病随大小便去，小便正黄，大便正黑，是候也[17]。

【衍义】

肾者，阴之主也，为五脏之根，血尽属之。血虽化于中土，生之于心，藏之于肝，若肾阴病，则中土莫得而化，心莫得而生，肝莫得而藏，荣卫莫得而行，其血败矣，将与湿热凝瘀于肠胃之间。肾属水，其味咸，其性寒，故治之之药，必用咸寒补其不足之水，泻其所客之热。荡涤肠胃，推陈致新，用硝石为君；《本草》：矾石能除固热在骨髓者。骨与肾合，亦必能治肾热可知也；大麦粥汁为之使，引入肠胃，下泄郁气。大便属阴，瘀血由是而出，其色黑；小便属阳，热液从是而利，其色黄也。

【校注】

〔1〕黄家　《翼方》卷十八《黄疸》第三作"黄疸之为病"。

〔2〕日晡所发热，而反恶寒　　"所"，俞桥本、吉野本、宽保本、享和本并作"时"字。《翼方》"发热"下无"而反"二字。按：无"而反"是。此断句当作"日晡所，发热恶寒"。"日晡"即申时。

〔3〕此为女劳得之　　《卫生宝鉴》卷十四《黄疸论》作"此女劳疸也"。

〔4〕膀胱急　　《翼方》"膀胱急"上有"得之"二字。张璐曰："膀胱急，阴邪结于阴分。"

〔5〕身尽黄　　《卫生宝鉴》"身"上有"一"字。按：此不必增字。《病源》卷十二《女劳疸候》"尽"作"目皆"，"身目皆黄"，则语意更确。

〔6〕额上黑　　《病源》"额上"下有"反"字。《翼方》"额"下无"上"字。

〔7〕因作黑疸　　《外台》卷四《女劳疸方》引《病源》："黄疸、酒疸、女劳疸，久久变成黑疸。"又引深师治疗黑疸方，主赤小豆茯苓汤方。

〔8〕大便必黑，时溏　　张璐曰："是膀胱蓄血之验。"《千金》卷十第五"溏"下有"泄"字。

〔9〕非水也　　虞天民曰："女劳疸乃是肾虚而成，大不足之症，不可作行湿热有余治之。"（《苍生司命》清·乾隆元年怀德堂刻本）

〔10〕腹满者难治　　按：前段女劳疸谓"腹如水状不治"与"腹满"异，其实此系意同文异，如水状，正是形容其满。

〔11〕硝石　　《千金》"硝"作"消"。《心典》"石"下有"熬黄"二字。张璐曰："硝石，辛苦咸温，有毒，逐六腑积聚，结固留癖。"（《本经逢源》）

〔12〕矾石　　曹家达曰："矾石，即皂矾。"张璐曰："治女劳黑疸用硝矾散，峕取皂矾以破瘀积之血。"

〔13〕等分　　《千金》作"各半两"。

〔14〕为散　　享和本作"为末"；《千金》作"治下筛"

三字。

〔15〕大麦 程林曰："宽胃而益脾。"苏恭曰："疗腹满。"

〔16〕日三服 《千金》、《外台》并无"服"字，"日三"下并有"重衣覆取汗"五字。

〔17〕是候也 "是"下脱"其"字，应据魏注本、徐注本补。张璐曰："因女劳而成疸者，血瘀不行，非急去少腹膀胱之瘀血，万无生路，乃取皂矾以涤除瘀垢，硝石以破积散坚。"吴谦曰："此方治标固宜，非图本之治。"吴氏所谓"图本之治"，《金匮》缺文，苦无遵循可依。清·张大曦《爱庐医案》有治女劳疸验案一例，似可借鉴，倘不责以节外生枝，敢撮录之，以备研求，方如下：血余四两，猪油一斤，熬至发枯，取油盛贮，一切食物中，可以取油。煎方：制附子七分，炒枸杞一钱五分，炒黄柏一钱，菟丝子一钱五分，茯苓三钱，牡蛎七钱，茵陈一钱五分，杜仲三钱，熟地六钱。（此方服二十余剂。）再诊：人参一钱，沙苑子三钱，山药三钱，杜仲三钱，熟地一两，茯苓三钱，白术一钱五分，茵陈一钱五分，枸杞一钱五分，续断三钱，菟丝子二钱，泽泻一钱五分，（此方服四十余剂。）三诊：制附子五分，白术一钱五分，赤小豆三钱，麻黄五分，炒黄柏一钱，茵陈一钱五分，连皮苓五钱。（此方服三剂，接服丸药，丸方未见。柳宝诒拟八味丸去萸、桂加术、柏。）

【白话解】

患黄疸病的人，在傍晚申时潮热，不恶热反恶寒，这是女劳疸。病人膀胱部位有迫急感，少腹胀满，全身及白睛都发黄色，额上发黑，足心觉热，因而成为黑疸。病人腹部胀满如有水似的，大便颜色一定发黑而且经常溏泄，这是由于房事过度所致的疾病。不是水气病。腹部胀满的较为难治，可用硝石矾石散主治。

（十五）酒黄疸[1]，心中懊侬[2]，或热痛[3]，栀子大黄汤主之[4]。

[栀子大黄汤] 方

栀子十四枚　大黄一两　枳实五枚　豉一升

右四味，以水六升，煮取二升[5]，分温三服。

【衍义】

　　酒热内结，心神昏乱，作懊憹，甚则热痛。栀子、香豉皆能治心中懊憹；大黄荡涤实热；枳实破结逐停去宿积也。《伤寒论》阳明病无汗，小便不利，心中懊憹者，身必发黄。是知热甚于内者，皆能成是病，非独酒也。

【校注】

　　〔1〕酒黄疸　《千金》卷十第五作"痰结发黄酒疸"；《外台》卷四作"酒瘅者"；《二注》作"酒疸病"；《心典》、《正义》并作"酒疸"。

　　〔2〕懊憹　《千金》此下有"而不甚热"四字。

　　〔3〕或热痛　《翼方》卷十八《黄疸》"或"下无"热"字。叶霖曰："'热'字疑作'腹'字。"按：本篇言酒疸凡五见，而言热者已有三，如"心中懊憹而热"，如"其候心中热"，如"酒疸心中热"，据此，则本条之热字，似不可无，臆改为腹，无据亦不可信。李彣曰："心中懊憹，或热痛，皆酒气湿热所聚也。"

　　〔4〕栀子大黄汤主之　李彣曰："栀子豉为吐剂，使湿热从上越，大黄枳实为下药，使湿热从下泄，此上下分消法也。"张璐曰："此治酒疸之脉沉弦者，盖酒疸伤胃发黄，无形之湿热，故宜栀子豉涌之，与谷疸之当用茵陈蒿者，泾渭自殊。即此汤亦自治酒食并伤之湿热，故可用一下。"

　　〔5〕煮取二升　按："二升"下脱"去滓"二字，应据《卫生宝鉴》卷十四《黄疸论》补。

【白话解】

　　因酒而致黄疸的人，自觉心中烦闷不舒，或感到心中灼热疼痛，可用栀子大黄汤主治。

（十六）诸病黄家[1]，但[2]利其小便，假令脉浮[3]，当以汗解之，宜桂枝加黄芪汤主之。方见水气病中。

【衍义】

黄家大率从水湿得之。经虽云治湿不利小便、非其治也。然脉浮者，湿不在里而在表，表湿乘虚入里，亦作瘾闭。故须以脉别之。汗解攻下，各有所宜也。而攻下之法既有浅深轻重，利小便与发汗之方何独不然乎？是方所主，惟和荣卫，非有发汗峻剂，必表之虚者用之。连翘赤小豆汤，又是里之表者用之。利小便亦然。是宜知其大略也。

【校注】

〔1〕病黄家　《千金》卷十第五作"病黄疸"；《金鉴》作"黄家病"。

〔2〕但　《千金》作"宜"字。

〔3〕假令脉浮　朱光被曰："黄本乎湿，湿脉主沉，今不沉不浮，明是风淫于表，与皮毛间之湿邪，抟结不解，蒸发为黄，若利小便，徒伤津液耳，故用桂枝汤和营卫以解表邪，加黄芪助正托邪，俾风邪与湿，俱从微汗而解，此黄疸中表虚挟邪者之治法。"唐宗海曰："但利其小便，是治黄正法，亦治黄定法也。此后汗下温补诸方，皆是变法，故其文法以'假令'二字别之。"

【白话解】

对各种黄疸病人，在治疗上宜采用通利小便的方法。但如果见到脉浮的，则应采用发汗法解除表证，宜用桂枝加黄芪汤主治。

（十七）诸黄[1]，猪膏发煎主之[2]。

[猪膏发煎] 方

猪膏半斤　乱发如鸡子大三枚

右二味，和膏中[3]煎之，发消药成[4]，分再[5]服，病从小便出[6]。

【衍义】

此但言诸黄，无他证。必将谓证有变态，不可悉数欤？《肘后方》云：女劳疸，身目尽黄，发热恶寒，小腹满，小便难，以大热大劳[7]，女劳交接，从而入水所致，用是汤。又云：五疸，身体四肢微肿，胸满，不得汗，汗出如黄柏汁，由大汗出，入水所致者，猪脂一味服？《伤寒类略》亦云：男子女人黄疸，饮食不消，胃中胀热，生黄衣，胃中有燥屎使然，猪脂煎服则愈。因明此方乃治血燥者也。诸黄所感之邪，与所变之脏虽不同，然至郁成湿热，则悉干于脾胃。胃之阳明经更属于肺金，金主燥，若湿热胜，则愈变枯涩，血愈耗干，故诸黄起于血燥者，皆得用之。考之本草，猪脂利血脉、解风热、润肺，疗热毒。五疸身肿不得卧者，非燥之在上欤？胃中黄衣干屎，非燥之在中欤？小腹满，小便难，非燥之在下欤？三焦之燥，皆以猪脂润之。而燥在下，小便难者，又须乱发消瘀，开关格，利水道，故用为佐。此与前条消石矾石散同治膀胱小腹满之血病，然一以除热去瘀，一以润燥。矾石之性燥，走血，安可治血燥乎？又，太阳证身尽黄，脉沉结，小便自利，其人如狂者，血证谛也，抵当汤主之，乃重剂也；此则治血燥之轻剂也。

【校注】

〔1〕诸黄　叶霖曰："'诸黄'下当有见证。"吴谦曰："诸黄，谓一切黄也。皆主猪膏发煎，恐未必尽然，医者审之，此必有脱简也。"

〔2〕猪膏发煎主之　张璐曰："此治瘀血、发黄之缓剂，以诸黄虽多湿热，然经脉之病，不无瘀血阻滞也。用发灰专散瘀血，和猪膏煎之，以润经络肠胃之燥，较硝石矾石散，虽缓急轻重悬殊，散瘀之旨则一也。"莫文泉曰："此为风胜血燥之专方，燥屎填满肠中者宜之。"

〔3〕和膏中 "和"是误字，未明以何物和膏。《外台》卷四"和"作"内发"，是。"内"读如"纳"，即放入。

〔4〕发消药成 《外台》作"发消尽，研，绞去膏细滓"。

〔5〕再 《外台》作"二"字。

〔6〕出 《外台》作"去也"。

〔7〕大劳 《二注》作"大寒"。

【白话解】

某些黄疸病，可用猪膏发煎主治。

（十八）黄疸病[1]，茵陈五苓散主之[2]。一本云：茵陈汤及五苓散并主之[3]。

［茵陈五苓散］方

茵陈蒿末十分　　**五苓散**五分　方见痰饮中

右二味[4]和，先食饮[5]方寸匕，日三服。

【衍义】

此亦治黄疸，不言他证，与猪膏发煎并出者，彼以燥在血，此以燥在气也。夫病得之汗出入水，何以成燥？曰：湿热相纽而不解，则肺金治节之政不行，津液不布，而成燥也。燥郁之久，湿热蒸为黄疸矣。《本草》：茵陈治热结黄疸，小便不利。燥因热胜，栀子柏皮汤；因湿郁，茵陈五苓散。五苓散非惟治湿而已，亦润剂也。桂枝开腠理、致津液、通气；白术、茯苓生津，皆可润燥也。古人论黄疸，有湿黄，有热黄。湿黄者，色如熏黄；热黄者，色如橘子色。更有阳黄，有阴黄。阳黄者，大黄佐茵陈；阴黄者，附子佐茵陈。此用五苓散佐者，因湿热郁成燥也明矣。

【校注】

〔1〕黄疸病 吴谦曰："'黄疸病'之下，当有'小便不利者'五字，茵陈五苓散方有着落，必传写之遗。"《温病条辨》卷二作"诸黄疸，小便短者，茵陈五苓散主之。"

〔2〕茵陈五苓散主之 按：经方中，以成方配余药用者有二

方，一乌头以桂枝汤和服，一此方。喻昌曰："后人罔解其意，不敢取用。本草言茵陈能除热结黄疸，小便不利。合五苓散以润气分之燥，则其湿与热并除，制方甚妙。但为治疸主方，则未必是。"

〔3〕一本云　茵陈汤及五苓散并主之：按："一本"校语不足取。尤怡曰："茵陈散结热，五苓利水去湿。"说明茵陈一味配五苓之义，语中肯綮，而所谓"并主之"者，亦未是也。

〔4〕二味　元刊本、吉野本、享和本并作"二物"，当据改。

〔5〕食饮　"饮"下脱"服"字。应据《卫生宝鉴》卷十四补。

【白话解】

某些黄疸病，可用茵陈五苓散主治。

（十九）黄疸[1]，腹满，小便不利而赤[2]，自[3]汗出，此为表和里实[4]，当下之[5]，宜大黄硝石汤[6]。

［大黄硝石汤］方

大黄[7]　黄柏　硝石各四两　栀子十五枚

右四味[8]，以水六升，煮取二升，去滓，内硝更煮[9]，取一升，顿服[10]。

【衍义】

邪热内结，成腹满，自汗，大黄、硝石，荡而去之；膀胱内热，致小便不利而赤，黄柏、栀子，凉以行之。此下黄疸重剂也。

【校注】

〔1〕黄疸　《千金》卷十第五、《外台》卷四《黄疸方》引《伤寒论》并作"黄家"。

〔2〕小便不利而赤　曹家达曰："风热邪内壅阳明，小便必短赤。"

〔3〕自　《外台》作"身"字。

〔4〕表和里实　尤怡曰："腹满，小便不利而赤为里实，自

汗出为表和。"

〔5〕当下之　喻昌曰："湿热郁蒸而发黄，其当从下夺，重则用大黄硝石汤，荡涤其湿热；稍轻则用栀子大黄汤，清解而兼下夺；更轻则用茵陈蒿汤，清解为君，微加大黄为使，下法以在所慎施，以疸证多夹内伤，不得不回护之耳。"

〔6〕大黄硝石汤　喻昌曰："热邪内结而成腹满，故以大黄、硝石二物，荡邪开结。然小便赤，则膀胱之气化亦热，又借柏皮、栀子寒下之力，以清解其热也。"

〔7〕大黄　《千金》作"大黄三两"；《外台》卷四《阴黄方》作"大黄四分"。

〔8〕四味　《金鉴》改作"三味"，是，否则，四物尽煮，则下文"内硝更煎"又何解？核之《外台》，即作"三物"。

〔9〕内硝更煮　《千金》作"内芒硝复煎"；《外台》作"内硝石更煎"。

〔10〕顿服　《千金》作"先食顿服之"；《外台》作"先食顿服尽"。

【白话解】

黄疸病腹部胀满，小便不畅色赤，身上汗出，这是表和里实所致，应当用攻下法治疗，宜用大黄硝石汤治疗。

（二十）黄疸病[1]，小便色不变[2]，欲自利[3]，腹满而喘[4]，不可除热[5]，热除必哕[6]。哕者，小半夏汤主之[7]。方见痰饮中。

【衍义】

小便不变，欲自利者，内有湿，饮积而热未盛也；脾太阴湿盛，土气不化，则满；脾湿动肺，则喘，有似支饮之状者。故不可除其热，热除则胃中反寒，寒气上逆为哕矣。半夏、生姜能散逆去湿，消痰止哕。此汤用在除热之后，非治未除热之前者也。

〔1〕黄疸病　《翼方》卷十八《黄疸第三》作"治黄疸"。

〔2〕小便色不变　《翼方》"变"作"异"。

〔3〕欲自利　叶霖曰："'欲'字是衍文。自利，小便自利。此湿盛无热之黄，故小便自利。"

〔4〕腹满而喘　尤怡曰："便清自利，内无热征，则腹满非里实，喘非气盛。"李彣曰："腹满而喘，脾气虚而肺气不利耳。"

〔5〕除热　《外台》卷四"除"下有"其"字。

〔6〕热除必哕　李彣曰："用苦寒药攻里除热，则胃寒而虚气上逆。"

〔7〕小半夏汤主之　按：小半夏汤非能治黄，乃权用应变耳。盖黄疸脾湿原盛，医者用药失当，致增哕逆，用半夏汤只为温胃燥湿降逆而已。

【白话解】

治疗黄疸时，如果病人小便颜色没有变化，而且畅通自利的，腹部胀满而气喘，此时不可用寒药去除热邪，否则，热邪虽除，但必然会出现呃逆。出现呃逆的，可用小半夏汤主治。

（二十一）诸黄，腹痛而呕者，宜柴胡汤[1]。必小柴胡汤，方见呕吐中。

【衍义】

邪正相击，在里则腹满气逆；在上则呕。上犹表也，故属半表半里，小柴胡汤主之。柴胡、黄芩除里热，半夏散里逆，人参、甘草补正缓中，生姜、大枣和荣卫、合表里、调阴阳也。又必随症加减，法在《伤寒论》小柴胡汤后。

【校注】

〔1〕宜柴胡汤　按：林校"必小柴胡汤"是。病黄者"腹痛而呕"之症状，检《伤寒论》96条"喜呕，或腹中痛，与小柴胡汤。"是林校所据。程林谓"当是大柴胡以下之"，殆未必然。陆渊雷曰："是随证施治，并非专治黄疸。"

【白话解】

各种黄疸病，出现腹部疼痛而且呕吐的，可用小柴胡汤治疗。

（二十二）男子黄[1]，小便自利，当与虚劳小建中汤[2]。方见虚劳中。

【衍义】

杂病中虚，致脾胃不化，湿热蓄积而为黄，虽小便不利，亦当补泻兼施。男子黄者，必由入内，虚热而致也；反见小便自利，为中下无实热，惟虚阳浮泛为黄耳。故与治虚劳之剂补正气，正气旺则荣卫阴阳和，而黄自愈矣。

【校注】

〔1〕男子黄　按"男子"上似应有"虚劳"二字，不知因何窜移于下。

〔2〕小建中汤　黄疸必蕴湿热，故小便不利，或溺黄赤，今"小便自利"，是非湿热之黄疸明甚。张璐云："黄疸有得自外感者，有得自内伤者。"本条似内伤所感而言，故与小建中汤，而条文所叙症状简略，疑义颇多，要之小建中汤非治黄之正方也。

【白话解】

由虚劳发展而来男子萎黄，如果小便通利，应当给小建中汤治疗。

附方

［瓜蒂汤[1]］治诸黄[2]。方见喝病中。

【衍义】

古方多用此治黄，或作散、或吹鼻，皆取黄水为效。此治水饮郁热在膈上者，何也？盖瓜蒂，吐剂也，《内经》曰：在上者，因而越之。仲景云：湿家身上疼面黄，内药鼻中，是亦邪浅之故也。

【校注】

〔1〕瓜蒂汤　《二注》"汤"作"散"字。

〔2〕治诸黄　《正义》"黄"下有"脉浮欲吐者宜之"。陈元犀曰："黄乃湿热相并，郁蒸不得外越，用瓜蒂散吐而越之，使上膈开而下窍达，湿热之邪，自有出路矣。"

《千金》[麻黄醇酒[1]汤] 治黄疸[2]。

麻黄三两[3]

右一味，以美清酒[1]五升，煮取二升半[4]，顿服尽。冬月用酒[5]，春月用水煮之。

【校注】

〔1〕醇酒、美清酒　《千金》卷十第五作"淳酒"。

〔2〕治黄疸　《千金》作"治伤寒热出表发黄疸"。

〔3〕三两　《外台》卷四作"一大把，去节"

〔4〕二升半　《千金》作"一升半"。

〔5〕用酒　《千金》作"寒时用清酒"。

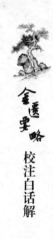

惊悸吐衄下血胸满[1]瘀血病脉证治第十六

（脉证十二条　方五首）

（一）寸口脉动而弱[2]，动即为惊，弱则为悸[3]。

【衍义】

心者，君主之官，神明出焉。不役形，不劳心，则精气全而神明安其宅。苟有所伤，则气虚而脉动，动则心悸神惕；精虚则脉弱，弱则怔忡恐悸。盖惊自外物触入而动，属阳，阳变则脉动；悸自内恐而生，属阴，阴耗则脉弱，是病宜和平之剂，补其精气，镇其神灵，尤当处之以静也。

【校注】

〔1〕胸满　本篇内"胸满"仅一条，篇题有此二字，似可商，叶霖说是衍文，丹波元坚说是当删，两说措词虽异，而皆以无为是。

〔2〕寸口脉动而弱　关于"寸口脉"约有两种认识：李彣、叶霖、陈念祖皆谓寸口脉兼三部而言；近贤曹家达则谓寸口当以手太阴之第一部言，非以全部分言。而陆渊雷则以寸口包括寸关尺三部为是，究竟何是，明者择之。

〔3〕动即为惊，弱则为悸　惊从外入，悸自内生。李彣曰："惊则气乱，故脉动而不宁；惊因中虚，故脉弱而无力。"

【白话解】

寸口部位脉动摇不定，并且弱而无力，脉动是惊恐之征，脉弱是心悸之象。

（二）师曰：尺脉浮，目睛晕黄[1]，衄未止[2]。晕黄去，目睛慧了[3]，知衄今止[4]。

【衍义】

尺以候肾，属水。土克之，则合相火逼其阴血从膀胱而升，故脉浮也。肾之精上荣瞳子，膀胱之脉下额中而作衄。故晕黄退而血亦降，所以知衄止也。《明理论》：肾主阴，血统属之。伤寒衄者，责邪在表，经络热甚壅出；杂病衄者，责邪在里也。心主血，肝藏血，肺主气，开窍于鼻，血得热则散，随气上逆，从鼻中出，则为衄。此云尺浮，不云寸口浮，知为肾虚血逆，非外邪也。

【校注】

〔1〕晕黄　谓目睛黄，四周光影显得不清楚。《广韵·二十三问》："晕，日月旁气。"引申即四边光影模糊之意。

〔2〕衄未止　"衄"下脱"必"字，《脉经》卷八第十三"衄"下有"必"字，当据补。

〔3〕慧了　明爽。"慧"、"了"同义，《广韵·二十九条》："了，慧也。"慧琳《音义》卷二《便慧》条引《方言》云："慧，明也。"

〔4〕今止　"今"，时间副词，有"即"义。

【白话解】

仲师说道：尺部脉呈浮象，目睛视物模糊不清，说明鼻出血尚未停止。目睛视物清晰明慧，由此可知鼻出血已经停止。

（三）又曰：从春至夏[1]衄者太阳[2]；从秋至冬[3]衄者阳明[4]。

【衍义】

《内经》：太阳为开，阳明为阖。春夏气主发生，以开者应之，故邪气逼血，从升发冲出；秋冬主收藏，以阖者应之，故邪郁内极而后发出。衄为阳盛，独不言少阳，以太阳、阳明二经皆上交额中故也。

【校注】

〔1〕从春至夏　曹家达曰："此当作'从冬至春'，传写之误。太阳伤寒，见于冬令为多；太阳中风，见于春令为多。太阳表实无汗之证，血热内扰，不得外泄，则冲于脑而为衄。"

〔2〕衄者太阳　《脉经》卷八第十三"衄"上有"发"字。下"衄者阳明"句同。《总录》卷七十《鼻衄统论》"衄者太阳"作"为太阳衄"。

〔3〕从秋至冬　曹家达曰："此当作'从夏至秋'，天气炎热，肠胃易于化燥，内实为多。"

〔4〕衄者阳明　《总录》作"为阳明衄"。

【白话解】

仲师又说：冬春两季流鼻血的，为太阳热郁所致；夏秋两季流鼻血的，为阳明燥热所致。

（四）衄家不可汗[1]，汗出必额上陷，脉紧急[2]，直视不能眴[3]，不得眠。

【衍义】

足太阳经主表，上巅入额，贯目睛。衄在上，络脉之血已脱，若更发汗，是重竭津液，津液竭则脉枯，故额上陷脉紧急，牵引其目，视不能合也；无血阴虚，故不得眠。然亦有当汗，《伤寒论》云：脉浮紧，不发汗，因而衄者，宜麻黄汤。又云：太阳病，脉浮紧，发热，身汗[4]，自衄者愈。是经中之邪散，不待桂枝、麻黄发之也。《明理论》：衄者，但头汗出，无汗及汗出为至足者死。

【校注】

〔1〕不可汗　《脉经》卷八第十三"不可"下有"发其"二字。罗天益曰："衄血妄行，为热所迫，更发其汗，反助邪热，重竭津液，必变凶证。"尤怡曰："血与汗皆阴也，衄家复汗，则阴重伤矣。"

〔2〕陷，脉紧急　《脉经》"陷"字连下读，作"促急而

紧"。所谓"促急而紧",是说汗出伤阴,阳气上越,额部突感紧绷。

〔3〕不能眴　眼球不能转动。慧琳《音义》卷四"不眴"条引《考声》云:"眴,目动也。"

〔4〕身汗　《伤寒论》作"身无汗",当据补"无"字。

【白话解】

素有流鼻血病史的人不可用汗法,否则汗出后必然引起额上突感紧绷不适,两眼直视,转动不灵,不能安睡。

（五）病人面无血色[1],无寒热[2]。脉沉弦者衄[3];浮弱[4],手按之绝者[5],下血;烦咳者[6],必吐血。

【衍义】

面色者,血之华也;血充则华鲜。若有寒热,则损其血,致面无色也。今无寒热,则目上下去血而然矣。夫脉浮以候阳,沉以候阴,只见沉弦,浮之绝不见者,是无阳也,无阳知血之上脱;脉止见浮滑,按之绝无者,是无阴也,无阴知血之下脱。烦咳吐血者,心以血安其神,若心扰乱,则血涌神烦,上动于膈,则咳;所涌之血,因咳而上越也。然则沉之无浮,浮之无沉,何便见脱血之证乎?以其面无色而脉弦弱也。衄血,阳固脱矣,然阴亦损,所以浮之亦弱。经曰:弱者血虚。脉者,血之府,宜其脱血之处则无脉;血损之处则脉弦弱也。

【校注】

〔1〕面无血色　徐注本、尤注本"无"下并无"血"字。面色苍白,乃失血之征象。尤怡曰:"面无色,血脱者,色白不泽也。"

〔2〕无寒热　病非外感,故无寒热。李彣曰:"无寒热,表无邪也。"

〔3〕脉沉弦者衄　吴廉曰:"脉'沉'当是脉'浮',文义始属,必传写之讹。"按:本篇第2条曾云"尺脉浮,衄未止。"

与此"沉弦"异，其所以不同者，似应联系症状考虑，如前言脉浮，乃衄证初起的脉象，故只言"目睛晕黄"、"脉沉弦"乃久患衄血脉象，观其面无血色，血液渐亏，虚则脉沉，血不足以养肝，则脉弦，如此说，未知当否？

〔4〕浮弱　《脉经》"浮"上有"脉"字。按：脉"浮弱"而至按之即绝，是乃阳气下陷，统摄之力已差，故血从下脱，由大便而出。

〔5〕手按之绝者　"手"字是衍文，律以本书《五脏风寒篇》"按之益躁疾者死"、"按之如覆杯"等句可证。《病源》卷二十七《大便下血候》无"手"字亦可证。

〔6〕烦咳者　徐彬曰："烦属心，咳属肺，心肺病，血随虚火涌于浊道，则从口出矣。"尤怡曰："烦咳者，血从上溢，而心肺焦燥也。"

【白话解】

病人面色苍白，不恶寒，无发热。如果脉象浮弦的，是流鼻血；若见脉象浮弱，重按则脉象断绝不续的，有下血证；如果出现心烦咳嗽的，一般预后不良。

（六）夫吐血，咳逆上气[1]，其脉数而有热[2]，不得卧者死[3]。

【衍义】

此金水之脏不足故也。外不足则火浮焰，浮焰则金伤。夫阴血之安养于内者，肾水主之。水虚不能安静，被火逼，遂而血溢出矣。血出则阳光益炽，有升无降，炎烁肺金，金受其害，因咳逆而上气。金、水，子母也，子衰不能救母，母亦受害不能生子，二者之阴，有绝而无得。脉动身热，阳独胜也。不能卧，阴已绝也。阴绝，阳岂独生乎？故曰死也。若得卧者，如《内经》于司天与阳明厥逆诸条，悉有喘咳身热，呕吐血等症，未常[4]言死，盖阴未绝也。

【校注】

〔1〕咳逆上气　陈念祖曰："吐血后不咳，其证顺而易愈，若咳逆上气，则阴虚而阳无附丽矣。"尤怡曰："吐血咳逆上气，阴之烁也。"

〔2〕脉数而有热　尤怡曰："脉数有热，阳独胜也。"

〔3〕不得卧者死　尤怡曰："以既烁之阴，而从独胜之阳，有不尽不已之势，故死。"陈念祖曰："师未出方，余用二加龙骨汤加阿胶，愈者颇多。"

〔4〕未常　似当作"未尝"。

【白话解】

患有吐血的病人，如果同时出现咳嗽、气逆，脉象数而且发热，不能安睡的，一般预后不佳。

（七）夫酒客咳者[1]，必致吐血[2]，此因极饮过度所致也[3]。

【衍义】

酒性大热，客焉不散，则肝气不清，胃气不守，乱于胸中，中焦之血，不布于经络，聚而汹，因热射肺为咳，从其咳逆之气溢出也。此伤胃致吐血者。

【校注】

〔1〕酒客咳者　尤怡曰："酒之热毒，积于胃而熏于肺则咳。"黄元御曰："酒客咳者，湿盛胃逆而肺气不降也。"

〔2〕必致吐血　尤怡曰："肺络热伤，其血必随咳而吐出。"

〔3〕此因极饮过度所致也　尤怡曰："言当治其酒热，不当治其血也。"陈念祖曰："此言酒客吐血，专主湿热而言。师未出方，余用泻心汤及猪苓汤，或五苓散去桂加知母、石膏、竹茹多效。"

【白话解】

素嗜饮酒的人，在发生咳嗽时，往往会导致吐血，这是因为饮酒过度所引起的。

（八）寸口脉弦而大，弦则为减，大则为芤，减则为寒，芤则为虚，寒虚相击[1]，此名曰革，妇人则半产漏下，男子则亡血[2]。

【衍义】

成无己谓：减为寒者，谓阳气少也；芤为虚者，阴血少也。所谓革者，既寒且虚，则气虚血乘，不循常度。男子得之，为真阳衰而不能内固，故主亡血；女子得之，为阴血虚而不能滋养，故主半产漏下，此条出第二卷妇人证，有旋覆花汤。

【校注】

〔1〕寒虚相击　《脉经》卷八第十三"击"作"搏"，是。徐彬曰："脉之弦者，卫气结也，故为减为寒；脉之大者，气不固也，故为芤为虚。至弦而大，是初按之而弦，弦可以候阳；稍重按之而大，大可以候阴，不同而知其上为邪实，下为正虚，故曰寒虚相搏。"

〔2〕男子则亡血　陆渊雷曰："此条已见《血痹虚劳篇》彼亡血下有'失精'二字，此无之者，彼为虚劳言，此专为亡血言也。"

【白话解】

参见本书《血痹虚劳病篇》。

（九）亡血[1]不可发[2]其表，汗出则寒栗而振[3]。

【衍义】

亡血则已伤荣，不可发汗以伤卫，若汗则荣卫两伤。荣行脉中，卫行脉外；荣虚则经脉空而为之振，卫虚则不温腠理而寒栗。

【校注】

〔1〕亡血　《脉经》卷八第十三"亡血"下有"家"字。

〔2〕不可发　《脉经》"发"作"攻"。

〔3〕汗出则寒栗而振　《脉经》"栗"作"慄"。"栗"与"慄"通。"寒慄"，谓寒战。《素问·阴阳应象大论》王注："慄

谓战慄。"李彣曰："汗与血俱属心液，血亡液竭，无复余液作汗也。今又发表，则阴虚且更亡阳，表间卫气虚极，故寒慄而振。"唐宗海曰："亡血是伤周身之血，故重发其汗，则周身寒慄而振。盖气分之津液被伤，不得充达周身，气津不能济血液之穷，欲发痉挈拘急之证，故寒慄而振，与疮家去血再发其汗则痉，其例一也。"

【白话解】

经常失血的人，不可以攻表发汗，否则汗出之后，就会出现寒战而震颤。

（十）病人胸满[1]，唇痿[2]，舌青[3]，口燥，但欲漱水，不欲咽[4]，无寒热，脉微大来迟[5]，腹不满，其人言我满，为有瘀血[6]。

【衍义】

是证瘀血，何邪致之耶？《黄帝内经》有堕恐恶血留内，腹中满胀，不得前后。又谓：大怒则血菀于上。是知内外诸邪，凡有所搏积而不行者，即为瘀血也。唇者，脾之外候；舌者，心之苗；脾脉散舌下，胃脉环口旁；心主血，脾养血，积则津液不布，是以唇痿舌青也。口燥但欲漱水不欲咽者，热不在内，故但欲漱以润其燥耳。脉大为热，迟为寒，今无寒热之病而微大者，乃气并于上，故胸满也。迟者，血积膈下也。积在阴经之隧道，不似气积于阳之肓膜。然阳道显，阴道隐，气在肓膜者，则壅胀显于外；血积隧道，惟闭塞而已，故腹不满；因闭塞，自觉其满，所以知瘀血使然也。

【校注】

〔1〕胸满　胸满的原因很多，有因风寒的表实无汗，胸满兼喘；有因里实的便涩烦热，口渴引饮；有因留饮的咳唾引痛，胸满不得卧等，而此皆未及之，是何也？尤怡所谓"血瘀而气为之不利也"。

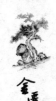

〔2〕唇痿 "痿"似应作"萎",音误。慧琳《音义》卷三十一《萎黄》条引《文字典说》:"萎,枯槁也。""唇萎"就是唇干不泽。

〔3〕舌青 李彣曰:"舌为心窍,其色红,血瘀则火气衰冷,心血不生,故舌青也。"

〔4〕不欲咽 《脉经》卷八第十三"咽"作"嚥"。按:"咽"与"嚥"音近义同。《汉书·匈奴传下》颜注:"咽,吞也。"《说文·口部》:"吞,咽也。"

〔5〕脉微大来迟 李彣曰:"微大者,稍大之意,非微而又大也。来迟者,血瘀脉涩满也。"

〔6〕腹不满,其人言我满,为有瘀血 曹家达曰:"腹不满,无宿食也。病者自言满,其为蓄血无疑。轻则桃核承气,重则抵当汤、丸,视病之轻重而酌剂可也。"

【白话解】

病人自觉胸部胀满,唇干不泽,舌质色青,口中干燥,只想漱水,但不想吞咽,没有恶寒发热症状,脉象略微偏大,往来迟缓,腹部外观没有肿满之征,但病人自诉感觉胀满,这是内有瘀血的征象。

(十一) 病者如热状[1],烦满,口干燥而渴,其脉反无热[2],此为阴伏[3],是瘀血也,当下之[4]。

【衍义】

血,阴也,配于阳,神得之以安,气得之以和,咽得之以润,经脉得之以行,身形之中,不须臾离也。今因血积,神无以养则烦,气无以和则满,口无以润则燥,肠胃无以泽则渴。是皆阳失所配,荣卫不行,津液不化而为是病也。非阳之自强而生热者,故曰如热状。

【校注】

〔1〕如热状 徐注本、尤注本"如"下并有"有"字。"热状"即指下烦满、口干、燥渴而言。

〔2〕其脉反无热　徐彬曰："里有热则脉应数。反无热，谓不见洪数之脉也。"

〔3〕此为阴伏　魏荔彤曰："阴伏者，盛热伏于阴分血分。"尤怡曰："有热证，而无热脉，知为血瘀下流，不能充泽所致，故曰'此为阴伏'。"

〔4〕当下之　陆渊雷曰："下之，亦不必桃核承气，抵当汤、丸，即犀角地黄加大黄黄芩及泻心汤之类，亦得称下也。"

【白话解】

病人就如同发热似的，心中烦闷，口中干燥而口渴，但脉诊反而不见洪数之象，这是盛热伏于阴血，是有瘀血，应当采用攻下法治疗。

（十二）火邪者[1]，桂枝去芍药加蜀漆牡蛎龙骨救逆汤主之。

［桂枝救逆汤］方

桂枝三两，去皮　甘草二两，炙　生姜三两　牡蛎五两，熬　龙骨四两　大枣十二枚　蜀漆三两，洗去腥

右为末，以水一斗二升，先煮蜀漆，减二升，内诸药，煮取三升，去滓，温服一升。

【衍义】

此但言火邪，不言何证。考之，即《伤寒》证脉浮，医以火逼劫之亡阳，必惊狂起卧不安者。成无己注是方曰：汗者，心之液，亡阳则心气虚，心恶热，邪内迫则心神浮越，故惊狂，卧起不安。与桂枝汤解未尽表邪；芍药益阴，非亡阳所宜，故去之；火邪错逆，加蜀漆之辛以散之；阳气亡脱，加龙骨牡蛎之涩以固之。

【校注】

〔1〕火邪者　徐彬曰："因灸焫且热且惊，以致邪结胸中，惊狂不安。"黄元御曰："火邪者，以火劫发汗而中火邪也，因之而惊生狂作。"按：本条无脉象，无症状，实难索解，注家仍袭

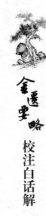

《伤寒论》有"惊狂"字样，据之强解，殊觉迷离。李彣以为"句多不全"，唐宗海以为"有脱简"，两说词异意同，尚属可取。其实检《伤寒论》112条"伤寒脉浮，医以火迫劫之，亡阳必惊狂。"第114条"以火熏之，不得汗，其人必躁，到经不解，必圊血，名曰火邪。"其与本篇篇首所言"动即为惊，弱则为悸"之义，迥不相同，何可不究所以，强行作解。吴谦谓当存疑，盖有见也。

【白话解】

误用火攻而劫阴发汗，引起变证的，可用桂枝去芍药加蜀漆牡蛎龙骨救逆汤主治。

（十三）心下悸者[1]，半夏麻黄丸主之[2]。

[半夏麻黄丸] 方

半夏　麻黄等分

右二味，末之，炼蜜和丸小豆大，饮服[3]三丸，日三服。

【衍义】

悸者，心中惕惕然动，怔忡而不安也。悸有三种：《伤寒》有正气虚而悸者，又有汗下后正气内虚，邪气交击而悸者。病邪不同，治法亦异，正气虚者，小建中汤、四逆散加桂治之；饮水多而悸者，心属火而恶水，不自安而悸也；汗下后正气内虚，邪气交击而悸者，与气虚而悸又甚焉，治宜镇固，或化散之，皆须定其气浮也。《原病式》又谓：是病皆属水衰热旺，风火燥动于中，故怔忡也。若惊悸，亦以火药劫金，不能平木，风火相搏而然。欲究心悸之邪，则非一言可尽也。或因形寒饮冷得之，夫心主脉，寒伤荣则脉不利，饮冷则水停，水停则中气不宣，脉不利，由是心火郁而致动，脉必不弱，非弦即紧，岂脉弱心气不足者，犹得用此药乎？

【校注】

〔1〕心下悸者　悸之为病，其因较多。有属气虚者，常觉气

360

短；有属血虚者，常觉心下空虚，面色苍白；有属火者，心中烦热；有属痰饮者，心中惕惕，或兼眩冒。本条无脉象、无症状，属于何因，如征以所用半夏麻黄丸核之，似属心下停饮，水气凌心致悸，用麻黄者，是为通心阳耳。

〔2〕半夏麻黄丸主之　麻黄治心疾，《本经》不载，《金匮》亦仅此一例。《千金》卷十三第二"安心散，治心热满，烦闷惊狂。"其方中有麻黄，是唐人犹有用之治心疾者，宋元以后则罕见，明清人医案中亦少见记载，诚慎之也。

〔3〕饮服　《证类本草》卷十"半夏"条《图经》引张仲景"饮"作"每"，是。

【白话解】

对水气凌心所致的心下悸动不安，可用半夏麻黄丸主治。

（十四）吐血不止者[1]，柏叶汤主之[2]。

［柏叶汤］方

柏叶　干姜_{各三两}　艾叶[3]_{三把}

右三味，以水五升，取马通汁一升，合煮，取一升，分温再服[4]。

【衍义】

夫水者，遇寒则沉潜于下，遇风则波涛于上。人身之血，与水无异也，得寒之和，则居经脉，内养五脏；得寒之凛冽者，则凝而不流，积而不散；得热之和者，则运行经脉，外充九窍；得热之甚者，风自火狂，则波涛汹起。由是观之，吐衄者，风火也。

【校注】

〔1〕吐血不止者　徐彬曰："此重'不止'二字，是诸寒凉止血药皆不应矣。"

〔2〕柏叶汤主之　尤怡引《仁斋直指》云："血遇热则宣行，故止血多用凉药，然亦有气虚挟寒，阴阳不相为守，荣气虚散，血亦错行者，此干姜、艾叶之所以用也。而血既上溢，其浮

盛之势，又非温药所能御者，故以柏叶抑之使降，马通引之使下，则妄行之血顺而能下，下而能守矣。"唐宗海曰："柏叶汤与泻心汤是治血证两大法门，仲景明明示人一寒一热，以见气寒血脱，当温其气；气逆血热，当清其血。"

〔3〕艾叶　《证类本草》卷十二"柏实"条《图经》引张仲景作"阿胶"。

〔4〕分温再服　按：《证类本草》中《图经》引张仲景服法与此段文字相差较多，录之于后，以见《金匮》原貌已非昔也。"三味，以水二升，煮一升，去滓，别绞马通汁一升相和，合煎取一升，绵滤一服尽之。"

【白话解】

对吐血屡用寒凉药不止的，可用柏叶汤主治。

（十五）下血，先便后血[1]，此远血[2]也，黄土汤主之。

［黄土汤］方　亦主吐血衄血。

甘草　干地黄[3]　白术　附子[4]炮　阿胶、黄芩各三两　灶中黄土半斤

右七味，以水八升，煮取三升[5]，分温二服。

【衍义】

肠胃者，阳明二经也。阳明主阖，气本收敛。血上者为逆，下者为顺。以下血者言之，胃居大肠之上，若聚于胃，必先便后血；去肛门远，故曰远血。若聚大肠，去肛门近，故曰近血。虽肠胃同为一经，然胃属土，所主受纳转输；大肠属金，所主传送；而土则喜温恶湿，金则喜寒恶热，二者非惟远近之殊，其喜恶亦异。治远血者，黄土汤主之。然则血聚于胃者何也？盖血从中焦所化，上行于荣，以配于卫，荣卫之流连变化，实胃土所资也。胃与脾为表里，胃虚不能行气于三阳，脾虚不能行津于三阴，气日以衰，脉道不利，或痹而不通，于血中，随其逆而出，或呕或吐，或衄或泄也。若欲崇土以求类，莫如黄土，黄

者，土之正色也；更以火烧之，火乃土之母，其得母，燥则不湿，血就温化，则所积者消，所溢者止。阿胶益血，以牛是土畜，亦是取物类；地黄补血，取其象类；甘草、白术养血补胃，和平取其味类；甘草缓附子之热，使不僭上。是方之药，不惟治远血而已，亦可治久吐血，胃虚脉迟细者，增减用之。盖胃之阳不化者，非附子之善走不能通诸经脉，散血积也；脾之阴不理者，非黄芩之苦不能坚其阴，以固其血之走也；黄芩又制黄土附子之热，不令其过，故以二药为使。

【校注】

〔1〕先便后血　《脉经》卷八第十三"先"下、"后"下并有"见"字。唐宗海曰："血者，脾之所统，先便后血，乃脾虚气不摄血，故便行气下泄，而血因随之下。"

〔2〕远血　脾居中焦，去肛门远，故曰远血。

〔3〕干地黄　《千金》卷十二第六无。

〔4〕附子　《千金》作"干姜"。

〔5〕煮取三升　《千金》"煮取"句下，有"去滓下胶"四字，是。

【白话解】

大便出血，先排大便，然后见到出血的，这称为远血，可用黄土汤主治。

（十六）下血，先血后便[1]，此近血[2]也，赤小豆当归散主之。方见狐惑。

【衍义】

此出大肠，故先血后便。以湿热之毒蕴结，不入于经，渗于肠中而下。赤小豆能行水湿，解热毒。《梅师方》皆用此一味治下血。况有当归破宿养新，以名义观之，血当有所归，则不妄行矣。

【校注】

〔1〕先血后便 《脉经》卷八第十三"先"下、"后"下并有"见"字。

〔2〕近血 唐宗海曰："近血者，即今之脏毒痔疮常带脓血是也。"

【白话解】

大便出血，先见到出血，然后才排出大便的，这称为近血，可用赤小豆当归散主治。

（十七）心气不足[1]，吐血，衄血，泻心汤主之。

[泻心汤] 方 亦治霍乱。

大黄二两 黄连 黄芩各一两

右三味，以水三升，煮取一升，顿服之。

【衍义】

心者，属火，主血。心气不足者，非心火之不足，乃真阴之不足也。真阴不足则火热甚则心不能养血，血从热溢为吐衄。大黄、黄芩，《本草》治血闭吐衄者用之，而伤寒家以泻心汤之苦寒，泻心下之痞热。是知此证以血由心热而溢，泻其心之热而血自安矣。如麻黄、桂枝治衄，衄为寒邪郁其经脉，化热迫成衄也，故散寒邪，寒邪散则热解，热解则血不被迫而自安矣。此用泻心汤正其义也。若《济众方》用大黄治衄血，更有生地汁，则是治热凉血，亦泻心汤类耳。

【校注】

〔1〕心气不足 《千金》卷十三第二"不足"作"不定"，是。吴谦曰："'不足'二字，当是'有余'，若是'不足'，如何用此方（指泻心汤）治之。"按：吴说以为传写之讹，但"不足"与"有余"，形音相差，强谓抄误，未免不合。《千金》"不定"以上两条，都为"心实热"证，此"不定"当亦心为热邪所客，耗伤荣气，以致吐衄，并现心气不定，所谓"不定"，即

脉数心跳，心神不安。魏荔彤曰："其人脉必洪数，其证必烦满，口干燥而渴。"惜其未举《千金》以证之。

【白话解】

对于心经实热引起的心气不稳定，出现吐血或衄血的，可用泻心汤主治。

呕吐哕下利病脉证治第十七

（论一首　脉证二十七条　方二十三首）

（一）夫呕家有痈脓[1]**，不可治呕**[2]**，脓尽**[3]**自愈。**

【衍义】

上卷肺痈证，必先咳而久久吐脓如米粥，桔梗汤、白散皆主之。而此不言痈之所在，知其非肺痈可知。经曰：热聚于胃口而不行，胃脘为痈。胃脘属阳明经，阳明气逆则呕，故脓不自咳出，从呕而出，脓亦不似肺痈之如米粥者也。出胃脘，从温化[4]而聚结成脓，当如结痰蛤肉者。谓不可治，不必治其呕，呕自脓之瘀熏蒸谷气，故呕。若脓出则呕自愈。夫痈之在胃脘上口者则然，若过乎中，在膈之下者，脓则不从呕出，而从大便出矣。

【校注】

〔1〕呕家有痈脓　《伤寒论·厥阴篇》375 条"痈脓"下有"者"字。"呕家"，是指素有呕病者。如内已生痈，有脓亦能作呕，此当与因谷、因水、因痰饮、因涎沫之发呕者细加区别，以免误治。《脉经》卷八第十四"脓"下有"者"字。

〔2〕不可治呕　《外台》卷六《杂疗呕吐哕方》"治呕"作"疗也"。成无己曰："胃脘有痈，则呕而吐脓，不可治呕，得脓尽，呕亦自愈。"尤怡曰："是因痈脓而呕，不可概以止呕之药治之。"

〔3〕脓尽　《外台》"脓"上有"其呕"二字。

〔4〕温化　《二注》作"湿化"。

【白话解】

素有呕吐的人，如果内生痈脓，不能一概用止吐药治疗，脓液吐尽则有利于自然痊愈。

（二）先呕却渴[1]者，此为欲解[2]；先渴却呕[3]者，为水停心下[4]，此属饮家[5]；呕家本渴，今反不渴[6]者，以心下有支饮故也，此属支饮。

【衍义】

《伤寒》言呕，多有因：因热、因寒、因水、因饮，皆属胃家病。此独以水饮者，分三节言之。初一段先呕却渴者，为饮而呕，呕则饮去，饮去则阳气回，津液犹未布，故渴耳。虽渴，终以邪去正回而必解也。第二段先渴却呕者，即前痰饮条中小半夏茯苓汤主之。第三段本渴，今反不渴，亦痰饮条中小半夏茯苓汤主之。

【校注】

〔1〕却渴　《外台》卷六《杂疗呕吐哕方》作"后渴"，是。

〔2〕此为欲解　尤怡曰："先呕后渴者，痰水已去，而胃阳将复，故曰此为欲解。"

〔3〕先渴却呕　本书《痰饮篇》"却"作"后"字，应据改。

〔4〕心下　仲景凡言心下，大多指胃部而言。

〔5〕此属饮家　尤怡曰："因热饮水过多，热虽解而饮旋积也。此呕因积饮所致，故曰此属饮家。"

〔6〕呕家本渴，今反不渴　按：本节脱误较多，既仍袭《痰饮篇》之误，"不"为"本"，又脱"本渴"二字，而以"今反不渴"径接上文误字之"本渴"，如不与《千金》对勘，不易讲清楚。今录《千金》卷十八第六之文于下，以便研习："呕家不渴，渴者为欲解；本渴，今反不渴，心下有支饮故也，小半夏汤主之。"

【白话解】

起初呕吐后来口渴的，这是病情将要缓解的表现；先前口渴然后呕吐的，为水饮停留心下所致，这属于饮病范畴；素有呕吐的人本应口渴，但现在反而口不渴的，是胃部留有支饮的缘故，这属于支饮病。

（三）问曰：病人脉数，数为热，当消谷引食[1]，而反吐者何也[2]？师曰：以发其汗[3]，令阳微，膈气虚[4]，脉乃数[5]，数为客热[6]，不能消谷，胃中虚冷故也[7]。脉弦者虚也[8]，胃气无余，朝食暮吐，变为胃反[9]；寒在于上，医反下之[10]，今[11]脉反弦，故名曰虚。

【衍义】

凡脉以候病，阳盛则数，阴盛则迟。今言阳微而脉数，数而复胃中冷，其理安在？盖脉病不可以概论也。此数，由药之遗热所客，胃中冷，由阳不足而致，何也？中焦者，阴阳之界，汗剂必用辛温发散，不当汗而汗，损其上脘[12]阳分，致令阳微，膈气虚，药之遗热，从阳分[13]而变，遂成数脉，故云客热非阳盛也。虽有客热，胃中之阳气不足，故曰胃中虚冷也。医反以寒剂泻之，复损阴分之阳，故脉双弦。上下之阳俱不足，虽当日暮行阴之时，阳亦不能入于下，则糟粕不能输大小肠，不能输将亦不能安于中，必吐而复出也。故曰胃气无余，朝食而暮吐也。

【校注】

〔1〕引食　谓不断地吃。《后汉书·班彪传下》李注："引，续也。"

〔2〕而反吐者何也　一般认为数脉主热，热能化食，彼不知虚亦能致脉数，故发此疑问。

〔3〕以发其汗　《伤寒论》122 条作"此以发汗"。"以"，因也，因发汗而伤太阳之气。

〔4〕令阳微，膈气虚　唐宗海曰："过发其汗，令太阳之气伤而微弱，不能充达于膈，膈与心包相连，不充达于膈，则膈气虚。"

〔5〕脉乃数　唐宗海曰："人之脉皆应心包而动，膈虚连及心包，致脉不靖而数。"

〔6〕数为客热　尤怡曰："'客热'，如客之寄，不久即散，

故不能消谷。"唐宗海曰："客热在膈中，不在胃中，胃中仍虚冷，故脉数而不能消谷。"

〔7〕胃中虚冷故也　《伤寒论》、《脉经》卷八第十四"故"下并有"吐"字。按："故吐"与上"反吐"相对，应据补。

〔8〕脉弦者虚也　魏荔彤曰："弦者紧也，紧为寒，正胃阳虚气冷之验也；且弦者木象，胃脉之所最忌，此木胜侮土。"

〔9〕胃反　《总录》卷四十七《胃反》云："胃中虚胀，其气冲上，食久饭出，名曰胃反。"

〔10〕寒在于上，医反下之　阳明燥实，可以攻下。如胃气虚寒，发生呕吐，只可温中祛寒，若反下之，则更虚其虚，脉则见弦，失其缓和敦厚之象。故尤怡谓"数脉弦脉，均有虚候"，信哉言也。

〔11〕今　疑当作"令"。"今"、"令"形近易混。俞桥本、吉野本、享和本即均作"令"，尤注本、黄注本同。

〔12〕上脘　《二注》作"中脘"。

〔13〕从阳分　《二注》作"从阴分"。

【白话解】

问道：病人脉见数象，脉数说明有热，本当出现消谷善饥，不断进食，却反而出现呕吐的，这是怎么回事呢？仲师答道：这是因为给病人发汗过度，导致阳气衰微，宗气不足，于是脉就会出现虚数之象。由于这种数脉是假热之象，所以不能消磨水谷，病机在于胃中虚寒。脉呈弦紧的属于虚证。由于胃中阳气损伤殆尽，所以出现早晨吃的食物，到傍晚时还会吐出来，而形成胃反病。虚寒本在于上，医生却误用下法治疗，从而导致脉象反而弦紧，所以说弦紧脉属于虚。

（四）寸口脉微而数[1]，微则无气[2]，无气则荣虚，荣虚则血不足，血不足则胸中冷[3]。

金匮要略 校注白话解

【衍义】

此条叙脉不叙证,何也?上条以脉数为客热,此独言气血虚,又何也?亦承上条而言也。上条以汗下之过而致病脉之若是,此条以上焦荣卫之不逮,亦致反胃之证,故不复叙,惟言脉之本象。阳脉动而健,阴脉静而翕,两者和合,不刚不柔,不疾不迟。今微而数,微乃失阳之象,数乃失阴之体,奚止客热而已?胸中,荣卫之海,荣卫虚而不充于胸中,故胸中冷矣。夫荣卫之气出入脏腑,健运周身,本生于谷,复消其谷;荣卫非谷不实,谷非荣卫不化,所以胸中冷者亦必致胃不纳谷也。王冰释《黄帝内经》曰:食入反出,是无火也。虽然,谓之冷,当以正气不足论之。正气者,阴阳之精,非寒非热,卫和纯粹,不宜以之为冷,与寒邪同治。若以热治寒,不惟反助客热,且复耗其阳,损其阴[4]矣。所谓客热者,不独以上条药之所遗,若五脏厥阳之火乘克于中土者,皆足以客之。况多得于七情郁发之所致欤?夫膏粱之变,皆足成客热,安可复投之以热乎?吁!世人治是病,非丁附则姜桂,孰知正气果何如则复也哉。

【校注】

〔1〕寸口脉微而数 吴考槃曰:"言'微'遗'数',其为简脱可知。"按:吴说是。下云'微则无气',而无数则如何,分明是有脱漏。

〔2〕微则无气 脉微是谓胃阳气虚,虚则不能腐熟水谷,故营养差而荣气亦虚。朱光被曰:"此条是追原胃中虚冷之所由然,盖中部虚冷,未有上焦营卫之气不先虚者,故必先取之寸口。"

〔3〕血不足则胸中冷 血不足则循环失常,而心火不能布于胸中,以致"胸中冷",是为所谓"寒在于上"之因。

〔4〕耗其阳,损其阴 《二注》作"耗其气,损其阳"。

【白话解】

病人寸口部位脉象微而且数,脉微表示卫气不足,卫气不足就会导致营气虚衰，营气虚衰就会使血不足，血不足就会感觉胸中冷。

（五）趺阳脉[1]浮而涩，浮则为虚[2]，涩则伤脾[3]，脾伤则不磨[4]，朝食暮吐，暮食朝吐[5]，宿谷不化，名曰胃反。脉紧而涩[6]，其病难治。

【衍义】

趺阳者，胃脉之所过，故候胃脉必于是焉。脾与胃以膜相连，皆属于土；土有阴阳，胃为阳土，脾为阴土；阳主气，主动；阴主血，主静。今谓脾伤不能磨，何哉？此阴阳互为体用之义也。阴阳交则体用乃行。盖阳参于阴，则阴能动而不为凝结；阴参于阳，则阳能固而不为飞扬。斯脾动则脉不涩，胃固则脉不浮；若浮则胃家虚而谷不能腐熟，涩则脾血伤而谷不得消磨。所以在朝当阳时食入者，至暮行阴时反出；在暮当阴时食入者，至阳时亦出，以其两虚，不能参合，莫得转输于大小肠也。河间云：趺阳脉紧，为难治，胃之上脘血亡，则并膈间皆涩不利，食不下入，脾脱血亡，并大小肠皆枯而糟粕不下，食虽入必反出也。

【校注】

〔1〕趺阳脉　徐彬曰："趺阳脉，脾胃脉也。"按：仲景言趺阳脉，多以胃言，非以握足为能事也。

〔2〕浮则为虚　按：《伤寒论·辨脉法》"脉浮为虚"成无己注云："趺阳脉浮为馂"（馂，《说文》作"噎"。）此"浮"指中气不足，脉不坚实，故云虚，非恶风恶寒发热有太阳病之浮，不能执一论也。

〔3〕涩则伤脾　"涩"，俞桥本、清初本、享和本、新刻本并作"虚"字，徐注本、魏注本同。按：作"虚"不合，"涩则"者，乃分承上"浮而涩"言，如作"虚"，则与上乖矣。故吴谦亦谓作"涩"是。

〔4〕脾伤则不磨　唐宗海曰："脾为阴土，主润以化谷，脉涩则阴液虚，不能濡化谷食。"按："磨"，《说文》作"礳"，有磨谷成面之义，脾主运化食物，故借以喻之。

〔5〕朝食暮吐，暮食朝吐　尤怡曰："朝食者暮当下，暮食者朝当下，若谷不化，则不得下，不得下，必反而上出也。"

〔6〕脉紧而涩　陈念祖曰　"邪甚而紧，液竭而涩，其病难治。"

【白话解】

病人趺阳部位的脉象浮而且兼涩，浮脉显示胃气虚，涩脉说明脾气伤，脾气伤则不能运化水谷，结果出现早上吃的食物，到了傍晚时还会吐出来，傍晚吃的食物，到了次日早晨仍然会吐出来。停留在胃中的食物不能消化，称作胃反。病人脉紧而且涩，这种疾病治疗上较为棘手。

（六）**病人欲吐者，不可下之**[1]。

【衍义】

欲吐，以其邪在阳也。若下，不惟逆治其阳，又反伤其无过之阴，岂独反胃而已？其为害可胜言哉？

【校注】

〔1〕病人欲吐者，不可下之　魏荔彤曰："病人欲吐者，气逆上冲也。如不可吐，则顺气止逆吐之，断不可误为攻下，逆其性而折之，使邪愈深入而难于调顺也。"按：此吐是概言，非专指胃反。《伤寒论》204条云："伤寒呕多，虽有阳明证，不可攻之。"是说明伤寒呕吐，亦不可妄下，仲景乃勤求古训者，在《素问·阴阳应象大论》云："其高者因而越之。"他秉承这一法则，无论伤寒杂病，对于病吐者都要慎下。

【白话解】

对于恶心要吐的病人，不能采用攻下法治疗。

（七）哕而腹满^[1]，视^[2]其前后^[3]，知何部^[4]不利，利之即愈^[5]。

【校注】

〔1〕哕而腹满　徐彬曰："'哕'字恐是'呕'字。已下数条皆论呕，此首条恐亦是论呕。吐呕本相类，吐者禁下，呕而腹满，则又宜利矣。"

〔2〕视　《玉函》作"问"字。

〔3〕前后　徐彬曰："前后，大小便也。"

〔4〕部　部位。

〔5〕利之即愈　魏荔彤曰："前部不利者，水邪之逆也，当利其小便；后部不利者，热邪实也，当利其大便，而哕则愈。"朱肱曰："前部不利者，猪苓汤；后部不利者，调胃承气汤。"吴瑭曰："阳明实热之哕，下之，里气得通则止。"（《温病条辨》卷二）

【白话解】

病人呃逆而且腹部胀满，应注意询问患者大小便的状况，了解到哪个部分失于通利，然后采取通利的方法加以治疗，呃逆和腹满就会很快痊愈。

（八）呕而胸满^[1]者，茱萸^[2]汤主之。

［茱萸^[2]汤］方

吴茱萸一升　人参三两^[3]　生姜六两^[4]　大枣十二枚^[5]

右四味，以水五升^[6]，煮取三升^[7]，温服七合，日三服。

【衍义】

《伤寒》以是方治食谷欲呕阳明证，以中焦反寒也。吴茱萸能治内寒降逆；人参补益阳气；大枣缓脾；生姜发越胃气，且散逆止呕。逆气降，胃之阳行，则腹痛消矣。此脾脏阴盛逆胃，与夫肾肝下焦之寒上逆于中焦而致者，即用是方治之。若不于中焦，其脏久寒者，则以本脏药佐之。如厥阴手足厥冷，脉细欲绝，内有久寒者，于当归四逆加吴茱萸、生姜是也。

【校注】

〔1〕呕而胸满　徐彬曰："胸乃阳位，呕为阴邪，使胸之阳气足以御之，则未必呕，呕亦胸中无恙，乃呕而胸满，是中有邪乘虚袭胸，不但胃不和矣。"唐宗海曰："此节是肝寒之循脉而上者，则胸满；下节是肝寒之循经而上者，则头痛。"

〔2〕茱萸汤　"茱"上脱"吴"字。当据《注解伤寒论》卷五第八补。

〔3〕三两　《证类本草》卷十三"吴茱萸"条《图经》引张仲景作"一两"。

〔4〕六两　《证类本草》中《图经》引作"一大两"。孙思邈曰："凡呕者，多食生姜，此是呕家圣药。"

〔5〕十二枚　《证类本草》中《图经》引作"二十枚"。

〔6〕五升　《注解伤寒论》作"七升"。

〔7〕三升　《注解伤寒论》作"二升"，"升"下有"去滓"二字，比较明析，应据补。

【白话解】

患者呕吐而且胸满的，可用吴茱萸汤主治。

（九）干呕[1]，吐涎沫，头痛[2]者，茱萸汤主之。方见上。

【衍义】

此证亦出《伤寒》厥阴证中。成注：干呕，吐涎沫者，里寒是也；头痛者，寒气上攻也。用是温里散寒。与上条呕而腹满者，病异药同，盖同是厥阴乘于土故也。

【校注】

〔1〕干呕　徐彬曰："干呕者，有声无物也。"黄元御曰："胃气上逆，浊气翻腾，则生干呕。"

〔2〕头痛　李彣曰："太阴、少阴经从足至胸，俱不上头，二经并无头痛证。厥阴经上出额，与督脉会于巅，故干呕吐涎沫者，里寒也；头痛者，寒气从厥阴经脉上攻也。用吴茱萸者，以

其入厥阴经故耳。"周岩曰:"呕吐有寒有热,不因少阳干胃,即属厥阴干胃。少阳干胃,则如心烦喜呕与呕而发热皆是;厥阴干胃,则如呕而胸满与干呕,吐涎沫,头痛皆是,仲圣小柴胡汤与吴茱萸汤分主甚明。"

【白话解】

病人干呕,吐唾涎沫,且兼头痛的,可用吴茱萸汤主治。

(十) 呕而肠鸣[1],心下痞[2]者,半夏泻心汤主之。

[半夏泻心汤]方

半夏_{半斤}[3],洗[4] 黄芩 干姜 人参_{各三两} 黄连_{一两} 大枣_{十二枚} 甘草_{三两,炙}

右七味,以水一斗,煮取六升,去滓,再煮取三升,温服一升,日三服。

【衍义】

《伤寒论》呕而心下痞者,有属半表半里,亦有属里。半表半里者,泻心汤;治属里者,则以十枣汤、大柴胡汤;如心下痞,腹中鸣,有水气不利,则以生姜泻心汤治;有下利完谷不化,则以甘草泻心汤治;治痞、恶寒、汗出者,用附子;关上脉浮者,用大黄。心下痞,又不独泻心汤治,或用解表,或用和里,或吐或下,或调虚气,随所宜而施治。自今观之,是证由阴阳不分,塞而不通,留结心下为痞,于是胃中空虚,客气上逆为呕,下走则为肠鸣,故用是汤分阴阳,水升火降,而留者去,虚者实。成注是方:连、芩之苦寒入心,以降阳而升阴也;半夏、干姜之辛热,以走气而分阴行阳也;甘草、参、枣之甘温,补中而交阴阳,通上下也。

【校注】

〔1〕呕而肠鸣 本节之呕,系寒热错杂,胶结于胃,阳浊上逆而呕,阴邪下走而肠鸣。

〔2〕心下痞 心下满而不痛,是由升降失常,以致中焦

痞塞。

〔3〕半斤　元刊本、赵刊本、俞桥本、清初本、吉野本、宽保本及《注解伤寒论》卷四第七并作"半升"。

〔4〕洗　元刊本、赵刊本、俞桥本、清初本、宽保本并无此字。

【白话解】

对患有呕吐并且肠鸣，胃脘部痞塞满闷的，可用半夏泻心汤主治。

（十一）干呕而利[1]者，黄芩加半夏生姜汤主之。

［黄芩加半夏生姜汤］方

黄芩三两　甘草二两，炙　芍药一两[2]　半夏半升[3]　生姜三两[4]

大枣十二个[5]

右六味，以水一斗，煮取三升，去滓，温服一升，日再夜一服。

【衍义】

《伤寒论》太阳与少阳合病，自下利；若呕，有黄芩加半夏生姜汤主之。成注：太阳阳明合病，自下利，为在表，与葛根汤发汗；阳明少阳合病，自下利，为在里，可与承气汤下之；太阳少阳合病，为半表半里，则以是汤和解之。论方药主治则曰：黄芩之苦，芍药之酸，以敛肠胃之气；甘草、大枣之甘，以补肠胃之弱；半夏、生姜散逆也。

【校注】

〔1〕干呕而利　魏荔彤曰："'呕'为热逆之呕，'利'为挟热之利。"按：此"干呕而利"与后文"呕而发热"，同一作呕，而一用黄芩加半夏生姜汤，一用小柴胡汤者，因兼证不同，故用方亦异也。

〔2〕一两　元刊本、赵刊本及《注解伤寒论》卷四第七及《医方类聚》卷一百四引并作"二两"；明刊本、俞桥本、清初本、吉野本、宽保本、享和本、新刻本则并作"三两"。

〔3〕半升 明刊本、俞桥本、清初本、吉野本、享和本、新刻本并作"半斤",《医方类聚》引同。

〔4〕三两 明刊本、俞桥本、清初本、吉野本、享和本、新刻本并作"四两";《注解伤寒论》卷十第二十二作"一两半"。

〔5〕十二个 元刊本、赵刊本、宽政本、新刻本"个"并作"枚";吉野本及《注解伤寒论》卷四第七作"二十枚",《注解伤寒论》"枚"下并有"擘"字。

【白话解】

对于干呕并兼有下利的患者,可用黄芩加半夏生姜汤主治。

(十二)诸呕吐,谷不得下者[1],小半夏汤主之。方见痰饮中。

【衍义】

呕吐,谷不得下者,有寒有热,不可概论也。属热者,王冰所谓谷不得入,是有火也。此则非热非寒,由中焦停饮,气结而逆,故用小半夏汤。

【校注】

〔1〕诸呕吐,谷不得下者 叶霖曰:"呕吐有寒有热。王太仆云:'食入即出,是有火也;朝食暮吐,是无火也。'小半夏只治水饮之呕吐。"

【白话解】

各种证型的呕吐,如果见到水谷不能摄入的,可用小半夏汤主治。

(十三)呕吐而病在膈上[1],后思水者解[2],急与之[3]。思水者[4],猪苓散主之[5]。

[猪苓散]方

猪苓 茯苓 白术各等分[6]

右三味,杵为散,饮服方寸匕,日三服。

【衍义】

《伤寒论》：太阳病发汗后，胃中干，欲得水者，少少与之，令胃中和则愈。若小便不利，微热消渴者，不可与。以汗多，胃中燥，猪苓汤复利其小便故也。盖呕吐犹汗之走津液，膈上犹表也，何用药不同？盖二方以邪内连下焦，故不用泽泻、滑石、阿胶、猪苓之味淡，从膈上肺部渗其积饮。又防水入停腹；白术和中益津，使水精四布，去故就新。奚必味多，但用之得其当尔。

【校注】

〔1〕呕吐而病在膈上　徐彬曰："'病在膈上'，大约邪热搏饮。"

〔2〕后思水者解　魏荔彤曰："后思水者，即论中听言'先呕后渴，此为欲解'之义也。"

〔3〕急与之　魏荔彤曰："呕吐后伤津液，水入而津液复也。"陈念祖曰："呕吐后思水者，知其病已解，急以水少少与之，以滋其燥。"按：《伤寒论》71条有云："欲得饮水者，少少与饮之，令胃气和则愈。"此亦犹其义也。

〔4〕思水者　魏荔彤曰："未曾呕吐而思水者（宿有支饮而作渴），即论中所言'先渴后呕'之义也。"

〔5〕猪苓散主之　按：猪苓散是五苓散去泽泻、桂枝，五苓散的主症是消渴、发热、呕吐、小便不利。本条无小便不利及发热症状，故去泽泻、桂枝，而以猪苓之润利为主，佐以苓、术补脾以运行水液，使能正常化气。

〔6〕各等分　《千金》卷十六第五作"各三两"。

【白话解】

病位在膈以上，表现为呕吐，吐后想水喝的，这是疾病渐愈的征兆，应该及时给病人适量喝水。但如果未曾呕吐而特别想喝水的，可用猪苓散主治。

（十四）呕而脉弱[1]，小便复利[2]，身有微热，见厥[3]者，难治[4]，四逆汤主之[5]。

［四逆汤］方

附子一枚，生用[6]　干姜一两半　甘草二两，炙

右三味[7]，以水三升，煮取一升二合，去滓，分温[8]再服。强人可[9]大附子一枚，干姜三两。

【衍义】

谷入于胃，长养于阳，脉道乃行。今胃不安于谷，以致呕，故其气不充于脉，则脉弱；下焦虚，则小便自利；迫阳于表则微热；经脉虚则寒厥。夫阳者，一身之主，内外三焦虚寒如此，诚难治矣。苟有可回之意，必以四逆回阳却阴也。

【校注】

〔1〕呕而脉弱　魏荔彤曰："呕而脉弱者，胃气虚也。"尤怡曰："呕非水邪，而是阴气之上逆。"

〔2〕小便复利　魏荔彤曰："小便复利，气不足以统摄之，脱而下泄也。"

〔3〕身有微热，见厥　魏荔彤曰："身有微热，见厥，内积阴寒，外越虚阳，阳衰阴盛。"陈念祖曰："虚阳不能布护周身，故见厥。"

〔4〕难治　唐宗海曰："呕者，小便不利；身热者，不见厥，今两者俱见，则是上下俱脱之形，故难治。"

〔5〕四逆汤主之　《脉经》卷八第十四无此五字。

〔6〕生用　《外台》卷六《杂疗呕吐哕方》无此二字。

〔7〕三味　《外台》作"三物，㕮咀"。

〔8〕分温　《外台》乙作"温分"，是。

〔9〕可　《外台》作"用"字。

【白话解】

患者呕吐而且脉呈弱象，小便又通利，身上有轻微发热，如果再出现四肢厥冷，则较为难治。可用四逆汤主治。

（十五）呕而发热[1]者，小柴胡汤主之。

[小柴胡汤] 方

柴胡半斤　黄芩三两　人参三两　甘草三两　半夏半升[2]　生姜三两　大枣十二枚

右七味，以水一斗二升，煮取六升，去滓，再煎取三升，温服一升，日三服。

【衍义】

《伤寒论》出太阳证，又出厥阴证。小柴胡汤，本少阳半表半里药也，何为太阳厥阴亦治之？盖太阳传里而未尽入，厥阴受传而未尽受，二者俱在半表半里之间，故呕而发热。病同则方亦同也。自此而言，病之半表半里，岂独伤寒有哉？故更集《要略》。

【校注】

〔1〕呕而发热　魏荔彤曰："呕而皮肤发热者，伤寒病少阳经证也。合以口苦、咽干、目眩，而少阳病全。但见呕而发热，虽非伤寒正病，亦少阳经之属也。主之以小柴胡，表解里和而病愈。"吴谦曰："呕而腹满，是有里也，主之大柴胡汤攻里以止呕也；今呕而发热，是有表也，主之小柴胡汤和表以止呕也。"

〔2〕半升　元刊本、赵刊本、明刊本、俞桥本、清初本、吉野本、宽保本、享和本、新刻本并作"半斤"。

【白话解】

对呕吐而且发热的病人，可用小柴胡汤主治。

（十六）胃反呕吐[1]者，大半夏汤主之。《千金》云：治胃反，不受食，食入即吐。《外台》云：治呕，心下痞硬[2]者。

[大半夏汤] 方

半夏二升[3]，洗完用　人参三两[4]　白蜜一升

右三味[5]，以水一斗二升，和蜜扬之[6]二百四十遍，煮药[7]取二升半，温服一升，余分[8]再服。

【衍义】

阳明，燥金也，与太阴湿土为合，腑脏不和，则湿自内聚，为痰为饮；燥自外凝，为胃脘痛；玄府干涸，而胃之上脘尤燥，故食难入，虽食亦反出也。半夏解湿饮之结聚，分阴阳，散气逆；人参补正；蜜润燥，以水扬之者，《黄帝内经》曰：清上补下，治之以缓，水性走下，故扬之以缓之，佐蜜以润上脘之燥也。

【校注】

〔1〕胃反呕吐　徐彬曰："此乃胃虚不能消谷，因而上逆，故使胃反，反后，火逆呕吐，兼挟燥矣。"唐宗海曰："此反胃即脾阴不濡，胃气独逆，今之膈食病是矣。或粪如羊屎，或吐后微带血水。《黄帝内经》名脾为太阴，亦正是以阴濡阳之谓。自李东垣专知燥土，而阳明之理显，太阴之理昧矣。"

〔2〕痞硬　《外台》卷六作"痞坚"。

〔3〕二升　《千金》卷十六第四、《外台》并作"三升"，《证类本草》卷十"半夏"条《图经》引张仲景同。

〔4〕三两　《千金》作"二两"。

〔5〕右三味　《千金》"三味"作"五味"，有白术一升、生姜三两；"味"下有"㕮咀"二字。

〔6〕和蜜扬之　《证类本草》中《图经》引张仲景无"蜜"字。按：无"蜜"字似是，首言"三味"，蜜已在内，如再言蜜则不合矣。徐注"而且扬水以使速下"，疑其所据本亦无"蜜"字。和扬，缓扬之也。

〔7〕煮药　赵刊本、明刊本、俞桥本、清初本、吉野本、享和本及《证类本草》中《图经》引张仲景并无"药"字。

〔8〕余分　《证类本草》中《图经》引张仲景作"日"字，《外台》同。

【白话解】

对于胃反呕吐的患者，可用大半夏汤主治。

（十七）食已即吐[1]者，大黄甘草汤主之。《外台》方又治吐水[2]。

[大黄甘草汤] 方

大黄四两　甘草一两[3]

右二味[4]，以水三升，煮取一升[5]，分温[6]再服。

【衍义】

胃气生热，其阳则绝，盖胃强则与脾阴相绝，绝则无转运之机，故食入即吐也。用大黄泻大热，甘草和中耳。

【校注】

〔1〕食已即吐　《千金》卷十六第五"即吐"作"吐其食"。王肯堂曰："'欲吐者，不可下之。'又用大黄、甘草治食已即吐者，何也？曰欲吐者，其病在上，因而越之可也，而逆之使下，则必抑塞愤乱而益甚，故禁之。若既已吐矣，吐而下已，有升无降，则当逆而折之，引令下行，无速于大黄者矣。"余无言曰："'食已即吐'，是明言吐因食多而来，皆因暴饮暴食荤腻生冷而起，每有吐后即愈者。设饱食太过，吐之仍觉饱胀者，则必须大黄下之。或谓'朝食暮吐，而名胃反'，则此之食已即吐，恐系噎膈证，其实不然，噎膈系久病，不任攻伐，与此吐因食多而来不同。"按：余说吐因食多而来，言之成理，但检宋人方中，胃反，食下便吐，亦有用大黄者，如《圣济总录》卷四十七《胃反门》之"人参汤"方是也。

〔2〕《外台》方又治吐水　吉野本、享和本并无"方又"二字。《外台》卷八云："疗胃反吐水及吐食。"

〔3〕一两　《千金》、《外台》并作"二两"；《外台》"两"下有"炙"字。

〔4〕右二味　《千金》"味"下有"㕮咀"二字。

〔5〕一升　《千金》"升"下有"半"字。

〔6〕分温　《千金》无"温"字。

【白话解】

进食之后随即呕吐的，可用大黄甘草汤主治。

（十八）胃反，吐而渴，欲饮水者^[1]，茯苓泽泻汤主之^[2]。

［茯苓泽泻汤］方《外台》^[3]治消渴脉绝^[4]，胃反吐食之者，有小麦一升。

茯苓半斤^[5]　泽泻四两　甘草二两　桂枝^[6]二两^[7]　白术三两^[8]

生姜四两

右六味，以水一斗，煮取三升，内泽泻，再煮^[9]取二升半，温^[10]服八合，日三服。

【衍义】

胃反，吐，津液竭而渴矣。斯欲饮水以润之，更无小便不利，而用此汤何哉？盖阳绝者，水虽入而不散于脉，何以滋润表里，解其燥郁乎？惟茯苓之淡，行其上；泽泻之咸，行其下；白术、甘草之甘，和其中；桂枝、生姜之辛，通其气，用布水精于诸经，开阳存阴，而治荣卫也。

【校注】

〔1〕胃反，吐而渴，欲饮水者　朱光被曰："此条与前条吐后思水，义同而病实异也。前条思水，病邪已解，只恐水气浸淫，反增滋蔓，故但用猪苓散利水而已，了无余义。若此则因胃反，吐后而渴，则非特胃汁伤极，而胃气之颠覆滋甚。设更加水逆，中阳无振起之日矣。"

〔2〕茯苓泽泻汤主之　按：本方药味，是五苓散去猪苓加甘草、生姜。五苓以泽泻为主药，本方则以茯苓为主药。五苓病证在肾，以小便不利为主症。本条病在胃，以渴与吐为主症。五苓所以重用泽泻，是以利小便为主要目标；本方所以重用茯苓，是以促助吸收为主要目标，其区别似应细审。

〔3〕《外台》　元刊本"台"下有"云"字。

〔4〕脉绝　《外台》卷十一作"阴脉绝"。

〔5〕半斤　《千金》卷十六第四作"四两"。

〔6〕桂枝　《千金》、《外台》并作"桂心"。

〔7〕二两　《千金》、《外台》并作"三两"。

〔8〕白术三两 《千金》作"半夏四两"。

〔9〕内泽泻再煮 叶霖曰："方法不明，当云先煮茯苓、泽泻，不当云'六味同煮又内泽泻也'，定是错讹。"按：《兰台轨范》云："此治蓄饮之吐，内泽泻再煮，似先煮五味，后煮泽泻。"其说较叶说明确。

〔10〕温 《外台》无此字。

【白话解】

患有胃反，症见呕吐口渴，很想喝水的，可用茯苓泽泻汤主治。

（十九）吐后，渴欲得水，而贪饮者，文蛤汤主之〔1〕。兼主〔2〕微风脉紧头痛。

〔文蛤汤〕方

文蛤五两　麻黄　甘草　生姜各三两　石膏五两　杏仁五十个〔3〕
大枣十二枚

右七味，以水六升，煮取二升，温服一升，汗出即〔4〕愈。

【衍义】

是汤即大青龙去桂枝加文蛤也。大青龙主发散风寒两感，此证初无外邪，而用之何哉？夫天地之气、人之饮食之气，分之虽殊，合之总属风寒湿热之气化耳。足太阳膀胱，本寒水之经也，先因胃热而吐，吐竭其津，遂渴欲饮水。饮多则水气内凝，其寒外感，而腠理闭矣。故将文蛤散水寒，麻黄、杏仁开腠理、利肺气，甘草、姜、枣发荣卫，石膏解肌表内外之郁热也。而又谓主微风脉紧头痛者何？盖风热循膀胱上入巅，覆其清阳，则为头痛，而肾邪亦从而泛溢，故同一主治也。

【校注】

〔1〕文蛤汤主之 吴谦曰："'文蛤汤主之'五字，当在'头痛'之下，文义始属，是传写之讹。"魏荔彤曰："文蛤汤与前文蛤散不同，盖治水同而兼理外感风寒不同也。"按：本条之

吐，乃是由于外感，吐后外感不解，热邪因吐内陷。"兼主微风脉紧头痛"，和方后"汗出而愈"等语，可以印证，但本方病轻药重，后世少见选用，其中之义，尚待高明发之。

〔2〕兼主　吴谦曰："'主'字，衍文也。"

〔3〕五十个　元刊本、赵刊本、宽政本"个"并作"枚"字。

〔4〕即　元刊本无此字。

【白话解】

病人呕吐之后，口渴很想喝水并且贪饮不止的，可用文蛤汤主治。本方还兼治轻微受风所引起的脉紧及头痛。

（二十）干呕[1]吐逆[2]，吐涎沫[3]，半夏干姜散主之[4]。

[半夏干姜散] 方

半夏　干姜各等分

右二味，杵为散，取方寸匕[5]，浆水[6]一升半，煎取七合，顿服之[7]。

【衍义】

干呕、吐涎沫者，由客邪逆于肺，寒主收引，津液不布，遂聚为涎沫也。用半夏、干姜之辛热，温中燥湿；浆水之酸，收而行之，以下其逆，则其病自愈矣。

【校注】

〔1〕干呕　上逆而无物吐出。

〔2〕吐逆　上逆并有物吐出。

〔3〕吐涎沫　《千金》卷十六第五作"涎沫出者"。"吐涎沫"是说不呕不吐而口中常唾出清冷涎沫。莫文泉曰："上焦有寒，其口多涎。"

〔4〕半夏干姜散主之　按：此与前吴茱萸汤，皆有干呕吐涎沫症，其不同者，止在头痛吐逆之分。徐大椿曰："此方治胃寒之吐。"

〔5〕杵为散，取方寸匕　《千金》作"㕮咀，以"三字。

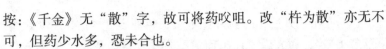

按:《千金》无"散"字，故可将药咬咀。改"杵为散"亦无不可，但药少水多，恐未合也。

〔6〕浆水 吴仪洛曰："一名酸浆水，炊粟米熟，投冷水中浸五六日，味酸生花，色类浆，故名。"尤怡曰："浆水甘酸，调中行气止呕逆也。"

〔7〕顿服之 《千金》"服之"下有"日三"二字。

【白话解】

对干呕吐逆，唾吐涎沫的，可用半夏干姜散主治。

（二十一）病人胸中[1]似喘不喘[2]，似呕不呕[3]，似哕不哕[4]，彻[5]心中愦愦[6]然无奈[7]者，生姜半夏汤[8]主之。

[生姜半夏汤] 方

半夏半升[9]　　生姜汁一升

右二味，以水三升，煮半夏取二升，内生姜汁，煮取一升半。小冷[10]分四服，日三夜一服，止，停后服。

【衍义】

夫阳气受于胸中，布气息为呼吸；胸中，心肺之分，清气之道也，阴邪闭之，则阻其呼吸往来，令气或促或搏或逆，有似乎喘呕与哕也；且心舍神者也，聚饮停痰，则神不宁，故彻心愦愦然无奈也。用半夏之辛温，燥其湿饮；生姜之辛热，散寒折逆，则阳得以布，气得以调，斯病可愈耳。

【校注】

〔1〕胸中 徐彬曰："膈上受邪，未攻肺，亦不由胃，故曰胸中。"

〔2〕似喘不喘 "似"谓有其象而无其实。吴谦曰："喘者，呼吸气急也。似喘不喘，谓胸中似喘之不快，而不似喘之气急也。"

〔3〕似呕不呕 吴谦曰："呕者，吐物而有声也。似呕不呕，谓似作呕之状，而不似呕之有物也。"

〔4〕似哕不哕　吴谦曰："哕者，干呕也。似哕不哕，谓似乎哕之有声，而不似哕之声连连也。"

〔5〕彻　《广韵·十七薛》："彻，通也。"

〔6〕愦愦　《广韵·十八队》："愦，心乱也。"

〔7〕无奈　无可奈何。

〔8〕生姜半夏汤　莫文泉曰："此诸用半夏者之祖方，其用生姜倍于半夏者，一是制半夏之毒，一是治病与小半夏用生姜不同。《千金》曰：'呕家多服生姜，此是呕家圣药'，是散其逆也；《要略》曰：'呕者，用半夏以去其水，水去呕则止'，是下其痰饮也，合彼二文观之，此方之义了然矣。"

〔9〕半升　俞桥本、清初本、吉野本、宽保本、宽政本、享和本、新刻本并作"半斤"；《外台》卷二"升"下有"洗切"二字。

〔10〕小冷　待药小冷分服，是恐寒饮固结于中，拒热药而不纳，反致吐逆，故如是也。

【白话解】

病人感觉胸中象是气喘却又不喘，像是要呕吐却又无声无物，像是哕逆有声却又不连连作哕，整个胃脘部都自觉烦乱不舒无可奈何的，可用生姜半夏汤主治。

（二十二）干呕，哕，若手足厥[1]者，橘皮汤主之。

［橘皮汤］方

橘皮四两　生姜半斤

右二味，以水七升，煮取三升，温服一升，下咽即愈[2]。

【校注】

〔1〕手足厥　《千金》卷十六第五"厥"下有"冷"字；程林曰："干呕、哕，则气逆于胸膈间，而不行于四末，故手足为之厥。"

〔2〕温服一升，下咽即愈　《千金》作"分三服，不止，更合服之。"

【白话解】

患者干呕而呃逆，如果手足厥冷，可用橘皮汤主治。

（二十三）哕逆[1]者，橘皮竹茹汤主之。

[橘皮竹茹汤]方

橘皮二斤[2]　竹茹二升　大枣三十枚　生姜半斤　甘草五两　人参一两

右六味，以水一斗，煮取三升，温服一升，日三服。

【衍义】

中焦者，脾胃也，土虚则在下之木得以乘之，而谷气因之不宣，变为哕逆。用橘皮理中气而升降之；人参、甘草补土之不足；生姜、大枣宣发谷气，更散其逆；竹茹性凉，得金之正，用之以降胆木之风热耳。

【校注】

〔1〕哕逆　李彣曰："哕有属胃寒者，有属胃热者，此哕逆因胃中虚热气逆所致。"

〔2〕二斤　元刊本、赵刊本、俞桥本、吉野本并作"二升"；清初本作"一升"，魏注本同。

【白话解】

患有呃逆证的，可用橘皮竹茹汤主治。

（二十四）夫[1]六腑气绝于外者[2]，手足寒，上气[3]脚缩，五脏气绝于内者[4]，利不禁[5]，下甚者，手足不仁[6]。

【衍义】

六腑主表，为阳；五脏主里，为阴。阳为卫，阴为荣。六腑绝，卫先不行于外，故手足寒；阳主升，在息为呼，外绝则气上出，出而不返则下绝，下绝则筋急，故脚蜷缩也。五脏绝，荣先不行于内，则阴气去，大便属阴，故下利不禁，甚则血离于外，故手足不仁。

〔1〕夫　《千金》卷十五第七作"凡"字。

〔2〕六腑气绝于外者　朱光被曰："六腑为阳，阳主卫外，而运行手足，荣贯三焦，如六腑受邪，则卫外之气机不利，由是手足恶寒，上气脚缩，是乃阳郁不伸所致也。"叶霖曰："'气绝'，偶然虚而不运耳，非脱绝之谓，安有脱绝尚可医治者乎?"

〔3〕上气　谓气短，呼吸迫促。

〔4〕五脏气绝于内者　朱光被曰："五脏属阴，阴主内守，脏真受邪，则内守之真元不固，由是下利不禁，肾关弛也，且下甚而手足不仁，营亏不充四肢也。"

〔5〕利不禁　《脉经》卷八第十四作"下利不禁"；《千金》作"下不自禁"；《注解伤寒论》卷六第十二成注引作"利下"。

〔6〕手足不仁　徐彬曰："不仁，谓不能伸缩。"尤怡曰："甚者，阴不交于阳，而隧道痹闭，为手足不仁。"

【白话解】

六腑之气虚衰于外的，表现为手足寒冷，气上冲，脚挛缩等症；五脏之气虚衰于内的，表现为下利不止，下利严重的，则手足麻木不仁。

（二十五）下利[1]脉沉弦[2]者，下重；脉大[3]者，为未止；脉微弱数[4]者，为欲自止，虽发热不死[5]。

【衍义】

仲景《伤寒论》厥阴证中注云：沉为在里，弦为拘急，里气不足主下重，脉大则病进，为利未止；脉弱数者，邪气微而阳气复，为欲自止。虽发热，正由阳胜，非邪逆也。成注如此。然弱阴不敌所回之阳，发热甚者，亦必治之，但不死而已，恐亦不宜大热。《黄帝内经》曰：下利发热者死。虽然，不惟厥阴，少阴下利亦然。《伤寒论》谓：脉紧，下利；脉暴微，手足温，利自愈。又谓：下利手足不逆冷，反发热者不死。是皆少阴下利者说也，非滞下之利，滞下则多热，若更发热，必难治。

【校注】

〔1〕下利　古人所谓下利，包括泄泻和痢疾两种病，本条是指痢而言，下文指出"下重"可证。

〔2〕脉沉弦　沉主里，弦主急，滞下之证，多见里急后重情况，脉与证应，故沉弦。

〔3〕脉大　《脉经》卷八第十四、《病源》卷八《伤寒利喉》、《千金》卷十五第七"脉"上并有"其"字。《素问·脉要精微论》云："大则病进。"故下云"病未止"。

〔4〕脉微弱数　《病源》"微"下无"弱"字。按：脉现微数，是说邪热已退，真阳将复，故下云"欲自止"。

〔5〕虽发热不死　柯琴曰："热自里达外，阴出之阳，故不死。"

【白话解】

患有痢疾，脉象沉弦的，里急后重；病人脉大的，病情仍在发展；脉象微弱而数的，是病情将要好转的表现，虽然有发热症状，但病情还较为轻浅。

（二十六）下利，手足厥冷[1]，无脉者[2]，灸之不温[3]，若脉不还，反微喘者死[4]。少阴负趺阳者，为顺也[5]。

【衍义】

手足，诸阳之本，十二经脉之所由起也。论曰：脉者血之府；气主煦之，血主濡之。是气司脉之动息，血充脉之形体也。血不自至，必气以运之，气即阳也、火也，若阴寒之气盛，则阳火之气衰，不能布散通于经脉，津液亦不行，聚而下利，所以脉无而手足冷矣。若残阳尚根于中，未竭于脏者，则以艾灸接引孤宿之火，布散经脉，手足温则生；其阳已绝于脏，止息呼吸之息，用艾灸之，无根之阳反从艾火上炎，奔迫为喘而脱矣，故死。夫趺阳胃脉，土也；少阴肾脉，水也；负者，克也。若少阴受负于趺阳，是后天之阳尚存，阴寒犹可回也。仲景谓下利脉不出者，属少阴，灸少阴穴。此虽不言所灸之处，系厥阴证中，则必当灸厥阴之穴也。

【校注】

〔1〕手足厥冷　《脉经》卷八第十四、《病源》卷七、《翼方》卷十、《伤寒总病论》卷二"厥"下并无"冷"字。陈念祖曰："下利，手足厥冷，阳陷不能行于手足也。"

〔2〕无脉者　《脉经》、《翼方》"脉"下并无"者"字。

〔3〕灸之不温　经文未指明当灸何穴。常器之曰："当灸关元、气海二穴。"按：似可加灸足三里，则温肾温胃，两得其宜。

〔4〕反微喘者死　尤怡曰："灸之而厥不回，而反微喘，残阳上升，大气下脱，故死。"

〔5〕少阴负趺阳者，为顺也　少阴，指足少阴肾之动脉，太溪穴。趺阳，指足阳明胃之动脉，冲阳穴。下利是土不能制水，水反侮土之病。少阴负趺阳，土胜而水负，脉有好转，则病有向愈之机，故为顺。吴谦曰："'少阴负趺阳者，为顺也'一句，文义不属。"吴考槃曰："疑有脱误。"

【白话解】

患有下利，手足厥冷，脉伏不见，施用灸法仍不能使手转温，假如脉象仍然不能复出，反倒出现轻微气喘的，病情危重。少阴脉小于趺阳脉的，是顺证。

（二十七）下利，有微热而[1]渴，脉弱者，今自愈[2]。

【衍义】

此条亦在厥阴证中。以上条发热、下利观之，若同而异。彼以脉弱数为阳复而阳胜，惟言不死耳；此脉独弱，乃阴退阳复，在表作微热，在里作渴，终不与热甚更胜者同，故曰自愈。虽然，病在乎审察毫厘，不惟热有微甚，渴亦不可一途论也，如少阴伤寒五六日，自利而渴，小便白者，则为肾虚引水自救。病之变端，岂一言可尽乎？

呕吐哕下利病脉证治第十七

391

【校注】

〔1〕而 《脉经》卷八第十四、《翼方》卷十并作"其人"。

〔2〕今自愈 "令"有"即"义,见《经传释词》。按:本条兼见《伤寒论》。检元初刻本,成无己《注解伤寒论》并作"令"字,徐注本、尤注本、魏注本等同,是,应据改。盖此谓患下利者,如微热而渴、脉弱,则无需服药,可使之自愈,较作"即"解,义尤明确。

【白话解】

患有下利,出现身体微热,病人口渴,脉弱的,将会自然痊愈。

(二十八)下利[1]脉数[2],有微热汗出[3],今[4]自愈;设脉紧[5],为未解。

【衍义】

厥阴证中注谓:下利,阴证也;脉数,阳病也,阴病见阳脉者生。微热汗出,阳气得通也。虽然,本经亦自有阴阳退复之义,何也?《黄帝内经》曰:厥阴之上,中见少阳。厥阴者,两阴交尽而阳乃复,阴是其本,阳是其标,从本则寒,从标则热,所以厥阴不治标本,从乎中治。此下利者,是其本之阴寒过也;其脉数、微热、汗出,是其标之阳火复也,复则内之阴邪从而之表,发热汗出而散,散则标本和,不治自愈。设脉紧,为寒胜,故未解。

【校注】

〔1〕下利 宽政本"下"上有"若"字,《注解》同。

〔2〕脉数 尤怡曰:"脉数,阳亦复也。"

〔3〕有微热汗出 《脉经》卷八第十四、《翼方》卷十并作"若微发热,汗自出者"八字。尤怡曰:"微热汗出者,气方振而势外达,亦为欲愈之候。"

〔4〕今 应依前例作"令"为是。

〔5〕设脉紧 按:本条兼见《伤寒论》360条"脉"作

"复"。据成注应作"设脉复紧",于义为合。《脉经》、《翼方》并作"脉复紧"。

【白话解】

如果患了下利,脉象见数,出现微热汗出,会使病情自然痊愈;假如脉呈紧象,是病情尚未痊愈之征。

(二十九)下利,脉数而渴[1]者,今[2]自愈;设不瘥[3],必[4]清脓血[5],以有热故也。

【衍义】

仲景少阴证中下利便脓血者,悉属虚寒,以桃花汤主治;留聚者刺之。此厥阴圊脓血者为热何?盖为脉数而有热也。少阴桃花主者,脉必不数也。此数非先有热,初因阴盛而后阳复胜之,故数。脉数而渴,今自愈,以阳复可退其阴寒也。更不瘥,则是复之过,更胜其阴,遂阳热而圊脓血也。非若上条微热而渴、脉弱者,脉弱则热不甚,不甚则不能更胜,惟与阴和而已。脉数下利又不止,故成协热也。

【校注】

〔1〕脉数而渴 《脉经》卷八第十四、《千金》卷十五第七"渴"并作"浮"字。《脉经》细注曰:"一作'渴'。"朱光被曰:"脉数而渴,阳盛之象,利当自愈。"

〔2〕今 当作"令"。

〔3〕设不瘥 朱光被曰:"使当愈不愈,阳气过盛,必致热伤腑阴,而清脓血矣。"

〔4〕必 《脉经》"必"上有"其人"二字。

〔5〕清脓血 即便脓血。《广韵·十四清》引《释名》"清"有去浊远秽之义。大便排除浊秽,故可引申为便。"清"或作"圊",其实二字音同韵同,而义则异,不能曲解。

【白话解】

大便泄利,脉象数而且口渴的,使病自然痊愈;假若不见好转,一定会便下脓血,这是因为内有邪热的缘故。

（三十）下利，脉反弦[1]，发热身汗者，自愈[2]。

【衍义】

此脉初不弦，后乃弦，故曰脉反弦。弦者，必轻虚，春脉也，见少阳之气升发矣。阳气久为阴寒所覆，下陷聚液成利，一旦得升发之，攻其阴邪，从而之表，发汗而散，故利自愈。与上条脉数微热汗出不同，其自表而解之义则同也。

【校注】

〔1〕脉反弦　所谓"反"者，是谓下利欲愈，脉不应弦，但若现弦象，则是阳已将复，兼见发热汗出，说明内之邪气已从表解。尤怡曰："弦脉阴阳两属，若与发热身汗并见，则弦亦阳也，与'脉数有微热、汗出'正同，故愈。"

〔2〕自愈　徐注本、尤注本、魏注本并无"自"字。按：有"自"字，于义更明，《千金》亦有"自"字。

【白话解】

患者下利，脉象反倒见弦，身体发热而且汗出的，将会自然痊愈。

（三十一）下利气[1]者，当利其小便。

【衍义】

下利气者，气与利俱下也。由气不化，以致水谷不分，并于下焦而成利。然阴前通则阳气行，气行则水谷分而利止矣。

【校注】

〔1〕下利气　下利气，是以下利为主症，与篇末"气利"诃黎勒散证不同。"气利"是久利气陷滑肠，以矢气为主，而大便亦随之而出，二者症状有异。治法，下利气应利小便，气利则应收敛。高学山曰："此与'气利'不同，下利气者，水泄下利，而兼矢气之谓。"

【白话解】

大便水泄，兼出屎气的，应当通利病人的小便。

（三十二）下利，寸脉[1]反浮数[2]，尺中自涩[3]者[4]，必[5]清脓血[6]。

【衍义】

此证亦出《伤寒》厥阴篇中。寸以候阳，尺以候阴，阳为气，阴为血。下利本属阴寒之病，当脉沉；今反寸脉浮数，则是阳盛于上，而下不与阴和。阴，血也；血不得与气和，则不荣经，不藏于肝，则散入肠胃，故尺脉涩。血积为脓也，须用利而出之。

【校注】

〔1〕下利，寸脉　《千金》卷十五第七"脉"上无"寸"字。

〔2〕反浮数　"反"俗语"反倒"。下利多里证，脉不应浮；下利多寒证，脉不应数，不当见之脉而呈现之，故曰"反"。

〔3〕尺中自涩　魏荔彤曰："涩者，阴虚热盛也。"

〔4〕者　《脉经》卷八第十四、《千金》并无"者"字。

〔5〕必　《脉经》、《千金》"必"上并有"其人"二字。

〔6〕清脓血　尤怡曰："寸浮数者，阳邪强也；尺中涩者，阴气弱也，以强阳而加弱阴，必圊脓血。"

【白话解】

病人患有下利，脉象反倒浮数，尺中脉象自涩，一定会便下脓血。

（三十三）下利清谷，不可攻其表[1]，汗出必胀满[2]。

【衍义】

成注：下利者，属胃虚也；胃为津液之府，发汗亡液，故胃愈虚，必胀满。固然也，何仲景不叙于阳明太阴病中，而叙于厥阴证？盖有说焉。清谷非飧泄欤？《内经》曰：清

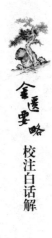

气在下，则生飧泄。清阳之气，既苍天之气，自肝木而生，少阳主生气者也。其气当升发于上，若反入于下，则谷气升转不得举矣。故食入则完出。清阳下陷，即少阳伏于厥阴之中。今不从厥阴起其少阳，乃反攻无辜之表，强发胃中谷气之津液，故虚其胃而作胀满也。

【校注】

〔1〕不可攻其表　下利清谷，乃脾胃虚寒，肾阳不能蒸化的表现，往往有恶寒之状，不可攻表，乃示人不可误作外感也。

〔2〕汗出必胀满　程林曰："寒不杀谷，寒胜则下利清谷。若攻其表，则胃中之阳益虚，其寒益甚，故生胀满。"

【白话解】

对大便泄泻，完谷不化，兼有恶寒表证的，不能治疗病人的表证，如果误治，使病人汗出，一定会导致脘腹胀满。

（三十四）下利，脉沉而迟[1]，其人面少赤[2]，身有微热。

下利清谷者[3]，必郁冒[4]汗出而解[5]，病人[6]必[7]微厥[8]，所以然者，其面戴阳[9]，下虚故也。

【衍义】

成注：下利清谷，脉沉而迟，里有寒也；面少赤，身有微热，表未解也。病人以下虚渐厥，表邪欲解，临汗之时，以里气先虚，必郁冒，然后汗出而解。以余观之，仲景叙六经形证，未尝不由表而入里，岂可便以身微热为表邪未解乎？宁知不因邪入厥阴也。厥阴气化为里寒，格阳于外而然也。里寒则下利清谷，必微厥；阳格于外则身微热；格于上则面赤，故曰面戴阳而下虚，下虚者，为下无阳也。然阳欲复，必深入与阴争，阴虽不得拒格，然犹散走发其阳，而阳不得宣通，怫然神昏，故为郁冒，郁冒然后阳胜，而阴出为汗矣。

【校注】

〔1〕下利，脉沉而迟　高学山曰："迟则为虚为寒，沉则在里在下，沉处见迟，正里虚下寒之诊，故下利清谷。"

〔2〕面少赤　喻昌曰："阴寒格阳于上，则面少赤。"

〔3〕下利清谷者……下虚故也　《脉经》卷八第十四对"下利"以下二十八字另成一条，当从之。

〔4〕郁冒　谓头目昏沉，或如眩晕。

〔5〕而解　解，非谓病愈，似指郁冒之暂时缓解。本条兼见《伤寒论》365条。舒诏曰："'汗出而解'四字有误，戴阳证为里阴盛而格阳于上，最忌汗出，汗出而阳散矣，何得谓为汗出而解也。"舒氏似对"解"字误解。

〔6〕病人　《脉经》、《翼方》卷十并作"其人"。

〔7〕必　《翼方》无此字。

〔8〕微厥　元刊本、明刊本、赵刊本、俞桥本、清初本、吉野本、宽保本、宽政本、享和本并作"微热"；宽保本曰："'热'一作'厥'。"

〔9〕戴阳　面部潮红，在虚阳上浮时，可出现此假热现象。

【白话解】

患有下利，脉象沉而且迟，病人面色潮红，身体有轻微发热。病人出现大便下利、完谷不化的，一定会有头目昏沉症状，汗出之后得到暂时缓解，病人微热，之所以这样，病人面部潮红，是由于肝肾阴虚、阴不敛阳的缘故。

（三十五）下利后脉绝[1]，手足厥冷[2]，晬时脉还[3]，手足温者生，脉[4]不还[5]者死。

【衍义】

亦在厥阴证中。脉者气血之候，下利脉绝，不惟无阳，亦且无阴。气血，养神者也；气血亡，其脉亦绝。晬时复还，手足温，此可见气血未之暂息耳，故生；脉不还，则亡矣，故死。所谓生者，非不治自生；救其气血，止其利

呕吐哕下利病脉证治第十七

397

也。如前条无脉而厥，灸之者，亦是一治法也。又少阴下利清谷，手足厥逆，脉微欲绝者，以通脉四逆治；利止脉不出，加人参补正，以救其亡血。病有二经之异，然厥而无脉则一。此证利止，手足温，脉虽不还，亦可治也。

【校注】

〔1〕脉绝　《玉函》卷四、《病源》卷七"脉"上并有"其"字。

〔2〕手足厥冷　尤怡曰："是阴先竭而阳后脱也。"另，《翼方》卷十"厥"下无"冷"字。

〔3〕晬时脉还　"晬"（zuì 醉），《集韵·十八队》："晬时者，周时也。"即自脉甫绝时起二十四小时。

〔4〕脉　《玉函》、《翼方》并无此字。

〔5〕不还　《玉函》、《千金》卷十五第七"还"下有"不温"二字。似应据补，与上"手足温"，上下方合。成无己曰："脉出，为阳气复则生；若手足不温，脉不还者，为阳气绝则死也。"

【白话解】

下利之后，病人脉微欲绝，手足厥冷，周时之内脉象复还，手足转温的预后较好，脉不复还的预后不佳。

（三十六）下利，腹胀满，身体疼痛[1]者[2]，先温其里，乃攻其表[3]。温里[4]宜四逆汤，攻表宜桂枝汤。

[四逆汤] 方　方见上。

[桂枝汤] 方

桂枝三两，去皮　芍药三两　甘草三两，炙　生姜三两　大枣十二枚

右五味，㕮咀，以水七升，微火煮取三升，去滓，适寒温服一升，服已，须臾啜稀粥一升，以助药力，温覆令一时许，遍身漐漐微似有汗者益佳，不可令如水淋漓，若一服汗出病瘥，停后服。

【衍义】

出厥阴证中。盖内有虚寒，故下利腹胀满；表邪未解，故身体疼痛。以下利为重，先治其里，后治其表者，若《伤寒论》太阳证：以医下之，续得下利清谷，身疼痛者，当先以四逆治其里；清便自调，然后以桂枝救其表，即此意。

【校注】

〔1〕腹胀满，身体疼痛　《翼方》卷十"腹"下无"胀"字。尤怡曰："下利，里有寒也；身体疼痛，表有邪也。"

〔2〕者　《脉经》卷八第十四、《翼方》"痛"下并无"者"字。

〔3〕先温其里，乃攻其表　尤怡曰："里气不充，则外无力；阳气外泄，则里寒转增，自然之势也。""攻"有"治"义，见《广雅·释诂三》。

〔4〕温里　《脉经》无"温里"以下十二字。

【白话解】

下利患者，出现腹部胀满，身体疼痛的，应当首先温散里寒，然后再治疗表寒。温散里寒时宜选四逆汤，驱除表寒时宜选桂枝汤。

（三十七）下利[1]三部脉[2]皆平[3]，按之心下坚[4]者，急下之，宜大承气汤。

【衍义】

《伤寒论》坚作硬。注曰：下利，脉当微厥，今反和者，此为内实也。下利三部脉平，此非和平之平，气下泄矣。或有宿食寒热结于中焦，故硬则邪甚也。宜大承气下之。

【校注】

〔1〕下利　《脉经》卷八第十四"下利"下有"后"字。利后犹用大承气汤，仲圣未必如此孟浪。"后"字似不可增。

〔2〕三部脉　《脉经》作"脉三部"；《千金》卷十五第七无"脉"字。吴谦曰："三部脉皆平，则里气不虚。"

〔3〕皆平　《翼方》卷十"平"作"浮"字。《千金》细注："一作浮。"

〔4〕按之心下坚　《脉经》、《千金》"之"并作"其"。吴谦曰："下利，按之心下坚者，实也。"

【白话解】

患有下利，病人的三部脉都呈现浮象，心下部位触按坚硬的，应该立即采用攻下方法治疗，宜选大承气汤。

（三十八）下利，脉迟而滑[1]者，实也，利未欲止[2]，急[3]下之，宜大承气汤。

【衍义】

成注：脉迟者，食干物得之；滑者，谷气实。脾胃不消水谷，以致下利者，与大承气去宿食，利自止矣。

【校注】

〔1〕脉迟而滑　尤怡曰："脉迟为寒，然与滑并见，则不为寒而反为实，以中实有物，能阻其脉行之机也。"

〔2〕利未欲止　《千金》卷十五第七作"利为未止"，是。

〔3〕急　《脉经》卷八第十四作"当"字。

【白话解】

患了下利，脉象显现出迟而滑的，这是实证，下利还没有即将停止的迹象，应该立即采用攻下方法治疗，宜选大承气汤。

（三十九）下利，脉反滑者，当有所去，下乃愈，宜大承气汤[1]。

【衍义】

下利，虚证也；脉滑，实证也。以下利而反见滑脉者，当有所去也。上章以内实而阻经气，故兼迟。此乃滑动而欲去，故惟见滑，然皆有形之实证，故并用大承气。

【校注】

〔1〕宜大承气汤　《脉经》卷八第十四、《千金》卷十五第七并无此五字。

【白话解】

对患了下利病，脉反而出现滑象的病人，应当有所排泄，采用下法治疗就会痊愈，宜选大承气汤。

（四十）下利已瘥[1]，至其年月日时复发者[2]，以[3]病[4]不尽故也[5]，当[6]下之[7]，宜大承气汤[8]。

［大承气汤］方 见痉病中。

【衍义】

因四时之气所感而为积者，必有所合之脏蓄之。病下利已，去不尽，非其时，则所感之脏气不王，故积伏而不动；再遇其时，则乘王而动，动则下利复作。肠胃病积聚不尽，故当下之。

【校注】

〔1〕下利已瘥　患痢虽然已瘥，但所治并不彻底，或误服补涩之品，致病邪留而不去。

〔2〕至其年月日时复发者　《脉经》卷八第十四无"者"字。唐宗海曰："飧泄、洞泻，无至期复发之证。惟痢证有去年泻痢，今年复发者，乃湿热未尽，至来年长夏感湿热之气，内外合邪，故至期而复发。"

〔3〕以　《脉经》、《千金》卷十五第七并作"此为"二字。

〔4〕病　《千金》作"下"字。按：作"病"，似较合。

〔5〕故也　《脉经》无此二字。

〔6〕当　《脉经》"当"下有"复"字；《千金》"当"作"更"字。

〔7〕下之　《千金》"之"下有"愈"字。

〔8〕宜大承气汤　《脉经》、《千金》并无此五字。

【白话解】

原来患有的下利病已经痊愈，但到了次年同一时期又复发的，这是由于病根没能全部消除的结果，应当采用攻下法治疗，宜酌选大承气汤治疗。

（四十一）下利[1]谵语[2]者[3]，有燥屎[4]也，小承气汤主之[5]。

[小承气汤]方

大黄四两　厚朴三两[6]，炙[7]　枳实大者三枚，炙

右三味，以水四升，煮取一升二合，去滓，分温二服，得利则止。

【衍义】

《伤寒论》凡谵语、燥屎，悉在阳明。此独出厥阴病。成注：谵语、燥屎为胃实，下利为肠虚。不言厥阴之由。何也？尝考阳明证无下利论，惟与少阳合病者有之，少阳木克土而下利也；若自利，则为阳陷下，必死。然则《伤寒》以阳明无下利者，阳明乃两阳合明，属热，其手经更属之燥金。经主合，于是燥热易于闭结，津液易于耗竭，更遇邪热入腑，热甚为谵语，燥甚为屎结，故阳明无下利病也。今下利多出厥阴者，乃两阴交尽之极而复升，如邪热传入于阴，屈而未得伸者，遂从其阴降而为下利矣。故下利证多少阴厥阴也。盖阳明燥金屈其木，不得升，遂为厥阴下利之证，厥阴尽而变升者，又是苍天之气清净，清气贵乎发越，《黄帝内经》清气在下，则飧泄也。在《伤寒》邪热所传言之，阳明无下利证。若经气所属者言之，则阳明病下利亦多矣；阳明与太阴为表里，尽属于湿。经曰：湿胜则濡泄。阳明又属燥金，一脏一腑，亦常更胜，太阴胜则内外俱湿，故身重而泻；阳明胜则燥热郁甚，亦宜有燥屎焉，不必外之传热而后有也，故宜下岂独伤寒

已哉。

【校注】

〔1〕下利　《脉经》卷八第十四、《千金》卷十五第七"利"下并有"而"字。按：此下利，非痢疾，乃热结旁流，痢疾无燥屎证象。

〔2〕谵语　下利结热，热邪循络伤真，以致谵语。

〔3〕者　《翼方》卷十五"者"字。

〔4〕有燥屎也　"有"上，《千金》有"腹内"二字，似应据补；"燥屎"下《千金》无"也"字。吴谦曰："何以知其有燥屎也？若脉滑数，知有宿食也；其下利秽垢，知有积热也，脉证如此，始可知其有燥屎也。"

〔5〕小承气汤主之　《脉经》、《千金》作"宜下之"三字。

〔6〕三两　元刊本、赵刊本、明刊本、吉野本、享和本、新刻本及《注解伤寒论》卷五第八并作"二两"。

〔7〕炙　《注解伤寒论》"炙"下有"去皮"二字。

【白话解】

病人下利并见谵语的，这是腹内有燥屎的缘故，可用小承气汤主治。

（四十二）下利便脓血者[1]，桃花汤主之。

［桃花汤］方

赤石脂一斤[2]，一半剉[3]，一半筛末　干姜一两　粳米一升[4]

右三味，以水七升，煮米令熟，去滓，温[5]七合[6]，内赤石脂末方寸匕，日三服，若[7]一服愈，余勿服[8]。

【衍义】

此少阴证。少阴，肾水也，肾寒则水盛，与血相搏，渗入肠间，积久化腐，遂成便脓。成注：下焦不约而里寒。用赤石脂寸匕，日三服，一服愈即止，涩以固肠胃虚脱；干姜散寒；粳米补胃。然赤石脂在血理血，在水理水，在脱则固，在涩则行，所以知其行涩也。本草用治难产，胞

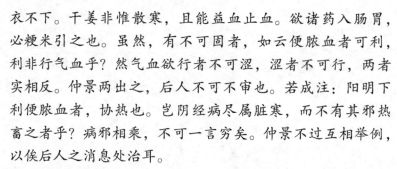

衣不下。干姜非惟散寒，且能益血止血。欲诸药入肠胃，必粳米引之也。虽然，有不可固者，如云便脓血者可利，利非行气血乎？然气血欲行者不可涩，涩者不可行，两者实相反。仲景两出之，后人不可不审也。若成注：阳明下利便脓血者，协热也。岂阴经病尽属脏寒，而不有其邪热畜之者乎？病邪相乘，不可一言穷矣。仲景不过互相举例，以俟后人之消息处治耳。

【校注】

〔1〕下利，便脓血者　吴谦曰："初病者，大承气汤或芍药汤下之，热盛者，白头翁汤清之。若日久之滑脱，则当以桃花汤养肠固脱可也。"尤怡曰："此治湿寒内注，脏气不固，脓血不止者之法。崔氏去粳米，加黄连、当归，用治热利，乃桃花汤之变法也。"检《千金》卷十五第七："桃花丸，赤石脂、干姜，治下冷，脐下绞痛。"《外台》卷二十五《脓血痢》有方为："赤石脂、乌梅、干姜、粳米。"似亦桃花汤变法也。

〔2〕一斤　明刊本、吉野本并作"一升"。

〔3〕剉　《注解伤寒论》卷六第十一作"全用"，尤注本同。

〔4〕一升　《本草纲目》卷九"五色石脂"条引作"半升"。

〔5〕温　《注解伤寒论》此下有"服"字。尤注本、魏注本同。

〔6〕七合　《二注》作"一合"。

〔7〕若　《二注》无此字。

〔8〕余勿服　《二注》作"止后服"。

【白话解】

对患有痢疾，大便脓血的，可用桃花汤主治。

（四十三）热利[1]下重[2]者，白头翁汤主之[3]。

[白头翁汤] 方

白头翁二两[4]　黄连　黄柏　秦皮各三两

右四味，以水七升，煮取二升[5]，去滓，温服一升，不愈[6]更服[7]。

【衍义】

此亦厥阴证中。成注：热伤气，气虚不利，则后重；下焦虚，以绝苦之味坚之。虽然，后重不可概论，前条有下利沉弦者，下重，为气虚寒不能升举也。然亦有热伤为气滞闭塞者，有血虚者，有血涩者。大孔痛亦然，不独气虚不能升也，大率皆因燥气外郁束敛所致。刘河间谓下利由燥郁肠胃之外，湿聚肠胃之内。又谓血行则粪自止，气行则后重除；解燥郁必分寒热之微甚，热微用辛温以行气，热甚用苦寒以治热。张子和歌曰：休治风，休治燥，治得火时风燥了。血虚补之，涩者行之，血调则气和，气和则郁解。用苦寒以治燥，宁独坚其下焦之虚乎？《要略》于下利一证，独引《伤寒》少阴厥阴二论为多，然其论中必先指何经，今则去其经名或节所病之原，将谓伤寒有传变之故？杂病则不问其传否，随所病之处而云故耳。盖后下利虚极，亦用白头翁汤者，可概见矣。

【校注】

〔1〕热利　曹家达曰："热利之证，臭秽逼人，往往不可向迩，而寒证无之；热利之证，身热而气粗，面垢而色浮，而寒证无之；热利有滑大动数之脉，而寒证无之，知此数者，可知热利之别于寒利。"

〔2〕下重　李彣曰："热则伤气，气虚下陷，故致后重。"陈念祖曰："热利下重者，热邪下入于大肠，火性急速，邪热甚，则气滞壅闭，其恶浊之物，急欲出而未得遽出故也。"

〔3〕白头翁汤主之　尤怡曰："此治湿热下注，及伤寒热邪入里作利者之法。"按："下重"而不用一味调气升气之药，此所

谓湿热去而气自通也。

〔4〕二两 明刊本作"三两"，徐注本、尤注本、魏注本同。

〔5〕二升 尤注本、魏注本并作"三升"。

〔6〕不愈 《翼方》卷十作"不瘥"。

〔7〕更服 《注解伤寒论》卷六第十二"服"下有"一升"。

【白话解】

对患有热性痢疾，感觉里急后重的，可用白头翁汤主治。

（四十四）下利后，更烦[1]，按之[2]心下濡者，为虚烦[3]也，栀子豉汤主之。

［栀子豉汤］方

栀子十四枚 香豉四合，绵裹

右二味，以水四升，先煮栀子，得二升半，内豉，煮取一升半，去滓，分二服，温进一服，得吐则止。

【衍义】

《伤寒论》太阳病，用药下后而虚烦者，仍叙太阳证中。此必自下利虚烦，不由他证，故叙厥阴证中。虽有二经之异，然热乘虚入客，病烦则一，皆用栀豉汤之苦寒，吐其客热也。

【校注】

〔1〕更烦 "更"表度副词。原有心烦症状，下利止后，感觉比前更烦。

〔2〕按之 《脉经》卷八第十四"之"作"其"字。"濡"，柔软。慧琳《音义》卷五十引《诗经》毛《传》："濡，润泽。"引中有"软"义。心下柔软，是说明腹无燥屎。

〔3〕虚烦 烦乃利后余热所致，并非由于正气衰弱，当与《虚劳篇》之"虚烦不得眠"分清。

【白话解】

患下利治愈之后，感觉较前更加心烦，用手按之心下部位柔软的，这是余热未尽的虚烦，可用栀子豉汤主治。

（四十五）下利清谷[1]，里寒外热[2]，汗出而厥[3]者，通脉四逆汤[4]主之。

[通脉四逆汤] 方

附子大者[5]一枚，生用　干姜三两，强人可[6]四两　甘草二两，炙

右三味，以水三升，煮取一升二合[7]，去滓，分温再服。

【衍义】

里寒外热，格阳于外也；阳不得内和，故下利清谷；阴不得外和，故发身热。凡汗出于阴，阳气和则热解；此出于相格，故热不去而阳气反虚，不能布于手足，而厥不止者死；发热汗不止者亦死。此二证兼之犹可治者，为其厥未至阳绝，汗未至阴脱也。方解见[8]《明理论》矣。然尚有可言者：附子之热，走而不止，通行经脉，自里达表，以至手足，止汗治厥也；干姜之热，止而不走，内守腑脏，消谷养正；甘草温补中气，以和阴阳，解其拒格，更调二药之走止，合适其用也。

【校注】

〔1〕下利清谷　此乃虚寒洞泻完谷不化，与热利之完谷不化有别，热利所泻味酸臭，脉滑数，舌黄白而腻；寒则所泻味不臭，脉极微。

〔2〕里寒外热　即真寒假热。陈念祖曰："里不通于外而阴寒内拒，外不通于里而孤阳外越。"

〔3〕汗出而厥　"汗"是虚汗；"厥"是手足厥冷，阳气不能贯注四肢。李彣曰："十二经脉行于周身，阴阳气各交接于手足指头。《经》云：阴阳气不相顺接，便为厥。"

〔4〕通脉四逆汤　李彣曰："四肢冷为四逆。"尤怡曰："通脉四逆，即四逆加干姜一倍，所谓进而求阳，以收散亡之气也。"

〔5〕大者　《二注》及尤注本并无此二字。

〔6〕强人可　明刊本、吉野本、享和本并作"强者"二字。

〔7〕二合　明刊本、吉野本、享和本并作"一合"。

〔8〕解见　原作"见解"，今据文义乙正。

【白话解】

患有虚寒洞泻，完谷不化，里有真寒，外有假热，出虚汗而且手足厥冷的，可用通脉四逆汤主治。

（四十六）下利肺痛[1]，紫参汤[2]主之。

［紫参汤］方

紫参半斤　甘草三两[3]

右二味，以水五升，先煮紫参，取二升，内甘草，煮取一升半[4]，分温三服。疑非仲景方。

【衍义】

下利，肠胃病也。乃云肺痛，何哉？此大肠与肺合故也。大抵肠中积聚，则肺气不行；肺有所积，大肠亦不固，二害互为病。大肠病而气塞于肺者痛，肺有积者亦痛，痛必通，用紫参，本草谓主心肺积聚，疗肠胃中热积，九窍可通，大小便可利，逐其陈，开其道；佐以甘草和其中外，气通则愈，积去则利止。注云非仲景方，以紫参非仲景常用也。

【校注】

〔1〕肺痛　《证类本草》卷八"紫参"条《图经》引张仲景无"肺痛"二字。按："下利，肺痛"，旧注多曲解，惟唐宗海谓："'肺痛'二字，不见他处，《黄帝内经》亦无此文，其证不明，当阙疑。"所见较是。但惜唐氏未知唐人所见仲景此文原无"肺痛"也。

〔2〕紫参汤　唐宗海曰："紫参究系何物，亦未能考。陈修园意即丹参。然丹参于《本经》亦不名紫参，则紫参究无所考。"

〔3〕三两　《证类本草》中《图经》引张仲景作"二两"。

〔4〕一升半　《证类本草》中《图经》引张仲景、《本草纲目》卷十二引并作"半升"。

【白话解】

对下利患者，可用紫参汤主治。

（四十七）气利[1]，诃黎勒散主之。

［诃黎勒散］方

诃黎勒[2]十枚，煨[3]

右一味，为散[4]，粥饮和[5]，顿服。疑非仲景方。

【衍义】

治病有轻重，前言气利，惟通小便，此乃通大便。盖气结处阴阳不同，举此二者为例。六经皆得结而为利，各言阴阳也。诃黎勒有通有涩，通以下涎，消宿食，破结气；涩以固肠脱，佐以粥饮，引肠胃，更补虚也。

【校注】

〔1〕气利　气利之症状，是矢气则痢随便出，或急欲解，而解只出屎气，而无粪便。尾闾处有重坠感。朱光被曰："气利，非下利气也，肺气下脱而但痢也。"吴谦曰："气利所下之气秽臭，所利之物稠黏，则为气滞不宣，下之可也；若所利之气不臭，所下之物不黏，所谓气陷肠滑，故用诃黎勒散以固肠，或用补中益气以举陷亦可。"

〔2〕诃黎勒　始载于《唐本草》。主治冷气，心腹胀满，下食。《千金》卷十七第五谓："治气满闭塞，不能食，喘息方。诃黎勒十枚，末之，蜜丸如梧子，食后服三丸，不忌，得利即止。"

〔3〕煨　《证类本草》卷十四"诃梨勒"条《图经》引张仲景作"以诃梨勒面裹塘灰火中煨之，令面黄熟。"

〔4〕为散　《证类本草》中《图经》引张仲景作"去核，细研为末。"

〔5〕粥饮和　"和"字是倒文。《证类本草》中《图经》引张仲景作"和粥饮"，是。

【白话解】

对气利患者，可用诃黎勒散主治。

附方

《千金翼》［小承气汤］治大便不通，哕，数谵语。方见上。

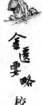

《外台》［黄芩汤］治干呕下利。

黄芩　人参　干姜各二两　桂枝一两　大枣十二枚　半夏半升

右六味，以水七升，煮取三升，温分三服。

疮痈肠痈浸淫病脉证并治第十八

（论一首　脉证三条　方六首）

（一）诸浮数脉[1]，应[2]当发热，而反洒淅[3]恶寒，若有痛处，当发其痈[4]。

【校注】

〔1〕诸浮数脉　周扬俊曰："病之将发，脉必兆之。浮数，阳也热也，浮数兼见，为阳中之阳。"

〔2〕应　《千金》卷二十二《痈疽》第二无此字。

〔3〕洒淅　《千金》作"洗洗"。"洒淅"与"洗洗"，音同相转，其义同为寒貌。《素问·调经论》王注："洒淅，寒貌也。"李彣曰："洒淅恶寒者，是火伏于内，不克外泄，乃热极似水之象。"陈念祖曰："浮数脉当发热而反恶寒者，以卫气有所遏而不出，卫有所遏，贵在荣之过实。止此寥寥数语，已寓痈肿之绝大治法。"

〔4〕当发其痈　《千金》"发其"作"结为"。

【白话解】

大凡出现浮数脉象的病人，多当有发热的症状，但如果不发热反而恶寒明显，或者有局部疼痛的地方，肯定是热结成为痈肿了。

（二）师曰：诸痈肿欲如有脓[1]无脓，以手掩肿上，热者为有脓[2]；不热者为无脓[3]。

【校注】

〔1〕有脓　《脉经》卷八第十六"脓"下有"与"字。

〔2〕为有脓　痈之已成脓者，当行气以排脓，脓尽而痈自愈。尤怡曰："热者毒已聚，则有脓。"

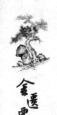
〔3〕为无脓 痈之未成脓者，当破血以通气，气通则痈自平。尤怡曰："不热者，毒不聚则无脓。"

【白话解】

仲师说道：各种诸痈肿病证，要想知道有脓和无脓，可以用手按在痈肿表面，有热感的是有脓；没有热感的是没有脓。

（三）肠痈之为病，其身甲错[1]，腹皮急，按之濡[2]如肿状，腹无积聚[3]，身无热，脉数[4]，此为肠内[5]有痈脓，薏苡附子败酱散主之。

［薏苡附子败酱散］方

薏苡仁十分 附子二分 败酱五分

右三味，杵为末，取方寸匕，以水二升，煎减半，顿服，小便当下[6]。

【校注】

〔1〕其身甲错 《脉经》卷八第十六"身"下有"体"字。尤怡曰："甲错，肌皮干起，如鳞甲之皮错，由荣滞于中，故血燥于外也。"

〔2〕腹皮急，按之濡 《病源》卷三十三《肠痈候》无"按之濡"三字。"急"有"紧"义。《礼记·曲礼》郑注："急，犹坚也。""坚"引申有"紧"意。徐彬曰："腹皮急，毒热之气上鼓也。气非有形，故按之濡。"尤怡曰："气虽外鼓，而病不在皮间也。"

〔3〕如肿状，腹无积聚 陈念祖曰："其外虽如肿状，而腹内则无积聚。"

〔4〕脉数 痈未成脓，脉必迟；已成脓者，脉必数。尤怡曰："身不发热，而脉反见数，非肠内有痈，荣郁成热而何？"

〔5〕肠内 赵刊本、宽政本并作"腹内"。

〔6〕小便当下 《本草纲目》卷十六"败酱"条引"当下"下有"即愈"二字。

【白话解】

肠痈这种病，病人身体皮肤干起如鳞甲皮错，腹部皮肤坚紧绷急，用手触按柔软，外形如同肿起的样子，但腹中却摸不到明显的肿块，全身没有发热症状，脉数，这是肠内生有痈脓所致，可用薏苡附子败酱散主治。

（四）肠痈者，少腹肿痞^[1]，按^[2]之即痛，如淋，小便自调^[3]，时时发热，自汗出，复恶寒。其脉迟紧^[4]者，脓未成，可下之，当有血^[5]；脉洪数^[4]者，脓已成，不可下也，大黄牡丹汤主之。

［大黄牡丹汤］方

大黄四两　牡丹一两^[6]　桃仁五十个　瓜子^[7]半升^[8]　芒硝三合^[9]

右五味^[10]，以水六升，煮取一升，去滓，内芒硝，再煎沸，顿服之，有脓当下，如无脓，当下血。

【校注】

〔1〕肿痞　《脉经》卷八第十六"肿"下无"痞"字。

〔2〕按　《病源》卷三十三《肠痈候》作"抑"。

〔3〕如淋，小便自调　按："如淋"，何云"小便自调"？《脉经》、《病源》并作"小便数如淋"，《太平圣惠方》卷六十一《治肠痈诸方》作"小便数似淋"，是。

〔4〕脉迟紧、脉洪数　气行脉外，血行脉中。"迟"与"数"相对，指脉内血分言；"紧"与"洪"相对，指脉外气分言。陈念祖曰："脉迟紧者，邪暴遏，而荣血未变，为脓未成；脉洪数者，为毒已聚，而荣血已腐，其脓已成。"

〔5〕当有血　尤注本无此三字。李彣、程林并以下文"大黄牡丹汤主之"七字，应在"当有血"句下。按：李、程二氏以"大黄"句系窜倒，应移复，其说似是。魏荔彤曰："脉迟紧有实热，仲景明其为当有血，犹之经言血涩变热成痈也。"

〔6〕一两　《千金》卷二十三第二"一两"作"三两"。

〔7〕瓜子　尤注本作"冬瓜仁"。

〔8〕半升　《千金》作"一升"。《正义》作"半斤"。"升"下《衍义》有"瓜蒌仁"三字，《论注》有"即冬瓜子"四字，《直解》有"当是甜瓜子"五字。

〔9〕三合　《千金》作"二两"。

〔10〕右五味　《千金》"味"下有"㕮咀"二字。

【白话解】

患有肠痈的人，表现为少腹部肿胀，用手触按就觉疼痛，小便频数好像淋病似的，经常有发作性发热，自汗出，又有恶寒。病人脉象迟而紧的，是尚未成脓之象，可采用攻下法治疗，由于是内有瘀血，所以，可用大黄牡丹汤主治。如果脉象洪数的，说明脓已成，这样就不能采用攻下法治疗了。

（五）问曰：寸口脉浮微而涩[1]，法当[2]亡血，若汗出[3]，设不汗者云何？答曰：若身有疮[4]，被刀斧[5]所伤，亡血故也。

【校注】

〔1〕寸口脉浮微而涩　《脉经》卷八第十六无"浮"字，《二注》同。《中风篇》云："浮者血虚。"吴谦曰："脉微，气夺也；脉涩，血夺也，故曰'法当亡血汗出也'。"

〔2〕法当　元刊本、赵刊本、俞桥本、清初本、宽政本并作"然当"，《衍义》、《金匮注》、《注解》同。

〔3〕若汗出　"若"外动词，及也。

〔4〕若身有疮　"若"副词，乃也。"疮"古作"创"，《广韵·十阳》引《礼》："'头有创则沐'，今作'疮'。"《广雅·释诂四》："创，伤也。"吴谦曰："设无亡血汗出等病，则必身被刀斧所伤，其亡血之故一也。"

〔5〕刀斧　《脉经》作"刀器"。

【白话解】

问道：寸口脉象浮而微，甚或见涩，这样肯定曾出现过亡血或汗出，如果不曾汗出，如何解释呢？回答说道：如果病人身有金创，这是因为受到利器所伤，已经失血所导致的。

（六）病金疮[1]，王不留行散主之[2]。

[王不留行散] 方

王不留行十分，八月八日采　　**蒴藋细叶**十分，七月七日采　　**桑东南根白皮**十分，三月三日采　　**甘草**十八分[3]　　**川椒**三分[4]，除目及闭口[5]，去[6]汗　　**黄芩**二分　　**干姜**二分　　**芍药**二分　　**厚朴**二分

　　右九味，桑根皮以上三味烧灰存性，勿令灰过，各别杵筛，合治之为散，服方寸匕。小疮即粉之[7]，大疮但服之。产后亦可服。如风寒，桑东根勿取之。前三物皆阴干百日。

【校注】

〔1〕金疮　是谓刀斧所伤，旧注说成疮疡，误。

〔2〕王不留行散主之　《证类本草》卷七"王不留行"条引《图经》作："仲景治金疮，八物王不留行散。"《本草纲目》卷十六"王不留行"条云：　"王不留行散，治身被刀斧伤，亡血。"

〔3〕十八分　宽政本及《本草纲目》引并作"十分"。

〔4〕三分　清初本作"八分"，《衍义》作"二分"。

〔5〕闭口　元刊本、赵刊本、明刊本、俞桥本、清初本、宽政本"口"下并有"者"字。

〔6〕去　元刊本、赵刊本、明刊本、俞桥本、清初本、宽政本并无此字。

〔7〕小疮即粉之　《证类本草》中《图经》引张仲景"即粉之"作"粉其中"。

【白话解】

　　患刀斧金创的人，可用王不留行散主治。

[排脓散[1]] 方

枳实十六枚　　**芍药**六分　　**桔梗**二分

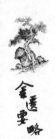

右三味，杵为散，取鸡子黄一枚，以药散与鸡黄相等，揉和令相得，饮和[2]服之，日一服。

[排脓汤[1]] 方

甘草二两　桔梗三两　生姜一两　大枣十枚

右四味，以水三升，煮取一升，温服五合，日再服。

【校注】

〔1〕排脓散、排脓汤　陆渊雷曰："二方皆有方无证，又不见于《千金》、《外台》诸书，不知是否仲景方？然方意明显，其效不待试而可知，医疗上不可废也。汤散俱名排脓，而俱用桔梗，如日华《大明本草》言桔梗排脓，信而有征。"山田业广曰："按《奔豚篇》四部之病中有吐脓，证治脱简无所考，疑此二方吐脓病之脱简。"（见《九折堂金匮要略读书记》）

〔2〕饮和服之　按："和"字似蒙上衍。已揉和相等，而又饮和，何不惮烦耶？

（七）浸淫疮[1]，从口流向四支者[2]，可治；从四支流来入口者[3]，不可治[4]。

【衍义】

从口向四肢，由上及下，由内及外，散也。火热散则易消，反聚则难治，因久久愈热也。经云：夏脉太过，令人肤痛为浸淫。盖夏脉洪大，心主火，脉主心也。故曰：三部洪数心家热，舌上生疮唇破裂。然必非其时有其气则然，若立夏得洪大脉，又非所论可知矣。

【校注】

〔1〕浸淫疮　"浸淫"二字叠韵，渐渍也，渐染也，二义见《汉书·司马相如传》、《食货志下》颜注。孙思邈曰："浸淫疮者，浅搔之蔓延长不止，瘙痒者，初如疥，搔之转生汁相连者是也。"（见《千金》卷二十二第六）按："浸淫疮"即癣疥湿疮之类。

〔2〕从口流向四支者　《脉经》卷八第十六"口"下有"起"字。《总录》卷一百三十三《浸淫疮》云："其疮自口出，流散四支者轻，毒已外出故也。"

〔3〕从四支流来入口者　《总录》云："从四支反入于口则重，以毒复人于内故也。"

〔4〕不可治　《脉经》"治"下有"之"字。

【白话解】

患了浸淫疮这种病，由心窝部开始，流散蔓延到四肢的，可以治疗；相反，由四肢向心窝部发展的，那是不容易治疗的。

（八）浸淫疮，黄连粉[1]**主之。**方未见[2]。

【衍义】

黄连泻手少阴之火，火去而气血自复矣。

【校注】

〔1〕黄连粉　尤怡曰："大意以此为湿热浸淫之病，故取黄连一味，为粉粉之，苦以燥湿，寒以除热也。"

〔2〕方未见　《千金》卷二十三第二有"黄连胡粉散"方，录之于下，可供参考。"黄连二两，胡粉十分，水银一两，右三味，黄连为末，以二物相和，软皮果熟搜之，自和合也，纵不得成一家，且得水银细散入粉中也，以传乳疮，诸湿疮，黄烂肥疮等，若干，著甲煎为膏。"

【白话解】

浸淫疮，可用黄连粉主治。

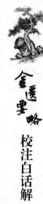

跌蹶手指臂肿转筋阴狐疝蚘虫病脉证治第十九

（论一首　脉证一条　方五首）

（一）师曰：病跌蹶[1]，其人但能前，不能却，刺腨[2]入二寸，此太阳经伤也。

【校注】

〔1〕病跌蹶　《金鉴》本"跌"作"趺"。按：作"趺"是。"跌蹶"谐声同义。《文选·射雉赋》善注引贾逵："蹶，走也。"《尔雅·释诂》郭注："蹶，摇动。"跌蹶，即走而摇动。下"能前，不能却"正是对"跌蹶"的描绘。

〔2〕刺腨　"腨"（shuàn 涮），乃足太阳承筋穴处，在胫后从脚跟上七寸，禁不可刺。《素问·刺禁论》"刺腨肠内陷为肿"。此刺入二寸，故太阳经伤也。

【白话解】

仲师说道：患有走路摇动，只能向前走而不能向后退的，这是由于刺小腿腨部达二寸之深，从而使太阳经脉受到损伤的结果。

（二）病人常以[1]手指臂肿动[2]，此[3]人身体瞤瞤[4]者，藜芦甘草汤主之。

[藜芦甘草汤] 方 　未见。

【校注】

〔1〕以　陆渊雷曰："'以'字似衍。"按："以"，语助无义。常以，即时常之意。

〔2〕肿动　陆渊雷认为"肿动"不词。其实"动"即"痛"，

"动"、"痛"相通。《素问·阴阳应象大论》"风胜则动"，《类说》卷三十七引"动"作"痛"。手指臂肿痛，则不言可解也。

〔3〕此 《二注》作"其"字。

〔4〕瞤瞤 "瞤"，肉动貌。《素问·气交变大论》"肌肉瞤酸"。李彣曰："凡湿痰凝滞关节，则肿；风邪袭伤经络，则动。手指臂肿动，身体瞤瞤，风痰为病也。"

【白话解】

病人时常出现手指及上肢部肿痛，患者身体筋肉不停跳动的，可用藜芦甘草汤主治。

（三）转筋之[1]为病，其人臂脚直[2]，脉上下行[3]，微弦[4]，转筋入腹[5]者[6]，鸡屎白散主之。

［鸡屎白散］方

鸡屎白[7]

右一味，为散，取[8]方寸匕，以水六合，和温服[9]。

【校注】

〔1〕之 《脉经》卷八第四、《证类本草》卷十九"黄雌鸡"条《图经》引张仲景并无"之"字。

〔2〕其人臂脚直 吴谦曰："'臂'同'背'。背脚直，谓足背强直，不能屈伸。"按：谓"臂"、"背"相通，似无确证。《病源》卷二十二《霍乱转筋候》云："冷搏于筋，则筋为之转，冷入于足之三阴三阳，则脚筋转；入于手之三阴三阳，则手筋转，随冷所入之筋，筋则转，转者皆由邪冷之气，击动其筋，而移转也。"据是，则转筋不止限于足部，臂部亦乌能排除。

〔3〕脉上下行 李彣曰："上下行者，脉来搏指，不和柔也。"

〔4〕微弦 李彣曰："弦脉属肝，风邪袭伤经络，故臂脚直而转筋入腹。"

〔5〕转筋入腹 痉挛疼痛自两腿牵引小腹。

〔6〕者 《脉经》无此字。

〔7〕鸡屎白　缺药量，应据《总录》卷四十《霍乱转筋》鸡白汤方补"炒，一两"三字。

〔8〕取　《证类本草》中《图经》引张仲景作"量"字。

〔9〕温服　《证类本草》中《图经》引张仲景"服"下有"瘥"字。

【白话解】

转筋症状表现为病人的上臂或下肢强直，脉象上下直行有力，微现弦象。转筋牵引到小腹部的，可用鸡屎白散主治。

（四）阴狐疝气者[1]，偏有小大[2]，时时上下[3]，蜘蛛散[4]主之。

［蜘蛛散］方

蜘蛛十四枚，熬焦[5]　桂枝半两

右二味，为散，取八分一匕[6]，饮和服，日再服[7]，蜜丸亦可。

【衍义】

厥阴之筋病也。狐，阴兽，善变化而藏。睾丸上下，有若狐之出入无时也。足厥阴之筋上循阴股，结于阴器，筋结故偏有小大，气病故时时上下也。蜘蛛布网取物，其丝右绕，从外而内，大风不坏，得乾金旋转之义，故主治风木之妖狐；配桂枝以宣散厥阴之气结。

【校注】

〔1〕阴狐疝气者　《证类本草》卷二十二"蜘蛛"条《图经》引张仲景治杂病方"疝气"下无"者"字。魏荔彤曰："名之为阴狐者，就其阴寒息气而名之也。寒湿在下，肾囊必湿，肾主臭，其气必腥臭如狐之臊也。"

〔2〕偏有小大　《证类本草》中《图经》引张仲景方作"大小"，尤注本、《金鉴》及李彣注本并同。李彣曰："偏有大小，以睾丸言。"

〔3〕时时上下　《证类本草》中《图经》引张仲景方"上下"

下有"者"字。李彣曰："时时上下，以睾丸入小腹，出囊中言。"

〔4〕蜘蛛散　李彣曰："蜘蛛有毒，主癀疝。疝者，肝木之病，桂能伐肝，以木得桂而枯也。然此方万勿轻试。"

〔5〕熬焦　《直解》、《金鉴》并作"熬煎"。

〔6〕取八分一匕　《金匮要略读书记》引小岛宝素曰："八分一匕，谓十分方寸匕之八。"

〔7〕日再服　《证类本草》中《图经》引张仲景方"再"下无"服"字。

【白话解】

患阴狐疝气的病人，睾丸一边大一边小，经常上下出入于阴囊与小腹，就像狐狸似的出没无常，可用蜘蛛散主治。

（五）问曰：病腹痛有虫，其脉何以别之？师曰：腹中痛，其脉当沉〔1〕，若弦〔2〕反洪大〔3〕，故有蛔虫〔4〕。

【衍义】

腹痛，中焦湿土之为病也。腹为阴，痛为阴类，故脉当沉。若脉弦，是见厥阴风木之象矣。反洪大者，风木盛而生火，风木之邪贼伤中土，湿热不攘则生虫，故曰诸虫皆生于风也。东方生风，在地为木，在体为筋，在脏为肝，风伤筋，此因风伤而生虫，故虫乃厥阴肝筋之为病也，是以伤寒蛔厥在厥阴篇内，此章蛔痛列于筋病篇中。

【校注】

〔1〕腹中痛，其脉当沉　李彣曰："风寒感之，则腹痛，阴寒在里，故脉沉也。"尤怡曰："腹痛脉多伏，阳气内闭也。"

〔2〕若弦　即"或弦"。李彣曰："弦属肝脉，其性束急，木行乘土，故亦主腹痛。"

〔3〕反洪大　《病源》卷十八《蛔虫候》"反"上有"今"字，语意较明，应据补。

〔4〕故有蛔虫　"蛔"（huí 回），乃"蛕"之重文，俗作"蛔"。《说文·虫部》："蛕，腹中长虫也。""蛕"之言回也，谓

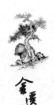

其回转宛屈也。按：仅凭腹痛，脉洪大，即诊为蛔虫病，似嫌不足，尤怡、陆渊雷皆疑之，兹提出此病几点征象，是否可以参考：①患者面色萎黄或苍白，现有类圆形的斑点；②人中有明显青筋；③常以手指挖其鼻孔；④喜食泥土、生米。以上察有一二点即可，不必悉具，似有助于辨明此病。

【白话解】

问道：由于寄生虫所致的腹部疼痛，从脉象上如何加以区别？仲师回答说：腹痛病位在里，脉应当呈沉或弦象。现在反而见到洪大脉象，是内有蛔虫的缘故。

（六）蛕虫之为病，令人吐涎[1]，心痛[2]发作有时[3]。毒药[4]不止，甘草粉蜜汤主之。

[甘草粉蜜汤] 方

甘草二两　粉[5]一两　蜜四两

右三味，以水三升，先煮甘草，取二升，去滓，内粉蜜，搅令和，煎如薄粥，温服一升，瘥即止。

【衍义】

夫饮食入胃，胃中有热则虫动，虫动则胃缓，胃缓则廉泉开，故吐涎；蛕上入膈，故心痛；蛕闻食臭出，得食则安，故发作有时也。毒药不止者，蛕恶之不食也。蛕喜甘，故用甘草、蜜之甘，随所欲而攻之；胡粉甘寒，主杀三虫，蛕得甘则头向上而喜食，食之即死，此反佐以取之也。

【校注】

〔1〕吐涎　"涎"，清水也。

〔2〕心痛　程林曰："心痛者，非蛕虫贯心，乃蛕虫上入胃脘即病。"

〔3〕发作有时　尤怡曰："蛕饱而静，则痛立止；蛕饥求食，则痛复矣。"

〔4〕毒药　尤怡曰："即锡粉、雷丸等杀虫之药。"

〔5〕粉　"粉"是何粉？说法各异，尤怡、曹家达以为是铅

粉（又名胡粉），陆渊雷以为是米粉，其他如以为粱米粉、葛粉、白粉、绿豆粉等，各执一说，殊难轻定是非。曹家达曰："使虫食蜜之甘，而不知铅粉之毒，用甘草者，欲病人不受铅粉之毒也。"姑以其说解之。

【白话解】

蛔虫病的症状为口吐清水，脘腹部呈发作性疼痛。如果使用峻猛的杀虫药后仍然不能制止疼痛的，可用甘草粉蜜汤主治。

（七）蛔厥者，当[1]吐蛔，令病者静[2]而复时烦，此为脏寒[3]，蛔上入膈[4]，故烦；须臾复止，得食而呕，又烦者，蛔闻食臭出[5]，其人当[6]自吐蛔。

【衍义】

蛔厥者，病蛔而手足厥冷也。蛔厥者当吐蛔，病者静而复时烦，此因肝脏寒而蛔上入膈，故烦。盖言蛔生于肝，因脏寒而上入于膈也。须臾复止，得食而呕，又烦者，此蛔闻食臭而出于胃，故其人常自吐蛔。盖言蛔因风而生于肝，脏寒则上入膈，闻食臭则出于胃也。

【校注】

〔1〕当　元刊本、赵刊本、宽政本并作"常"字，《衍义》、《金匮注》、《注解》同。《伤寒论·辨厥阴病篇》"当"上有"其人"二字。

〔2〕令病者静　"令"应作"今"，"令"、"今"形近易误，当据《玉函》及《二注》改。成无己曰："吐蛔已则静。"

〔3〕此为脏寒　吴谦曰："'此'字，当是'非'字，若是'此'字，即是脏厥，与辨蛔厥之义不属。"

〔4〕蛔上入膈　《伤寒总病论》卷一"入"下有"其"字。

〔5〕闻食臭出　《翼方》卷十"出"上有"必"字。

〔6〕当　《伤寒总病论》作"常"。

【白话解】

蛔厥的患者，经常吐蛔，现在病人安静而又偶有心烦，这不

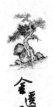

是内脏虚寒所致，而是蛔虫向上窜扰其膈，所以病人心中发烦，一会儿心烦又止，进食后就会呕吐，吐后又引发心烦的，这是因为蛔虫嗅到食物气味必然上窜，所以病人经常自行呕吐蛔虫。

（八）蛔厥者，乌梅丸[1]主之。

[乌梅丸] 方

乌梅三百个　细辛六两　干姜十两　黄连一斤　当归四两　附子六两，炮　川椒四两，去汗　桂枝六两　人参　黄柏各六两

右十味，异捣筛，合治之，以苦酒渍乌梅一宿，去核，蒸之五升米下，饭熟捣成泥，和药令相得，内臼中，与蜜杵二千下，丸如梧子大，先食饮服十丸，日三服，稍加至二十丸。禁生、冷、滑、臭等食。

【衍义】

乌梅味酸入肝，梅得先春之气，主助生阳而杀阴类；细辛发少阳之初阳，以助厥阴之化；当归启少阴之血液，以资肝脏所藏之荣；黄连配蜀椒，助心火以杀蛔，益子气也；附子配黄柏，资肾气以回厥，助母气也；干姜佐人参，补中焦而止呕；桂枝制风木，疏肝郁，阴阳和而厥逆回，风邪散而气血足，治蛔厥之法备已。蛔之化生，有若蜒蚰，生长极速。

【校注】

〔1〕乌梅丸　丹波元简曰："核此方，主胃虚而寒热错杂，以致蛔厥者，故药用寒热错杂之品治之。而有胃虚以偏于寒而动蛔者，陶华因立安蛔理中汤（即理中汤加乌梅、川椒，出《全生集》）；而有胃不虚，以偏于热而动蛔者，汪琥因制清中安蛔汤（黄连、黄柏、枳实、乌梅、川椒，出《伤寒辨注》），此各取本方之半，而治其所偏也，对证施之，皆有效。"

【白话解】

对蛔厥病，可用乌梅丸主治。

妇人妊娠病脉证并治第二十

（证三条　方九首）

（一）师曰：妇人[1]得平脉[2]，阴脉小弱[3]，其人渴，不能食，无寒热，名妊娠，桂枝汤主之[4]。方见利中。于法[5]六十日当有此证[6]，设有医治逆者，却一月，加吐下者，则绝之[7]。

【衍义】

妇人平脉者，言其无病脉也；阴脉小弱，其荣气，不足耳。凡感邪而荣气不足者，则必恶寒发热，不妨于食。今无寒热，妨于食，是知妊娠矣。妊娠者，血聚气搏，经水不行，至六十日始凝成胚。斯时也，气血化于下，荣气不足，卫不独行，壅实中焦而不能食；津液少布，其人渴。用桂枝汤益荣和卫。设有医以他治，则更一月当化胎。若加吐下，复损其荣，土亦失去养育，条芩白术可也，芎归可也，参芪可也。但要益荣生津，和中下二焦而已。

【校注】

〔1〕妇人　《脉经》卷九第二"妇"上有"脉"字。

〔2〕平脉　徐彬曰："平脉者，不见病脉，一如平人也。"平人之脉气，无不及太过，气象平调。

〔3〕阴脉小弱　"阴脉"即尺脉。徐彬曰："关前为阳，关后为阴。"魏荔彤曰："阴脉少弱，乃所生之血，归于胞胎，以养妊娠，而血分遂觉不足，故阴脉独小弱。"唐大烈曰："《黄帝内经》言手少阴脉动甚，谓之有子；阴搏阳别，谓之有子，与此'阴脉小弱'相反，何耶？盖《黄帝内经》所云者，一谓手少阴肾脉，血聚气盛，故脉动；一谓阴得胎气而强，故阴脉搏指，而阳脉反与有别，此于三月之胎诊之始验。其《金匮》所云者，谓

下焦之血，骤为胎蚀，暂似有亏，故脉小弱，此惟于两月左右验之，过此则不然矣。是以下文有'于法六十日当有此证'句。"（见《吴医汇讲》卷十）

〔4〕桂枝汤主之　吴谦曰："无寒热则桂枝汤与妊娠渴不能食不合。"周岩曰："妊娠至六十日不能食，自属阻病，阻病用桂枝汤，似有未合。"程门雪曰："桂枝汤方中，桂枝辛通，初受胎时，凝法未牢，不可轻用；甘枣味甘，呕家所忌；惟生姜和胃降逆，去秽恶；芍药和肝，为必用正药。全方却不足取，不能盲从。"（见《妇科学讲义》）

〔5〕于法　《脉经》无"法"字。

〔6〕当有此证　程门雪曰："妊娠二月最常见者，莫如恶阻，则呕吐、喜酸、恶食是也。……女子以肝为先天，受胎之后，血养胎而不涵木，肝体亏则肝用强，犯胃则呕，胃受克则恶食，肝体虚，求助于外则喜酸，孕则经停，经停之后，精华则养胎元，其中浊气无从发泄，乘肝之逆而犯于胃，胃虚正不胜邪，则呕吐作矣。"

〔7〕则绝之　沈尧封曰："绝之者，谓绝其医药，候其自安也。"

【白话解】

仲师说道：诊切妇女的脉，结果是平调之象，尺部脉稍微有些弱，病人口渴，不能正常进食，没有寒热症状，这是妊娠之象。可用桂枝汤主治。在停经后六十天的时候才应出现上述症状，假如治疗不得法，后一月出现呕吐腹泻症状，此时则应停止治疗。

（二）妇人宿有癥病[1]，经断未及三月，而得漏下不止[2]，胎动在脐上者，为癥痼害[3]。

【衍义】

宿有癥痼内结，及至血聚成胎而癥病发动，气淫于冲任，由是养胚之血不得停留，遂漏不止；癥痼下迫其胎，动于脐上，故曰癥痼害也。凡成胎妊者，一月血始聚，二月始胚，三月始胎，胎成始能动，今六月动者，前三月经水利时，胎；下血者，未成也。后断三月，始胚以成，胎方能动，若血下不止，为癥未去故也，必当去其癥。《内经》曰：有故无殒，亦无殒也。癥去则胎安也。桂枝、桃仁、丹皮、芍药能去恶血，茯苓亦利腰脐间血，虽是破血，然有散、有缓、有收、有渗。结者散以桂枝之辛；肝藏血，血蓄者肝急，缓以桃仁、丹皮之甘；阴气之发动者，收以芍药之酸；恶血既破，佐以茯苓之淡渗利而行之。

【校注】

〔1〕宿有癥病　《广韵·一屋》："宿，素也。""癥"（zhēng征），即腹中积有病块。《病源》卷三十八《癥痞候》云："由冷热不调，饮食不节，积在腹内，牢强推之不移，名曰癥。"

〔2〕而得漏下不止　"漏下"乃月经停止后，又断续见血。曹家达曰："宿癥不去，断经未及三月，即有漏下之变。所以然者，养胎之血，不能凝聚子宫，反为宿癥所阻，从旁溢出。"

〔3〕胎动在脐上者，为癥痼害　"痼"（gù固），积久不愈的病。陈念祖曰："断经未及三月，漏下不止，胎无血以养，辄动。若动在脐下，则胎真欲堕矣。今动在脐上者，此为每月凑集之新血，因癥气固坚，阻其不入于胞之为害。其血无所入而下漏，其实非胎病也。"楼全善曰："凡胎动多当脐，今动在脐上者，故知是癥也。"

【白话解】

妇人平素即有腹中积块，月经停止还没到三个月，又出现漏下经血断续不止，并且感到脐上部位出现"胎动"，这是腹中积块在作祟为害。

妊娠六月动者[1]，前三月经水利时，胎也。下血者，后断三月衃[2]也。所以血[3]不止者，其癥不去故也，当下[4]其癥，桂枝茯苓丸[5]主之。

　　[桂枝茯苓丸]方

　　桂枝　茯苓　牡丹去心[6]　桃仁去皮尖，熬　芍药各等分

　　右五味，末之，炼蜜和丸，如兔屎大，每日食前服一丸，不知，加至三丸。

【衍义】

　　此复申明胎成三月而后动也。上章以经断三月而漏下不止，然胎已成，故虽漏下而胎动于上也。此章以六月动者，以前三月经水利时而成胎，胎虽成而血时下，至后三月始断而胚，是以妊娠六月而胎始动，盖前三月因下血而胎失养，前三月与后三月之血下不止者，以其癥不去故也，当下其癥，此丸主之。

【校注】

　　〔1〕妊娠六月动者　曹家达曰："仲师言六月动者，赅四月至六月言之。前三月经水通调，忽然中止，当可决其为胎；若经断三月后，忽然下血，其为血胚血横梗何疑。"

　　〔2〕胚　"胚"（pēi 胚），《素问·五脏生成》王注："胚血，败恶凝聚之血，色赤黑。"

　　〔3〕血　《脉经》卷九第二"血"上有"下"字。

　　〔4〕当下　即"当去"，与上"不去"对文，《广韵·三十五马》："下，去也。"

　　〔5〕桂枝茯苓丸　林礼丰曰："桂枝通肝阳，芍药滋肝阴，茯苓补心气，丹皮运心血，妙在桃仁监督其间，领诸药直抵于癥瘤而攻之，使瘀结去而新血无伤，瘀既去，则新血自能养胎，虽不专事于安胎，而正所以安胎也。"（严鸿志《女科精华》引）

　　〔6〕去心　《直解》、《二注》、《心典》、《正义》并无此二字。

【白话解】

　　妇女怀孕六月时出现腹中悸动，而怀孕前三月经血通调，这是胎动。如果月经停止三月后，又忽然漏血紫黯的，这是瘀血内

金匮要略校注白话解

停而不是怀孕。漏下紫黑瘀血不止，是癥积不去的缘故，应当去除癥积，可用桂枝茯苓丸主治。

（三）妇人怀娠六[1]七月，脉弦发热[2]，其胎愈胀[3]，腹痛恶寒者，少腹如扇[4]，所以然者，子脏[5]开故也，当以附子汤[6]温其脏。方未见。

【衍义】

妊至六七月，筋骨坚强之时，若其脉弦，弦为虚，为寒；内格其阳于外而发热，阴寒内逆而作胀；腹痛恶寒者，其内无阳，故子脏开，少腹如扇也。用附子汤复返其阳，以温其脏。

【校注】

〔1〕六　《脉经》卷九第二此下有"月"字。

〔2〕脉弦发热　"脉弦"为内寒。《脉经》卷五第一《张仲景论脉》"寒则紧弦"。脉弦发热，乃是下焦阴盛，格阳于外的现象。

〔3〕愈胀　《脉经》卷九第二作"逾腹"。

〔4〕少腹如扇　《脉经》作"小腹如扇之状"。

〔5〕子脏　徐彬曰："子脏，子宫也。"

〔6〕附子汤　黄元御曰："方见《伤寒·少阴》、《金匮》失载，此取《伤寒》：附子三两，去皮，茯苓三两，人参二两，白术四两，芍药三两，右五味，以水八升，煮取三升，去滓，温服一升，日三服。"

【白话解】

妇女怀孕六七月，脉弦发热，胎形过大超过腹部，腹部疼痛而且怕冷，小腹寒气习习如同煽风似的。这是因为子宫虚寒，闭藏失职所致，应当用附子汤来温煦孕妇的子宫。

（四）师曰：妇人有漏下者；有半产[1]后因续下血都不绝者；有妊娠下血者，假令妊娠腹中痛，为胞阻[2]，胶艾汤[3]

主之。

[芎归胶艾汤] 方 一方加干姜一两。胡洽治妇人胞动无干姜。

川芎　阿胶　甘草各二两　艾叶　当归各三两　芍药四两　干地黄[4]

右七味，以水五升，清酒三升，合煮取三升，去滓，内胶[5]令消尽，温服一升，日三服，不差[6]更作。

【衍义】

经水与结胎，皆冲任也。冲任乃肾用事者也。肾属坎，坎者时与离会，则血满经水行，犹月之禀日光为盈亏也。精有所施，心神内应，血即是从，故丁壬合而坎离交，二气凝结，变化胚胎[7]矣。然持守其阴阳交合，长养成胎者，皆坤土资之也。阴阳抱负则坤土堤防，故不漏。若宿有瘀浊客于冲任，则阴自结而不得与阳交合，故有半产漏下不绝也。若妊娠胞阻者，为阳精内成胎，阴血外养胞，胞以养其胎，今阴血自结，与胎阻隔，不与阳和，独阴在内，作腹中痛、下血，皆是阴阳失于抱负，坤土失其堤防，用此方皆治之。芎、归辛温，宣通其阳血；芍药味酸寒，宣通其阴血；阿胶之甘温，而牛皮乃土蕃之属金者。《黄帝内经》曰：肺外合皮毛。皮毛生于肾水。东垣谓其入于手太阴、足少阴、厥阴。尝思坤土在身气化成形，金石草木之药，终不如血肉之质与其同类者以养之。此方用阿胶安胎补血，塞其漏泄宜矣；甘草和阴阳，通血脉，缓中解急；艾叶其气内入，开利阴血之结而通于阳；地黄犹是补肾血之君药也。调经止崩，安胎养血，妙理无出此方。然加减又必从宜。若脉迟缓，阴胜于阳，则加干姜、官桂；若数大，则宜加黄芩。

【校注】

〔1〕半产　《脉经》卷九第二作"中生"。吴谦曰："五六堕胎者，谓之半产。"程林曰："半产者，以四五月堕胎。"

〔2〕为胞阻 《脉经》"阻"作"漏"。《病源》卷四十一《妊娠漏胞候》云："漏胞者，谓妊娠数月，而经水时下，此由冲任气虚，则胞内之泄漏，不能制其经血，故月水时下，亦名胞阻。"

〔3〕胶艾汤 宋人撷取是方之归芎芍地四药，名四物汤，而为女科经血主方，但本方主要所在乃为止血。其主药不在四物，而在胶艾。《本经》："阿胶，主女子下血。"《证类本草》卷九云："艾叶，主妇人漏血"注引《唐本草》云："艾叶，能止血崩，安胎，止腹痛。"此两药合四物甘草，制方严谨，故为一切漏下不止的效方。但对严重的崩血，以嫌力量薄弱。

〔4〕干地黄 无分量。宽保本作"六两"，《论注》、《二注》、《正义》并同；《千金》卷二《下血》第七作"四两"，《金匮注》同；李彣注本作三两，《心典》同。

〔5〕内胶 《千金》此下有"更上火"三字。似是。

〔6〕不差 谓病不愈。"差"，《广韵·十五卦》："差，病除也。"

〔7〕衃胎 据文义当作"胚胎"。

【白话解】

仲师说道：妇女有漏下经血的；有小产之后继续出血不止的；有妊娠期间出血的，如果妊娠腹中疼痛，这种情况称为胞漏，可用胶艾汤主治。

（五）妇人怀娠，腹中疞痛[1]，当归芍药散主之[2]。

[当归芍药散] 方

当归三两　芍药一斤　茯苓四两　白术四两　泽泻半斤　川芎半斤，一作三两[3]

右六味，杵为散，取方寸匕，酒和，日三服。

【衍义】

此与胞阻痛者不同，因脾土为木邪所克，谷气不举，浊淫下流，以塞搏阴血而痛也。用芍药多他药数倍以泻肝木，利阴塞，以与芎、归补血止痛；又佐茯苓渗湿以降于小便也；白术益脾燥湿；茯、泽行其所积从小便出。盖内外六淫皆能伤胎成痛，不但湿而已也。

【校注】

〔1〕疞痛 "疞"（jiǎo 绞），疞痛，即拧着痛。张寿颐曰："'疞'本作'疝'，隶变作'疞'。"是"疞"本俗字，故《说文》不载。《广韵·十八尤》："疞，腹中急痛。""急"有"紧"义，引申之，就有拧的意思。旧注释为虚痛，为绵绵之痛，都是揣测之词，于义无据。

〔2〕当归芍药散主之 曹家达曰："妇人怀孕，全恃养胎之血，因怀孕之故，周身气血，环转较迟，水湿不能随之运化，乃停阻下焦，而延及腹部，此即腹中疞痛所由来。方令水湿去而血分调，疞痛自止。"

〔3〕一作三两 《金匮注》、《二注》、《心典》、《悬解》、《正义》即作"三两"。

【白话解】

妇女怀孕，腹中感觉拧着痛，可用当归芍药散主治。

（六）妊娠呕吐不止[1]，干姜人参半夏丸主之[2]。

[干姜人参半夏丸] 方

干姜　人参各一两　半夏二两

右三味，末之，以生姜汁糊为丸，如梧子大，饮服十丸，日三服。

【衍义】

此即后世所谓恶阻病也。先因脾胃虚弱，津液留滞，蓄为痰饮；至妊二月之后，胚化为胎，浊气上冲，中焦不胜其逆，痰饮遂涌，呕吐出不已，中寒乃起。故用干姜止寒，人参补虚，半夏、生姜治痰散逆也。

【校注】

〔1〕妊娠呕吐不止 妊娠呕吐，名曰恶阻。其因不一，有因寒者，寒则生湿，水湿不运，停留于胃，而为恶阻；有因热者，

热则化燥，大便秘结，浊气上逆，而为恶阻。本条之呕吐，以仲师之方衡之，则属于寒者，故药用辛温。

〔2〕干姜人参半夏丸主之　曹家达曰："此方令心下之水，与胃中之寒并去，呕吐自定。"按：此方极尽综合之妙，如半夏合人参，降而兼补，是大半夏汤方制；半夏合干姜，降而兼温，是半夏干姜散方制；半夏合生姜，降而兼宣，是小半夏汤方制。利用本药之能降，而兼用他药之能补、能温、能宣，以共济之，药达病安，此仲景方所以为后宗也。

【白话解】

对妊娠而呕吐不止的，可用干姜人参半夏丸主治。

（七）妊娠小便难[1]，饮食[2]如故，当归贝母苦参丸主之[3]。

[当归贝母苦参丸] 方　男子加滑石半两。

当归　贝母　苦参各四两

右三味，末之，炼蜜丸如小豆大，饮服三丸，加至十丸。

【衍义】

小便难者，膀胱热郁，气结成燥，病在下焦，不在中焦，所以饮食如故。用当归和血润燥；《本草》：贝母治热淋。以仲景陷胸汤观之，乃治肺金燥郁之剂，肺是肾水之母，水之燥郁，由母气不化也。贝母非治热，郁解则热散，非淡渗而能利水也，其结通则水行。苦参长于治热利窍逐水，佐贝母入行膀胱，以除热结也。

【校注】

〔1〕小便难　"小便难"与"小便不利"有别，"难"指尿时闭涩，间有疼痛；"不利"指尿时不甚通畅。张璐曰："小便难者，膀胱热郁，气结成燥，病在下焦。"

〔2〕饮食　《脉经》卷九第二"饮"下无"食"字。

〔3〕当归贝母苦参丸主之　此方后世医家用者较少，吴谦认为"方证不合"，致贻丹波元坚之讥。此方之善，似在于贝母、

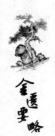

苦参结合，以达通利之效。《本经》云："苦参，逐水，利九窍。"邹澍说得好："贝母开解郁结，使清者归清，浊者归浊，当归贝母苦参丸，是分其浊者，随苦参而泄入于下也。"

【白话解】

妊娠妇女，小便闭涩，间有疼痛，饮食正常的，可用当归贝母苦参丸主治。

（八）妊娠有水气[1]，身重，小便不利[2]，洒淅[3]恶寒，起即头眩[4]，葵子茯苓散[5]主之。

［葵子茯苓散］方

葵子一斤[6]　茯苓三两

右二味，杵为散，饮服方寸匕，日三服，小便利则愈[7]。

【校注】

〔1〕有水气　李彣曰："妊娠有水气，由肺虚气不下降，脾虚土不胜水也。"徐彬曰："有水气者，虽未至肿胀，经脉中之水道已不利，而卫气挟水，不能调畅如平人也。"

〔2〕小便不利　李彣曰："水气下壅则小便不利。"

〔3〕洒淅　《脉经》卷九第二作"洒洒"。

〔4〕起即头眩　李彣曰："水气上蒸则烦眩。"曹家达曰："水气上乘，不凌心而犯头目，则心下不悸而起即头眩。"

〔5〕葵子茯苓散　李彣曰："葵子滑以利水，茯苓淡以利水。"曹家达曰："葵子滑胎而不忌者，所谓'有故无陨，亦无陨也'。"

〔6〕一斤　《外台》卷三十三《妊娠小便不通利方》作"一两"。

〔7〕则愈　《外台》"愈"作"止"。

【白话解】

妊娠有水气内停，自觉身体沉重，小便不能畅通，怕冷畏寒，起来就觉头目眩晕，可用葵子茯苓散主治。

（九）妇人妊娠，宜常服[1]当归散[2]主之[3]。

[当归散] 方

当归　黄芩　芍药　川芎各一斤　白术半斤

右五味，杵为散，酒饮服方寸匕，日再服。妊娠常服，即易产，胎无苦疾[4]，产后百病悉主之。

【衍义】

《黄帝内经》：阴搏阳别，谓之有子。尺脉搏击者，由子宫之气血相搏而形于脉也。精留血裹，阴阳纽合也。动搏则变化，而变化生于动；若静而不动，则不生不化。是以妊娠之血不可以静，静则凝，凝则泣，泣则亏少而虚，皆不得与化胎之火相合。要其胎孕生化，必脉动搏。故调之者，先和阴阳，利其气血，常服养胎之药，非惟安胎易产，且免产后诸病。芎、归、芍药之安胎补血，如上条之所云。白术之用有三：一者益胃，致胃气以养胎；二者胎系于肾，肾恶湿，能燥湿而生津；三者可致中焦所之新血，去腰脐间之陈瘀；至若胎外之血，因寒湿滞者，皆解之。黄芩减壮火而反于少火，则可以生气于脾土。湿热未伤及，开血之瘀闭，故为常服之剂。然当以脉之迟数虚实加减之，有病可服，否则不必也。药者但宜攻邪扶正，不比米谷。性味偏而不正，不可久服。《黄帝内经》曰：味之所入，各归所喜，攻气增而久，夭之由也。

【校注】

〔1〕宜常服　《脉经》卷九第二无"常"字。

〔2〕当归散　高学山曰："妇人妊娠之血，总贵充足而运行，故以补血行血之归、芎为主，而以行阴之芍药，引入肝脏，则血无枯槁及留滞之患矣。但血盛则气亦盛，而多生热，故以黄芩清之。又血足则阴亦足，而或聚湿，湿则恐其滞血，故以白术燥之。此在妇人，则行经畅快，而无癥瘕漏下诸虞；在妊娠，则荫子裕如，而无半产腹痛等弊，故俱可以为常服之主药也。"

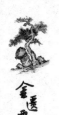

〔3〕主之 《脉经》无"主之"二字。按：无"主之"二字是，此乃后人探次条"白术散主之"妄增，曹注本已删。

〔4〕苦疾 "苦疾"似误倒，应作"疾苦"。

【白话解】

妇女妊娠期间，适宜服用当归散。

（十）妊娠养胎，白术散[1]主之。

［白术散］方 见《外台》。

白术 川芎[2] 蜀椒三分，去汗[3] 牡蛎[4]

右四味，杵为散，酒服一钱匕，日三服，夜一服，但苦痛，加芍药；心下毒痛[5]，倍加川芎；心烦吐痛[6]，不能食饮，加细辛一两，半夏大者二十枚，服之后，更以醋浆水[7]服之；若呕，以[8]醋浆水服之，复不解者，小麦汁服之；已后渴者[9]，大麦粥服之。病虽愈，服之[10]勿置。

【衍义】

四味本草皆谓能去恶血，而此养胎，何也？盖血聚而后成胎，少遇邪则所聚之血将宿而不运，反类瘀恶。必生新开陈，然后胎可养也。养胎不惟在血，而胎系于肾，养之又在于胃，所以补其肾，调其胃；补肾固其精也，调胃和其中也。用术调胃；蜀椒开痹，痹开则阳精至；牡蛎治崩，崩止则阴精固；川芎下入血海，运动胎血，破旧生新。或阴血不利，肝木为害，在内抑屈而痛者，泻以芍药之酸通其阴；设冲遏而痛者，则散以川芎之辛温，宣通其阳。或挟瘀恶之气，上逆于胃而胃吐，烦不能食者，用细辛温中去痰下气，半夏治心下急痛，和胃进食，止呕逆。若呕而不止者，由肝木不务德，舍己而妄动，用小麦饮养其本气以安之，又且平胃下气止烦，一举两得。大麦主消渴，益气调中，故中气不足而渴者用之。

【校注】

〔1〕白术散　前条当归散曰"妊娠宜常服"，是调血清热，以防难产；本条白术散曰"妊娠养胎"，是温煦除湿，以壮胎气。二方均有除湿作用，但前条是治湿热，本条是治寒湿，比列互勘，可以看出仲师制方不同意义。吴谦曰："妊娠妇人，肥白有寒，恐其伤胎，宜常服此。"

〔2〕白术、川芎　缺分量，《外台》卷三十三《顿仆胎动方》各作"四分"。

〔3〕去汗　元刊本"汗"上无"去"字；俞桥本、清初本并作"汁"字。

〔4〕牡蛎　宽保本、宽政本及《外台》并作"牡蛎二分"。《金匮注》、《二注》并作"四分"。

〔5〕毒痛　即苦痛，与上文"苦痛"异文同义。《广韵·二沃》："毒，苦也。"

〔6〕心烦吐痛　《外台》作"吐唾"二字。

〔7〕醋浆水　高学山曰："即米炊所作之酸水也。"

〔8〕以　《外台》此上有"亦"字。

〔9〕渴者　《外台》作"其人若渴"。

〔10〕服之　《外台》"服"上有"尽"字。

【白话解】

妊娠期间养护胎儿，可用白术散。

（十一）妇人伤胎[1]，怀身腹满[2]，不得小便，从腰以下重，如有水气状，怀身七月，太阴当养不养，此[3]心气[4]实，当刺泻劳宫及关元[5]，小便微利[6]则愈。见《玉函》。

【衍义】

《黄帝内经》：诸腹胀大，皆属于热；诸湿肿满，皆属于脾。三焦病者，腹满不得小便，溢则为水。心，上焦也，而不下行于肾；肾，下焦也，不得上和于心；脾，中焦也。心之热独炎于上，肾不得和，则太阴上下不交，谷气无所

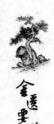

输，不得养其胎而成闭塞，上关不通，则湿热并而为腹满，下关不利，则腰以下如水状。刺劳宫，心气行矣；刺关元，肾气化矣。手足少阴交，则小便利矣；便利则中焦之满、下焦之重皆愈矣。

【校注】

〔1〕妇人伤胎　唐宗海曰："妇人伤胎，多由'怀身腹满，小便不利，腰以下重，如有水气'，即致胎伤之证。"

〔2〕怀身腹满　沈尧封曰："妊妇腹过胀满，或一身及手足面目俱浮，病名子满，或名子肿，或名子气，不外有形之水病，与无形之气病而已。"

〔3〕此　俞桥本、清初本并作"以"字。

〔4〕心气　余无言曰："'心'应作'水'，以刺之'小便微利则愈'证之，'心'与'水'误，无疑。"

〔5〕当刺泻劳宫及关元　吴谦曰："文义未详，此穴（指关元）刺之落胎，必是错简。"按：关于刺"关元"易堕胎，文献可征。于此有援引"有故无陨"解之者，而吴说诚慎，是不可忽。

〔6〕微利　《脉经》卷七第十三、《玉函》"利"上并无"微"字。

【白话解】

妇女怀孕损伤胎气，表现为孕妇腹部过于胀满，小便不利，自腰以下感觉沉重，如同患了水气病一样。怀孕第七个月，手太阴肺脉应当充养胎气时而不能充养，这是因为水气壅实的缘故，应当刺泻劳宫及关元穴，使小便通利就会痊愈。

妇人产后病脉证治第二十一

（论一首　证六条　方八首）

（一）问曰：新产妇人有三病，一者病痉[1]，二者病郁冒[2]，三者大便难，何谓也？师曰：新产[3]血虚，多汗出，喜中风，故令病痉；亡血复汗，寒多，故令郁冒[4]；亡津液，胃燥，故大便难[5]。

【校注】

〔1〕痉　《脉经》细注："亦作'痓'。"陆渊雷曰："'痓'当作'痉'。"《说文·疒部》："痉，强急也。"本书《痉湿暍病篇》云："痉为病，胸满口噤，脚挛急。"李彣曰："《经》云：'阳气者，精则养神，柔则养筋。'新产血虚多汗，表虚亡阳，故中风病痉，此柔不能养筋也。"

〔2〕郁冒　"郁"、"冒"同义复词，即郁闷。《素问·玉机真脏论》云："忽忽眩冒为巅疾。"王注："冒，谓冒闷也。"旧注以"郁冒"为"头眩目瞀"、"昏冒不省""郁而上冒"等，似皆以"郁冒"为"眩冒"，恐未合。李彣说："郁冒，产后血运也。""闷"乃血运证候重点，故《病源》云："产后烦闷不止，则毙人。"检《总录》卷一百六十《产后血运》列治血运者四十二方，其中证候有闷状者，计"心闷"四方，"运闷"六方，"闷绝"四方，"闷乱"一方，"迷闷"二方，"烦闷"四方，以此证之，可见旧注不切。

〔3〕新产　《脉经》卷九第三"产"下有"亡"三字。

〔4〕亡血复汗，寒多，故令郁冒　此三句，吴谦以为："似乎伤寒里病，阴亡失守，虚阳上厥。"语虽微妙，似与证情不甚贴切。检《病源》卷四十三《产后血运闷候》云："运闷之状，心烦气欲绝是也。亦有去血过多，亦有下血极少，皆令运。若产

去血过多，血虚气极，如此而运闷者，但烦闷而已；若下血过少，而气逆者，则血随气，上掩于心，亦令运闷，则烦闭而心满急，二者为异。"又《外台》卷三十四《产后血晕心闷》引崔氏云："凡晕者，皆是虚热血气奔逆，腹中空所致。"其言似皆合乎实际，而与本条之意相异，并录之以备参验。

〔5〕亡津液，胃燥，故大便难　《病源》卷四十四《产后大便不通候》云："因产水血俱下，津液竭燥，肠胃否涩，热结肠胃，故大便不通。"吴瑭曰："按以上三大证，皆可用三甲复脉、大小定风珠，专翕膏主之。盖此六方，皆能润筋，皆能守神，皆能增液故也。但有浅深次第之不同耳。产后无他病，但大便难者，可与增液汤。以上七方，产后血虚液短，虽微有外感，或外感已去大半，邪少虚多者，便可选用，不必俟外感尽净而后用之也。再产后误用风药，误用辛温刚燥，致令津液受伤者，并可以前七方斟酌救之。余制此七方，实从《金匮》原文体会而来，用之无不应手而效，故敢以告来者。"（《温病条辨》卷四）

【白话解】

问道：刚刚生了孩子的产妇常会出现三种病证，一是病痉，二是病郁闷，三是大便困难，这是什么原因呢？仲师说道：这是因为刚刚生产，血虚严重，并且汗出较多，很容易感受外风，所以易致痉病；失血过多，复又汗出，虚寒较盛，所以易致郁闷；产后失血，津液亏少，肠胃干燥，所以大便困难。

（二）产妇郁冒[1]，其脉微弱，呕不能食，大便反坚，但头汗出。所以然者，血虚而厥[2]，厥而必冒，冒家欲解，必大汗出，以血虚下厥，孤阳上出，故[3]头汗出。所以产妇喜汗出者，亡阴血虚，阳气独盛，故当汗出，阴阳乃复[4]。大便坚[5]，呕[6]不能食，小柴胡汤主之[7]。方见呕吐中。

【校注】

〔1〕产妇郁冒　丹波元简曰："产后血晕，自有两端：其去过多而晕者，属气脱，其症眼开口开，手撒手冷，六脉微细或浮

是也；下血极少而晕者，属血逆，其症胸腹胀满痛，气粗，两手握拳，牙关紧闭是也。而本条所论，别是一证。《活人书·妊娠伤寒门》载此条于三物黄芩汤之后，则知是妇人草蓐伤风。"

〔2〕血虚而厥　"厥"逆也。与下"血虚下厥"之"厥"，作寒冷解者义异。

〔3〕故　《脉经》卷九第三"故"下有"但"字，当据补。

〔4〕以血虚下厥……阴阳乃复　陆渊雷曰："'以血虚'八句三十七字，盖出后人傍注，传抄并人正文。又嫌小柴胡汤主产妇喜汗出，乃复沾'大便坚，呕不能食'二句，析于文词者，自能辨之。"

〔5〕大便坚　《脉经》作"所以大便坚者"，与上句势相同。

〔6〕呕　元刊本、俞桥本、清初本、宽保本并无此字，《衍义》、《二注》、《金鉴》、《注解》同。

〔7〕小柴胡汤主之　曹家达曰："仲师此方，专为大便坚，呕不能食而设，盖以止少阳之呕逆，留胃液而润肠燥，并欲下行之腑气，不为浮阳吸引也，亦非通治郁冒。"

【白话解】

产妇郁闷，病人脉象微弱无力，呕吐不能进食，大便反而坚硬，只是头部汗出。所以出现这种情况，是由于血液亏虚而气逆上冲，气逆上冲则会昏瞀，昏瞀将要解除时，周身必定大汗出。由于血虚而阳气浮越，所以下肢寒冷，头部汗出。之所以产妇容易汗出，原因是阴血亡失亏虚，阳气偏于亢盛，所以应当全身汗出，使阴阳和调，才能恢复平衡。对于大便坚硬，不能进食的病人，可用小柴胡汤主治。

（三）病解能食[1]，七八日更发热者[2]，此为胃实[3]，大承气汤[4]主之。 见痉病中。

【校注】

〔1〕病解能食　沈明宗曰："病解者，谓郁冒已解。能食者，

乃余邪隐伏胃中，风热炽盛而消谷。"

〔2〕七八日更发热者　《脉经》卷九第三"日"下有"而"字。能食之后，加以产后多食，极易宿食停留，积日生热，延续至七八日可能出现蒸蒸发热或潮热现象，斯时勿视为阴虚生热，以免投药致误。

〔3〕胃实　《脉经》作"胃热气实"四字。

〔4〕大承气汤　《脉经》无"大"字。沈明宗曰："故用大承气汤峻攻胃中坚垒，俾无形之邪相随有形之滞，一扫尽出，则病如失。仲景本意，发明产后气血虽虚，然有实证，即当治实，不可顾虑其虚，反致病剧也。"

【白话解】

服小柴胡汤后，郁闷解除，已能进食，过了七八天之后却又发热的，这是胃实之证，可用大承气汤主治。

（四）产后腹中疖痛[1]，当归生姜羊肉汤[2]主之[3]。并治腹中寒疝，虚劳不足。

［当归生姜羊肉汤］方　见寒疝中。

【校注】

〔1〕产后腹中疖痛　魏荔彤曰："妊娠病疖痛，胞阻于血寒也；产后腹中疖痛，里虚而血寒也，一阻一虚，而治法异矣。"尤怡曰："产后腹中疖痛，与妊娠腹中疖痛不同，彼为血虚而湿扰于内，此为血虚而寒动于中也。"

〔2〕当归生姜羊肉汤　程林曰："产后血虚有寒，则腹中急痛。《内经》曰：'味厚者为阴'。当归羊肉味厚者也，用以补产后之阴，佐生姜以散腹中之寒，则疖痛自止。夫辛能散寒，补能去弱，三味辛温补剂也，故并主虚劳寒疝。"

〔3〕主之　《脉经》卷九第三无"主之"以下十二字。

【白话解】

产后腹中绵绵疼痛，可用当归生姜羊肉汤主治。本方还可主治腹中塞疝，虚劳不足。

（五）产后[1]腹痛，烦满不得卧[2]，枳实芍药散主之[3]。

[枳实芍药散] 方

枳实_{烧令黑[4]，勿大过[5]}　　芍药_{等分}

右二味，杵为散，服方寸匕，日三服，并主痈脓，以麦粥下之[6]。

【衍义】

仲景凡治腹痛，多用芍药，何也？以其能治气血积聚，宣行腑脏，通则痛止也。阴气之散乱成痛，用此收之也。以其能治血痹之痛也。以其能缓中而止急痛也。《本草》谓主邪气腹痛，故多用之。盖五气之邪，莫如厥阴肝木之性急暴，一有不平，则曲直作痛；又，肝为藏血之海，瘀积则海不清，而肝木之气塞矣。东方震，木出于纯阴，则能振起发生，若出于散乱之阴，则肝木之气狂矣，木强直。更值邪气，则肝木与之搏击矣。由此三者而言，芍药所治，皆肝木也。虽曰治之而亦补之，木之味酸，芍药亦酸，故云补也。枳实炒黑，入血破瘀；麦粥补血脉也。

【校注】

〔1〕产后　《脉经》卷九第三作"产妇"，魏注本同。

〔2〕烦满不得卧　曹家达曰："血少而不能交会于心则烦；胃气顿滞则满，胃不和则胀闷而不得卧。"唐宗海曰："烦满腹痛，虽是气滞，然见于产后，则其滞不在气分，而生血分之中也。"

〔3〕枳实芍药散主之　魏荔彤曰："产妇血流不快，积于腹中作痛，法宜开散而行其瘀滞，则诸病可已。枳实烧黑者，入血中行积也，加以芍药走血分，而血癥可开散矣。"陈元蔚曰："枳实通气滞，芍药通血滞，通则不痛，人所共知也。妙在枳实烧黑，得火化而善攻停积。下以大麦粥，和肝气而兼养心脾，是行滞中而寓补养之意，故痈脓亦主之。"（严鸿志《女科精华》卷上引）

〔4〕烧令黑　唐宗海曰："脓乃血所化，此能行血中之滞故也。知主痈脓，即知主产后满痛矣。"

金匮要略
校注白话解

〔5〕大过　新刻本作"太过"，《衍义》、《本义》、《心典》、《悬解》并同。

〔6〕以麦粥下之　魏荔彤曰："以麦粥下之者，取其滑润宜血，且有益胃气也。"

【白话解】

产后腹中疼痛，心胸烦闷，不能安卧，可用枳实芍药散主治。

（六）师曰：产妇腹痛，法当以枳实芍药散[1]，假令不愈者，此为腹中有干血着脐下[2]，宜下瘀血汤主之[3]。亦主经水不利。

〔下瘀血汤[4]〕方

大黄三两[5]　桃仁二十枚　䗪虫二十枚，熬，去足

右三味，末之，炼蜜和为四丸，以酒一升，煎一丸，取八合，顿服之，新血[6]下如豚肝[7]。

【衍义】

血之干燥凝著者，非润燥荡涤不能去也。芍药、枳实不能治，须用大黄荡逐之，桃仁润燥缓中破结，䗪虫下血，用蜜补不足，止痛和药，缓大黄之急，尤为润也。与抵当同类，但少缓尔。

【校注】

〔1〕师曰……枳实芍药散　《脉经》卷九第三无"师曰"以下至"芍药散"十四字。陆渊雷曰："'法当以枳实芍药散'语意未完，此后世家言。"

〔2〕此为腹中有干血着脐下　曹家达曰："胞中之血，由冲任吸引而上者，以脐下为冲要，故血瘀必著脐下。"

〔3〕下瘀血汤主之　张锡纯曰："《金匮》下瘀血汤，原可为治妇女癥瘕之主方，特其药性猛烈，原非长服之方。于癥瘕初结未坚硬者，服此药两三次或可将病消除。若至累月累年，癥瘕结如铁石，必须久服方能奏效者，下瘀血汤原不能用。"（《女科

要旨》卷下）

〔4〕下瘀血汤　按："汤"应作"丸"，以下"炼蜜和丸"之语律之，可证。

〔5〕三两　元刊本、赵刊本、明刊本、俞桥本、宽保本、宽政本并作"二两"，《衍义》、《注解》及《本草纲目》卷四十一"䗪虫"条引同。

〔6〕新血　按："新"字似误，当作"瘀"。应据《二注》、尤注本、李彣注本及徐大椿《兰台轨范》引并作"瘀血"。又，朱光被曰："'新'当作'瘀'。"

〔7〕豚肝　魏荔彤曰："猪肝者，非新血也，干血之邪癥也。"

【白话解】

仲师说道：产妇腹痛，应当用枳实芍药散治疗，服药后如果不见好转的，这是因为腹中有干血凝结在脐下，应当用下瘀血汤主治。本方还可主治经水不利之证。

（七）产后七八日[1]，无太阳证[2]，少腹坚痛[3]，此恶露不尽[4]，不大便[5]，烦躁发热[6]，切脉微实[7]，再倍发热[8]，日晡时烦躁者，不食[9]，食则[10]谵语，至夜[11]即愈，宜大承气汤主之。热在里，结在膀胱也。见痓病中。

【衍义】

太阳为表，膀胱为里。七八日，表证入里，故曰无太阳证。恶露已为病气所郁，不能尽去，邪因入里，与恶露相搏，结在膀胱，而小腹坚痛；下焦热极，故不大便，烦躁发热，更切其脉微实，再倍发热，日晡时烦躁。此邪又攻于胃，胃热则不食，食入则谷气之热更助，两热相并，故谵语，至夜愈。此产后血虚，邪易入血室，入血室则夜如见鬼状，言此以明其不在血室，而在膀胱与胃，故用大承气汤。

金匮要略

校注白话解

【校注】

〔1〕产后七八日　按首四句，是从产后瘀血说起，承前条下瘀血汤证而来。但前只言腹痛，此则进而"少腹坚痛"，则显然不同。

〔2〕无太阳证　产后出现少腹坚痛，亟易误为太阳蓄血证，著"无太阳证"四字，所以示区别也。吴谦以"无"为无表证，似有未当，应谓无太阳之变证也。

〔3〕少腹坚痛　云"坚痛"，则与太阳证桃核承气汤之"少腹急结"不同，而于"无太阳证"之意更明透矣。

〔4〕此恶露不尽　按：后文"热在里，结在膀胱也"八字，李彣注本移植于"恶寒不尽"之下。吴谦于此有说，似亦沿袭于李。

〔5〕不大便　《脉经》卷九第三"大便"下有"四五日"三字。按：不大便是说明病已在阳明胃肠。

〔6〕烦躁发热　《脉经》无"烦躁"二字。

〔7〕切脉微实　《脉经》"切脉"作"趺阳脉。"

〔8〕再倍发热　吴谦曰："'再倍'二字，当是衍文。"尤怡改"再"为"更"，可不必。《脉经》"发热"上有"其人"二字。

〔9〕不食　《脉经》作"不能食"三字。

〔10〕食则　《脉经》无此二字。

〔11〕至夜　《脉经》作"利之"。

【白话解】

产后七八天之后，没有出现太阳变证，但少腹部坚硬疼痛，这是恶露尚未排净的结果。其病机是瘀热在里，凝结在下焦膀胱部位。如果四五天病在胃肠，则不大便而发热，趺阳脉微实，病人潮热，下午申时烦躁不安者，不能进食，谵语，采用攻下方法治疗就会痊愈，适宜选用大承气汤主治。

（八）产后风[1]，续之[2]数十日不解，头微痛[3]，恶寒，时时有热，心下闷[4]，干呕汗出，虽久，阳旦证续在耳[5]，可与阳旦汤。即桂枝汤，方见下利中。

【衍义】

伤寒病，太阳证，头痛发热，汗出恶风者，桂枝汤主之。又，太阳病八九日不解者，表证仍在，当发其汗。此治伤寒法。凡产后感于风寒诸证，皆不越其规矩，举此条与上文承气，为表里之例耳。东垣治劳役饮食所伤挟外感者，亦名两感，必顾胃气。《大全良方》谓：新产去血，津液枯竭，如有时气之类，当发其汗，决不可用麻黄。取汗无取过多。《活人书》：妇人诸病，皆用四物，与所见证，如阳旦之类，各随所感而消息之。

【校注】

〔1〕产后风　《脉经》卷九第三作"妇人产得风"五字。新刻本作"产后中风"四字。

〔2〕续之　徐注本、尤注本"之"并作"续"，是。叶霖谓有一"续"字是衍文，误。按："续续"即连续、继续。《说文·系部》："续，连也。""继，续也。"

〔3〕头微痛　陈念祖曰："产后中风，续续数十日不解，似不应在桂枝汤之例矣。然头微痛，恶寒，时时有热，皆桂枝本证。"

〔4〕心下闷　《脉经》"闷"作"坚"。陈念祖曰："心下闷，邪入胸膈，为太阳之里证。至干呕、汗出，亦为桂枝证例中本有之证。"

〔5〕阳旦证续在耳　《脉经》"在"下无"耳"字。成无己曰："阳旦，桂枝汤别名也。"山田业广曰："《尔雅·释诂》'旦，早也。'引申之，为凡物之始，如岁旦、月旦是也。夫桂枝一方，为众方之祖，故名。"丹波元简曰："阳旦汤，徐彬、吴谦以为桂枝汤加黄芩，魏荔彤以为桂枝加附子，并误，惟程依原注为是。"按：《脉经》云："阳旦方在《伤寒》中，桂枝是也。"至引《千金》、《外台》以为说者，徒淆乱耳。

【白话解】

妇女产后感受风邪，连续数十天仍然不能解除，出现头部轻微疼痛，身上怕冷，时常发热，心下部位满闷不舒，干呕汗出等症状，虽然持续时间较久，但如果是阳旦证仍然存在的，仍可给予阳旦汤治疗。

（九）产后中风[1]，发热，面正赤[2]，喘而头痛[3]，竹叶汤主之[4]。

[竹叶汤] 方

竹叶一把[5]　葛根三两　防风一两[6]　桔梗　桂枝[7]　人参甘草各一两　附子一枚, 炮　大枣十五枚　生姜五两

右十味[8]，以水一斗，煮取二升半，分温三服[9]，温覆使汗出。颈项强，用大附子一枚，破之[10]如豆大，煎药扬去沫。呕者，加半夏半升，洗。

【衍义】

此证太阳上行至头表，阳明脉过膈上循于面，二经合病，故如是。竹叶汤亦桂枝汤变化者。仲景凡治二经合病，多加葛根，为阳明解肌药也；防风佐桂，主二经之风；竹叶主气上喘；桔梗佐竹叶利之；人参亦治喘；甘草和中；生姜、大枣行谷气，发荣卫，谷气行，荣卫和，则上下交济而汗出解矣。附子恐是后所加，治头项强耳。颈项强，邪在太阳，禁锢其筋脉，不得屈伸，故用附子温经散寒湿，以佐葛根。若邪在胸中而呕，加半夏治之。

【校注】

〔1〕产后中风　尤怡曰："此为产后表有邪而里适虚之证。"程林曰："产后血虚，多汗出，喜中风，故令病痉。今证中未至背反张，而发热、面赤、头痛，亦风痉之渐也。"吴谦曰："'产后中风'之下，当有'病痉者'之三字，始与方合。若无此三字，则人参、附子施之于中风发热可乎？而又以竹叶命名者，何所谓也？且方内有'颈项强用大附子'之文，本篇有证无方，则

可知必有脱简。"

〔2〕面正赤　徐彬曰："面正赤，所谓面若妆朱，真阳上浮也。"

〔3〕喘而头痛　《千金》卷三第三"而"作"气"。徐彬曰："喘，气高不下也。"

〔4〕竹叶汤主之　邹澍曰："竹叶为物飘萧，轻举洒然，微阴正欲解散之余，取其阳遂透，阴遂消。是故竹叶汤，治产后中风发热，面正赤，喘而头痛。乃阳无根而上泛，复为阴翳所累，遂以桂枝、附子、人参、甘草、大枣、生姜回其阳，用竹叶率葛根、防风、桔梗以解散其阴，盖风寒所著之阴，与为阳累之阴，固自不同，不得全仗葛根、防风、桔梗而能解也。"

〔5〕一把　《千金》作"一握"。

〔6〕一两　《千金》作"二两"。

〔7〕桂枝　《千金》作"桂心"。

〔8〕右十味　《千金》"味"下有"㕮咀"二字。

〔9〕分温三服　《千金》作"分三服，日三"。

〔10〕破之　《千金》无"破之"以下十字。

【白话解】

妇女产后感受风邪，表现为发热，面色红赤，气喘而且头痛，可用竹叶汤主治。

（十）妇人乳[1]**，中虚，烦乱**[2]**，呕逆**[3]**，安中益气，竹皮大丸主之**[4]**。**

［竹皮大丸］方

生竹茹二分　**石膏**二分　**桂枝**一分[5]　**甘草**七分　**白薇**一分

右五味，末之，枣肉和丸弹子大，以饮服一丸，日三夜二服。有热者，倍白薇；烦喘者，加柏实一分。

【衍义】

妇人以阴血上为乳汁，必藉谷气精微以成之。然乳房居胃上，阳明经脉之所过，乳汁去多，则阴血乏之而胃中益虚；阴乏则火挠而神昏乱，胃虚则呕逆。用甘草泻心火，安中益气；石膏、白薇治热疗烦乱；竹皮主呕逆；桂枝利荣气，通血脉，又宣导诸药，使无扦格之患；柏实，《本草》主恍惚虚烦，安五脏，益气。烦喘者，为心中虚火动肺，故以柏实两安之。

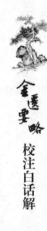

【校注】

〔1〕乳 《脉经》卷九第三作"产"。按："乳"字断句，勿连下读。《脉经》"产"字，乃"乳"字确诂。《说文·乙部》；"乳，人生子曰乳。"《广雅·释诂》："乳，生也。"妇人乳，就是妇女生育。一般作乳汁解，不合。

〔2〕烦乱 产则中虚，虚热易发，扰及胸膈，则心烦不安。

〔3〕呕逆 虚热冲于胃腑，就会恶心呕逆。唐宗海曰："中焦虚乏，上不能入心以化血，则心神无依而烦乱；下不能安胃以和气，则卫气上逆而为呕逆。"

〔4〕竹皮大丸主之 唐宗海曰："用桂枝竹茹，达心通脉络，以助生心血，则神得凭依而烦乱止；用石膏、白薇以清胃降逆，则气得安养，而呕逆除。然此四药相辅而行，不可分论，必合致其用，乃能调阴和阳。"

〔5〕桂枝一分 按仲景之用桂枝，其用量重至六两者为天雄散；其用量最轻者，仅属此方，以桂枝一分与甘草七分辛甘相合，取其化气，因之能得补虚之用，值得深思。

【白话解】

妇女生育，中气虚弱，心烦意乱，呕逆，应当安中益气，可用竹皮大丸主治。

（十一）产后下利[1]虚极[2]，白头翁加甘草阿胶汤主之[3]。

[白头翁加甘草阿胶汤] 方

白头翁　甘草　阿胶各二两　秦皮　黄连　柏皮各三两

右六味，以水七升，煮取二升半[4]，内胶令消尽[5]，分温三服^[6]。

【衍义】

《伤寒》厥阴证热利下重者，白头翁汤四味尽苦寒，寒以治热，苦以坚肠胃。此产后气血两虚，因加阿胶补气血而止利；甘草缓中通血脉。然下利，血滞也，夫人之血行则利自止，甘草尤为要药，此方岂独治产后哉。

【校注】

〔1〕下利 《脉经》卷九第三作"热利重下"三字。唐宗海曰："下利，是言痢疾便脓血也。"

〔2〕虚极 《脉经》"虚"上有"新产"二字。《千金》卷三第六"虚"上有"兼"字。丹波元坚曰："虚极，犹言疲惫。"

〔3〕白头翁加甘草阿胶汤主之 唐宗海曰："此言产后或得痢疾，仍当用白头翁汤，惟系产后血虚之极，故宜加补血之品，非谓产后痢疾仅此一方，又非谓虚寒洞泻而下利，亦用是方也。"

〔4〕煮取二升半 《千金》 "半升"下有"去滓"二字，是。

〔5〕消尽 《千金》作"烊"一字。

〔6〕分温三服 《千金》作"分三服，日三。"

【白话解】

妇女产后又兼下利，身体疲惫，可用白头翁加甘草阿胶汤主治。

附方

《千金》［三物黄芩汤］治妇人在草蓐，自发露得风。四肢苦烦热，头痛者，与小柴胡汤；头不痛但烦者，此汤主之。

黄芩_{一两}　苦参_{二两}　干地黄_{四两}

右三味，以水六升，煮取二升，温服一升，多吐下虫。

《千金》［内补当归建中汤］治妇人产后虚羸不足，腹中刺痛不止，吸吸少气，或苦少腹中急，摩痛引腰背，不能食饮。产后一月，日得服四五剂为善，令人强壮宜。

当归四两　桂枝三两　芍药六两　生姜三两　甘草二两　大枣十二枚

右六味，以水一斗，煮取三升，分温三服，一日令尽。若大虚，加饴糖六两，汤成内之，于火上暖令饴消，若去血过多，崩伤内衄不止，加地黄六两，阿胶二两，合八味，汤成内阿胶，若无当归，以川芎代之，若无生姜，以干姜代之。

妇人杂病脉证并治第二十二

（论一首　脉证合十四条　方十四首）

（一）妇人中风七八日，续来寒热[1]，发作有时[2]，经水适断[3]，此为热入血室[4]。其血必结[5]，故使如疟状，发作有时，小柴胡汤主之[6]。方见呕吐中。

【衍义】

此下四条，皆出《伤寒论》中。成注：七八日，邪气入里之时，本无寒热，而续得寒热，经水适断者，为表邪乘虚入于血室，相搏而血结不行，经水所以断也。血气与邪分等，致寒热如疟而发作有时，与小柴胡汤，以解传经之邪。

【校注】

〔1〕续来寒热　《伤寒论》144 条"来"作"得"。《脉经》卷九第六"来"作"有"。按："来"语中助词，无义。"续寒热"犹云连续寒热。

〔2〕发作有时　唐宗海曰："人之卫气，昼行于阳二十五度，夜行于阴二十五度。疟疾伏于膜原之中，卫气会之，阻不得行，则相争为寒热。今妇人热入血室，其血必聚结不得散，阻其卫气。遇卫气行到其间，阻而不达，遂亦相争，发为寒热，有如疟状，发作有时，视卫气所遇之时而发也。"

〔3〕经水适断　张志聪曰："'经水适断'四字，应在'七八日'之下。"其说可取。程林曰："妇人经行之际，当血弱气尽之时，邪气因入血室，与正气相搏，则经为之断，血为之结也，血结则邪正分争，休作有时。"

〔4〕此为热入血室　山田正珍曰："血室，谓胞，即子宫也。"张介宾曰："医家以冲任之脉盛于此（指子宫），则月事以

时下，故名之曰血室。"吴又可曰："经水适断，血室空虚，其邪乘势传入，邪胜正亏，经气不振，不能鼓散其邪，为难治。且不从血泄，邪气何由即解？与适来者，有血虚血实之分。"（《瘟疫论》卷下）

〔5〕其血必结　张寿颐曰："'其血必结'四字，必是错简，血已瘀结，而更可授以柴之升提，参草枣之补乎？仲景安有此理？然古今注者，竟谓小柴胡一方，为通治热入血室之妙药，岂非大误？"（《女科辑要笺正》）

〔6〕小柴胡汤主之　尤怡曰："仲景单用小柴胡汤，不杂血药一味，意谓热邪解而乍结之血自行耳。"曹家达曰："热邪甫陷，胞中定无干血，故但需小柴胡汤，使标阳之陷而入者，升发而出入，其病当愈。"刘完素曰："先服小柴胡以去其寒热，后以四物汤调之。"（《河间六书》）

【白话解】

妇女患太阳中风证，已有七八天，月经也见停止，仍然连续恶寒发热，而且发作有规律，这种情况称为热入血室。病人恶寒发热定时发作如同疟疾似的，可用小柴胡汤主治。

（二）妇人伤寒[1]发热，经水适来，昼日[2]明了[3]，暮则谵语[4]，如见鬼状者[5]，此为热入血室。治之[6]无犯胃气及上二焦[7]，必自愈[8]。

【衍义】

成注：伤寒发热者，寒已成热也，经水适来，则血室空虚，热乘虚入血室。若邪入胃，邪客于腑而争也；暮则谵语，如见鬼状，是邪不入腑，入于血室，与阴[9]争也。阳盛谵语则宜下；此热入血室，不可与下药犯其胃气。热入血室，血结寒热者，与小柴胡汤，散邪发汗；热入血室，胸膈满如结胸状者，可刺期门穴；此虽入而无满结，故不可刺。必自愈者，以经行则热随血去，血下已，则邪热悉除而愈矣。发汗为犯上焦者，发汗则动卫气，卫气出上焦也；刺期门为犯中焦者，刺期门则动荣气，荣气出中焦也。

【校注】

〔1〕妇人伤寒 柯琴曰："前条言中风，此言伤寒，见妇人伤寒中风，皆有热入血室证也。"

〔2〕昼日 《瘟疫论》卷下、《妇人大全良方》卷六并引作"昼则"，与下"暮则"相应。

〔3〕明了 《脉经》卷九第六作"了了"。

〔4〕暮则谵语 《伤寒九十论》第十七"暮"作"夜"。按：热入血室之证，病在血而不在气。气属阳，故昼则了了；血属阴，故暮则谵语。吴又可曰："盖卫气昼行于阳，不与阴争，故昼则明了。夜行于阴，与邪相搏，故夜则发热谵语。至夜但发热而不谵语者，亦为热入血室，因有轻重之分，不必拘于谵语也。"

〔5〕者 《脉经》无此字。

〔6〕治之 按：前条妇人中风热入血室，已言小柴胡汤主之，此只言"治之"，犹云即依前法治之也。所以不重言小柴胡汤主之者，此则"文具于前，而略于后"，古书有此例也。（见《古书疑义举例》二）

〔7〕无犯胃气及上二焦 《脉经》"及"作"若"。"若"选择连词，有"或"义，近是。盖此侧重无犯胃气，禁以下法为治也。方有执曰："无犯胃气，以禁下言，上二焦以禁汗吐言。"

〔8〕必自愈 能依无犯之戒，伺经行血下，则邪热随血而俱去，病（指谵语等）亦可逐渐而愈。

〔9〕与阴 原作"而阴"，今据《注解伤寒论》成注改。

【白话解】

妇人患太阳伤寒证而发热，月经刚好来潮，白天则神志清醒，夜晚则神昏谵语，如有所见，这种情况是热入血室。治疗时不要伤害胃气或上、中二焦，病就会逐渐痊愈。

（三）妇人中风，发热恶寒，经水适来[1]，得[2]七八日，热除，脉迟，身凉和[3]，胸胁满[4]，如结胸状[5]，谵语者[6]，此为热入血室也，当刺期门[7]，随其实[8]而取之。

【衍义】

中风，发热恶寒，表病也。若经水不来，表邪传里，则入腑而不入血室也；经水适来，血室空虚，至七八日邪传里之时，更不入腑，乘虚而入于血室。热除脉迟身凉者，邪气内陷而表证罢也；胸胁下满如结胸状，谵语者，热入血室而里实；期门者，肝之募，肝主血，刺期门者，泻血室之热。审何经气实，更随其实而泻之。

【校注】

〔1〕经水适来　成无己曰："中风，发热恶寒，表证也。若经水不来，表邪传里，则入府而不入血室也；因经水适来，血室空虚，至七八日邪气传里之时，更不入府，乘虚而入于血室。"

〔2〕得　《伤寒论》143 条、《脉经》卷九第六"得"下并有"之"字，应据补。

〔3〕身凉和　《伤寒论》、《脉经》并无"和"字。成无己曰："热除，脉迟，身凉，邪气内陷，表邪罢也。"

〔4〕胸胁满　《伤寒论》、《脉经》并作"胸胁下满"。

〔5〕如结胸状　唐宗海曰："如结胸状，而非真结胸，其辨在'热除，脉迟，身凉'，与真结胸不同也。"按：真结胸，寸脉浮，关脉沉，出现之症状，如按之石硬，心下痛，膈内拒痛，而此只言"胸胁满"，故云"如"也。

〔6〕谵语者　《脉经》作"其人谵语"。按：发谵语，其因由血室乃肝藏血之所，为热邪所侵，循经上扰神明，则发谵语。

〔7〕当刺期门　期门，穴名，位置在乳头直下，当第六肋间隙处，为肝之募穴。刺期门泻肝，则胸胁之邪，血室之热，可以并解。吴又可曰："若有如结胸状者，血因邪结也，当刺期门，以通其结，以柴胡汤治之，不若刺者功捷。"（《瘟疫论》卷下）陈自明曰："若脉迟身凉，当刺期门穴，下针病人五吸，停针良久，徐徐出针，凡针期门穴，必泻勿补，肥人二寸，瘦人寸半也。"（《妇人大全良方》卷六）

〔8〕实 《脉经》作"虚实"二字。

【白话解】

妇女患太阳中风证，发热恶寒，月经刚好来潮，到了七八天之后，发热已除，脉现迟象，身体凉爽，胸胁下胀满，如同患了结胸似的，病人还出现谵语，这种情况称为热入血室，应当针刺期门穴，按照证之虚实而施以补泻。

（四）阳明病，下血^[1]谵语者^[2]，此为热入血室，但头汗出^[3]，当刺期门，随其实而泻之。濈然^[4]汗出者愈^[5]。

【衍义】

阳明病热入血室，迫血下行，使下血谵语。阳明法当汗，以夺血者无汗，故但头汗出也。刺期门以散血室之热，随其实而泻之，以除阳明之邪热，散邪除热，荣卫得通，津液得复，濈然汗出而解。《明理论》：卫是血室，妇人则随经而入，男子由阳明而传也。

【校注】

〔1〕下血 《脉经》卷九第六"血"下有"而"字。

〔2〕谵语者 "谵"《脉经》作"谵"，"语"下无"者"字。李注本、尤注本"谵"并作"谵"。按："谵"与"谵"同韵而义不同。《集韵·二十四盐》："谵，疾而寐语也。""谵，多言。"词书谓二字同，似未当。此以作"谵"为是。《素问·热论》王注："谵言，谓妄谬而不次也。"尤怡曰："阳明之热，从气而之血，袭之胞宫，即下血而谵语。盖冲任之脉，并阳明之经，不必乘经水之来，而后得入之，故彼为血去而热入，此为热入而血下也。"

〔3〕但头汗出 "但"表态副词，有"仅"义。尤怡曰："头汗出者，阳通而闭在阴也。"唐宗海曰："血室中，冲任脉皆上行，肝脉亦上头，热气上冲，则头汗出。"

〔4〕濈然 "濈然"，安和、舒畅的样子。《说文·水部》、《广韵·二十六缉》并云："濈，和也。"

〔5〕汗出者愈 《脉经》"者"下有"则"字。李注本"者"作"则"，是。"者"有"则"义，无须复出也。

【白话解】

患阳明病而又见下血谵语的，这是热入血室，如果仅为头部汗出，应当针刺期门穴，按照病证邪实所在而施以泻法，治疗后能够全身汗出舒畅的即可痊愈。

（五）妇人咽中如有炙脔[1]，半夏厚朴汤主之[2]。

［半夏厚朴汤］方[3]《千金》作胸满心下坚，咽中帖帖，如有炙肉，吐之不出，吞之不下。

半夏一升　厚朴三两　茯苓四两　生姜五两　干苏叶二两

右五味，以水七升，煮取四升，分温四服，日三夜一服。

【衍义】

上焦，阳也。卫气所治，贵通利而恶闭郁，郁则津液不行而积为涎；胆以咽为使，胆主决断，气属相火，遇七情至而不决，则火亦郁而不发，不发则焰不达，不达则气如烟，与痰涎结聚胸中，故若炙脔。《千金》之证虽异，然亦以此而致也。用半夏等药散郁化痰而已。

【校注】

〔1〕炙脔 《脉经》卷九第六"脔"作"腐状"二字。"脔"(luán 滦)，切碎的小块肉。《广韵·二十八狝》："脔，肉脔。"黄树曾曰："咽中痰气阻塞，宛似有肉贴于口中之旁，吐之不出，吞之不下，俗谓之梅核气。"

〔2〕半夏厚朴汤主之 吴谦曰："此病得于七情郁气，凝涎而生，故用半夏、厚朴、生姜，辛以散结，苦以降逆，茯苓佐半夏，以利饮行涎，紫苏芳香，以宣通郁气，俾气舒涎去，病自愈矣。此证男子亦有，不独妇人也。"

〔3〕半夏厚朴汤方 本方有开郁利气，渗湿除痰之效。局方二陈汤，即从此脱化，去厚朴、苏叶，而加陈皮、甘草，变治上为治中，虽有除痰缓中之用，而宣郁散结之力已微。张氏《医

通》竟以二陈为祖方，而以半夏厚朴汤附之，似未免数典而忘祖矣。

【白话解】

妇女咽喉部位如同有肉块黏贴梗塞之状，可用半夏厚朴汤主治。

（六）妇人脏躁[1]，喜悲伤，欲哭[2]，像如神灵所作[3]，数欠伸[4]，甘麦大枣汤[5]主之。

[甘草小麦大枣汤] 方

甘草三两[6]　小麦一升　大枣十枚

右三味，以水六升，煮取三升，温分三服，亦补脾气。

【衍义】

《内经》以肺之声为哭；又曰：并于肺则悲。《灵枢》曰：悲哀动中则伤魂。此证因肝虚肺并，伤其魂而然也。盖肝，阳脏也；肺，阴脏也。阳舒而阴惨，肝木发生之气不胜肃杀之邪并之，屈而不伸，生化之火被抑，扰乱于下，故发为脏躁，变为悲哭，所脏之魂，不得并神出入，遂致妄乱，像如神灵，木气被抑而不前，筋骨拘束而不舒，故数作欠伸。然治相并之邪，必安之、和之，用小麦养肝气止燥；甘草、大枣之甘，以缓肝气之苦急，燥止急缓，则脏安而悲哭愈。然又曰亦补脾气者，乃肝病先实脾，不惟畏其传，且脾实而肺得母气以安，庶不离位过中而复下并矣。

【校注】

〔1〕脏躁　《脉经》卷九第六作"脏燥"，徐注本、尤注本及《本草纲目》卷二十九"枣"条引同，并误。吴谦曰："脏，心脏也，心静则神藏，若为七情所伤，则心不得静而神躁扰不宁也。"

〔2〕喜悲伤，欲哭　孙思邈曰："心气虚则悲不已。"吴谦曰："喜悲伤欲哭，是神不能主情也。"

〔3〕像如神灵所作 心藏神而主血，心血虚则神乱，而如有神灵所凭。

〔4〕数欠伸 黄元御曰："欠者，开口而呵气；伸者，张臂而舒筋。"

〔5〕甘麦大枣汤 程林曰："《内经》曰：'悲则心系急。'甘麦大枣者，甘以缓诸急也。《灵枢经》曰：'心病者，宜食麦。'是谷先人心矣。"丹波元简曰："《素问》以小麦为心之谷。《千金》云：'小麦养心气。'本方所主，正在于此。验之于病者，始知此方之妙也。"

〔6〕三两 明刊本、俞桥本作"二两"，《衍义》、《注解》及《本草纲目》引同。

【白话解】

妇女患脏躁证，容易悲伤，总想哭泣，就像有神灵附着而作似的，经常呵欠伸展，可用甘麦大枣汤主治。

（七）妇人[1]吐涎沫，医反下之[2]，心下即痞[3]，当先治其吐涎沫[4]，小青龙汤主之。涎沫止，乃治痞[5]，泻心汤主之[6]。

[小青龙汤] 方　见肺痈中。

[泻心汤] 方　见惊悸中。

【衍义】

《伤寒论》表不解，心下有水气者，用小青龙汤解表散水也。又曰：表未解，医反下之，阳邪内陷，实则结胸，虚则心下痞。由此观之，吐涎沫者，盖由水气之为病，因反下之为痞；吐涎沫仍在，故先以小青龙治涎沫，然后以泻心汤除心下之热痞也。

【校注】

〔1〕妇人 《千金》卷二十九第六"妇人"下有"霍乱呕逆"四字。

〔2〕吐涎沫，医反下之 尤怡曰："吐涎沫，上焦有寒也，

460

不与温散，而反下之，则寒内入而成痞，如伤寒下早例也。"

〔3〕即痞　《二注》作"痞满"。

〔4〕当先治其吐涎沫　尤怡曰："虽成痞，而犹吐涎沫，则上寒未已，不可治痞，当先治其上寒，而后治其中痞。"

〔5〕乃治痞　《千金》作"次治其痞"四字。

〔6〕泻心汤主之　《千金》作"可服甘草泻心汤方"。

【白话解】

妇女口吐涎沫，医生反而运用攻下法治疗，吐涎非但未愈，却又出现了心下痞满的症状，此时应当先治疗病人口吐涎沫，可用小青龙汤主治。等到吐涎沫停止后，再治痞满，可用泻心汤主治。

（八）妇人之病[1]，因虚、积冷、结气[2]，为诸经水断绝[3]，至有历年，血寒积结胞门[4]。寒伤经络，凝坚在上，呕吐涎唾，久成肺痈[5]，形体损分[6]，在中盘结[7]，绕脐寒疝[8]，或两胁疼痛[9]，与脏相连，或结热中[10]，痛[11]在关元，脉数无疮，肌若鱼鳞[12]，时著男子[13]，非止妇身，在下未多[14]，经候不匀[15]，令阴掣痛[16]，少腹恶寒[17]，或引腰脊，下根气街[18]，气冲急痛，膝胫疼烦[19]，奄忽[20]眩冒，状如厥癫，或有忧惨[21]，悲伤多嗔[22]，此皆带下[23]，非有鬼神。久则羸瘦，脉虚多寒，三十六病[24]，千变万端[25]，审脉阴阳，虚实紧弦[26]，行其针药，治危得安，其虽同病，脉各异源，子当辩[27]记，勿谓不然。

【衍义】

阴阳之运动，有上下，有中外，有归宿，有昌顺，得其道则变化万象，各司其用。若乖其宜，则随所适而为病。然二者之要，则以阳为主，由阳主动，用以施化者也；而阴者惟虚其体，以受之生育而已。若夫邪气在阴，则凝结坚实，实则阳不得入而施化，致生诸病也，其病不可穷已。仲景叙是数证，冷积下焦，以见变易无穷也。所谓经水断

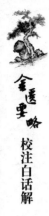

绝，胞门寒伤，令阴掣痛，少腹恶寒，或引腰脊，下根气街，气冲急痛，膝胫疼烦，皆由阴结下焦，阳不得入，随所著冲任之脉而为病也；呕吐涎沫，久成肺痈者，必阴结在少阴经，其经上连于肺，水因溢上为涎沫，久迫上焦之阳，蓄以成肺痈也；绕脐寒疝，或两胁疼痛，与脏相连者，脐在人身正中面，四脏应之，其四脏则应于上下左右，盖是生气所出之原，五脏皆于此受之。今为冷邪凝结，生发之气绝少，正邪相击，而作寒疝；脐间冷结，连及两胁少阳发生之分，并为疼痛，故曰与脏相连也；或结热中，病在关元者，乃小肠火之募也，足三阴任脉之所会，足三阴任脉尽为积冷，于小肠火气不折，为郁热在中，冷热相搏，故痛在关元；脉数无疮，肌若鱼鳞者，阴不化血，无以输化生肌，滋润于外，徒是孤阳行脉，燥消皮毛耳；奄然眩冒，状如厥癫者，冲任督阴跷之脉冲突而逆，阳乱于上，所以如尸厥癫痫；或忧惨悲伤，倘多嗔者，此在下肾肝脏阴结，而阳不得入，精泄不固，下泄为带，魂不舒、志不宁故耳，非鬼神使之也。阴由冷积，荣血内结，不与卫和，内外成病，求之于阴阳交变之道，不可一言而尽。仲景叙其证，复叙为三十六病，千变万端，同脉异证，恐后人胶柱鼓瑟，而不求于阴阳变易之道也。

【校注】

〔1〕妇人之病　朱光被曰："此总叙妇人之杂病，大抵皆由于带下，至经水断绝，病态错杂，仲景爰制为诀，令人易于辨记也。"按：朱氏所云"诀"者，实即四字韵文，本段文句之年、坚、分、疝、连、元、鳞、身、匀、寒、癫、嗔、神、端、弦、安、源、然等字是韵。

〔2〕因虚、积冷、结气　吴谦曰："月经致病之根源，多因虚损积冷结气，三者一有所感，皆能使经水断绝。"按：致病之始，体必先虚，体虚则易从寒化，而为积冷；虚则营卫之运行不

利，气血滞塞，而为结气。

〔3〕为诸经水断绝　"为诸"犹云"为之"。《仪礼·士昏礼》郑注："诸，之也。"经水即月经。所谓经者，乃言其来有常期也。

〔4〕胞门　即子宫口。

〔5〕肺痈　丹波元坚曰："上焦寒凝，无为肺痈之理。'痈'当作'痿'，肺冷为痿，甘草干姜汤是也。"按：作"痿"是。本书《肺痿篇》云："口中有浊唾涎沫者，为肺痿之病。"而此云"凝坚在上，呕吐涎唾"，与之正合。

〔6〕形体损分　谓形体虚损，分消羸瘦。

〔7〕在中盘结　谓寒邪于中焦盘踞结聚。黄树曾曰："谓血气菀结于心脾肝之间。"

〔8〕绕脐寒疝　本书《腹满寒疝篇》所云"寒疝遶脐痛"，可作本句注脚。"绕""遶"二字通用。《广韵·三十小》"绕，缠绕。""遶，围绕。"此作"遶"，其意似更明快。

〔9〕或两胁疼痛　吴谦曰："是中焦之部，连及肝脏故也。"

〔10〕或结热中　朱光被曰："'或结热中'六句，是阴衰郁久成热，中损荣分，言心荣热结，不能下交于肾，肾气独寒，故痛在关元也。"关元，在腹正中线上，当脐下三寸处。

〔11〕痛　明刊本作"病"字。

〔12〕脉数无疮，肌若鱼鳞　本书《疮痈篇》谓疮症脉当浮数，而此却云"脉数无疮"，是乃内有干血，皮肤失润，则肌粗状若鱼鳞。

〔13〕时著男子　谓血枯虚燥，脉数肌干之证，在男子有时亦明显有之。《广韵·九御》："著，明也。"

〔14〕未多　孙世扬曰："'未'当作'沬'，谓白物也。凡经水不利，必下白物。"按：孙说是。旧注以"未"为"来"，或改"寒"作解，均不可从。

〔15〕经候不匀　"不匀"即"不均"。"匀"、"均"相通，二字同韵。《集韵·十八谆》："'均'或作'匀'。"经候不匀即

经水不调。《诗经·皇皇者华》毛传："均，调也。"

〔16〕令阴掣痛　经水有病，使阴中抽掣作痛。曹家达曰："厥阴之络，入于阴中，血亏而络燥，故令阴掣痛。"

〔17〕少腹恶寒　曹家达曰："腰为水脏，后通督脉，水湿壅滞，阳气不通，则本脏及背脊酸疼。"

〔18〕下根气街　寒邪为病，或牵引腰脊作痛，复下连气街急痛。《汉书·杨雄传上》颜注："根，犹株也。""株"有连意。气街，在脐下五寸之曲骨穴旁开二寸处。"气街"《衍义》作"气冲"。

〔19〕膝胫疼烦　谓膝胫部位疼得厉害。《周礼·司隶》郑注："烦，犹剧也。"

〔20〕奄忽　突然。《文选·古诗十九首》善注引《方言》："奄，遽也。"铣注："奄忽，疾也。"

〔21〕忧惨　谓多愁不乐。"忧"之本字作"恶"。《说文·心部》："恶，愁也。"《诗经·抑》毛传："惨，忧不乐也。"

〔22〕多嗔　"嗔"（chēn 抻），《广韵·十七真》："瞋，怒也。又作'嗔'。"

〔23〕带下　尤怡曰："带下者，带脉之下，古人列经脉为病，凡三十六种，皆谓之带下病，非今人所谓亦白带下也。"朱光被曰："此皆带下，立病之总名。"

〔24〕三十六病　此统言妇女诸病。《千金》卷四第三云："三十六疾者，十二癥、九痛、七害、五伤、三痼是也。其治有白垩丸、白石脂丸两方。又卷二第一承泽丸亦治妇人下焦三十六疾。"

〔25〕端　头绪。《广韵·二十六桓》："端，绪也。"

〔26〕审脉阴阳，虚实紧弦　朱光被曰："阴阳虚，尚属脉之大概，而侧重在紧弦二脉。盖积冷结气，脉未有不紧弦者，但紧弦之中，当细审其在阴在阳，为实为虚耳。"

〔27〕辩　尤注本、曹注本并作"辨"。按："辩"、"辨"可以通用。《广韵·二十八狝》二字均有"别"义。一说"辩"当作"辨"，似不必。

【白话解】

妇女疾病，多由于诸般虚损、积聚寒冷、气血滞塞，导致月经闭止，缠绵多年不愈，这是由于血分有寒，凝积蕴结于子宫口所致。寒邪损伤经络，凝结于上，则呕吐涎沫浊唾，时间久了就会形成肺痿，形体虚损，分消羸瘦，寒邪盘踞结聚于中焦，围绕脐周寒疝疼痛，有的表现为两胁肋部疼痛，并与子宫相连；有的则因阴衰生热，结热于内，在关元及其附近出现腹痛，脉象虽数但无疮痛，肌肤失润，粗糙干燥状如鱼鳞，有时在男子也明显存在这种情况，并不是仅仅出现在妇女身上。在身体下部，白带较多、月经不调，使阴中抽掣作痛，少腹怕冷，或者牵引到腰脊部位，使之酸痛，向下连于气街部位，使气冲部位拘急疼痛，膝胫部位疼得厉害。突然眩晕昏冒，症状就像癫痫似的；有的还有多愁不乐，悲伤多怒，这大都是带脉以下的疾病，并不是鬼神作祟。病久就会明显消瘦，脉象虚弱而多表现为虚寒之象，妇女的各种疾病，变化多端，千头万绪，诊察时应仔细辨清阴阳，特别是虚实紧弦等主要脉象，然后再制定施行针刺或服用药物的方法，救治危难，得以获安，虽然病证往往相同，但脉象不同，病源有异，应当辨别清楚，不要忽视。

（九）问曰：妇人年五十所[1]，病下利[2]数十日不止，暮即发热，少腹里急[3]，腹满，手掌烦热[4]，唇口干燥[5]，何也？师曰：此病属带下。何以故？曾经半产，瘀血在少腹[6]不去。何以知之？其症唇口干燥，故知之。当以温经汤主之[7]。

[温经汤] 方[8]

吴茱萸三两　当归　川芎　芍药各二两　人参　桂枝　阿胶　牡丹皮去心　生姜　甘草各二两　半夏半升　麦门冬一升，去心[9]

右十二味，以水一斗，煮取三升，分温三服。亦主妇人少腹寒，久不受胎，兼取[10]崩中去血，或月水来过多，及至期不来。

金匮要略校注白话解

【衍义】

下利不止，答属带下，何也？妇人二七天癸至，任脉通，太冲脉盛，月事以时下；七七太冲脉衰，天癸竭，地道不通，经水遂止。今年五十，经绝，胞门闭塞，冲任脉不复输泄之时，所积瘀血，自胞门化为带下；无所从出，大便属阴，故就大便而下利矣。考《大全良方》集是方：出《千金》，治女人曾经小产，或带下，三十六病。以或字分为二。《金匮》以带下属半产瘀血，岂带下三十六病，无湿热之实邪，而尽属于瘀血虚寒哉？盖为带脉居身形之半，凡十二经络，并奇经八脉，各挟寒热之邪，过而伤之，动其冲任，则气血为之不化，心肾为之不交，变成赤白漏下。治之必察始感何邪？何经受害？为虚为发何状？脉见何象？令在寒暑？随宜以起？以权变治之可也。岂概云三十六病尽切是方乎？终不若仲景之有原委，而可为后世法也。盖小产是胞脉已虚，不能生新推陈，致血瘀积在下；而生发之气起于下焦，固脏之政，亦司下焦，下焦瘀积在下而既结于阴，则上焦之阳不入矣，遂成少腹里急，腹满；四脏失政，则五液时下；其阳至暮当行于阴，而不得入，独浮于上，为发热，为掌上热，为唇口干燥，故必开痹破阴结，引阳行下，皆吴茱萸主之，益新推陈；又，芎、归为臣，丹皮佐之。然推陈药固多，独用丹皮者，易老谓其能治神志不足；血积胞中，心肾不交，非直达其处者，不能通其神志之气。用半夏以解寒热之结；阿胶、人参补气血之不足；麦冬助丹皮引心气入阴，又治客热唇口干燥；桂枝、生姜发达生化之气；甘草益元气，和诸药。妇人小腹寒不受胎者，崩中去血，皆因虚寒结阴而阳不得入耳，尽可治之。设有脉沉数而阳乘阴者，亦为带下不成孕，崩中去血等证，又乌可用是治之？必须脉辨也。

【校注】

〔1〕年五十所　　"所"与"许"同，"所"、"许"古声相近。"五十所"即五十许，"所"作"许"用，多在数目之下。

〔2〕病下利　　"利"是误字，应作"血"。李彣曰："所病下利，据本文带下观之，当是崩淋下血之病。"吴谦曰："'利'字，当是'血'字，文义相属，必是传写之讹。"其说与李合，应据改。

〔3〕少腹里急　　《脉经》卷九第四"急"下有"痛"字。少腹里急，是因瘀血留著子宫之故。

〔4〕手掌烦热　　《脉经》"掌"下无"烦"字。李彣曰："手背为阳，掌心为阴，乃手三阴过脉之处，阴虚故掌中热也。"

〔5〕唇口干燥　　是因胞宫内有瘀血。盖子宫属于足厥阴肝经，其经脉挟胃，其支脉环唇，曾经半产，子宫瘀血，影响胃之津液上布，故唇口干燥。尤怡所谓："唇口干燥，血内瘀者，不外荣也。"

〔6〕少腹　　《脉经》"腹"下有"中"字。

〔7〕当以温经汤主之　　《脉经》"以"作"与"字，无"主之"二字。李彣曰："此汤名温经，以瘀血得温即行也。方内皆补养气血之药，未尝以逐瘀为事而瘀血自去者，此养正邪自消之法也。故妇人崩淋不孕，月事不调者，并主之。"吴谦曰："均用温经汤主之者，以此方生新去瘀，暖子宫，补冲任也。"

〔8〕温经汤方　　曹家达曰："方中芎、归、芍、胶、丹皮以和血药而通瘀，桂枝以达郁而通阳，生姜、半夏以去水，麦冬、人参、甘草以滋液而润上燥，吴茱萸疏肝燥脾，温中除湿，此为调经总治之方。"

〔9〕去心　　俞桥本、清初本、新刻本并无此二字，《二注》、《金鉴》并同。

〔10〕兼取　　徐注本、尤注本、曹注本"取"并作"治"，是。

【白话解】

问道：妇女年龄到了五十岁左右，得了阴道下血数十天不能停止，每到晚上就发热，少腹部急迫疼痛，腹部胀满，双手掌中发热，唇口干燥，这是怎么回事？仲师说道：这种疾病属于妇科方面的疾患。问道：是什么原因呢？仲师答道：因为病人曾经有过小产，瘀血凝结留滞在少腹之中未能尽去。问道：凭什么可以知道内有瘀血呢？仲师答道：因为病人外证有唇口干燥，所以知道。应当给予温经汤主治。

（十）带下[1]经水不利[2]，少腹满痛[3]，经一月再见者[4]，土瓜根散[5]主之。

[土瓜根散] 方 阴㿗肿亦主之。

土瓜根　芍药　桂枝　䗪虫各三分[6]

右四味，杵为散，酒服方寸匕，日三服。

【衍义】

此亦因瘀血而病者。经水即不利，一月再见之不同，皆冲任瘀血之病。土瓜根者，能通月水，消瘀血，生津液，津生则化血也；芍药主邪气腹痛，除血痹，开阴塞；桂枝通血脉，引阳气；䗪虫破血积，以酒行之。非独血积冲任者有是证，肝藏血，主化生之气，与冲任同病，而脉循阴器，任督脉亦结阴下，故皆用是汤治之。㿗肿非惟男子之睾丸，妇人之阴户亦有之，多在产时瘀血，流入作痛，下坠出户也。

【校注】

〔1〕带下　《脉经》卷九第四"带"上有"妇人"二字。带下，是指妇人经血病。

〔2〕经水不利　指月经不能按时而至，或多或少而不调匀。

〔3〕少腹满痛　胞中蓄血，故少腹满痛。

〔4〕经一月再见者　徐彬曰："有瘀不利，则前经行未畅者，不及待后月正期，乃一月而再见也。"曹家达曰："血分有热，故

经一月而再见；且行经之期，既以有所阻碍，不得畅遂，余血停顿，遂与后月正期经水，合并充牣，不及期而先事排泄，满者必溢，理固然也。"

〔5〕土瓜根散　王肯堂曰："乃破坚下血之剂。"（《证治准绳·女科准绳》）

〔6〕三分　赵刊本、宽政本并作"三两"。

【白话解】

妇女患了经血病，月经不调，少腹部胀满疼痛，如果月经在一个月内两次来潮的，可用土瓜根散主治。

（十一）寸口[1]脉弦而大，弦则为减，大则为芤，减则为寒，芤则为虚[2]，寒虚相搏，此名曰革[3]。妇人则半产漏下，旋覆花汤主之[4]。

[旋覆花汤] 方

旋覆花三两　葱十四茎　新绛少许

右三味，以水三升，煮取一升，顿服之。

【衍义】

本文之注见前。方药，本草谓旋覆花主结气，胁下满，通血脉，去脏家热；葱管亦主寒热，安胎，除肝邪，且更能主血；新绛疑是绯帛也，凡糸帛皆理血，血色红，用绛尤切于活血。肝为藏血，主生化，故冲任之脉成月事及胞胎者，皆统属之。三味入肝理血，除邪散结，岂非以气阳也，血，阴也，气少则无阳，无阳则寒，血虚则无阴，无阴则热，两虚相搏，以害其肝之生化欤？所以用是汤先解其结聚之邪也，而温补其虚寒者，必另有法矣。

【校注】

〔1〕寸口　按："寸口"以下四十三字，于本书中凡三见：一见于《虚劳篇》，再见于《衄血下血篇》，三则见于本篇，大致相同，字句微有出入。吴谦责之于前，曹家达斥之于后。注家中，似以陆渊雷所说为是："此条论与方，后人所缀集也，旋覆

花行水下气，于半产漏下之虚寒证，殊不对病。新绛即绯帛，始见于陈藏器《本草拾遗》，汉魏盖未入药，然则本方是唐以后方，当别有主治，编次者妄缀于此条也。"

〔2〕减则为寒，芤则为虚　按："寒"指阳气寒；"虚"指阴血虚。

〔3〕寒虚相搏，此名曰革　气寒与血虚相搏，出现革脉，乃气血两虚之证。陈念祖谓："革脉不易明，以弦减芤虚形容之，则不易明者明矣。"

〔4〕旋覆花汤主之　吴谦曰："此条详在《伤寒论·辨脉法篇》，错简在此。'旋覆花汤主之'一句，亦必是错简。半产漏下，则气已下陷，焉有再用旋覆下气之理？"

【白话解】

参见本书《血痹虚劳病篇》。

（十二）妇人陷经[1]，漏下黑不解[2]，胶姜汤主之[3]。臣亿等校诸本无胶姜汤方，想是妊娠中胶艾汤。

【衍义】

气倡而血从，则百脉流动以候其天癸，苟有邪以阻之，则血不从其气而自陷于血海；血海者，肾主之。肾，寒水也。色黑，是以漏下黑矣。犹《黄帝内经》所云结阴下血也。方虽不全见，胶艾二物亦足治之。艾火，皮肤灸之尚能内入，况服之而不自阳引入于阴乎？姜以散其阴，开通腠理，致津液行气也。

【校注】

〔1〕妇人陷经　陆渊雷曰："旧读'陷经漏下'为句，非也。应'陷经'为句，'漏下'当与下'黑'字连读。'陷经'是病名，'漏下黑'是证候。"其说是。沈明宗曰："经血陷而不升，故为'陷经'。"

〔2〕漏下黑不解　《病源》卷三十八《漏下候》云："妇人血非时而下，淋漓不断，谓之漏下。"《漏下黑候》云："肾脏之

色黑，漏下黑者，是肾脏之虚损，故漏下而挟黑色也。""不解"者，谓漏下之血，黑色不除也。慧琳《音义》卷十六引《国语》贾注："解，除也。"

〔3〕胶姜汤主之　按：胶姜汤本书无方，林亿等拟以胶艾汤代之。"姜"与"艾"性味不同，焉能如此含混。以本书方例衡之，有即以其药名方者，如百合地黄汤、甘草干姜汤、半夏麻黄丸、大黄甘草汤、半夏干姜散等，若此，则"胶姜汤"，即阿胶与姜耳。惟用何姜，为干姜？为生姜？为炮姜？仲师既未指明，后人遂滋争议。李彣说："此姜是'炮姜'。干姜之辛，炮之则苦，守而不移，功能止血。姜炒黑则能引补血药入阴分，血得补则阴生热退，且黑为水色，故血不妄行也。"姑存其说。

【白话解】

妇女患陷经病，出现漏下经血，色黑不除的，可用胶姜汤主治。

（十三）妇人少腹满，如敦状[1]，小便微难而不渴，生后[2]者，此为水与血俱[3]，结在血室也[4]，大黄甘遂汤主之[5]。

［大黄甘遂汤］方

大黄四两　甘遂二两　阿胶二两

右三味，以水三升，煮取一升，顿服之，其血当下。

【衍义】

《黄帝内经》谓：水入经，其血乃成。则血由水化。今乃言血与水并何哉？尝思水有清浊，清则入经化血，浊则为溺为唾。苟因气之浊乱者入之，则不能化血，而为血害；其清者，初虽为水而色白，至于坎离之变，从火化而变赤，如月之禀日光为盈亏，与阳随动，流转上下，行诸经脉，与水性异矣。水性惟能润下，苟下流不通，必注于泽，所以水失其道，入于肌表者，作身肿；止于筋骨者，作肢节肿；此入于血室，故作少腹如敦状。然血室虽与膀胱异道，

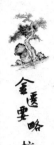

膀胱是行水之腑，水蓄血室，气有相感也，故膀胱之气亦不化，而小便微难矣。若小便自如而少腹如敦者，则不谓之水并，当是他邪血积可知矣。用甘遂取其直达水停之处，大黄荡瘀血，阿胶引为血室向导，且补其不足也。

【校注】

〔1〕如敦状　《脉经》卷九第六作"敦敦状"。唐宗海曰："敦，古之盛黍稷器，与今之碗相似。'如敦状'即谓胀满像今之碗状。"

〔2〕生后　即产后。旧注或谓生病后者，或谓"生"系"经"之误者，皆误。《妇人大全良方》卷二十四引即作"产后"。

〔3〕俱　"俱"，元刊本、《脉经》及《妇人大全良方》均作"并"字。

〔4〕结在血室也　曹家达曰："妇人未产时，水与血俱供养胎，临产则送小儿及胞衣出产门，一时不能畅泄，余者遂留积胞中，因成少腹满证。"

〔5〕大黄甘遂汤主之　本方兼攻水血，在攻下剂中，另成一格。从经方中者，攻血以抵当汤为首，攻水以十枣汤为首。然两方皆集攻血攻水之药为方，而主治偏于或血或水，本方攻血仅大黄一味，攻水仅甘遂一味，合成偶方，相互为用，而收兼攻之效，尤其启人玩索者，伍以阿胶，养血育阴，于排除胶结之外，而正常之水血，即可迅速恢复，制方之精，至矣。

【白话解】

妇女少腹部胀满而热，如同扣着碗似的，小便略微有些不利，但口不渴。这种情况如果发生在产后的，这是水血相互搏结，凝聚于子宫所致，可用大黄甘遂汤主治。

（十四）妇人经水不利下[1]**，抵当汤主之**[2]。亦治男子膀胱满急有瘀血者。

［抵当汤］方

水蛭三十个，熬　　**虻虫**三十枚，熬，去翅足　　**桃仁**二十个，去皮尖

大黄三两，酒浸

右四味，为末[3]，以水五升，煮取三升，去滓，温服一升。

【衍义】

《伤寒论》：阳明证，其人喜忘者，必有蓄血，大便色黑，抵当汤主之。发热下之不解，六七日不大便者，有瘀血，亦宜是汤。伤寒有热，少腹满，应小便不利，今反利者，为有血也，宜抵当丸。三者有病状而后立方，今止云经水不利下，岂遂血蓄不通而非虚损耶？此必有蓄血情状而出是方也。

【校注】

〔1〕不利下　《脉经》卷九第五"不利"下并无"下"字，似应据删。

〔2〕抵当汤主之　吴谦曰："妇人经水不利，乃恒有之病，不过活瘀导气、调和冲任，足以愈之。今日抵当汤主之。夫抵当重剂，文内并无少腹结痛，大便坚，小便利，发狂善忘，寒热等症，恐为病轻，必有残缺错简，读者审之。"

〔3〕为末　《翼方》卷八第二作"㕮咀"。

【白话解】

妇女月经不能畅利的，可用抵当汤主治。

（十五）妇人经水闭不利[1]，脏[2]坚癖不止[3]，中有干血，下白物[4]，矾石丸主之[5]。

[矾石丸] 方

矾石三分[6]，烧　杏仁一分

右二味，末之，炼蜜和丸枣核大，内脏中[7]，剧者再内之。

【衍义】

子宫血积，不与气和，故新血不至，遂成干血，坚癖外连于户，津液不行，化为白物，是用矾石消坚癖，破干

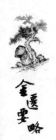

血；杏仁利气开闭，润脏之燥；蜜以佐之；内子户，药气可直达于子宫矣。设干血在冲任之海者，必服药以下之、内之不能去也。

【校注】

〔1〕经水闭，不利　"经水闭"，是指月经闭止，不能来潮。"不利"，是指经期赶前错后，或多或少。

〔2〕脏　指子宫。《本草纲目》卷十一"矾石"条即引作"子脏"。

〔3〕坚癖不止　"癖"是积块。"不止"即不除去。《吕氏春秋·制药》高注："止，除也。"《淮南子·说山》高注："止，犹去也。"沈明宗谓："'止'当作'散'字。"其实如知古义，无须改字。

〔4〕下白物　白物，即白带。尤怡曰："经闭不利，由是蓄泄不时，胞宫生湿，湿复生热，所积之血，转为湿热所腐，而成白物时时自下。"

〔5〕矾石丸主之　尤怡曰："矾石却水除热，有澄清之功，惟治白物从湿化者则可，恐未能攻坚癖干血也。"

〔6〕三分　《衍义》作"二分"。

〔7〕脏中　魏荔彤曰："脏中之'脏'，指阴户也。"

【白话解】

妇女月经闭止或经期紊乱，这是由于子宫积块不除，内有瘀血所致。如果病人兼见白带量多的，可用矾石丸主治。

（十六）妇人六十二种风[1]，及腹中[2]血气刺痛[3]，红蓝花酒主之。

[红蓝花酒[4]] 方　疑非仲景方。

红蓝花[5]一两

右一味，以酒一大升，煎减半[6]，顿服一半[7]，未止再服。

【衍义】

注疑非仲景方。《伤寒论》一部，以风寒二邪，必复言其传变，然后出方。乃云六十二种风尽以一药治之，宁无寒热虚实上下表里之异？其非仲景法明矣。虽然，原其立方之旨，将谓妇人以血为主，一月一泻，然后和平，若风邪与血凝搏，或不输血海以阻其月事，或不流转经络以闭其荣卫，或内触脏腑以违其和，因随取止，遂有不一之病，所以治之惟有破血通经，用红花酒则血开气行而风亦散矣。

【校注】

〔1〕六十二种风　魏荔彤曰："此六十二种之风名，不过言风之致证多端，为百病之长耳，不必拘其文而凿求之。"尤怡曰："妇人经尽产后，风邪最易袭入腹中。"

〔2〕及腹中　徐注本、尤注本并无"及"字。《证类本草》卷十二"红蓝花"条《图经》引张仲景此三字作"兼腹内"。

〔3〕血气刺痛　尤怡曰："风与血气相搏而作刺痛。刺痛，痛如刺也。"

〔4〕红蓝花酒　《妇人大全良方》卷十八引《近效方》"红蓝花酒，疗血晕，绝不识人，烦闷，言语错乱，恶心不尽，腹中绞痛，胎死腹中。"

〔5〕红蓝花　红蓝花，即红花。《图经》引《博物志》云："张骞所得也。"此药《本草经》、《别录》不载。《证类本草》云："红蓝花，辛温无毒，主产后血晕，口噤，腹内恶血尽，故痛，胎死腹中。"

〔6〕减半　《证类本草》中《图经》引作"强半"。"强半"犹言大半。

〔7〕一半　《证类本草》中《图经》引作"之"。

【白话解】

妇女各种受风病证，若兼有腹内疼痛如刺，属于风与气血相搏的，可用红蓝花酒主治。

（十七）妇人腹中诸疾痛[1]，当归芍药散主之[2]。

[当归芍药散] 方　见前妊娠中。

【衍义】

此腹痛者，由中气脾土不能升，阴阳二气乖离，肝木乘克而作痛，故用是汤补中伐木，通行阴阳也。

【校注】

〔1〕妇人腹中诸疾痛：曹家达曰："妇人腹中诸疾痛，大要由于水湿太甚，血菀不通，怀孕之人，水血俱停，人尽知之，不知杂病亦有相类者。盖妇人血常不足，血不足而水湿有余，乃郁结于太阴腹部而为痛。此方泄湿行血，故可通治，要不惟为妊娠设也。"

〔2〕当归芍药散主之：《脉经》卷九第五细注："一云：治怀妊腹中疼痛。"吴谦曰："诸疾腹痛，则寒热虚实气食等邪，皆令腹痛，岂能以此一方概治诸疾痛耶？当归芍药散主之，必是错简。"

【白话解】

妇女腹中各种疾苦疼痛，尤其是妊娠腹痛，可用当归芍药散主治。

（十八）妇人腹中痛[1]，小建中汤主之[2]。

[小建中汤] 方　见前虚劳中。

【校注】

〔1〕妇人腹中痛　本条不详脉证。在《伤寒论》100 条指出小建中汤的脉象，是"阳脉涩，阴脉弦"。而本书《虚劳病篇》则谓"其脉浮大"，于"腹中痛"外，复增悸、衄、梦失精、四肢烦疼、手足烦热、咽干口燥等症状，一方之不同用法，启人思考。

〔2〕小建中汤主之　张璐曰："小建中专主风木胜脾之腹痛，而妇人喜怒，易动肝火，火邪乘土，多有腹痛，经水妄行之疾，故以此汤主之。"尤怡曰："营不足则脉急，卫不足则里寒，虚寒

里急，腹中则痛，是必以甘药补中缓急为主，而合辛以生阳，合酸以养阴，阴阳和而营卫行，何腹痛之有哉？"

【白话解】

妇女腹中疼痛，可用小建中汤主治。

（十九）问曰[1]：妇人病，饮食如故[2]，烦热不得卧[3]，而反倚息[4]者，何也？师曰：此名转胞[5]，不得溺也[6]。以胞系了戾[7]，故致此病，但利小便则愈，宜肾气丸主之[8]。

［肾气丸］方

干地黄八两　薯蓣四两　山茱萸四两　泽泻三两　茯苓三两
牡丹皮三两　桂枝　附子炮，各一两[9]

右八味，末之，炼蜜和丸梧子大，酒下十五丸，加至二十五丸，日再服。

【衍义】

此方在虚劳中，治腰痛，小便不利，小腹拘急。此亦用之何也？盖因肾虚用之，若饮而短气者，亦用此利小便，则可见其转胞之病，为胞居膀胱之室，因下焦气衰，惟内水湿在中，不得气化而出，遂至鼓急，其胞因转动不止，了戾其溺之宗，水既不出，经气遂逆，上冲于肺，肺所主之荣卫，不得入于阴，蓄积于上，故烦热不得卧而倚息也。用此补肾则气化，气化则水行，水行则逆者降而愈矣。然转胞之病，岂尽由下焦肾虚致耶？或中焦气虚土湿，下干害其胞，与上焦肺气壅塞，不化于下焦，或胎重压其胞，或忍溺入房，皆足成此病，必求所因以治之也。

【校注】

〔1〕问曰　《脉经》卷九第七"问曰"下有"有一"二字。

〔2〕饮食如故　说明脾胃无病。徐彬曰："不见寒热，而饮食如故，则是表里无邪。"

〔3〕烦热不得卧　吴谦曰："阳气不行，故烦热也。"徐彬曰："下气上逆，膈受之，则内热而烦。"

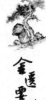

〔4〕倚息　倚息者，呼吸短促，气不接续也。吴谦曰："水不得下行，故倚息而不得卧。"徐彬曰："阳明之气下行，逆则气高，不能循呼吸之常，乃倚息而如喘也。"

〔5〕此名转胞　《脉经》"此名"作"得病"。《病源》卷十四《胞转候》"转胞"作"胞转"。余无言曰："二者同为一病。'胞'尿胞，即膀胱。'转'即所谓'了戾'。膀胱在少腹，为一囊状肌质物，根本无纽戾之理，以胞系之系字测之，必为两旁之输尿管无疑。"

〔6〕不得溺也　《脉经》"溺也"下有"何以故？师曰：此人故肌盛，头举身满，今反羸瘦，头举中空感"二十三字。《病源》卷四十《胞转候》引张仲景文与《脉经》字句，微有出入，由此可征后人对《金匮》删减之迹。"不得溺"三字，是本条主要症状，它与小便难、小便不利不同，所谓难、不利，只是小便不畅，而不得溺者，则点滴皆无，故下曰"利小便"则愈。

〔7〕了戾　即缠绕。《说文》"了"段注："凡物二股或一股结纠绞缚，不直伸者曰'了戾'。《方言》'紾，戾也。'"张舜徽《说文解字约注》云："了，有纠缠、结义。"

〔8〕肾气丸主之　李彣曰："方名肾气丸者，气属阳，补肾中真阳之气。内具六味丸壮肾水，以资小便之源；桂附益命门火，以化膀胱之气，则熏蒸津液，水道以通而小便自利，此所以不用五苓散，而用肾气丸也。"

〔9〕各一两　《千金》卷十九第八作"各二两"。

【白话解】

问道：妇女患病，饮食如常，心膈烦热，不得安睡，而反呼吸短促，气不接续的，这是什么病？仲师说道：这种病称作转胞，症状是不能排尿。这是由于输尿管扭转缠绕，所以导致这种病证，只要是采用通利小便的方法就能够痊愈，最好选用肾气丸主治。

（二十）[蛇床子散[1]] 方　温[2]阴中坐药[3]。

蛇床子仁

右一味，末之，以白粉[4]少许，和合[5]相得，如枣大，绵裹内之，自然温。

【衍义】

风寒入阴户，痹而成冷，故用蛇床以起其阴分之阳，阳强则痹开而温矣。

【校注】

〔1〕蛇床子散　按：前方矾石丸与本方并为坐药，但矾石丸治湿热，本方则治寒湿，主治有所不同。

〔2〕温　《脉经》卷九第七"温"上有"妇人阴寒"四字，当据补。

〔3〕阴中坐药　吴谦曰："阴中，即前阴也。"黄树曾曰："不内服，只纳入阴中之药，谓之坐药。""坐药"下《脉经》有"蛇床子散主之"六字，当据补。

〔4〕白粉　约有两说，或以为米粉，或以为铅粉，以燥湿杀虫言之，似以铅粉为是。

〔5〕和合　元刊本、赵刊本、明刊本、俞桥本、清初本、新刻本并作"和令"，《衍义》同。

【白话解】

蛇床子散方是治疗妇女前阴寒湿的阴道栓剂。

（二十一）少阴脉滑而数[1]者，阴中即生疮[2]，阴中[3]蚀疮烂[2]者[4]，狼牙汤洗之。

［狼牙汤］方

狼牙[5]三两

右一味，以水四升，煮取半升，以绵缠箸[6]如茧，浸汤沥阴中[7]，日四遍[8]。

【衍义】

少阴脉滑，阴中血热也，湿热积阴户，生疮，甚则虫出蚀烂。狼牙味苦酸寒，主邪热气，杀虫，后人疮药多用之。

金匮要略 校注白话解

【校注】

〔1〕少阴脉滑而数　少阴脉，即左尺脉。尤怡曰："脉滑者，湿也；脉数者，热也。"曹家达曰："脉滑而数，属下焦湿热。"

〔2〕生疮、蚀疮烂　吴谦曰："生疮蚀烂，乃湿热不洁，而生䘌也。"按：本条所云阴疮疗法，只是外治。宋·陈自明《妇人大全良方》提出内治之说，并补出症状："阴中生疮，或痛或痒，如虫行状，脓水淋漓。"乃由心神烦郁，脾胃虚弱，气血留滞所致，似不仅由于湿热。可内服逍遥散，兼服加味归脾汤，间以芦荟丸，外以鹤虱草煎洗，或以蒲黄研匀，傅入内。是否可用？录之存参。

〔3〕阴中　《脉经》"阴"上有"妇人"二字。

〔4〕者　《脉经》无"者"字。

〔5〕狼牙　一名牙子。《证类本草》卷十"牙子主邪气热气，疥瘙恶疡，疮痔，去白虫。《图经》引张仲景治妇人阴疮，亦单用之。"

〔6〕箸（zhù 助）　筷子。

〔7〕沥阴中　《本草纲目》卷十七"狼牙"条引作"沥洗"二字。

〔8〕四遍　《本草纲目》引作"四五遍"。

【白话解】

左手尺部脉滑而数的，前阴部则生疮。妇女前阴生疮蚀烂的，可用狼牙汤外洗前阴。

（二十二）胃气下泄[1]，阴吹而正喧[2]，此谷气之实也[3]，膏发煎导之[4]。

[膏发煎] 方[5]　见黄疸中。

【衍义】

阳明脉属于宗筋，会于气街。若阳明不能升发，谷气上行，变为浊邪，反泄下利，子宫受抑，气不上通，故从阴户作声而吹出。猪脂补下焦，生血润腠理；乱发通关格，腠理开，关格通，则中下焦各得升降而气归故道已。

【校注】

〔1〕胃气下泄　李彣曰："胃以纳谷，谷气太实，急切不得从大便转出，反从前阴窍中下泄，此倒行逆施之病也。"余无言曰："体内之气，塞则聚，通则散，塞之极，则能走窜邻近之组织，而求其出路，设无窍可出，则必攻冲作痛。似此'下泄'之气，由肠胃间渗泄至阴道者。"

〔2〕阴吹而正喧　"而"假设连词，有"如"义。尤怡曰："阴吹，阴中出声，如大便失气之状，连续不绝，故曰正喧。"按："正"，程度副词，有"很"的意思。"正喧"，即响声很大。

〔3〕此谷气之实也　余无言曰："谷气之实，大肠失润，气结不行，逼走前阴。"

〔4〕膏发煎导之　李彣曰："猪膏滑润肠胃，乱发通瘀行滞，毛发属肺所主，其气直走大肠。'导'字妙，谓引导谷气，反其故道，仍从大便中转出，则胃气自不从前阴吹矣。"按：此方议者，认为颇难理解，其实《千金》早有验案，近贤余无言《金匮要略新义》中亦载有治验，当可取信。曹家达尝以此方治肠燥，纳谷不多。并谓："仲师'谷气不实'四字，早明示人以通治他证之路，不专为阴吹设也。"其言可谓善学仲景者。至于说阴吹形成，非限于胃肠燥结一端，后世治法，亦多可取。如孙一奎之用补中益气汤加酒黄连，吴瑭之用橘半桂苓枳姜等，病因不同，法亦各异，好学深思者，当有所得也。

〔5〕膏发煎方　按：今检《妇人大全良方》，云："头发灰、猪脂，右调停，绵裹如枣核大，纳阴中。"与本书《黄疸》篇"猪膏发煎方"用法不同。从本文"导之"来看，似以《良方》"纳阴中"为是。然此"阴中"，非指前阴，而是指后阴，即肛门。

【白话解】

胃中之气下泄，导致妇女前阴之中发出连续很响的矢气般声音，这是谷气壅实不化所致，可用膏发煎润下大便。

金匮要略
校注白话解

［小儿疳虫蚀齿］方[1]　　疑非仲景方。

雄黄　葶苈

右二味[2]，末之，取腊日[3]猪脂熔，以槐枝绵裹头四五枚，点药烙之。

【校注】

〔1〕小儿疳虫蚀齿方　吴谦曰："小儿疳虫蚀齿一方，杀虫解毒，或另有小儿门，或列在杂方内，今于妇人杂病之末，亦错简也。"

〔2〕右二味　《本草纲目》卷十六"葶苈"条引作"等分"。

〔3〕腊日　《本草纲目》引作"腊月"。

杂疗方第二十三

（论一首　证一条　方二十二首）

退五脏虚热[1]，[四时加减柴胡饮子[2]]　方

冬三月加：柴胡八分　白术八分　大腹槟榔四枚，并皮子用　陈皮五分　生姜五分　桔梗七分

春三月加：枳实，减白术，共六味。

夏三月加：生姜三分　枳实五分　甘草三分　共八味。

秋三月加：陈皮三分　共六味。

右各㕮咀，分为三帖，一帖以水三升，煮取二升，分温三服，如人行四五里进一服。如四体壅，添甘草少许，每帖分作三小帖，每小帖以水一升，煮取七合，温服，再合滓为一服，重煮都成四服。疑非仲景方[3]。

【校注】

〔1〕虚热　《兰台轨范》作"寒热"。李彣曰："既属虚热，用槟榔枳实何为？"

〔2〕四时加减柴胡饮子　黄竹斋曰："四时不正之气，乘人五脏之虚而伤之，致邪伏于皮肤之里，脏腑之外，三焦之募原，久则血凝气滞，郁而为热，变证百出，仲景立此方，欲人乘邪之初集而攻之。夫四时风寒暑湿之邪虽不同，而伤之不即发，则郁于少阳一也。故用柴胡为君，引诸药直达三焦之膜原，一解散其五脏之寒热。寒热久者必有积滞，故用大腹槟榔、枳实以为臣；邪之所中，其气必虚，故用白术以培中气；生姜以散胃寒，桔梗清上焦之郁热，腹皮消中焦之积湿。冬加柴胡以预解其温，春加枳实以早弭其泄，夏暑发于秋则为痎疟，故加甘草以清血解毒，秋湿作于冬则成咳嗽，故加陈皮以利气宽胸，何一非杜渐防微之意乎？滓再合煮者，仍不离和解少阳之成法也。吴又可《瘟疫

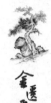

论》中之达原饮。盖即从本方化出耶!"陆渊雷曰:"五脏虚热,谓发热之非因外感实邪者,即东垣所谓内伤之类。方意在于行气,颇似四逆散及局方逍遥散。桔梗、陈皮、槟榔,开宣上中下三部,今人多喜此法。"

〔3〕疑非仲景方 陆渊雷曰:"其方称饮子,加减随四时,橘皮称陈皮,药量以分汁,药剂以帖计,以及合滓再煎等法,皆是宋以后法,决非仲景方。程氏不载本方,《金鉴》谓方证不属,皆有所见也。"

[长服诃黎勒丸] 方 疑非仲景方。

诃黎勒[1] 陈皮[2] 厚朴各三两

右三味,末之[3],炼[4]蜜丸如梧子大,酒饮[5]服二十丸,加至[6]三十丸。

【校注】

〔1〕诃黎勒 《证类本草》卷十四"诃黎勒"条引《药性论》云:"诃黎勒亦可单用,能通利津液,破胸膈结气。"引《日华子》云:"能消痰下气,消食开胃。"

〔2〕陈皮 《证类本草》中《图经》引张仲景"陈"下有"橘"字。

〔3〕末之 《证类本草》中《图经》引张仲景无"末之"二字。

〔4〕炼 《证类本草》中《图经》引张仲景"炼"作"捣筛"。

〔5〕酒饮 《证类本草》中《图经》引张仲景"酒饮"作"每"。

〔6〕加至 《证类本草》中《图经》引张仲景"至"上无"加"字。黄竹斋曰:"人之疾病由饮食不节,致肠胃积滞而成者,常十之八九,故古人养生方,长服多消导之药,所以使腠理无壅滞,九窍不闭塞而气血自调畅也。后人每喜用滋腻之品以为补益之方,致气壅邪滞,益由未达此理也。本方三味皆利气行滞

之物，蜜丸酒服，使血分之气，亦无滞也。"

[三物备急丸[1]] 方　见《千金》司空裴秀为散用亦可。先和成汁，乃倾口中，令从齿间得入，至良验。

大黄一两　**干姜**一两　**巴豆**一两，去皮心，熬，外研如脂

右药各须精新，先捣大黄、干姜为末，研巴豆[2]内中，合治[3]一千杵，用为散，蜜和丸亦佳，蜜器中贮之，莫令歇[4]。主心腹诸卒暴百病。若中恶[5]客忤[6]，心腹胀满，卒痛如锥刺，气急口噤，停尸[7]卒死者，以暖水[8]若酒[9]服大豆许三四丸，或不下，捧头起，灌令下咽，须臾当瘥，如未瘥，更与三丸，当腹中鸣，即吐下便瘥。若口噤，亦须折齿灌之[10]。

【校注】

〔1〕三物备急丸　李彣曰："人卒得病欲死者，皆感毒厉邪不正之气而然，三物相须，能荡邪安正，使秽气上下分消，诚足备一时急需也。"徐彬曰："此方妙在干姜，巴、黄峻利，寒热俱行，有干姜以守中，则使蒂常存，且以通神明而复正性，故能治一切中恶卒死耳。"

〔2〕研巴豆　《千金》卷十二第七"巴豆"下有"如脂"二字。

〔3〕合治　《千金》作"合捣"。

〔4〕莫令歇　《千金》"歇"下有"气"字，应据补。

〔5〕中恶　因感受不正之气，或卒见怪异而大惊恐，以致病者。《病源》卷二十三《卒忤候》云："中恶是人之精神衰弱，便中毒气，其状心腹刺痛，闷乱欲死。"

〔6〕客忤　突然感触外界异物巨响或惊吓致疾。《病源》云："'卒忤'亦名客忤，谓邪客之气，卒犯忤人精神也。其状心腹绞痛胀满，气冲心胸，或即闷绝，不复识人。"李彣曰："客忤者，外感邪气与正气相触犯，如客之外至者然也。"

〔7〕停尸　丹波元简曰："停尸无考，益即是遁尸。"《病源》云："遁尸者，言其停顿在人肌肉血脉之间，若卒有犯触，

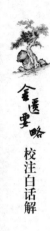

即发动，令人心腹胀满，气息喘急，傍攻两胁，上冲心胸，瘥后复发，停遁不消。”

〔8〕以暖水　《千金》“暖”作“煖”。《外台》卷三十一同，沈注本亦作“煖”。按：作“煖”是。《说文·火部》：“煖，温也。”桂馥曰：“俗作‘暖’。”经传“暖”作“煗”，“暖”乃“煗”之变体，暖行煗废，而且与煖并行矣。

〔9〕若酒　“若”传疑副词，有“或”义。

〔10〕亦须折齿灌之　吴谦曰：“口噤，折齿灌之，是恐人不急救则死之义。然不如后人管吹入鼻中之法为良。”

治伤寒令愈不复[1]。

[紫石寒食散[2]]　方　见《千金翼》。

紫石英　白石英　赤石脂　钟乳碓炼　瓜蒌根　防风　桔梗　文蛤　鬼臼各十分　太一余粮十分，烧　干姜　附子炮去皮　桂枝[3]去皮，各四分

右十三[4]味，杵为散，酒服方寸匕。

【校注】

〔1〕令愈不复　《翼方》卷十五第二“令愈”作“已愈”。

〔2〕紫石寒食散　李彣曰：“令愈不复，不过养正祛邪，使元气自足，何必用此等药以立异乎？自属伪方无疑。按：《翼方》云：此为张仲景方。《病源》卷六《寒食散发候》亦云：仲景经有侯氏黑散、紫石英方。”似难轻言其伪，夹注云见《千金翼》者，乃说明编次者取材所自也。近贤黄竹斋说：“伤寒大病后，余热遗毒蕴于骨髓血脉之中，每致精神昏愦，或为百合狐惑等证，或发为疮痒疹丹，此方取姜附桂防诸五石等药，以搜其深脏之伏寒遗热，名寒食者，益即风引汤之变方也。”其说可参。

〔3〕桂枝　《翼方》“枝”作“心”。

〔4〕十三　《翼方》“十三”作“十四”，增人参一味。

［救卒死方］

薤[1]捣汁，灌鼻中。

【校注】

〔1〕薤　《证类本草》卷二十八"薤"条引《肘后方》云："救死，或先病，或常居寝卧，奄忽而绝者，皆是中恶，以薤汁注鼻中。""薤"或作"韭"。《证类本草》引《肘后方》云："卒上气鸣息，便欲绝，捣韭绞汁，饮一升愈。"

又方：

雄鸡冠割取血[1]，管吹内鼻中。

【校注】

〔1〕雄鸡冠割取血　李彣曰："鸡于卦为巽，属风化。此卒死者，因中贼风虚邪使然，取风化之鸡血，以回阳气，辟不祥。"

猪脂[1]如鸡子大，苦酒一升，煮沸，灌喉中。

【校注】

〔1〕猪脂　指板油，与猪膏异，膏取其润，脂则取其滑。卒死由于气窒，故取至滑之物以利之。孙思邈谓猪脂破冷结，散宿血，则其滑利之益大矣。

鸡肝及血涂面上[1]，以灰围四旁，立起。

【校注】

〔1〕鸡肝及血涂面上　按："鸡肝"无治卒死功能。《证类本草》卷十九、《本草纲目》卷四十八"鸡"条并可证。此条与上"割鸡冠"条疑重。检《证类本草》中《图经》引《肘后方》云："救卒死，割雄鸡冠取血，涂其面，干后复涂，并以灰营死人一周。"不知何以加入鸡肝？又何以分为两条？

大豆二七粒，以鸡子白[1]并酒和，尽以吞之。

【校注】

〔1〕鸡子白　"鸡子"似应作"鸡屎"。《证类本草》卷十九引《肘后方》云："自缢死，以鸡屎白，如枣大，酒半盏和灌之及鼻中佳。"可以参酌。

[救卒死而壮热者方]

矾石半斤，以水一斗半煮消，以渍脚令没踝[1]。

【校注】

〔1〕渍脚令没踝　《证类本草》卷三"矾石"条引《肘后方》作"浸脚及踝"。程林曰："厥阳独行，故卒死而壮热。矾石，收摄药也，以之浸足，而收敛其厥逆之气。"

[救卒死而目闭[1]者方]

骑牛临面[2]，捣薤汁[3]灌耳中，吹皂荚末[3]鼻中，立效。

【校注】

〔1〕目闭　李彣曰："卒死目闭，气将绝也。"

〔2〕骑牛临面　《外台》卷二十八《卒死方》"临"下有"其"字。李彣曰："临面者，欲使牛口鼻之气以吹嘘之也。"按：《肘后方》治卒魇不寤，以青牛蹄或马蹄临人头上即活。与《金匮》意相似。

〔3〕薤汁、皂荚末　李彣曰："薤汁灌耳中，开心窍也。皂荚末吹鼻中，开肺窍也。"

[救卒死而张口反折[1]者方]　灸手足两[2]爪后十四壮了，饮以五毒诸膏散[3]。有巴豆者。

【校注】

〔1〕张口反折　李彣曰："张口，脾气绝也。太阳经行身之背，反折，阳气脱也。"

〔2〕手足两　"两"字倒，应乙在"手足"之上。李彣、程林两注并同。李彣复云："人十二经络，各相接于手足十趾尖，

此为井穴。灸之，以接阴阳之气。”

〔3〕五毒诸膏散　方未见。

[救卒死而四肢不收失便[1]者方]

马屎一升，水三斗，煮取二斗以洗之[2]；又取牛洞[3]稀粪也一升，温酒灌口中[4]，灸心下一寸，脐上三寸、脐下四寸各一百壮，瘥[5]。

【校注】

〔1〕四肢不收失便　徐彬曰：“是阴阳隔绝不通，故阳不开，阴不阖也。”

〔2〕洗之　《外台》“之”作“足”，是。

〔3〕牛洞　《外台》“洞”作“粪”。按：夹注云“洞”稀粪。是从“洞泄”附会云然，“洞”无此训，注家有云“洞”是“胴”之误字。《广韵·一送》“胴，大肠也”，与下“温酒灌口”不合，其实检《外台》正之即得其解，何须如此多劳。

〔4〕温酒灌口中　《外台》“温酒”下有“和”字，应据补。

〔5〕灸心下一寸，脐上三寸、脐下四寸各一百壮，瘥　《外台》另作又方一条，与上不连。“瘥”作“良”。李彣曰：“心下一寸，巨阙穴也；脐上三寸，建里穴也；脐下四寸，中极穴也，各灸之，以回阳气。”

[救小儿卒死而吐利[1]不知是何病方]

狗屎[2]一丸，绞取汁以灌之。无湿者，水煮干者取汁。

【校注】

〔1〕卒死而吐利　李彣曰：“卒死吐利，胃气虚寒极矣。”

〔2〕狗屎　《本草纲目》卷五十“狗”条：“狗屎，解一切毒。”李彣曰：“狗性热，其屎出于胃中而亦热，取汁灌之，以温胃气。”徐彬曰：“狗性热，善消物，粪乃已消之滓，病邪得之，如其消化，类相感也。”

尸蹷[1]脉动而无气，气闭不通，故静而死也，治方脉证见上卷。

菖蒲屑[2]，内鼻两孔中吹之，令人以桂屑[2]着舌下。

【校注】

〔1〕尸蹷　突然不省人事，状若昏死。

〔2〕菖蒲屑、桂屑　"屑"谓碎末。《文选·海赋》善注："屑，犹碎也。"李彣曰："气闭不通而死，气逆也。菖蒲屑气味辛温，吹鼻孔以通肺窍；心藏神，开窍于舌。桂心入心经，着舌下以通心窍。"

又方：

剔取左角发方寸，烧末[1]，酒和，灌令入喉，立起。

【校注】

〔1〕剔取左角发方寸，烧末　程林曰："左角为阳气之所在，五络之所绕，五络皆竭，故剔其五络之血余以治之，和以酒灌者，助药力而行气血也。"

[救卒死客忤死还魂汤主之方]

《千金方》云：主卒忤鬼击飞尸，诸奄忽气绝，无复觉，或已无脉，口噤拗不开，去齿下汤。汤下口不下者，分病人发左右，捉擒肩引之。药下复增取一升，须臾立苏。

麻黄[1]三两，去节一方四两　　杏仁[1]去皮尖，七十个　　甘草[1]一两，炙。《千金》用桂心二两

右三味，以水八升，煮取三升，去滓，分令咽之。通治诸感忤。

【校注】

〔1〕麻黄、杏仁、甘草　李彣曰："麻黄宣气于外，杏仁利气于内，甘草缓中补虚，则气顺而魂自还矣。《和剂》治暴嗽喘急，鼻塞痰壅者，行三拗汤，亦祖此方而制者也。"吴谦曰："中恶客忤，便闭里实者，仲景用备急丸。可知无汗表实者，当用还魂汤以通表也。通里者，抑诸阴气也；通表者，扶诸阳气也。昧

者不知，以麻黄为入太阳发汗之药，抑不知温覆取汗，则为入太阴通阳之药也。阳气通动，魂可还矣。"陆渊雷对此说："抑诸阴气，谓排除有形的物质也；扶诸阳气，谓鼓动无形之机能也。此盖因呼吸停止而假死，故用麻黄、杏仁。"其言使吴意更为显明。

又方：

韭根[1]一把　乌梅[1]二七个　吴茱萸[1]半升，炒

右三味，以水一斗煮之，以病人栉[2]内中，三沸，栉浮者生，沉者死[3]。煮取三升，去滓，分饮之。

【校注】

〔1〕韭根、乌梅、吴茱萸　"韭根"即韭白。徐彬曰："韭根有薤白之功，乌梅有开关之力，吴茱萸能降浊阴，阴降而关开，则魂自还。"

〔2〕栉　"栉"（zhì 至），梳子之类。《广韵·七栉》"栉，梳也。"徐彬曰："信栉无宁信药耳。"

〔3〕栉浮者生，沉者死　"者"有"则"义。陆渊雷曰："前方（指还魂汤）开气管之闭塞，此方除胃中之黏痰，二者皆足以致假死，栉之浮沉，则无理。"

救自缢死，旦至暮虽已冷，必可治；暮至旦，小难也，恐此当言忿[1]气盛故也。然夏时夜短于昼，又热犹应可治。又云：心下若微温者，一日以上，犹可治之方[2]。

【校注】

〔1〕忿　《外台》卷二十八《自缢死方》　"忿"作"阴"，是。

〔2〕治之方　《外台》作一"活"字。

徐徐抱解[1]，不得截绳，上下安被卧之。一人以脚踏其两肩，手少挽其发常弦弦勿纵之[2]；一人以手按据胸上，数动之；一人摩捋[3]臂胫屈伸之，若已僵，但渐渐强屈之，并按其

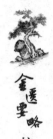

腹。如此一炊顷，气从口出，呼吸眼开，而犹引按莫置，亦勿若[4]劳之，须臾，可少桂汤[5]及粥清含与之，令濡喉，渐渐能咽[6]，及[7]稍止。若向令[8]两人[9]以管吹其两耳，采好[10]。此法最善，无不活也[11]。

【校注】

〔1〕徐徐抱解　《外台》卷二十八《自缢死方》"徐徐"上有"若"字。按：有"若"字，是。"若"乃也。上云"犹可活"，此接"乃徐徐抱解"，文意上下相合。如将"若"作假设连词则误。

〔2〕常弦弦勿纵之　《说文·弦部》段注："弦有急意。"引申有"紧"意。"常弦弦勿纵之"，就是长时紧紧挽着别放松。

〔3〕摩捋　"捋"（lǚ吕），与"摩"同义，即抚摩。《尔雅·释虫》郭注："以脚自摩捋。"

〔4〕若　《外台》作"苦"，应据改。

〔5〕可少桂汤　《外台》"桂"下有"心"字。

〔6〕渐渐能咽　《外台》"咽"作"嚥"。

〔7〕及　《外台》作"乃"。

〔8〕若向令　《外台》作"兼令"。

〔9〕两人　《外台》"两人"下有"各"字。

〔10〕采好　《外台》"采"作"弥"。"弥好"即满好。李彣注本"采"作"朵"，连上"耳"字为句，无证难信。

〔11〕活也　《外台》"也"作"者"。

[凡中暍[1]死，不可使得冷，得冷便死，疗之方。]

屈草带[2]，绕暍人脐，使三两人[3]溺其中，令温。亦可用热泥[4]和屈草[5]，亦可扣瓦碗底按及车缸[6]以着暍人[7]，取令溺，须得[8]流去，此谓道路穷，卒[9]无汤，当令溺其中，欲使[10]多人溺，取令温若汤[11]，便可与之，不可[12]泥及车缸，恐此物冷，暍既在夏月，得热泥土、暖车缸，亦可用也。

【校注】

〔1〕中暍 《病源》卷二十三《中热暍候》云："夏月炎热，人冒涉途路，热毒入内，与五脏相并，客邪炽盛，或郁瘀不宣，及阴气卒绝，阳气暴壅，经络不通，故奄然闷绝，谓之暍。"

〔2〕草带 《外台》卷二十八《热暍》"草"作"革"。

〔3〕三两人 《外台》"两"作"四"。

〔4〕热泥 《外台》作"泥土"。

〔5〕屈草 "草"字应参照校注〔2〕改作"革"。

〔6〕按及车缸 《外台》"按及"作"若脱"。"缸"作"釭"，是。《说文·金部》："釭，车毂中铁也。"玄应《一切经音义》卷七引作"车毂口铁也。"口是衔轴之处，中空。

〔7〕以着暍人 《外台》"暍人"下有"脐上"二字，应据补。

〔8〕须得 《外台》"须得"作"不得"。

〔9〕卒 《外台》作"急"，连上"穷"字为句。

〔10〕欲使 《外台》"欲使"上有"仲景云"三字。

〔11〕若汤 《外台》"若"下有"有"字。

〔12〕不可 《外台》"可"作"用"，应据改。

[救溺死[1]方]

取灶中灰[2]两石余，以埋人，从头至足，水出七孔，即活。

【校注】

〔1〕溺死 《病源》卷二十三《溺死候》云："人为水所没，溺水从孔窍入，灌注腑脏，其气壅闭，故死。若早拯救得出，即泄沥其水，令气血得通，便得活。"

〔2〕取灶中灰 李彣曰："灶火得火土相生之气，以埋人，则外温卫气而内渗水湿，故能使水出七孔而活。"

右疗自缢溺暍之法，并出自张仲景为之，其意[1]殊绝，殆非常情所及，本草所能关[2]，实救人[3]之大术矣。伤寒家数有暍病[4]，非此遇热之暍。见《外台》、《肘后》目。

【校注】

〔1〕其意　《外台》卷二十八"意"下有"理"字。

〔2〕本草所能关　《外台》"本草"上有"亦非"二字。"关"作"开悟"二字。

〔3〕救人　《外台》"救"上有"拯"字。

〔4〕数有暍病　《外台》"数"作"别复"。陆渊雷曰："此篇之暍，与第二篇之暍，本是一病，但有缓急重轻之异，彼但发热恶寒，此则卒然闷倒，故彼可从容服药，此次当时急救耳。谓伤寒家别复有暍，误矣。"

[治马坠及一切筋骨损[1]方]见《肘后》方。

大黄一两，切浸，汤成下　**绯帛**如手大，烧灰　**乱发**如鸡子大，烧灰用
久用炊单布[2]一尺，烧灰　**败蒲**一握三寸　**桃仁**四十九个，去皮尖，熬
甘草如中指节，炙剉

右七味，以童子小便量多少煎汤成，内酒一大盏，次下大黄，去滓[3]，分温三服。先[4]剉败蒲席半领，煎汤浴[5]，衣被盖覆[6]，斯须[7]通利数行，痛楚[8]立瘥。利及浴水赤，勿怪，即瘀血也。

【校注】

〔1〕一切筋骨损　《圣济总录》卷一百四十四《伤折门》云："诸脉从肉，诸筋从骨，骨三百六十有五，联续缠固，手所以能摄，足所以能步，凡厥运动，罔不顺从。若乃仓卒之际，坠堕倒仆，折伤蹉跌，小则消肿而伸挛，大则接筋而续骨，轻者在外涂傅可已，重者在内当导瘀血，养肌肉。"徐彬曰："从高坠下，虽当救损伤筋骨为主。然顿跌之势，内外之血，必无不瘀，瘀不去则气不行，气不行则伤不愈。"

〔2〕久用炊单布　即笼屉布。

〔3〕去滓　《千金》卷二十五第三《治腕折瘀血方》注引《肘后》无"去滓"二字。

〔4〕先　《千金》注引《肘后》"先"作"别"。

〔5〕煎汤浴　《千金》注引《肘后》"煎汤"一有"以"字，应据补。

〔6〕盖覆　《千金》注引《肘后》"盖"作"密"。

〔7〕斯须　《千金》注引《肘后》"斯"作"服药"二字。

〔8〕痛楚　"楚"，痛也。同义复词。"楚"何以有痛义，在古时用夏（檟木）楚（荆木）做责打人的用具，使人发生痛感，故戴侗说："因夏楚而生痛楚之义。"

禽兽鱼虫禁忌并治第二十四

（论二首　合九十　方二十一首）

凡饮食滋味[1]，以养于生，食之有妨，反能为害，自非服药炼液[2]，焉能不饮食乎？切见[3]时人，不闲[4]调摄，疾疢[5]竞起，若[6]不因食而生，苟全[7]其生，须知切忌者矣。所食之味，有与病相宜，有与身为害，若得宜则益体，害则成疾，以此致危，例皆难疗。凡煮药饮汁，以解毒者，虽云救急，不可热饮，诸毒病得热更甚[8]，宜冷饮之。

【校注】

〔1〕滋味　"滋"是"滋"之误字，声同所致。《说文·口部》"滋，嗟也。"嗟叹与味难以成义，其误显然。《金鉴》本、徐注本并作"滋"，是。

〔2〕自非服药炼液　"自"有"如"义，假设连词。"服药炼液"是谓修道之人，辟谷不食。"炼液"犹云炼丹。

〔3〕切见　即近见。《广韵·十六屑》"切，近也。"

〔4〕不闲　"闲"，习练。《广韵·二十八山》"闲，习也。"

〔5〕疾疢　即疾病。慧琳《音义》卷三十二引《考声》云"疢，病也，病有根也。"

〔6〕若　徐彬曰："若，恐是'无'字。"

〔7〕苟全　陆渊雷曰："'苟'下当有'欲'字。"

〔8〕诸毒病得热更甚　徐彬曰："凡气遇热则增，遇冷则减，毒气亦然，故曰'诸毒病得热更甚'，凡解毒药，必甘寒之品，亦此故也，益毒由邪热炽盛，故得热更甚。"

肝病禁辛[1]，心病禁咸[2]，脾病禁酸[3]，肺病禁苦[4]，肾病禁甘[5]；春不食肝，夏不食心，秋不食肺，冬不食肾，四季不食脾。辨曰：春不食肝者，为肝气王，脾气败，若食肝，则又补肝，脾气败尤甚，不可救^[6]。又肝王之时，不可以死气入肝^[7]，恐伤魂^[8]也。若非王时即虚，以肝补之佳，余脏准此。

【校注】

〔1〕肝病禁辛　吴谦曰："肝木病若与之以辛，辛助肺气，恐金克肝也。故肝病则禁辛。"

〔2〕心病禁咸　吴谦曰："心火病若与之以咸，咸能益水，恐水克火也。故心病则禁咸。"

〔3〕脾病禁酸　吴谦曰："脾土病若与之以酸，酸味属肝，恐木克土也。故脾病则禁酸。"

〔4〕肺病禁苦　吴谦曰："肺金病若与之以苦，苦味属火，恐火克金也，故肺病则禁苦。"

〔5〕肾病禁甘　吴谦曰："肾水病若与之以甘，甘能补脾，脾主克水，故肾病则禁甘。"

〔6〕不可救　吴谦曰："春为肝王，则脾弱，故宜食脾，而不宜食肝。若食肝，则肝益王，而脾更弱，故曰'不可救'。"

〔7〕肝王之时，不可以死气入肝　陆渊雷曰："谓春时己身之肝本自当旺，而所食之肝却是死肝，己肝与食肝同气相应，则是引死气以入己肝也。"

〔8〕伤魂　肝藏魂，死气入肝则伤魂也。

凡肝脏自不可^[1]轻啖，自死者弥甚。

【校注】

〔1〕自不可　丹波元坚曰："'自'字疑衍。"《病源》卷二十六《食六畜百兽肝中候》云："凡禽兽六畜自死者，肝皆有毒不可食，往往伤人，其疫死者弥甚。被其毒者，多洞利呕吐，而烦闷不安。"

凡心皆为神识所舍，勿食之，使人来生复其报对矣。

凡肉及肝，落地不着尘土者，不可食之。

猪肉落水浮者，不可食[1]。

【校注】

〔1〕不可食　程林曰："语涉怪异，食之必有非常之害。下见水自动，热血不断，尘土不污并同。"

诸肉[1]及鱼，若狗不食，鸟不啄者，不可食。

【校注】

〔1〕诸肉　"诸"沈注本作"猪"，不可从。吴谦曰："凡禽兽不食之肉，必有毒，不可食之。"

诸肉不干，火炙不动[1]，见水自动[2]者，不可食之。

【校注】

〔1〕不动　《金鉴》本"不"作"而"。

〔2〕见水自动　《病源》卷二十六《食郁肉中毒候》作"得水而动"。

肉中有如朱点[1]者，不可食之。

【校注】

〔1〕朱点　李彣曰："朱点，恶血所聚，此包恶不食也。"

六畜[1]肉热血不断者，不可食之。

【校注】

〔1〕六畜　谓牛、羊、猪、马、鸡、狗。

父母及身[1]本命肉[2]，食之令人神魂不安。

【校注】

〔1〕及身　《金鉴》本"及"下有"本"字。

〔2〕本命肉　《金鉴》本作"所属之相"。李彣曰："经以十二支所属言，恶其同一生肖也。"

498

食肥肉及热羹，不得饮冷水[1]。

【校注】

〔1〕不得饮冷水　李彣曰："冷热相搏，必致腹痛吐利。"

诸五脏及鱼，投地尘土不污者，不可食之[1]。

【校注】

〔1〕不可食之　按：此条与上"凡肉及肝"条重复，似应删，李彣注本未载。

秽饭、馁肉、臭鱼，食之皆伤人[1]。

【校注】

〔1〕食之皆伤人　程林曰："物已败腐，必不宜于脏腑，食之则能伤人，臭恶不食也。"

自死肉，口闭者，不可食之[1]。

【校注】

〔1〕不可食之　吴谦曰："凡自死之物，其肉皆有毒。口闭则毒不得外泄，切不可食。"

六畜自死，皆疫死，则有毒，不可食之[1]。

【校注】

〔1〕不可食之　《病源》卷二十六《食六畜肉中毒候》云："六畜本无毒不害人，其自死及着疫死者，皆有毒。中此毒者，亦令人心烦闷，而吐利无度。"

兽自死北首[1]，及伏地者[2]，食之杀人。

【校注】

〔1〕北首　程林曰："首，头向也。"

〔2〕及伏地者　程林曰："死不僵直，斜倒伏地，皆兽之有灵知，故食之杀人。"

食生肉[1]，饱饮乳，变成白虫一作：血蛊。

【校注】

〔1〕食生肉　程林曰："生肉非人所食，食生肉而饮乳汁，西北人则有之。脾胃弱者，未有不为虫为蛊。"

疫死牛肉[1]，食之令病洞下，亦致坚积，宜利药下之。

【校注】

〔1〕疫死牛肉　《病源》卷二十六《食牛肉中毒候》云："牛因疫病而死者，亦有毒，食此牛肉则令人心闷，身体痹，甚者，乃吐逆下利，腹痛不可堪，因而致死。"

脯藏米瓮中[1]，有毒，及经夏食之，发肾病。

【校注】

〔1〕脯藏米瓮中……发肾病　李彣曰："米瓮有湿热郁蒸之气，脯藏其中，自能致毒，及经夏，则脯已腐败矣。《难经·三十四难》云：'肾色黑，其臭腐。'以腐气入肾，故食之发肾病。"

[治[1]自死六畜肉中毒方]

黄柏屑[2]，捣服方寸匕[3]。

【校注】

〔1〕治　"治"下脱"食"字，应据《千金》卷二十四补。

〔2〕黄柏屑　李彣曰："瘟疫多湿热之气，六畜感之而自死。黄柏气味苦寒，寒胜热，苦燥湿，故解其毒。"

〔3〕捣服方寸匕　《千金》"方寸匕"下有"须臾复与佳"五字。

[治食郁肉[1]漏脯[2]中毒方] 郁肉，密器盖之隔宿者是也。漏脯，茅屋漏下沾着者是也。

【校注】

〔1〕郁肉　《病源》卷二十六《食郁肉中毒候》云："郁肉

毒者，谓诸生肉及熟肉内器中密闭头，其气壅积不泄，则为郁肉有毒，食之杀人，其轻者亦吐利烦乱不安。"

〔2〕漏脯　《病源》卷二十六《食漏脯中毒候》云："凡诸肉脯，若为久故茅草屋漏所湿，则有大毒，食之三日，乃成暴症，不可治，亦有即杀人者。"

烧犬屎[1]，酒服方寸匕，每服人乳汁[2]亦良。饮生韭汁[3]三升，亦得。
【校注】
〔1〕犬屎　《千金》卷二十四"屎"下有"末"字。《本草纲目》卷五十："狗屎，止心腹痛，解一切毒。"李彣曰："犬屎温中，烧之则从火化而可生胃土。"
〔2〕乳汁　《本草纲目》卷五十二："乳汁，解独肝牛肉毒。"
〔3〕生韭汁　《本草纲目》卷二十六："韭，解肉脯毒，煮汁饮。"李彣曰："韭汁，辛温去秽。"

［治黍米中藏干脯[1]食之中毒方］
大豆[2]，浓煮汁，饮数升即解。亦治狸肉[3]漏脯等毒。
【校注】
〔1〕黍米中藏干脯　李彣曰："脯藏黍米中，其湿热之气，皆能郁蒸致毒。"
〔2〕大豆　李彣曰："大豆解毒，散五脏结积故也。"
〔3〕狸肉　陆渊雷曰："据《肘后》、《外台》'狸'字乃'诸'字之误。"

［治食生肉中毒方］
掘地深三尺，取其下土[1]三升，以水五升煮数沸，澄清汁，饮一升，即愈。

【校注】

〔1〕取其下土　土指黄土。《本草纲目》卷七"黄土主治：解毒药，中肉毒，合口椒毒，野菌毒。"李杉曰："毒气暴发，惟甘味可以缓之，土性缓。《书》云'土爰稼穑作甘，故可解毒，得土气则毒气悉化矣。'"

[治六畜[1]鸟兽肝中毒方]

水浸豆豉[2]，绞取汁，服数升愈。

【校注】

〔1〕治六畜　丹波元坚曰："'六'上似脱食字。"是。

〔2〕豆豉　《本草纲目》卷二十五"淡豉"主治有"杀六畜胎子诸毒"一项。李杉曰："毒物入胃，难以复出。豆豉味苦，蒸罨所成，其性上越能吐，得吐则毒已解矣。"

马脚无夜眼[1]者，不可食之。

【校注】

〔1〕夜眼　李杉曰："夜眼在马两前足膝上，马有此能夜行；无此者，恶其形不全，故勿食之。"《本草纲目》卷一十"马"条同。

食酸马肉[1]，不饮酒，则杀人。

【校注】

〔1〕酸马肉　徐彬曰："'酸'当作'骏'。马肉无不酸。"检《病源》卷二十六《食马肉中毒候》亦云骏马肉不可食。"酸"、"骏"形近致误。李杉曰："骏马肉壮健，难于消化，饮清酒则解，饮浊酒则加。马之良者曰骏。"

马肉不可热食，伤人心[1]。

【校注】

〔1〕伤人心　李杉曰："心属午，为少阴君火，马为午兽，亦属火。心恶热，又热食之，火气太盛，故伤心。"

马鞍下肉[1]，食之杀人[2]。

【校注】

〔1〕马鞍下肉　《千金》卷二十六第五"肉"作"乌色散肉里者。"李彣曰："马鞍下肉，不透风气，其汗流湿渍，皆能积腐成毒，故食之杀人。"

〔2〕杀人　《千金》作"伤人五脏"。

白马黑头者[1]，不可食之。

【校注】

〔1〕白马黑头者　《证类本草》卷十七引《食疗》云："白马黑头，食令人癫。"

白马青蹄者[1]，不可食之。

【校注】

〔1〕白马青蹄　李彣曰："《虎铃经》曰'白马青蹄'皆马毛之厉害者，骑之不利人，食之必取害也。"

马肉、独肉[1]共食[2]，饱醉卧，大忌。

【校注】

〔1〕独肉　"独"（tún 屯），与"豚"同，即猪也。《广韵·二十三魂》："独同豚。"

〔2〕共食　吴谦曰："马肉属火，独肉属水，共食已属不和，若醉饱即卧，则伤脾气，故曰大忌。"

驴、马肉合猪肉食之，成霍乱[1]。

【校注】

〔1〕成霍乱　程林曰："诸肉杂食，伤损肠胃，撩死脏腑，故成霍乱。"陆渊雷曰："肉类杂啖，可致急性胃肠病，成吐利，古人则称为霍乱。"

马肝及毛[1]，不可妄食[2]，中毒害人。

【校注】

〔1〕马肝及毛　《本草纲目》卷五十"马"条云："马肝有大毒。时珍引汉景帝语'食肉勿食马肝'。（按：此见《汉书·儒林传·辕固传》）又汉武帝云'文成食马肝而死'。"（按：此见《史记·封禅书》）毛，即马鬃。鬃（zōng 宗），颈上长毛。《本草纲目》谓其"有毒"。李彣以"毛"为误字，其实毛非道身之毛，是指颈上而言，在本草书中曾言及也。

〔2〕不可妄食　王充曰："马肝气勃而毒盛，故食走马肝杀人。"

[治马肝毒中人未死方]

雄鼠屎[1]二七粒[2]

末之，水和服，日再服。屎尖者是。

【校注】

〔1〕雄鼠屎　"雄鼠"即牡鼠。《本草纲目》卷五十一"鼠"条引弘景曰："入鼠用牡鼠，即父鼠也。"李彣曰："两头尖者是雄鼠屎。马食鼠屎则腹胀，是鼠能制马也。盖鼠属子水，马属午火，子午相冲，水能克火，物性相制然也。"

〔2〕二七粒　《本草纲目》引梅师方"二七"作"三七"。

又方：

人垢[1]，取方寸匕，服之佳。

【校注】

〔1〕人垢　吴谦曰："人垢即人头垢也。"《本草纲目》卷五十二"头垢"条附方云："菜毒脯毒马肝马内毒，用头垢枣核大，含之咽汁，能赶死人，或白汤下亦可。"

[治食马肉中毒欲死方]

香豉[1]二两　杏仁[1]三两

右二味，蒸一食顷，熟，杵之服，日再服。

【校注】

〔1〕香豉、杏仁　李彣曰："香豉，乃黑豆所制。《日华子》云：'黑豆调中下气，治牛马瘟；杏仁下气，气下则毒亦解矣。'"

又方：

煮芦根汁^[1]，饮之良。

【校注】

〔1〕芦根汁　吴谦曰："芦根，味甘性寒，解诸肉毒。"

疫死牛，或目赤，或黄^[1]，食之大忌。

【校注】

〔1〕目赤，或黄　李彣曰："牛疫死者，其湿热之毒未散，故目或赤或黄也。"

牛肉共猪肉食之，必作寸白虫^[1]。

【校注】

〔1〕必作寸白虫　李彣曰："牛肉粗厉难化，猪肉肥浓生痰，积成湿热，便能生虫。"程林曰："牛肉性滞，猪肉动风，入胃不消，酿成湿热，则虫生也。亦有共食而不生虫者，视人胃气何如耳。"

青牛肠，不可合犬肉食之^[1]。

【校注】

〔1〕青牛肠，不可合犬肉食之　李彣曰："青牛，水牛也。犬肉大热，与牛肠合食，则热性但积肠中不散，故戒之。"

牛肺从三月至五月^[1]，其中有虫如马尾，割去勿食，食则损人。

【校注】

〔1〕牛肺从三月至五月　李彣曰："凡虫类俱感湿热之气而

生，三月至五月，正湿热交蒸之时。牛食青草，酝酿生虫，上入肺窍也。"故戒食之。

牛、羊、猪肉，皆不得以楮木、桑木蒸炙[1]，食之令人腹内生虫。

【校注】

〔1〕不得以楮木、桑木蒸炙　吴谦曰："古人炼药多用桑柴火，楮实子能健脾消水，楮木亦可烧用，何以蒸炙诸肉食之即生虫乎？其或物性相反也。"陆渊雷曰："火以熟肉，理不择木，此条不可解。"

啖蛇牛肉杀人[1]，何以知之？啖蛇者，毛发向后顺者是也。

【校注】

〔1〕啖蛇牛肉杀人　《病源》卷二十六《食牛肉中毒候》云："有蛇吐毒著草，牛食其草亦死，此牛肉则有大毒。"

[治啖蛇牛肉食之欲死方]

饮人乳汁[1]一升，立愈。

【校注】

〔1〕乳汁　甘平解毒。《千金》卷二十四第一"治食牛马肉中毒，饮人乳汁良。"《本草纲目》卷五十二"乳汁"条，主治云"解独肝牛肉毒。"程林曰："陈藏器曾云'北人牛瘦，多以蛇从鼻灌之，其肝则独。'乳汁能解独肝牛肉毒，啖蛇牛，当是独肝牛。"

又方：

以泔洗头[1]，饮一升愈。

【校注】

〔1〕以泔洗头　"泔"淅米汁也，善去垢。《本草纲目》卷

五十二"头垢"条引《大明》:"中蛊毒、霾毒,米饮取吐。"此饮洗头垢水,其意与上同。

牛肚[1]细切,以水一斗,煮取一升,暖饮之[2],大汗出者愈[3]。

【校注】

〔1〕牛肚　即牛胃也。李彣曰:"人胃中受牛肉毒,即以牛胃汁暖饮之,取其同类相感之意。"吴谦曰:"用牛肚不甚善。"

〔2〕暖饮之　《本草纲目》卷五十"牛"条附方引作"服"字。

〔3〕大汗出者愈　《本草纲目》引作"汗出即瘥"。李彣曰:"汗出愈者,毒从毛窍中出也。"

[治食牛肉中毒方]
甘草[1]煮汁饮之,即解。
【校注】

〔1〕甘草　《本草纲目》卷二十:"甘草,解毒,解百药毒。"

羊肉其[1]**有宿热**[2]**者,不可食之。**
【校注】

〔1〕其　假设连词,犹如也,若也。

〔2〕宿热　素常有热。李时珍曰:"热病及天行病、疟疾病后食之,必发热致危。"徐彬曰:"宿热者,谓旧有热病人也。羊肉补气,得补而热增,故不可食。"

羊肉不可共生鱼、酪[1]**食之,害人。**
【校注】

〔1〕生鱼、酪　"生鱼"是用盐和红麴腌的咸鱼、糟食之属。"酪",乳类。李彣曰:"鱼鲊生则伤胃,乳酪湿热滞脾,羊

肉又味重发病之物，故共食伤人。"

羊蹄甲中有珠子白者，名羊悬筋[1]，食之令人癫[2]。

【校注】

〔1〕羊悬筋　徐注本无"羊"字。

〔2〕食之令人癫　吴谦曰："此义未详。"

白羊黑头，食其脑[1]，作肠痈。

【校注】

〔1〕白羊黑头，食其脑　李彣曰："白羊黑头，其头异者，脑必有毒，以脑在头内故也。"程林曰："羊脑有毒，食之疗风疾，损精气，不惟作肠痈也。方书只用为外敷药。"

羊肝共生椒食之[1]，破人五脏[2]。

【校注】

〔1〕羊肝共生椒食之　李彣曰："羊肝属木生风，生椒辛热助火，共食则风火相煽，故破伤五脏。"吴谦曰："羊肝、生椒皆属于火，共食恐损伤人五脏。"

〔2〕破人五脏　《千金》卷二十六第五"五脏"后有"伤心"二字。

猪肉共羊肝和食之[1]，令人心闷。

【校注】

〔1〕猪肉共羊肝和食之　李彣曰："羊肝木脏也，性宜疏散，猪肉滞气生痰，性与相反，故共食之心闷。"程林曰："猪肉能闭血脉，与羊肝合食，则滞气，故令人心闷。"

猪肉以生胡荽同食，烂人脐[1]。

【校注】

〔1〕猪肉以生胡荽同食，烂人脐　程林曰："胡荽损精神，

发癫疾，猪肉令人乏气少精，发癫疾，宜其不可共食，若烂脐则不可解。"

猪脂不可合梅子食之[1]。
【校注】
〔1〕猪脂不可合梅子食之　吴谦曰："猪脂滑利，梅子酸涩，性相反也，故不可合食。"

猪肉和葵食之[1]，**少气**。
【校注】
〔1〕猪肉和葵食之　《医心方》卷二十九第十一例《养生要集》云："饮食，冬葵不可合食，伤人气。"程林曰："葵性冷利，生痰动风，猪肉令人乏气，合食之，非止于少气也。"

鹿人[1]**不可和蒲白作羹，食之**[2]**发恶疮**。
【校注】
〔1〕鹿人　《千金》卷二十六第五作"白鹿肉"。
〔2〕食之　《千金》"食"字属上读。无"之"字。李彣曰："鹿肉性热，蒲白当是蒲笋，性与相反故也。"程林曰："鹿肉，九月已后，至正月已前堪食，他月食之，则发冷痛。"

麋脂及梅李子[1]，**若妊妇食之，令子青盲**[2]，**男子伤精**。
【校注】
〔1〕麋脂及梅李子　李彣曰："人目以阴为体，以阳为用。麋，阴兽也，梅、李子味酸苦，亦必阴类。"
〔2〕若妊妇食之，令子青盲　李彣曰："妊妇三物合食，则阴气太盛而消沮闭藏者多，阳气绝无而光明开发者少，故令子青盲也。"青盲，是眼之形色如常，但视物不见。

獐[1]**肉不可合虾及生菜、梅、李果食之，皆病人**[2]。

【校注】

〔1〕獐　《医心方》卷二十九第十一作"麇"。

〔2〕皆病人　《医心方》"皆"下有"痼"字。"病人"作"人病"。慧琳《音义》卷三十九引《古今正字》云："痼，久病也。""痼人病"谓麇肉合虾、生菜、梅、李食之可使人病积久不愈。

痼疾人不可食熊肉[1]，令终身不愈。

【校注】

〔1〕痼疾人不可食熊肉　《本草纲目》卷五十一"熊肉"条引张鼎曰："若腹中有积聚寒热者食之，永不除也。"

白犬自死，不出舌者[1]，食之害人。

【校注】

〔1〕不出舌者　吴谦曰："凡犬死，必吐舌。惟中毒而死，其舌不吐，毒在内也，故食之害人。"

食狗鼠余[1]，令人发瘘疮。

【校注】

〔1〕食狗鼠余　程林曰："'余'，狗鼠之剩食也，其涎毒在食中，人食之则毒散于筋络，令发瘘疮。"《病源》卷三十四《鼠瘘候》引《养生方》云："勿食鼠残食，作鼠瘘，发于颈项。"

[治食犬肉不消，心下[1]坚，或腹胀，口干大渴，心急发热，妄语如狂[2]，或洞下方]

杏仁一升，合皮熟研用[3]

以沸汤三升，和[4]取汁，分三服，利下肉片，大验。

【校注】

〔1〕心下坚　《千金》卷二十四第一"下"作"中"。

〔2〕妄语如狂　《千金》作"狂言妄语"。

〔3〕合皮熟研用 《千金》无"熟"、"用"二字。程林曰："犬肉畏杏仁，故能治犬肉不消。近人以之治狂犬咬，皆此意。"

〔4〕和 《千金》"和"字属上"三升"读，"和"下有"绞"字。

妇人妊娠，不可食兔肉[1]**、山羊肉，及鳖、鸡、鸭，令子无声音。**

【校注】

〔1〕妇人妊娠，不可食兔肉等 李彣曰："按妊娠食兔肉，令子缺唇；食鳖肉，令子短项，无声音；若羊、鸡、鸭，妊娠颇常食之，子亦无恙，或不必过拘也。"

兔肉[1]**不可合白鸡肉**[1]**食之，令人面发黄。**

【校注】

〔1〕兔肉、白鸡肉 李彣曰："兔，卯兽也，鸡，酉禽也，白鸡又纯乎金色，此卯酉相冲，故合食则动脾气而发黄。"《千金》卷二十六第五引黄帝云："兔肉共白鸡肝心食之，令人面失色，一年成瘅黄。"

兔肉[1]**着干姜**[1]**食之，成霍乱。**

【校注】

〔1〕兔肉、干姜 《千金》卷二十六第五"干姜"作"姜"。李彣曰："兔肉酸寒，干姜辛热，寒热相抟，性既不调，酸收辛散，味又相反，故合食成霍乱"。

凡鸟自死，口不闭，翅不合者[1]**，不可食之。**

【校注】

〔1〕口不闭，翅不合者 程林曰："鸟自死，必敛翅闭口。若张翅开口，其死也异，其肉也必毒，不可食之。"

诸禽肉，肝青者[1]，食之杀人。

【校注】

〔1〕肝青者　程林曰："青者，必毒物所伤，故食之能杀人。"陆渊雷曰："肝脏本是动物体中消毒器，色青若有光，皆中毒而消之不尽，因致死者，故不可食。"

鸡有六翮[1]四距[1]者，不可食之。

【校注】

〔1〕翮，距　"翮"在《尔雅》谓之"羽本"，即鸟翎之管入于皮肉者也。《说文·羽部》："翮，羽茎也。"段注："茎，柱也，谓一羽之柱。"距，鸡爪也。吴谦曰："六翮四距，形有怪异者有毒，故不可食。"

乌鸡白首[1]者，不可食之。

【校注】

〔1〕乌鸡白首　吴谦曰："色有不相合者有毒，不可食。"

鸡不可共葫蒜食之[1]，滞气。一云：鸡子。

【校注】

〔1〕鸡不可共葫蒜食之　葫蒜即大蒜。《千金》卷二十六第五引黄帝云："鸡子白共蒜食之，令人短气。"

山鸡[1]不可合鸟兽肉食之。

【校注】

〔1〕山鸡　原名鹳（dí 笛）雉。《本草纲目》卷四十八"鹳雉"条引苏颂曰："伊洛江淮间一种雉，小而尾长者，为山鸡，人多畜之笼中。"李彣曰："山鸡性食中蚁，而肉有毒，与鸟兽肉相反。"程林曰："非惟不可共鸟兽内同食，即单食亦在所忌也。"

雉肉久食之，令人瘦[1]。

512

【校注】

〔1〕雉肉久食之，令人瘦　李时珍曰："食雉能发痔及疮疥，令人瘦病。"

鸭卵[1]不可合鳖肉[1]食之。

【校注】

〔1〕鸭卵、鳖肉　程林曰："鸭卵性寒，发冷气，鳖肉性冷，亦发冷气，不可合食。"

妇人妊娠，食雀肉[1]，令子淫乱无耻。

【校注】

〔1〕食雀肉　李彣注本"食雀肉"下有"饮酒"二字。《医心方》引《养生要集》云："勿饮酒，多食雀肉，使子心淫精乱。"（陆渊雷说，"精"当是"情"字之误。）

雀肉[1]不可合李子[1]食之。

【校注】

〔1〕雀肉、李子　程林曰："雀肉壮阳益气，得李子酸涩，则热性不行，故不可共食。"

燕肉勿食[1]，入水为蛟龙所啖。

【校注】

〔1〕燕肉勿食　李时珍曰："燕肉有毒，自不必食之。"按："入水"云云，似未必然。

[鸟兽有中毒箭死者，其肉有毒，解之方]

大豆[1]，煮汁及盐汁[2]服之解。

【校注】

〔1〕大豆　指黑大豆。《本草纲目》卷二十四云："黑大豆解矾砒毒，酒食诸毒，解诸鱼毒，解巴豆毒。"

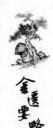

〔2〕盐汁　《本草纲目》卷十一"食盐"条："盐，解毒。"所附《集验方》"治药箭毒气，盐贴疮上，灸三十壮，良"。程林曰："箭药多是射风毒，射风乃乌头所熬。大豆汁，能解乌头毒。咸能胜热，故盐亦解其毒。"

鱼头正白[1]**如连珠至脊上，食之杀人**[2]**。**
【校注】
〔1〕正白　《医心方》卷二十九第十五"白"下有"色"字，似应据补。
〔2〕食之杀人　《外台》卷三十一引《肘后》作"不可食"。《医心方》作"破杀人心"。

鱼头中无腮者，不可食之，杀人[1]**。**
【校注】
〔1〕杀人　程林曰："能杀人，详《酉阳杂俎》。"

鱼无肠胆者，不可[1]**食之，三年阴不起，女子绝生**[2]**。**
【校注】
〔1〕不可　《千金》卷二十六第五无此二字。
〔2〕三年阴不起，女子绝生　《千金》"三年"下有"丈夫阴"三字。《外台》卷三十一引《肘后》无"三年"以下九字。

鱼头似有角者[1]**，不可食之**[2]**。**
【校注】
〔1〕鱼头似有角者　《医心方》卷二十九第十六作"凡鱼有角"。
〔2〕不可食之　《医心方》"食之"下有"伤人"二字。

鱼目合者[1]**，不可食之。**

〔1〕鱼目合者　《医心方》卷二十九第十六："鱼死二目不合，食之伤人。"陆渊雷曰："不合衍'不'字，是。"

六甲日[1]，勿食鳞甲之物[2]。

【校注】

〔1〕六甲日　李彣曰："六甲日，皆有神主之。甲子神名孔琳，甲戌神名丘深，甲申神名凌成，甲午神名费神，甲辰神名王屋，甲寅神名许成。"

〔2〕勿食鳞甲之物　《千金》卷二十六第五"鳞甲"作"龟鳖"，下有"害人心神"四字。李彣曰："勿食鳞甲之属，避其形与名之近似也。"吴谦曰："六甲值日，食鳞甲物犯其所忌，故曰勿食。"

鱼[1]不可合鸡肉[1]食之。

【校注】

〔1〕鱼、鸡肉　《千金》卷二十六第五云："乌鸡肉合鲤鱼肉食，生痈疽。"程林曰："今人常合食之，亦不见为害。或飞潜之物，合食所当忌耶？或过之不消，则鱼能动火，鸡能动风，能令作病耶？"

鱼不得合鸬鹚[1]肉食之。

【校注】

〔1〕鸬鹚　《本草纲目》卷四十七："鸬鹚，善没水取鱼。"《外台》卷八"疗鱼骨哽方，'口称鸬鹚鸬鹚则下'。"丹波元简曰："《本草》孟诜云：鸬鹚性制鱼。若合食，不利人。"

鲤鱼鲊[1]，不可合小豆藿[1]食之；其子不可合猪肝食之。

【校注】

〔1〕鲤鱼鲊，小豆藿　程林曰："鲤鱼鲊、小豆藿味皆咸，咸能胜血。故陶弘景云：合食成消渴。其子合猪肝食，伤人神。"

吴谦曰："小豆藿，即小豆叶也。"

鲤鱼[1]不可合犬肉[1]食之。

【校注】

〔1〕鲤鱼、犬肉　《本草纲目》卷四十四引孟诜曰："鲤鱼肉，不可合犬肉及葵菜食。"

鲫鱼[1]不可合猴雉肉[1]食之。 一云不可合猪肝[1]食。

【校注】

〔1〕鲫鱼、猴雉肉、猪肝　《本草纲目》卷四十四引苏颂曰："鲫鱼肉同猪肝、鸡肉，雉肉，猴肉食，生痈疽。"

鳀鱼[1]合鹿肉[1]生食。令人筋甲缩。

【校注】

〔1〕鳀鱼、鹿肉　"鳀"（tí 提）即"鲇（nián 年）鱼"。《医心方》卷二十九第十一"鹿肉合鳀鱼食之，杀人。"注云："鲇一名鳀。"

青鱼鲊，不可合生葫荽[1]及生葵并麦中[2]食之。

【校注】

〔1〕生葫荽　《外台》卷三十一引《肘后》无"生"字，"葫"作"胡"。

〔2〕生葵并麦中　《外台》引《肘后》"生葵"下无"并"字，"中"作"酱"。

鳅鳝[1]不可合白犬血[1]食之。

【校注】

〔1〕鳅鳝，白犬血　"鳅"（qiū 秋）即泥鳅。《集韵·十八龙》"鳅或作鳅。"程林曰："鳅鳝为无鳞鱼，白犬血为地厌，非惟不可食，抑亦卫生所当忌也。"陆渊雷曰："地厌者，术家语，谓能禳除邪魅妖术云。"

龟肉[1]**不可合酒果子**[1]**食之。**

【校注】

〔1〕龟肉、果子　《外台》卷三十一引《肘后》"龟肉不可合瓜及饮酒。"按：程林谓"果子"不知是何果？据《肘后》乃瓜也。

鳖目凹陷[1]**者，及厌下**[2]**有王字形者，不可食之；其肉不得合鸡、鸭子**[3]**食之。**

【校注】

〔1〕凹陷　《外台》引《肘后》无"陷"字。

〔2〕厌下　《金鉴》、程注本"厌"并作腹。丹波元简曰："按'厌''压'（《外台》作压）并与'厌甲'同。《唐韵》'厌甲，于琰反，腹下甲'。"按：即鳖甲也。

〔3〕其肉不得合鸡鸭子食之　程林曰："鳖肉令人患水，鸡子令人动风，鸭子令人气短，不可合食。"

龟鳖肉[1]**不可合苋菜食之。**

【校注】

〔1〕龟鳖肉　《外台》引《肘后》无"龟"字。程林曰："龟鳖肉皆反苋菜，食之成鳖瘕。"《本草纲目》卷二十七引张鼎曰："苋动气。令人烦闷，冷中损腹，不可与鳖同食，生鳖瘕。"按：上引曰鳖癥、曰鳖瘕，证名略异。但检《病源》卷十九《鳖癥候》，《鳖瘕候》所云"腹内癥结，如鳖之状"则同；所云致病之因，皆由食鳖触冷不消而生则同；其皆由脾胃气弱所致亦相同，所不同者，曰"癥"者，推之不动移也，曰"瘕"者，其形假而能推移也。

虾无须，及腹下通黑，煮之反白者[1]**，不可食之**[2]**。**

【校注】

〔1〕煮之反白者　《医心方》卷二十九第十六无"煮之反

白者"五字。程林曰："无须，失虾之形，腹黑，必虾之毒，色白，反虾之色，物既反常，必不可食。"

〔2〕不可食之　《千金》卷二十六第五作"食之害人"。

食脍[1]，饮乳酪，令人腹中生虫为瘕。

【校注】

〔1〕脍（kuài 快）　《广韵·十四泰》"鱼脍"引《说文》曰："细切肉也。"按："脍"肉鱼皆可作，《广韵》即统二者言之。程林曰："脍，乃生鱼所作，非胃弱所宜，乳酪之性，黏滞，合而食之，则停于胃，为瘕为虫也。"

［鲙食之[1]，在心胸间不化，吐复不出，速下除之，久成癥病，治之方］

橘皮[2]一两　大黄[2]二两　朴硝[2]二两

右三味，以水一大升[3]，煮至小升[3]，顿服即消。

【校注】

〔1〕鲙食之　《病源》卷二十六《食鱼脍中毒候》"凡人食鱼脍者，皆是使生冷之物食之，甚利口，人多嗜之，食伤多则难消化，令人心腹否满，烦乱不安。"按："鲙"前条作"脍"，二字同。《广韵·十四泰》："鲙同脍。"

〔2〕橘皮、大黄、朴硝　程林曰："橘皮能解鱼毒，硝黄能下癥瘕。"

〔3〕大升、小升　丹波元简曰："据《千金》大升当二升，小升当一升。"

［食鲙多不消，结为癥病，治之方］

马鞭草[1]

右一味，捣汁饮之，或以姜叶汁[2]饮之一升，亦消。又可服吐药吐之。

【校注】

〔1〕马鞭草　《本草纲目》卷十六"马鞭草主治鱼肉癥

518

痕。"李彣曰："马鞭草苦寒，主癥癖血瘕，破血杀虫。"

〔2〕姜叶汁　《千金》卷二十四第一云"生姜亦良。"

[食鱼后食毒[1]，两种[2]烦乱，治之方]
橘皮[3]
浓煎汁服之，即解。
【校注】

〔1〕食鱼后食毒　按："食毒"似应作"中毒"《千金》连云"食鱼中毒"，当据改。

〔2〕两种　是哪两种？注家无解。"两种"是"面肿"，相似致误。应据《千金》及注引《肘后》改。

〔3〕橘皮　程林曰："神农《经》曰：'橘皮，主胸中瘕热逆气，通神明。'鱼毒食毒俱可解。"

[食鯸鮐鱼[1]中毒方]
芦根[2]
煮汁服之，即解。
【校注】

〔1〕鯸鮐鱼　即河豚鱼。李时珍曰："豚，言其味美，侯夷状其形丑。"

〔2〕芦根　剂量无。《证类本草》卷十一"芦根"条引《肘后》云"食鯸鮐中毒，剉芦根，煮汁一二升饮之。"似较本条为备。《本草纲目》卷十五"芦笋，解河豚及诸鱼蟹毒。"

蟹目[1]相向，足班[2]目赤者[3]，不可食之。
【校注】

〔1〕蟹目　程林曰："蟹骨眼而相背、相向者其蟹异，故不可食。"

〔2〕足班　《千金》卷二十九第五"班"作"斑"。李注本、《金鉴》本与《千金》同。按："足班"谓蟹之两足盘旋不

能横行，说明是病蟹。《文选·演连珠》善注引《易》王肃注"班如，般旋不进也。""班"与"斑"古书通用，但于此作"驳文"解，似未允。

〔3〕目赤者 《千金》无此三字。

[食蟹中毒治之方]

紫苏[1]

煮汁饮之三升[2]。紫苏子[3]捣汁饮之，亦良。

【校注】

〔1〕紫苏 《本草纲目》卷十四："紫苏茎叶，解鱼蟹毒。"

〔2〕三升 《外台》卷三十一引张仲景方作"一升"。《本草纲目》引《金匮》作"二升"。

〔3〕紫苏子 徐注本"苏"下无"子"字，非是。《本草纲目》李时珍曰："苏子亦能解鱼蟹毒。"

又方：

冬瓜汁[1]饮二升，食冬瓜亦可。

【校注】

〔1〕冬瓜汁 《本草纲目》卷二十八引弘景曰："冬瓜捣汁饮，解毒。"

凡蟹未遇霜[1]，多毒，其熟者[2]乃可食之。

【校注】

〔1〕未遇霜 《外台》卷三十一引《肘后》"遇"作"被"。程林曰："未遇霜者，霜降节前也。"

〔2〕其熟者 《外台》"者"作"煮"。"其熟者"犹云当熟煮也。"其"犹"当"也，此王引之说。

蜘蛛落食中[1]，有毒，勿食之。

【校注】

〔1〕蜘蛛落食中 《本草纲目》卷四十："蜘蛛，有小毒。"

李时珍曰："蛛入饮食，不可食。"程林曰："蜘蛛有毒，落食中，或有尿，有丝，黏食上，故不可食。"

凡蜂、蝇、虫、蚁等[1]多集食上，食之致瘘。
【校注】
〔1〕蜂、蝇、虫、蚁等　李彣曰："虫类皆秽污有毒，食之致瘘者；瘘生两颈旁，正当阳明胃经人迎动脉处，以食入于胃故也。"

果实菜谷禁忌并治第二十五

果子生食生疮[1]。

【校注】

〔1〕果子生食生疮　《医心方》卷二十九第十二引《养生要集》云："凡诸果非时未成核，不可食，令人生疮，或发黄疸。"又云："凡诸果物生，两甲皆有毒，不可食，害人。"又引《食经》云："空腹勿食生果，喜令人膈上热，为骨蒸，作痈疖。"李彣曰："阳明胃经，主肌肉而禀温热之性。果子性多湿热而有毒，生食之入胃，则肌肉生疮也。"

果子落地[1]**经宿，虫蚁食之者，人大忌食之。**

【校注】

〔1〕落地　《医心方》引《养生要集》云："凡果堕地三重，食之杀人。"李彣曰："虫蚁有毒故也。"

生米[1]**停留多日有损处，食之伤人。**

【校注】

〔1〕生米　"米"疑为"果"之误字。律以上下条系为果属禁忌，何以又出"米"来？《医心方》卷二十九第十二"生米"作"诸果"，应据改。

桃子多食，令人热，仍不得入水浴，令人病淋漓寒热病[1]。

【校注】

〔1〕令人热淋漓寒热病　"热"下"病"字是衍文；《本草纲目》卷二十九引孙思邈曰："《黄帝书》云：'食桃饱，入水浴，成淋及寒热病。'"李彣曰："桃多食，令人热。入水浴者，

则湿与热并，不得宣散，故外为寒热，内成淋漓也。"按："淋漓"，吴谦说是"癃"证。

杏酪不熟[1]**伤人。**

【校注】

〔1〕杏酪不熟　"杏酪"即杏酥。《本草纲目》卷二十九引陈藏器曰："苦酪服之，润五脏，痰嗽，若半生半熟服之杀人。"又《纲目》引苏颂、陈藏器、寇宗奭三人制杏酥法，文繁不录。李彣曰："杏酪不熟，酿之不得法也。"

梅多食坏人齿[1]**。**

【校注】

〔1〕坏人齿　《本草纲目》卷二十九引《大明本草》云："梅多食损齿伤筋，蚀脾胃，令人发膈上痰热。"陆渊雷曰："梅之酸能损坏齿面珐琅质故也。"

李不可多食，令人胪胀[1]**。**

【校注】

〔1〕令人胪胀　《本草纲目》卷二十九引《大明本草》"胪胀"下有"发寒热"三字。李彣曰："李味酸涩，能使脾气不运而中焦壅滞，故多食则胪胀。胪，腹也。"《金鉴》改"胪"为"腹"，是以释文改本字，非是。

林檎不可多食，令人百脉弱[1]**。**

【校注】

〔1〕令人百脉弱　《证类本草》卷二十三云："林檎味酸甘温，不可多食，发热涩气，令人好睡，脉闭不行。"李彣曰："百脉宜宣通，不宜壅滞。林檎味酸涩，多食则百脉滞而不行，故脉弱。"

橘柚[1]多食，令人口爽[2]，不知五味。

【校注】

〔1〕橘柚　李彣曰："小曰橘，大曰柚。郭璞云：'柚似橙而大于橘。'"

〔2〕口爽　《广韵·三十六养》"爽，差也。""口爽"，意即口的味觉差了。李彣曰："脾主味，开窍于口，橘柚味酸泄液，故令口不知五味。"

梨不可多食[1]，令人寒中，金疮、产妇，亦不宜食。

【校注】

〔1〕梨不可多食　《本草纲目》卷三十"梨，甘微酸，寒，多食令人寒中萎困，金疮，乳妇，尤不可食。"程林曰："梨性大寒，故令人寒；寒能凝血脉，故金疮、产妇，不宜食。"

樱桃、杏，多食伤筋骨[1]。

【校注】

〔1〕多食伤筋骨　《本草纲目》卷三十引李鹏飞曰："樱桃，伤筋骨，败血气，有寒热病人不可食。"卷二十九云："杏，酸、热，有小毒，生食多，伤筋骨。"吴谦曰："樱桃、杏，味酸性寒，若过食则伤筋骨。《黄帝内经》云：酸则伤筋……寒主伤骨。故伤筋骨。"

安石榴不可多食，损人肺[1]。

【校注】

〔1〕损人肺　《本草纲目》卷三十"甘石榴，甘、酸、温、涩，无毒。多食损人肺。"引朱震亨曰："榴者留也。其汁酸性滞，恋膈成痰。"李彣曰："气宜利而不宜涩。石榴味酸涩滞气，故损肺。"

胡桃不可多食[1]，令人动痰饮。

〔1〕胡桃不可多食　《千金》卷二十六第三"胡桃，味甘，冷滑无毒，不可多食，动痰饮，令人恶心，吐水，吐食。"程林曰："胡桃，能润肺消痰，今令人动痰饮，何也？以胡桃性热，多食则煎熬津液，而为痰饮矣。"

生枣多食，令人热渴气胀[1]，寒热[2]羸瘦者[3]，弥[4]不可食，伤人。

【校注】

〔1〕热渴气胀　程林曰："生枣，味甘辛气热，以辛热则令人渴，甘则令人气胀也。"

〔2〕寒热　《千金》卷二十六第三"寒热"上有"若"字，似应据补。

〔3〕羸弱者　程林曰："羸弱者，内热必盛，而脾胃必虚，故弥不可食。"

〔4〕弥　更也。《广韵·五支》"弥，益也。"

[食诸果中毒治之方]

猪骨[1]烧过[2]

右一味，末之，水服方寸匕。亦治马肝、漏脯等毒。

【校注】

〔1〕猪骨　《本草纲目》卷五十"猪骨"主治"中马肝、漏脯、果、菜诸毒。"

〔2〕烧过　《本草纲目》作"烧灰"。李彣曰："以猪骨治果子毒，物性相制使然。治马肝毒者，以猪水畜、马火畜，水可克火也。治漏脯毒者，亦骨肉相感之义。"

木耳赤色及仰生[1]者，勿食。

【校注】

〔1〕木耳赤色及仰生　李彣曰："木耳，复卷。"《本草纲

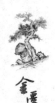

目》卷二十八引陈藏器曰："木耳，采归色变者有毒，夜视有光者，欲烂不生虫者有毒，并生捣冬瓜蔓汁解之。"

菌仰卷及赤色[1]者，不可食。
【校注】
〔1〕菌仰卷及赤色　程林曰："诸菌复卷。仰卷则变异，色赤则有毒，故不可食。"

[食诸菌中毒[1]，闷乱欲死，治之方]
人粪汁[2]饮一升，土浆[3]饮一二升，大豆浓煮汁饮之，服诸吐利药，并解。
【校注】
〔1〕食诸菌中毒　《病源》卷二十六《食诸菜蕈菌中毒候》云："凡园圃所种之菜，本无毒。但蕈菌等物，皆是草本变化所生，出于树者为蕈，生于地者为菌，并是郁蒸湿气，变化所生，故或有毒者。人食遇此毒，多致死甚疾速。其不死者，犹能令烦闷吐利，良久始醒。"
〔2〕人粪汁　《本草纲目》卷五十二："粪清，主治中毒，菌毒。"引《肘后》云："食山中毒菌，欲死者，并饮粪汁一升，即活！"
〔3〕土浆　《本草纲目》卷五引陶弘景曰："掘黄土地作坎，深三尺，以新汲水沃入搅浊，少顷取清用之，故曰地浆，亦曰土浆！时珍并曰：土浆解一切鱼肉果菜药物诸菌毒，疗霍乱及中喝卒死者。"

食枫柱[1]菌而哭[2]不止，治之以前方。
【校注】
〔1〕枫柱　"柱"字难解。据《本草纲目》"木耳"条引陈藏器"柱"作"木"。
〔2〕哭　《本草纲目》引陈藏器"哭"作"笑"。《医心

方》卷二十九第三十一同。

误食野芋[1]，烦毒欲死[2]，治之以前方。其野芋根，山东人名魁芋。人种芋三年不收，亦成野芋，并杀人。

【校注】

〔1〕野芋 《本草纲目》卷二十七引苏恭曰："芋有六种，青芋、紫芋、真芋、白芋、连禅芋、野芋也。野芋大毒，不可啖之。"李时珍曰："野芋根有大毒，醋摩傅虫疮恶癣，其叶捣涂毒肿初起无名者即消。并治蜂虿螫，涂之良。"

〔2〕烦毒欲死 《本草纲目》引陶弘景作"烦闷垂死"。

[蜀椒闭口[1]者有毒，误食之，戟人咽喉[2]，气病欲绝[3]，或吐下白沫[4]，身体痹冷[5]，急治之方]

肉桂煎汁饮之[6]，多饮冷水[7]一二升；或食蒜，或饮地浆，或浓煮豉汁饮之[8]，并解。

【校注】

〔1〕蜀椒闭口 李彣曰："蜀椒气味辛热有毒，闭嗜，其毒更包藏不散。"

〔2〕戟人咽喉 《外台》卷三十一《食椒菜瓠中毒方》引《肘后》"咽"下无"喉"字。

〔3〕气病欲绝 《外台》引《肘后》作"使不得出气"。《本草纲目》卷三十四"桂"条引《梅师方》"气"下无"病"字。

〔4〕或吐下白沫 《外台》引《肘后》作"令人吐白沫，并吐下。"《本草纲目》引《梅师方》作"或出白沫"。

〔5〕身体痹冷 《外台》引《肘后》"痹冷"作"冷痹"。《本草纲目》附方无"痹"字。

〔6〕肉桂煎汁饮之 《外台》引《肘后》作"煮桂饮汁多益桂"。按：《肘后》"桂"上无"肉"字，是。"桂"即桂枝。《本草纲目》引《梅师方》"牡桂，治壮口椒毒。"牡桂，即桂枝

之薄者，此李时珍说。

〔7〕多饮冷水　《外台》作"冷饮之"。《本草纲目》引《梅师方》"冷水"作"新汲水"，诚得其是也。盖食椒不可饮热，热则杀人也。

〔8〕浓煮豉汁饮之　《外台》"豉汁"下有"冷"字，应据补。

正月勿食生葱，令人面生游风[1]。

【校注】

〔1〕令人面生游风　《千金》卷二十六第三"面生"作"面上起"。《医心方》卷二十九第四作"发宿病"。李彣曰："葱味辛散，入阳明经，阳明循头面。正月阳气未舒，食葱过于发散，故面生游风。"按：游风，似指鼻疱、面奸、粉刺等言。

二月勿食蓼，伤人肾[1]。

【校注】

〔1〕伤人肾　《本草纲目》卷二十六引扁鹊云："蓼久食令人寒热，损骨髓，杀丈夫阴气少精。"李彣曰："《文选》云：'习蓼虫之忘辛。'是物莫辛于蓼也。二月卯木主令，水能生木，正肾水泄气之时，以肾主闭藏，蓼味辛散，故伤肾也。"

三月勿食小蒜[1]，伤人志性。

【校注】

〔1〕三月勿食小蒜　"小蒜"即日常食用之蒜。程林曰："小蒜辛热，三月为阳气长养之时，不可食此夺气伤神之物。"

四月、八月勿食胡荽[1]，伤人神[2]。

【校注】

〔1〕勿食胡荽　《千金》卷二十六第三"胡"下无"荽"字。《医心方》作"勿食百草菜"。

〔2〕伤人神 《千金》引黄帝，"伤人神"下有"损胆气，令人喘悸，胁肋气急，口味多爽"十五字。

五月勿食韭[1]**，令人乏气力**[2]**。**
【校注】

〔1〕勿食韭 《千金》卷二十六第三引黄帝，"勿食韭"下有"损人滋味"四字。《医心方》引崔禹云："不可食韭，伤人目睛。"

〔2〕令人乏气力 李彣曰："五月盛阳之阴也，阳盛而阴气加之也。韭气味辛温，五月食之，但益已盛之阳，不为微阴之助，使阴阳荣卫之气过于辛散，故乏气力。"

五月五日勿食一切生菜[1]**，发百病。**
【校注】

〔1〕勿食一切生菜 《千金》卷二十六第三引黄帝，"一切"下无"生"字。《医心方》引崔禹同。李彣曰："五月五日中节，乃纯阳之日也。生菜冷利，不益肠胃，反泄阳气，故食之发病。"

六月、七月勿食茱萸[1]**，伤神气**[2]**。**
【校注】

〔1〕勿食茱萸 《千金》卷二十六第三引黄帝，"食"下重"食"字。按："茱萸"是"食茱萸"，乃一类二种。《千金》不误。《本草纲目》卷三十二，时珍曰："茱萸取吴地者入药，故名吴茱萸。榝（食茱萸别名）形似茱萸，惟可食用。"

〔2〕伤神气 《千金》引黄帝，"伤神气"下有"令人起伏气，咽喉不通"九字。吴谦曰："茱萸辛热走气，六月阳气盛张，七月阴微将敛，若食此辛热之味，有伤神气也。"

八月、九月勿食姜[1]**，伤人神**[2]**。**

【校注】

〔1〕八月九月勿食姜　李彣曰："八月九月神气收敛之时，姜味过于辛散，故食之伤神。"

〔2〕伤人神　《千金》卷二十六第三引黄帝，"伤神"下有"损寿"二字。此与《本草纲目》卷二十六"生姜"条引孙思邈云："八九月多食姜，至春多患眼，损寿，减筋力。"略异。李时珍曰："食姜久，积热患目，珍屡试有准。凡病痔人多食兼酒，立发甚速。痈疮人多食，则生恶肉，此皆昔人所未言者也。"

十月勿食椒，损人心，伤心脉[1]。

【校注】

〔1〕伤心脉　《千金》卷二十六第三引黄帝，"心脉"作"血脉"。《医心方》卷二十九第四引《养生要集》云："十月不食椒，令人气瘘。"

十一月、十二月勿食薤[1]，令人多涕唾。

【校注】

〔1〕十一月、十二月勿食薤　《证类本草》卷二十八"薤"条引黄铣云："四月不可食。生食引涕唾。"引《食疗》云："三月勿食，发热病，不宜多食。"按：薤，气味温滑，能引涕唾。程林以为非独十一月十二月为然，证以孟铣、《食疗》之说，则程说可信。

四季勿食生葵[1]，令人饮食不化，发百病[2]，非但食中[3]，药中皆不可用，深宜慎之。

【校注】

〔1〕四季勿食生葵　《千金》卷二十六第三引黄帝作"四季之月土旺时勿食生葵菜"。

〔2〕百病　《千金》作"宿病"。

〔3〕非但食中　《千金》无"非但"以下十四字。李彣曰：

"脾属土，土寄旺于四时之季月。生葵滑利伤脾，故食之饮食不化而发病。"

时病瘥未健[1]，食生菜[2]，手足必肿[3]。
【校注】
〔1〕时病瘥未健　《千金》卷二十六第三引黄帝，"瘥"下有"后"字。
〔2〕食生菜　《千金》引黄帝，"生"下有"青"字。
〔3〕必肿　《千金》引黄帝，"必"下有"青"字。程林曰："时病，热病也。热病新瘥，而脾胃尚弱，食生菜，则伤脾，故令手足浮肿。"

夜食生菜[1]，不利人。
【校注】
〔1〕夜食生菜　程林曰："夜食生菜，则勿停留而难转化，不利于人也。"

十月勿食被霜生菜[1]，令人面无光[2]，目涩心痛[3]，腰疼，或发心疟，疟发时，手足十指爪皆青，困委[4]。
【校注】
〔1〕被霜生菜　《千金》卷二十六第三引黄帝，"被霜"下无"生"字。
〔2〕面无光　《千金》引黄帝作"面上无光泽"。
〔3〕目涩心痛　《千金》引黄帝，"目涩"下无"心"字。
〔4〕困委　《千金》引黄帝，"委"作"痿"。程林曰："生菜性冷，经霜则寒，寒冷之物，能损阳气，食之能发上证。"

葱、韭初生芽者[1]，食之伤人心气。
【校注】
〔1〕葱韭初生芽者　李彣曰："葱韭初生芽，则纯阳郁勃之

气尚未透发，故食伤心气。"

饮白酒，食生韭[1]，令人病增。

【校注】

〔1〕饮白酒，食生韭　吴谦曰："酒多湿，韭性热，湿热相合，令人病增。"

生葱[1]不可共蜜[1]食之，杀人；独头蒜弥忌。

【校注】

〔1〕生葱、蜜　《千金》卷二十六第三引黄帝云："食生葱即啖蜜，变作下利；食烧葱并啖蜜，拥气而死。"按：《本草纲目》卷二十六"葱"条引孙思邈"拥气"作"壅气"。"拥"、"壅"音同义通。

枣[1]合生葱[2]食之，令人病。

【校注】

〔1〕枣，生葱　《医心方》卷二十九第四引《养生要集》云："高平王叔和曰：'生葱食，不得食枣，病人。'"

生葱和雄鸡、雉、白犬肉[1]食之，令人七窍经年流血。

【校注】

〔1〕生葱和雄鸡、雉、白犬肉　李彣曰："此皆生风发火之物，合食则血气更淖溢不和，故七窍流血。"

食糖、蜜后四日内食生葱、韭，令人心痛[1]。

【校注】

〔1〕令人心痛　程林曰："蜜与葱、韭、蒜皆相反，虽食蜜后四日内，犹忌之，相犯仍令人心痛。"

夜食诸姜、蒜、葱等[1]，伤人心。

【校注】

〔1〕夜食诸姜、蒜、葱等 《医心方》卷二十九第六云："夜食不用唉蒜及薰辛菜，辛气归目，不利人。"程林曰："人之气，昼行于阳，而夜行于阴，夜食辛物，以扰乎阳，则伤上焦心膈之阳气也。"

芜菁根[1]，多食令人气胀[2]。

【校注】

〔1〕芜菁根 《本草纲目》卷二十六"芜菁"条引苏颂曰："芜菁南北皆有，四时常有，春食苗，夏食心，秋食茎，冬食根，河朔多种，以备饥荒。"

〔2〕多食令人气胀 吴谦曰："此言不可过食，若过食则动气而胀也。"

薤[1]不可共牛肉[1]作羹，食之成瘕病，韭[1]亦然。

【校注】

〔1〕薤、牛肉、韭 吴谦曰："薤韭同牛肉食，皆难克化，积而不消，则成癥瘕。"

莼多病，动痔疾[1]。

【校注】

〔1〕动痔疾 李彣曰："莼性滑而有毒。动痔病者，毒气注下也。"

野苣[1]不可同蜜[1]食之，作内痔。

【校注】

〔1〕野苣、蜜 程林曰："野苣，苦荬也，性苦寒，能治痔，与蜜同食，复生内痔，物性相忌，则易其性也。"李彣曰："一苦一甘，性味相反。"

白苣[1]不可共酪[1]同食，作䘌虫[2]。

【校注】

〔1〕白苣，酪　吴谦曰："白苣味苦性寒，乳酪味甘性热，一寒一热而成湿，湿成则生虫，故曰不可食。"

〔2〕作䘌虫　《千金》卷二十六第三引黄帝作"必作虫"。

黄瓜[1]食之，发热病。

【校注】

〔1〕黄瓜　李彣曰："《月令》'仲夏王瓜生'。今俗称黄瓜，以色名也，有毒。"程林曰："黄瓜动寒热虚热，天行热病后皆不可食。"

葵心[1]不可食，伤人；叶[1]尤冷，黄背赤茎者[2]，勿食之。

【校注】

〔1〕葵心、叶　"葵心"谓葵菜嫩心，李彣、程林皆以为有毒。《本草纲目》卷二十七"落葵"条，时珍曰："落葵三月种之，嫩苗可食。五月蔓延，其叶似杏，而肥实软滑，作蔬，和肉皆宜。脾冷不可食。"

〔2〕黄背赤茎者　《医心方》卷二十九第四引马琬云："葵赤茎背黄者，食之杀人。"李彣曰："叶色反常，故亦有毒。"

胡荽久食之，令人多忘[1]。

【校注】

〔1〕令人多忘　李彣曰："胡荽辛温开窍，入心脾二经，心藏神，脾主思藏意，久食过于辛温，故多忘。"

病人不可食胡荽[1]及黄花菜[2]。

【校注】

〔1〕胡荽　吴谦曰："胡荽耗气。"

〔2〕黄花菜　吴谦曰："黄花菜破气耗血，皆病人忌食。"

芋不可多食[1]，动病[2]。
【校注】
〔1〕芋不可多食　李彣曰："芋性滞而发病，多食则胸腹胀闷。"
〔2〕动病　李注本"病"作"气"。《本草纲目》卷二十七"芋"条引苏恭曰："多食动宿冷。"又引寇宗奭曰："多食难克化，滞气困脾。"

妊妇食姜，令子余指[1]。
【校注】
〔1〕令子余指　《医心方》卷二十九第四引《养生要集》云："妇人任身，勿食生姜，令子盈指。"程林曰："余指，六指也。姜形如列指，物性相感也。"

蓼多食，发心痛[1]。
【校注】
〔1〕发心痛　李注本"痛"作"病"。彣曰："蓼味辛温有毒。《内经》云'心恶热'，故多食发心病。"

蓼和生鱼食之，令人夺气，阴咳[1]疼痛。
【校注】
〔1〕阴咳　李注本"咳"作"核"，是。检《千金》、《医心方》并作"核"。丹波元简曰："阴核，即阴丸也。"

芥菜[1]不可共兔肉[1]食之，成恶邪病。
【校注】
〔1〕芥菜、兔肉　《本草纲目》卷五十一"芥"条引陶弘景云"兔肉不可同芥食。"程林曰："芥菜昏人眼目、兔肉伤人神

气，合食必为恶邪之病。"

小蒜多食，伤人心力[1]。

【校注】

〔1〕伤人心力　李注本"人"下无"心"字。《本草纲目》卷二十六"蒜"条引孙思邈云："三月勿食，伤人志性。"程林曰："小蒜辛温有小毒，发痼疾，多食气散，则伤心力。"

［食躁或躁[1]方］

豉[2]

浓煮汁饮之。

【校注】

〔1〕食躁或躁　丹波元坚曰："此方介于菜类方法中，则亦当治菜毒方。考《医心方》引《葛氏方》云：'治食诸菜中毒，发狂烦闷，吐下欲死方，煮豉汁，饮一二升。'窃想葛氏所举，本是仲景原文。而今作食躁或躁者，系于文字讹脱，或是'食菜烦躁'四字之误也。"按：李彣、程林皆以"食躁"之"躁"字有误，尚为有见，惜无引证。吴谦以此为"今之食后时或恶心，欲吐不吐之病"，不知其从何臆测而为此注也？

〔2〕豉　李彣曰："豉苦而能吐，毒随吐解也。"

［钩吻[1]与芹菜相似，误食之杀人，解之方］ 《肘后》云：与茱萸食芹相似。

荠苨[2]八两

右一味，水六升，煮取二升[3]，分温二服[4]。 钩吻生地傍无他草，其茎有毛，以此别之。

【校注】

〔1〕钩吻　《本草纲目》卷十七"钩吻"条云："钩吻，气味辛温，大有毒。时珍曰：其性大热。《本草》毒药上云有大毒，而此变曰大有毒，可见其毒之异常也。'"

〔2〕荠苨　《本草纲目》卷十二引陶弘景曰："荠苨根茎都

似人参，而叶小异，味甜绝，能杀毒，以其与毒药共处，毒皆自然歇，不正入方家用也。"按："正"字是表态副词，有俗语"总"的意思。

〔3〕二升　《本草纲目》作"三升"。检《证类本草》卷九"莨菪"条同。

〔4〕二服　《本草纲目》作"五服"。检《千金》卷二十四第二，服莨菪解钩吻毒，日三夜二，则作"五服"是。

［菜中有水莨菪[1]，叶圆而光，有毒，误食之，令人狂乱，状如中风，或吐血，治之方］

甘草[2]

煮汁服之，即解。

【校注】

〔1〕莨菪　《千金》卷二十四第二云："食莨菪，闷乱如卒中风，或似热盛狂病。"

〔2〕甘草　《外台》卷三十一《解一切食中毒方》云："甘草解百药毒，此实如汤沃雪，有同神妙。"李彣曰："甘以缓之，故能解毒。"

［治食芹菜中龙精毒方］

春秋二时，龙带精入芹菜中[1]，人偶食之为病。发时手背[2]，腹满，痛不可忍，各[3]蛟龙病，治之方。

硬糖[4]二三升

右一味，日两度服之，吐出如蜥蜴三五枚，瘥。

【校注】

〔1〕龙带精入芹菜中　吴谦曰："芹生波泽之中，蛟龙虽变化莫测，其精焉能入此。大抵是蜥蜴虺蛇，春夏之交，遗精于此耳。且蛇嗜芹，尤为可证。"

〔2〕手背　李注本"背"作"青"，是。按："手青"以下叙证不备：《外台》卷十二引《广济方》云："其发病如癫，面

色青黄，少腹胀，状如怀妊。"可以参考。

〔3〕各 李注本"各"作"名"，是。

〔4〕硬糖 按：《本草》无"硬糖"。丹波元坚云："糖即饧字，饧有硬饧。"其说是。考《诗经·周颂·有瞽篇》郑《笺》云"卖饧者"，《释文》云："饧即饸也。""饸"字始见《方言》十三，今通作"糖"，古但作"饧"耳。"饧"从易声，故其音得转为"糖"。

[食苦瓠[1]中毒，治之方]

黎穰[2]

煮汁，数服之，解。

【校注】

〔1〕苦瓠 《本草纲目》卷二十八"苦瓠"条引保昇曰："瓠，即匏也，有甘、苦二种，甘者大，苦者小。"

〔2〕黎穰 程注本、《金鉴》本"黎"并作"黍"。丹波元简曰："穰，禾茎也，黎何有穰，其讹明矣。"李时珍曰："应劭《风俗通》云：'烧穰可以杀瓠。'苏恭言'服苦瓠过分，吐利不止者，以黍穰灰汁解之。'盖取乎此。"

扁豆，寒热者不可食之[1]。

【校注】

〔1〕寒热者不可食之 李彣曰："寒热者，伤寒病也。扁豆实脾而性稍滞，故勿食。"陆渊雷曰："患疟者，食扁豆则疟不瘥。疟乍愈者，食扁豆即复发。虽扁豆棚下，亦不可行立。"

久食小豆，令人枯燥[1]。

【校注】

〔1〕令人枯燥 李彣曰："小豆利小便，渗津液，故久食则肌肤枯燥。"陆渊雷曰："凡豆多含脂肪。惟赤小豆独少，且甚去油腻，故久服枯燥。"

食大豆屑[1]，忌啖猪肉[1]。

【校注】

〔1〕大豆屑、猪肉　《医心方》卷二十九第十一引崔禹锡《食经》云："食大豆屑后，啖猪肉，损人气。"程林曰："大豆壅气，猪肉滞膈，故忌之，小儿十岁以下尤忌。"

大麦久食[1]，令人作癖[2]。

【校注】

〔1〕大麦久食　按："久食"疑沿上条"小豆久食"致误，李时珍谓大麦为五谷长，何以不能久食？《证类本草》卷二十五"大麦"条引孟铣云："大麦暴食之，亦稍似脚弱，为下气。"据孟说，"久食"似为"暴食"之误。

〔2〕作癖　按："癖"为"懈"之误字，音同致误。程林以"懈惰"解之，而未言其所以，虽是而未尽也。

白黍米[1]不可同饴蜜[1]食，亦不可合葵[1]食之。

【校注】

〔1〕白黍米、饴蜜、葵　《医心方》卷二十九第十一"白蜜合黍食之，伤五内，令不流。"《千金》卷二十六第四引黄帝云："五种黍米合葵食之，令人成痼疾。"李彣曰："黍米多热，令人心烦，饴蜜味甘，令人中满，故戒同食。葵叶为百叶主，其心伤人。"

荞麦面[1]多食之，令人发落[1]。

【校注】

〔1〕荞麦面、发落　《千金》卷二十六第四引黄帝云："荞麦作面，和猪羊肉热食之，不过九顿，作热风，令人眉须落，又还生，仍稀少。"李彣曰：《本草》云：'荞麦久食动热风，脱人须眉。'今云'多食发落'，即脱须眉之意也。盖发者血之余，动风则血燥发枯而落。《经》云：'风伤皮毛'，是毛发原同一类。"

盐多食，伤人肺[1]。

【校注】

〔1〕盐多食，伤人肺　陆渊雷曰："《本经》食盐主喘逆。然不利于哮喘证，此所以谓为伤肺软，水肿消渴亦忌之。"

食冷物，冰人齿[1]。

【校注】

〔1〕冰人齿　李彣曰："手足阳明经脉入上下齿中，其性喜温恶寒，故忌食冷物。"

食热物，勿饮冷水[1]。

【校注】

〔1〕热物、冷水　吴谦曰："寒热相搏，脾胃乃伤。"按：《医心方》卷二十九第四引《养生要集》云："饮食冷热不可合食，伤人气。"是不仅伤脾胃也。

饮酒，食生苍耳，令人心痛[1]。

【校注】

〔1〕令人心痛　李彣曰："苍耳叶味苦有毒，复饮酒以行其毒，非所宜也。苦入心，故心痛。"

夏月大醉[1]汗流，不得冷水洗[1]着身，及使扇[1]，即成病。

【校注】

〔1〕大醉、冷洗、使扇　李彣曰："夏月醉汗，腠理已开，又浴水使扇，是风湿相搏成病。本经云：'汗出浴水，则为黄汗。'《内经》云：'饮酒中风，谓之漏风。'可不谨哉。"

饮酒大忌[1]灸腹背[2]，令人肠结。

【校注】

〔1〕饮酒大忌　李注本"忌"作"醉"，是。《千金》卷二十六第四引黄帝"大忌"作"莫"字。

〔2〕灸腹背　《千金》"腹"下无"背"字。按：无"背"字是。以其与下"肠结"无关也。李彣曰："醉后血气涫溢，复以火迫之，火燥血枯，肠结必矣。"

醉后勿饱食[1]**，发寒热**[2]。

【校注】

〔1〕醉后勿饱食　《千金》卷二十七第二作"醉，不可强食"。

〔2〕发寒热　《千金》作"或发痈疽，或发瘖，或生疮"。李彣曰："因醉饱而发寒热，胃气大伤，筋脉横解也。"

饮酒食猪肉[1]**，卧秫稻穰中，则发黄**[1]。

【校注】

〔1〕饮酒食肉、发黄　李彣曰："黄者，湿热交蒸所致，饮酒食肉，则湿热聚于中，卧秫稻穰中，则湿热因于外，故发黄。"

食饴[1]**，多饮酒**[1]**大忌。**

【校注】

〔1〕食饴、饮酒　"饴"（yí 怡），糖浆、糖稀。李彣曰："刘熙曰'糖之稠者曰饧，强硬如锡也，清者曰饴，形怡怡然也'。《经》云'酒客不喜甘'，故酒与饴相忌。"

凡水及酒，照见人影动[1]**者，不可饮之。**

【校注】

〔1〕照见人影动　程林曰："此涉怪异，宜不可饮。"

醋合酪食之[1]**，令人血瘕。**

【校注】

〔1〕醋合酪食之 李彣曰："酪多湿热，醋复酸敛，故血积成瘕。"

食白米粥[1]，勿食生苍耳[1]，成走疰[2]。

【校注】

〔1〕白米粥、生苍耳 李彣曰："苍耳能搜风逐湿，而其味苦。若生食之，则苦味走骨，风燥血枯，反致筋骨挛痛而成走注，以白米粥味甘，甘与苦性相反也。"陆渊雷曰："苍耳，今人不用作日食品。而本经两见合食之禁，《千金》食治，亦专列一品，则知古人多食之，此古今风气之异也。"

〔2〕成走疰 《千金》卷二十六第三，李注本"疰"并作"注"。《病源》卷二十四《走注候》："注者住也，言其病连滞停住，游走无有常所，故名为走注。"

食甜粥[1]已，食盐[1]即吐[2]。

【校注】

〔1〕甜粥、盐 程林曰："甘者，令人中满，食甜物，必泥于膈上，随食以盐，得咸则涌泄也。"

〔2〕即吐 《千金》卷二十六第四引黄帝"即吐"后，有"或成霍乱"四字。

犀角箸搅饮食[1]，沫出[2]，及浇地坟起者，食之杀人。

【校注】

〔1〕犀角箸搅饮食 《本草纲目》卷五十一"犀角"条引《抱朴子》云："犀食百草之毒，及众木之棘，所以能解毒。凡蛊毒之乡，有饮食，以此角搅之。"

〔2〕沫出 《本草纲目》引《抱朴子》作"白沫涌起"。

542

[饮食中毒，烦满[1]，治之方]

苦参_{三两}　苦酒[2]_{一升半}

右二味，煮三沸，三上、三下服之，吐食出即瘥[3]。或以水煮亦得。

【校注】

〔1〕烦满　《千金》卷二十四第一"满"作"懑"，按："满"与"懑"通，有闷义。

〔2〕苦酒　按：《千金》作"酒"，无"苦"字。苦酒之苦，系袭上文苦参致误。因酒是在苦参咬咀后，以之送服。故后又云"水煮亦得"。如此文义方合。李彣注本，未检《千金》，竟将"或以水煮亦得"六字删去，未免疏漏。

〔3〕便瘥　即愈。

又方：

犀角[1]汤亦佳。

【校注】

〔1〕犀角　《本草纲目》云："犀角主治百毒蛊疰，烦闷，饮食中毒，药毒，热毒。"吴谦曰："中毒烦闷，毒在胃中，犀角解胃中毒。"

[贪食，食多不消，心腹坚满痛，治之方]

盐[1]_{一升}　水_{三升}

右二味，煮令盐消，分三服，当吐出食，便瘥。

【校注】

〔1〕盐　李彣曰："咸味软坚，又能涌泄，今人常用盐汤探吐，即祖此法。"

矾石[1]生入腹，破人心肝，亦禁水[2]。

【校注】

〔1〕矾石　程林曰："矾石，伤骨蚀肉，内用必伤心肝。"

〔2〕禁水　程林曰:"矾石得水则化,故亦禁水。"

商陆以水服,杀人[1]。

【校注】

〔1〕商陆以水服,杀人　程林曰:"商陆有大毒,能行水而忌水服,物性相忌而然也。"按:商陆既不能水服,兹录服法三则,以备参考:《外台》卷二十引《近效》疗水气方,用"白商陆与粟米同煮粥,空腹服",此其一;《本草纲目》卷十七引《斗门方》"治湿脚软,以绿豆与商陆同煮为饭,每日食之",此其二;李时珍认为"商陆治湿水,米饮下",此其三。

葶苈子[1]**傅头疮,药成**[2]**入脑,杀人。**

【校注】

〔1〕葶苈子　吴谦曰:"大寒,能傅疮杀虫。"

〔2〕药成　徐彬曰:"'成'恐是'或'字。"李注本、程注本并改作"气"字。李彣曰:"药气入脑则疮毒亦内攻入脑矣。"

水银入人耳[1]**,及六畜等,皆死,以金银着耳边**[2]**,水银则吐**[3]**。**

【校注】

〔1〕水银入人耳　李彣曰:"水银入肉,使百脉挛缩。入耳,能令食脑至尽,故死人。"

〔2〕以金银着耳边　李彣曰:"水银,自是金银之类,金银着耳边则吐者,此物性感召之理,犹磁石之引针也。"

〔3〕水银则吐　徐彬曰:"'吐'疑是'出'。"按:"吐"有"出"义,无烦改字。《后汉书·翟酺传》李注:"吐,犹出也。"

苦楝无子者[1]**,杀人。**

〔1〕苦楝无子者　程林曰："苦楝有雌雄两种，雄者无子，根赤有毒，服之使人吐不能止，时有至死者。雌者有子，根白微毒，可入药用。"

　　凡诸毒[1]，多是假毒[2]以投，无知时[3]煮甘草荠苨汁[4]食之，通除诸毒药。

【校注】

〔1〕诸毒　指饮食中毒。《病源·饮食中毒候》云："凡人往往因饮食，忽然困闷，少时致甚，乃至死者，是人（指怨家）以毒物投食里杀人。"

〔2〕假毒　假，借助也。

〔3〕无知时　谓乘食者不知而误食之。

〔4〕煮甘草荠苨汁　徐彬曰："甘草荠苨甘寒，培养本气，而兼消解毒气，自无不愈，诸解毒药，不若此二味之精当。然亦可悟解毒之药，概取甘凉矣。"